明解歯科理工学

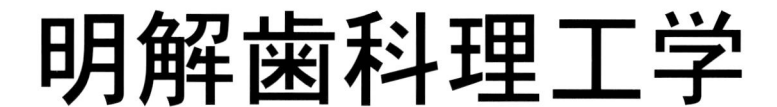

監 修
長谷川二郎

執 筆
長谷川二郎
福井　壽男
高橋　好文
河合　達志
伴　　清治
鶴田　昌三

株式会社 学建書院

改訂にあたって

　本書は1989年に歯科理工学をより理解しやすくすることと臨床に直接役立たせたいということを目的として発行された．幸いにも数多い歯学生および関連学科の学生諸士に歯科理工学学習の伴侶として，また臨床に携わる諸先生に大いに利用されてきた．

　本書の特徴は基礎的諸項を最小限にとどめ歯科材料の諸性質，取り扱い方に重点をおいた．とくに歯科材料の商品名を明記することによって，材料の本質，特質を把握することができるように意図した．したがって，このことは比較的短期間の中に改訂をしなければならないという重荷を常に背負うことはいうまでもないことである．

　このような大きな重荷を承知で刊行された学建書院に敬意を払うと同時に，著者一同その責任を痛感し，常に斯界に現れる歯科材料の動向に鋭い目を向け研鑽を続け，よりよい内容にするべく努力をしている次第である．

　今回の改訂は全般におよび随所に最新の知見を取り入れたが，総論においては機械的性質，各論においてはコンポジットレジン，チタン鋳造用鋳型材が大きく内容を改めた．

　加えて，科学，技術の各分野で使用される単位が，近い将来SI単位に統一されることから，この改訂に当たり，本書の単位をSI単位とすることとした．この単位は従来のMKSA単位系と同種のものであるから，長さの基本単位はm，質量の基本単位はkg，力の単位はNで示される．また，応力は単位面積当たりに加わる力でN/m^2で示されるが，一般的にはスカラー量としてPaを基本単位としている．これを採用するに際し，従来，本書で引用した文献あるいは報告に記載されているデータの単位はMKSA単位やcgs単位であるので，それをSI単位に換算して記載したため，換算値に若干の誤差が生じている．このことについては過渡期のこととしてお許し願いたい．

　序にも述べたように歯科理工学の教育は学問的背景の複雑さに基づく理論的な不消化，用語の不統一，医療制度にかかわる歯科材料選択の矛盾など多くの問題を包含している．したがって今日の改訂に際しても鋭意努力はしたが，なお不備な点が多々残されていることを危惧する．これらについても機会をみて改訂していきたいと考えているので，諸賢の忌憚ない御批判をいただければ幸いである．

　本書によって歯科理工学を学ばれる方が理解を深められ臨床の実を得られるとすれば，著者らのよろこびに勝るものはない．

　最後に本書のために力を尽くされた学建書院，とくに隠岐徹氏に感謝の意を表する．

　　　平成4年12月15日

　　　　　　　　　　　　　　　　　　　　　　　　　　　　　長谷川　二郎

序

　歯科理工学は歯科医学の中では基礎学として位置づけられているが，それはあくまでも一般工学，理学分野における基礎学としてのみではなく，それらによって支えられた応用の科学であり，その理論と技法は臨床に直結されるものでなければならない．

　このような観点からみると，わが国の歯科理工学の教育は必ずしも満足できるものとはいえない．わが国の歯科理工学がその学問的体系を整えたのは戦後しばらくして，各大学に歯科理工学講座が設けられてから後のことであり，それ以前は一部を除いては単に歯科材料の取り扱いを経験的に教えることが多かった．

　しかしながらそれ以来，歯科理工学にかかわる多くの先輩諸賢によって斯学の進歩発展への努力が積み重ねられ，今日では欧米に優るとも劣らない教育が行われている．したがって，その教育に利用される内外の著書もきわめて多く，これらを学ぶ者が選択に迷うほどである．このような中で，敢えて本書を上梓したのは初めて歯科理工学を学ぶ者のみを対象とした参考書が意外に少ないことに気付いたからである．一般にいえることは著書の中には部分的にではあるが，研究者を意識して著されるものもあり，そのような書は初心者への参考書として不適であると考えた．

　したがって，本書の内容は基礎的諸項は最小限にとどめ，歯科材料の諸性質とその取り扱い方に重点を置いた．特に歯科材料については実際の商品名を明記したが，これは実際の材料を取り扱う上では，それぞれの材料に使用上の特徴があることを知れば，このことは不可欠であると考えたからに他ならない．このことによって歯科理工学を本質的に理解し，臨床に直接に役立てることが出来ると考える．

　歯科理工学の教育は学問的背景の複雑さに基づく理論的な不消化，用語の不統一，医療制度にかかわる歯科材料選択の矛盾など多くの問題を包含している．

　本書はこれらのことにも充分配慮し記述した．本書によって歯科理工学を学ばれる方が理解を深められ臨床の実を得られるとすれば，著者らのよろこびこれに勝るものはありません．

　　　平成元年2月15日

　　　　　　　　　　　　　　　　　　　　　　　　　　　　　　　　　長谷川　二郎

目　　次

改訂にあたって ……………………………………………………………………………………………………… iii
序 …… iv

Ⅰ. 歯科修復物と歯科材料

1. 歯科修復物の種類 …………………………………………………………………………………………… 1

Ⅱ. 総　　論

第1章　物質の構造 ………………………………………………………………………………………… 7

1. 元素の周期律 ………………………………………………………………………………………………… 7
   1) 物理的性質の周期性 …………………… 7　　2) 化学的性質の周期性 …………………… 9
2. 原子の構造 …………………………………………………………………………………………………… 9
   1) 原子核 …………………………………… 9　　2) 核外電子 ………………………………… 9
   3) 原子の電荷と原子番号 ………………… 9　　4) 質量数 …………………………………… 9
   5) 核外電子の配置 ………………………… 10　　6) 価電子と原子の性質 …………………… 10
   7) イオン …………………………………… 10
3. 結　晶 …… 11
   1) 原子の結合 ……………………………… 11　　2) イオン結合とイオン結晶 ……………… 11
   3) 共有結合と共有結合結晶 ……………… 12　　4) 金属結合と金属結晶 …………………… 13
   5) 分子間力による結合 …………………… 15　　6) 水素結合 ………………………………… 15
4. 非結晶質 ……………………………………………………………………………………………………… 16
5. 物質の性質 …………………………………………………………………………………………………… 16
   1) 物理的性質 ……………………………… 16　　2) 機械的性質 ……………………………… 19
   3) 生物学的性質 …………………………… 27　　4) 化学的性質 ……………………………… 28
   5) 腐　食 …………………………………… 30　　6) 表面の性質 ……………………………… 35
6. 歯科材料の規格 ……………………………………………………………………………………………… 36
   1) 国家規格 ………………………………… 35　　2) 国際規格 ………………………………… 36

第2章　歯科材料の素材 …………………………………………………………………………………… 37

1. 無機材料 ……………………………………………………………………………………………………… 37

  1）組成と結晶構造‥‥‥‥‥‥‥‥38 2）無機材料の特性‥‥‥‥‥‥‥‥42
  3）無機材料の加工‥‥‥‥‥‥‥‥45
 2．有機材料‥‥‥‥‥‥‥‥‥‥‥‥‥‥‥‥‥‥‥‥‥‥‥‥‥‥‥‥‥‥‥‥‥‥‥‥‥46
  1）高分子‥‥‥‥‥‥‥‥‥‥‥‥47 2）高分子の分類‥‥‥‥‥‥‥‥‥47
  3）高分子の生成‥‥‥‥‥‥‥‥‥49 4）高分子の特性‥‥‥‥‥‥‥‥‥52
 3．金属材料‥‥‥‥‥‥‥‥‥‥‥‥‥‥‥‥‥‥‥‥‥‥‥‥‥‥‥‥‥‥‥‥‥‥‥‥‥54
  1）金属元素‥‥‥‥‥‥‥‥‥‥‥55 2）合　金‥‥‥‥‥‥‥‥‥‥‥‥55
  3）状態の変化と相律‥‥‥‥‥‥‥57 4）金属材料の特性‥‥‥‥‥‥‥‥61

Ⅲ．各　論

第1章　石こう‥‥‥‥‥‥‥‥‥‥‥‥‥‥‥‥‥‥‥‥‥‥‥‥‥‥‥‥‥‥‥‥‥‥‥‥‥‥‥65
 1．石こうの製造‥‥‥‥‥‥‥‥‥‥‥‥‥‥‥‥‥‥‥‥‥‥‥‥‥‥‥‥‥‥‥‥‥‥‥‥65
 2．歯科用石こうの種類‥‥‥‥‥‥‥‥‥‥‥‥‥‥‥‥‥‥‥‥‥‥‥‥‥‥‥‥‥‥‥‥66
  1）普通石こう（β型石こう）‥‥‥66 2）硬質石こう（α型石こう）‥‥‥67
  3）かさ体積‥‥‥‥‥‥‥‥‥‥‥67 4）石こう製品の組成‥‥‥‥‥‥‥67
 3．石こうの硬化反応‥‥‥‥‥‥‥‥‥‥‥‥‥‥‥‥‥‥‥‥‥‥‥‥‥‥‥‥‥‥‥‥‥68
  1）硬化反応‥‥‥‥‥‥‥‥‥‥‥68 2）混水比‥‥‥‥‥‥‥‥‥‥‥‥68
  3）硬化過程‥‥‥‥‥‥‥‥‥‥‥69
 4．石こうの微細構造‥‥‥‥‥‥‥‥‥‥‥‥‥‥‥‥‥‥‥‥‥‥‥‥‥‥‥‥‥‥‥‥‥69
 5．石こうの性質‥‥‥‥‥‥‥‥‥‥‥‥‥‥‥‥‥‥‥‥‥‥‥‥‥‥‥‥‥‥‥‥‥‥‥70
  1）硬化時間‥‥‥‥‥‥‥‥‥‥‥70 2）操作時間‥‥‥‥‥‥‥‥‥‥‥72
  3）硬化膨張‥‥‥‥‥‥‥‥‥‥‥72 4）吸水膨張‥‥‥‥‥‥‥‥‥‥‥73
  5）強　さ‥‥‥‥‥‥‥‥‥‥‥‥73 6）溶解性‥‥‥‥‥‥‥‥‥‥‥‥75
 6．保　存‥‥‥‥‥‥‥‥‥‥‥‥‥‥‥‥‥‥‥‥‥‥‥‥‥‥‥‥‥‥‥‥‥‥‥‥‥‥75

第2章　印象材‥‥‥‥‥‥‥‥‥‥‥‥‥‥‥‥‥‥‥‥‥‥‥‥‥‥‥‥‥‥‥‥‥‥‥‥‥‥77
 1．モデリングコンパウンド‥‥‥‥‥‥‥‥‥‥‥‥‥‥‥‥‥‥‥‥‥‥‥‥‥‥‥‥‥‥77
  1）組　成‥‥‥‥‥‥‥‥‥‥‥‥78 2）硬化機構‥‥‥‥‥‥‥‥‥‥‥78
  3）性　質‥‥‥‥‥‥‥‥‥‥‥‥78 4）取扱い法‥‥‥‥‥‥‥‥‥‥‥79
 2．酸化亜鉛ユージノール印象材‥‥‥‥‥‥‥‥‥‥‥‥‥‥‥‥‥‥‥‥‥‥‥‥‥‥‥‥79
  1）組　成‥‥‥‥‥‥‥‥‥‥‥‥79 2）硬化反応‥‥‥‥‥‥‥‥‥‥‥80
  3）性　質‥‥‥‥‥‥‥‥‥‥‥‥80 4）取扱い法‥‥‥‥‥‥‥‥‥‥‥82
 3．水成コロイド印象材‥‥‥‥‥‥‥‥‥‥‥‥‥‥‥‥‥‥‥‥‥‥‥‥‥‥‥‥‥‥‥‥82
  1）コロイドの化学‥‥‥‥‥‥‥‥82 2）寒天印象材‥‥‥‥‥‥‥‥‥‥84

3) アルジネート印象材 …………………87
　4. ゴム質印象材 …………………………………………………89
　　1) ポリサルファイドゴム印象材 …………90　　2) 重縮合型シリコーンゴム印象材 …………91
　　3) 重付加型シリコーンゴム印象材 …………92　　4) ポリエーテルゴム印象材 …………………93
　　5) ゴム質印象材の性質 …………………94　　6) 取扱い法 …………………………………96

第3章　レジン …………………………………………………99
　1. 義歯床用材料 …………………………………………………99
　　1) 所要性質 ……………………………99　　2) 種　類 ………………………………100
　2. 被覆歯冠修復用材料 ……………………………………………108
　　1) 組　成 ……………………………108　　2) 種　類 ………………………………109
　　3) 性　質 ……………………………110　　4) 取扱い法 ……………………………110
　3. 人工歯材 ………………………………………………………111
　4. 義歯裏装材 ……………………………………………………113
　5. 窩溝填塞材 ……………………………………………………114
　6. インレー歯冠修復用材料 ………………………………………115

第4章　コンポジットレジン …………………………………………117
　1. 組　成 …………………………………………………………117
　　1) モノマー ……………………………117　　2) フィラー ……………………………119
　　3) 重合開始剤および重合促進剤 …………121
　2. 重合反応 ………………………………………………………122
　3. 性　質 …………………………………………………………125
　4. 歯質との接着 …………………………………………………126
　5. コンポマー ……………………………………………………126

第5章　歯科用セメント ………………………………………………129
　1. リン酸亜鉛セメント …………………………………………131
　　1) 組　成 ……………………………131　　2) 硬化反応 ……………………………131
　　3) 性　質 ……………………………132　　4) 取扱い法 ……………………………135
　2. 酸化亜鉛ユージノールセメント ………………………………135
　　1) 組　成 ……………………………135　　2) 硬化反応 ……………………………136
　　3) 性　質 ……………………………136　　4) 取扱い法 ……………………………137
　3. カルボキシレートセメント …………………………………137
　　1) 組　成 ……………………………137　　2) 硬化反応 ……………………………138
　　3) 性　質 ……………………………138　　4) 取扱い法 ……………………………139

4. グラスポリアルケノエートセメント ……………………………………………… 140
　1) 組　成 ……………………………… 141　　2) 硬化反応 ……………………………… 142
　3) 性　質 ……………………………… 141　　4) 取扱い法 ……………………………… 142
5. ケイリン酸セメント ………………………………………………………………… 143
6. シリケートセメント ………………………………………………………………… 143
　1) 組　成 ……………………………… 143　　2) 硬化反応 ……………………………… 144
　3) 性　質 ……………………………… 145　　4) 取扱い法 ……………………………… 146

第6章　レジン系接着材 ……………………………………………………………… 149
1. 組　成 ………………………………………………………………………………… 149
　1) 歯質接着性モノマー ……………… 149　　2) 象牙質接着性プライマー ………… 153
　3) レジン系接着材の種類 …………… 153
2. 表面処理と接着 ……………………………………………………………………… 155
　1) エナメル質との接着 ……………… 155　　2) 象牙質との接着 …………………… 155
　3) 歯科用合金との接着 ……………… 157　　4) セラミックスとの接着 …………… 158
3. 接着強さの持続性 …………………………………………………………………… 159

第7章　ワックス ……………………………………………………………………… 161
1. 歯科用ワックスの主な原料 ………………………………………………………… 161
　1) パラフィンワックス ……………… 161　　2) ビーズワックス …………………… 161
　3) カルナウバワックス ……………… 161　　4) キャンデリラワックス …………… 162
　5) セレシン …………………………… 162　　6) ダマール …………………………… 162
2. ワックスの熱的性質 ………………………………………………………………… 162
　1) 融解温度範囲 ……………………… 162　　2) 熱膨張 ……………………………… 163
　3) フロー（加圧短縮率） …………… 164
3. 歯科用ワックス ……………………………………………………………………… 164
　1) インレーワックス ………………… 165　　2) ベースプレートワックス ………… 170
　3) レディキャスティングワックス … 171　　4) シートワックス …………………… 171
　5) スティッキィワックス …………… 171　　6) ユーティリティワックス ………… 171

第8章　アマルガム …………………………………………………………………… 173
1. 水　銀 ………………………………………………………………………………… 173
2. アマルガム用合金 …………………………………………………………………… 173
　1) 組　成 ……………………………… 174　　2) 製造方法 …………………………… 174
　3) 分　類 ……………………………… 176　　4) 金属微細構造 ……………………… 177

3. 硬化反応 177
1) 低銅型 .... 178　　2) 高銅型 178
4. アマルガム硬化体の金属組織 180
5. アマルガム硬化体の諸性質 180
1) 圧縮強さ .... 180　　2) クリープ 181
3) 寸法変化 .... 181　　4) 引張強さ 182
5) 硬さ 182
6. アマルガム（硬化体）の性質に影響を及ぼす因子 183
1) 成分金属 .... 183　　2) 粒子の大きさ 183
3) 水銀/合金比（混汞比）............ 183　　4) 練和時間 184
5) 充塡圧 184
7. アマルガム修復物の研磨と腐食 184
8. アマルガム中の水銀の人体への影響 185
9. アマルガム修復における注意点 187
1) 材料の選択 .... 187　　2) 合金および水銀の計量 188
3) 取扱い法 188

第9章　貴金属系合金 191
1. 歯科用合金の用途と所要性質 192
1) 加工用合金の用途と所要性質 .... 192　　2) 鋳造用合金の用途と所要性質 193
3) 陶材溶着冠用合金の所要性質 194
2. 貴金属系合金 194
1) 金合金 .... 194　　2) 銀合金 200
3) パラジウム合金 202

第10章　非貴金属系合金 205
1. ニッケル・クロム・鉄合金 205
2. コバルト・クロム合金 206
1) 鋳造用コバルト・クロム合金 .... 206　　2) 加工用コバルト・クロム合金 208
3) 陶材溶着冠用コバルト・クロム合金 209
3. ニッケル・クロム合金 209
1) 鋳造用ニッケル・クロム合金 .... 209　　2) 加工用ニッケル・クロム合金 210
3) 陶材溶着冠用ニッケル・クロム合金 211
4. チタン合金 211
5. その他の合金 212

第11章 鋳型材 ... 215

1. 鋳型材の所要性質 ... 215
2. 鋳型材の種類 ... 215
3. 石こう系鋳型材 ... 216
    - 1) 組　成 ... 216
    - 2) 粒度分布 ... 218
    - 3) 性　質 ... 218
    - 4) 膨張の調整 ... 222
    - 5) 通気性 ... 223
    - 6) 耐熱性 ... 224
    - 7) 鋳型の加熱 ... 224
    - 8) 鋳型の再加熱 ... 225
    - 9) 取扱い法 ... 225
4. リン酸塩系鋳型材 ... 226
    - 1) 組　成 ... 226
    - 2) 粒度分布 ... 226
    - 3) 性　質 ... 226
    - 4) 膨張の調整 ... 228
    - 5) 通気性 ... 228
    - 6) 耐熱性 ... 228
    - 7) 取扱い法 ... 229
5. その他の鋳造用鋳型材 ... 229
    - 1) エチルシリケート系鋳型材 ... 229
    - 2) チタン合金用鋳型材 ... 230
    - 3) 模型併用鋳型材 ... 231

第12章 陶　材 ... 233

1. 組　成 ... 234
2. 焼　成 ... 235
3. 人工歯用陶材 ... 236
4. 金属溶着冠用陶材 ... 237
    - 1) 金属溶着冠用陶材の組成 ... 237
    - 2) 陶材溶着冠用金属と溶着機構 ... 238
5. 金属箔溶着陶材冠 ... 240
6. 全部陶材冠 ... 241
    - 1) 金属箔溶着法用陶材 ... 241
    - 2) 耐火模型法用陶材 ... 242
    - 3) 鋳造法用陶材 ... 242
    - 4) 加圧注入法用陶材 ... 242
    - 5) CAD/CAM法用陶材 ... 242
7. ラミネートベニア陶材 ... 242
8. 性　質 ... 243

第13章 覆髄材，裏層材，根管充塡材 ... 245

1. 覆髄材，裏層材 ... 245
    - 1) 種　類 ... 245
    - 2) 性　質 ... 247

2．根管充塡材································251
　　1）種　　類·················251　　2）性　　質················252

第14章　インプラント材料···············257

1．インプラント材料の生体親和性·············257
2．インプラント用金属材料·················257
　　1）チタンおよびチタン合金·········258　　2）ステンレススチール···········258
　　3）コバルト・クロム合金···········259　　4）白金加金合金···············259
3．インプラント用セラミック材料·············260
　　1）アルミナ系材料···············260　　2）カーボン系材料·············261
　　3）リン酸カルシウム系材料·········261　　4）チタニア系材料·············262
4．インプラント用有機材料·················262
　　1）アクリルレジン系材料·········262　2）ポリエチレン,ポリプロピレン,ポリウレタン系材料···263
　　3）シリコーン系材料·············263
5．インプラント用のその他の材料·············263
　　1）材料の複合化·················263　　2）サイトカイン類の応用·········263

Ⅳ．歯科技工技術

第1章　鋳　造··························265

1．鋳造の過程··························266
　　1）模型材料·····················266　　2）原型材料···················266
　　3）スプルー線植立···············268　　4）鋳型材·····················269
　　5）セラミックライナー···········270　　6）埋　没·····················271
　　7）加　熱·······················271　　8）鋳　造·····················272
　　9）後処理·······················279
2．鋳造欠陥··························279
　　1）ろう原型形状を再現していない···279　　2）変形している···············280
　　3）突起・バリがある·············281　　4）表面が粗糙である···········281
　　5）表面にくぼみがある···········282　　6）表面に着色がある···········282
　　7）異物の混入がある·············282　　8）亀裂がある·················282
　　9）巣または亀裂がある···········283　　10）偏析がある················283
　　11）鋳造精度が不良である·········283
3．鋳造収縮の補正······················283

第2章　ろう付け·························287

1. ろう付けと溶接，鋳接 ... 287
2. ろう付けの機構 ... 288
   1) ぬ れ ... 288 2) 毛管現象 ... 288
3. ろう付け部の組織 ... 289
4. ろう付け用材料および熱源 ... 291
   1) ろ う ... 291 2) フラックス ... 293
   3) ろう付け用埋没材 ... 294 4) 熱 源 ... 295
5. ろう付けの方法 ... 296
   1) 固定ろう付け ... 296 2) 自在ろう付け ... 297

第3章 合金の熱処理 ... 299
1. 炭素鋼の熱処理 ... 299
   1) 炭素鋼の金属組織 ... 301
2. 歯科用合金の熱処理 ... 302
3. 歯科用合金の熱処理法 ... 304
   1) 軟化熱処理 ... 304 2) 硬化熱処理 ... 304

第4章 金属および合金の加工 ... 307
1. 合金の塑性加工法 ... 307
   1) 鍛造加工法 ... 307 2) 圧延加工法 ... 307
   3) その他の加工法 ... 307
2. 合金の塑性加工と機械的性質 ... 307
   1) 加工硬化 ... 307 2) 焼なましと再結晶 ... 308
3. 歯科用合金の加工 ... 309

第5章 陶材焼成 ... 311
1. 築 盛 ... 311
2. 焼成法 ... 311
   1) 焼成過程 ... 312 2) 最終焼成 ... 313
   3) 熱的影響 ... 313
3. 焼成雰囲気 ... 313
4. 焼成収縮 ... 314
5. 着 色 ... 314
6. 機械的性質に及ぼす焼成条件 ... 314
7. 陶材溶着金属冠 ... 315

1）陶材と金属の結合機構‥‥‥‥‥‥315　　2）結合強さの測定‥‥‥‥‥‥‥‥‥317
　　3）酸化スズ被膜形成による結合‥‥‥‥317

第6章　レジン成形‥‥‥‥‥‥‥‥‥‥‥‥‥‥‥‥‥‥‥‥‥‥‥‥‥‥‥‥‥‥‥‥321

　1．アクリル系‥‥‥‥‥‥‥‥‥‥‥‥‥‥‥‥‥‥‥‥‥‥‥‥‥‥‥‥‥‥‥‥‥‥321
　　　1）加熱重合‥‥‥‥‥‥‥‥‥‥‥321　　2）常温重合‥‥‥‥‥‥‥‥‥‥‥‥325
　　　3）光重合‥‥‥‥‥‥‥‥‥‥‥‥328

　2．ポリカーボネート系‥‥‥‥‥‥‥‥‥‥‥‥‥‥‥‥‥‥‥‥‥‥‥‥‥‥‥‥‥330
　3．ポリサルホン系‥‥‥‥‥‥‥‥‥‥‥‥‥‥‥‥‥‥‥‥‥‥‥‥‥‥‥‥‥‥‥331
　4．ポリエーテルサル系‥‥‥‥‥‥‥‥‥‥‥‥‥‥‥‥‥‥‥‥‥‥‥‥‥‥‥‥‥332
　5．ポリカーボネート，ポリサルホン，およびポリエーテルサルホンの性質‥‥‥‥‥‥333

第7章　切削と研磨‥‥‥‥‥‥‥‥‥‥‥‥‥‥‥‥‥‥‥‥‥‥‥‥‥‥‥‥‥‥‥‥335

　1．切削と研削‥‥‥‥‥‥‥‥‥‥‥‥‥‥‥‥‥‥‥‥‥‥‥‥‥‥‥‥‥‥‥‥‥335
　　　1）刃と被削物の関係‥‥‥‥‥‥‥335　　2）切削速度‥‥‥‥‥‥‥‥‥‥‥‥336
　　　3）送り‥‥‥‥‥‥‥‥‥‥‥‥‥337　　4）切込み‥‥‥‥‥‥‥‥‥‥‥‥‥337

　2．研磨‥‥‥‥‥‥‥‥‥‥‥‥‥‥‥‥‥‥‥‥‥‥‥‥‥‥‥‥‥‥‥‥‥‥‥‥337
　　　1）機械研磨‥‥‥‥‥‥‥‥‥‥‥337　　2）電解研磨，化学研磨‥‥‥‥‥‥‥338

　3．切削，研削，研磨装置および工具‥‥‥‥‥‥‥‥‥‥‥‥‥‥‥‥‥‥‥‥‥‥338
　　　1）エンジン‥‥‥‥‥‥‥‥‥‥‥338　　2）タービン‥‥‥‥‥‥‥‥‥‥‥‥339
　　　3）サンドブラスト‥‥‥‥‥‥‥‥339　　4）バー‥‥‥‥‥‥‥‥‥‥‥‥‥‥340
　　　5）ポイント‥‥‥‥‥‥‥‥‥‥‥341

　4．最近の切削技術‥‥‥‥‥‥‥‥‥‥‥‥‥‥‥‥‥‥‥‥‥‥‥‥‥‥‥‥‥‥342
　　　1）振動切削‥‥‥‥‥‥‥‥‥‥‥342　　2）CAD/CAM‥‥‥‥‥‥‥‥‥‥‥342

第8章　歯科用器械応用技術‥‥‥‥‥‥‥‥‥‥‥‥‥‥‥‥‥‥‥‥‥‥‥‥‥‥‥343

　1．電磁波‥‥‥‥‥‥‥‥‥‥‥‥‥‥‥‥‥‥‥‥‥‥‥‥‥‥‥‥‥‥‥‥‥‥‥343
　2．可視光線‥‥‥‥‥‥‥‥‥‥‥‥‥‥‥‥‥‥‥‥‥‥‥‥‥‥‥‥‥‥‥‥‥‥343
　3．紫外線‥‥‥‥‥‥‥‥‥‥‥‥‥‥‥‥‥‥‥‥‥‥‥‥‥‥‥‥‥‥‥‥‥‥‥347
　4．レーザー‥‥‥‥‥‥‥‥‥‥‥‥‥‥‥‥‥‥‥‥‥‥‥‥‥‥‥‥‥‥‥‥‥‥348
　5．高周波‥‥‥‥‥‥‥‥‥‥‥‥‥‥‥‥‥‥‥‥‥‥‥‥‥‥‥‥‥‥‥‥‥‥‥349
　　　1）高周波誘導加熱‥‥‥‥‥‥‥‥350　　2）高周波誘電加熱‥‥‥‥‥‥‥‥‥350

3) 電気メス ……………………………… 350
6. 超音波 …………………………………………………………………………………352
7. 真　空 …………………………………………………………………………………352
8. 温　度 …………………………………………………………………………………353
9. 色 ………………………………………………………………………………………355
　　　1) 視感による色の表示……………355　　2) 測色計による色の表示 ……………………356
　　　3) 色　差………………………………357
10. 磁　気 …………………………………………………………………………………358
　　　1) 磁　石………………………………358　　2) 核磁気共鳴 ………………………………359

V. 付　表

索　引　………………………………………………………………………………………367

I 歯科修復物と歯科材料

　口腔は食物摂取，咀嚼，嚥下，発音などを営むきわめて重要な器官である．これらの機能を営むのに必要な歯，顎およびその周囲組織がなんらかの原因によって先天的もしくは後天的に欠損や異常を生じたときには，機能障害を起こすばかりでなく，外観を損ない，また精神的にも好ましくない結果が生じる．これらの異常に対して，失った機能を回復し，あわせて審美性を回復するために歯科修復物を作製することが必要である．

　これらの目的を達成するために種々の歯科材料が使用される．この歯科材料を科学的に検討しその応用法を学ぶのが歯科理工学である．

　ここでは歯科理工学を理解しやすくするため，歯科修復物の概略的分類とその写真を示し，かつその修復物に使用される材料のみを表示した．

1. 歯科修復物の種類

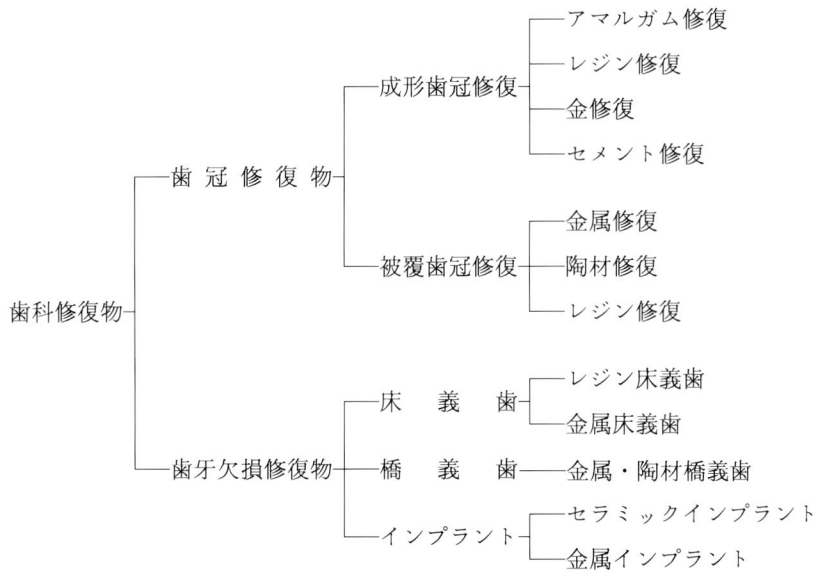

2　歯科修復物と歯科材料

修復物　術前・術後写真	使用材料（参照ページ）

1) 成形歯冠修復材料

①アマルガム修復

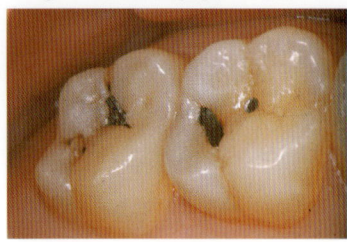

（術前）　　　　　（術後）

アマルガム　173

②レジン修復

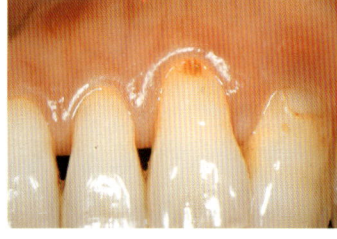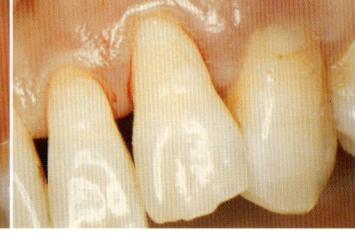

（術前）　　　　　（術後）

コンポジットレジン　117

③セメント修復

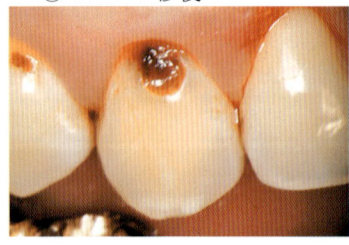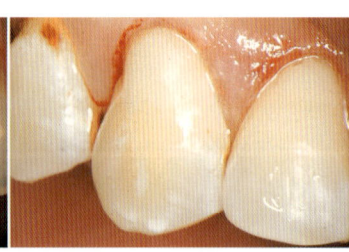

（術前）　　　　　（術後）

グラスポリアルケノエートセメント
　140

④金修復

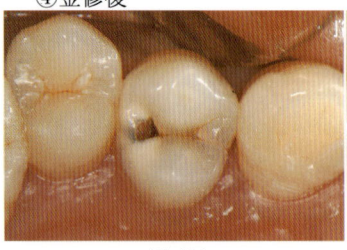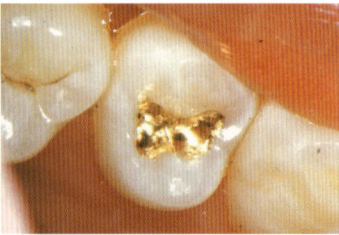

（術前）　　　　　（術後）

金箔　192
スポンジゴールド　192

修復物　術前・術後写真　　　　　　　　　使用材料(参照ページ)

2） 被覆歯冠修復材料

(1)金属修復

①一部歯冠修復

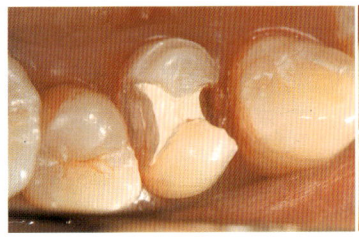
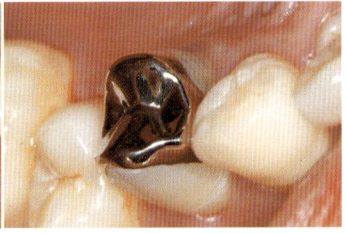

鋳造用貴金属合金 194
鋳造用非貴金属合金 210

（術前）　　　　　　（術後）

②全部歯冠修復

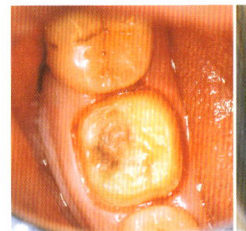
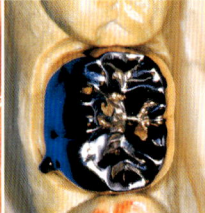
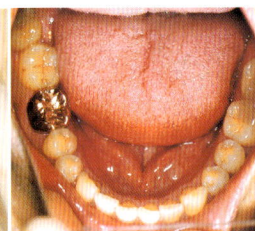

鋳造用貴金属合金 194
鋳造用非貴金属合金 210

（術前）　　（模型への適合）　　（術後）

(2)陶材修復

①陶材溶着金属冠・陶材ジャケット冠

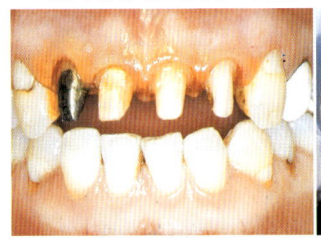
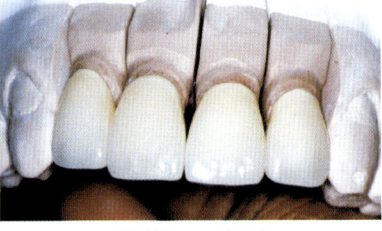

陶材 233
陶材溶着冠用貴金属合金 200
陶材溶着冠用非貴金属合金
　211

（術前）　　　　　（模型への適合）

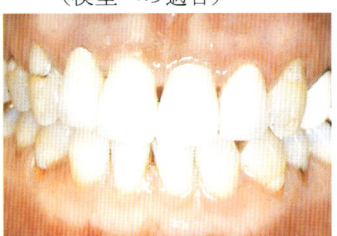

（術後）

4　歯科修復物と歯科材料

| 修復物　術前・術後写真 | 使用材料（参照ページ） |

(3) レジン修復

①硬質レジン前装金属冠・硬質レジンジャケット冠

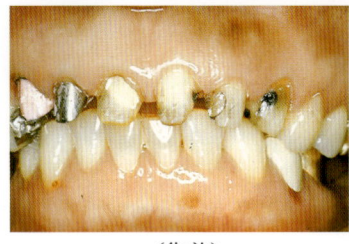
（術前）

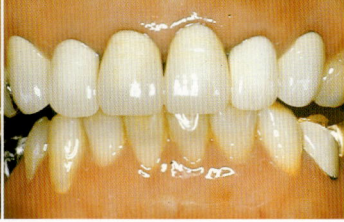
（術後）

歯冠修復用硬質レジン 108
鋳造用貴金属合金 194
鋳造用非貴金属合金 210

3） 床義歯材料

①全部床義歯（レジン床）

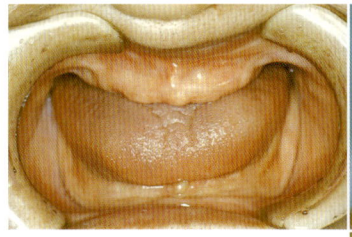
（術前）

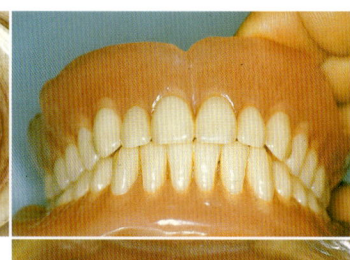

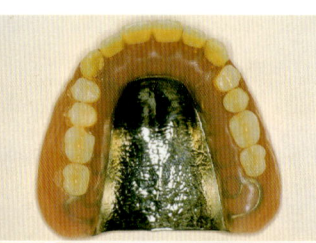
（術後）

陶歯 236
レジン歯 111
床用レジン 99

②全部床義歯（金属床）

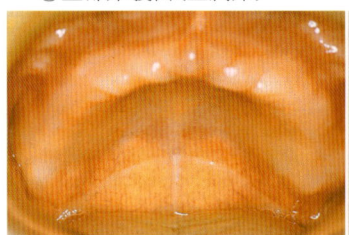
（術前）

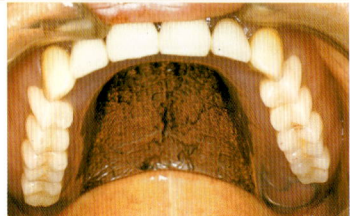
（術後）

陶歯 236
レジン歯 111
床用レジン 99
床用貴金属合金 198
床用非貴金属合金 206

| 修復物　術前・術後写真 | | 使用材料（参照ページ） |

③部分床義歯（レジン床）

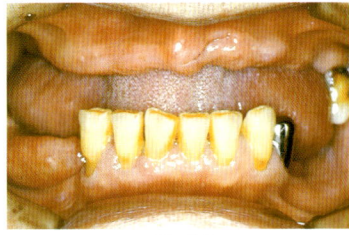
（術前）

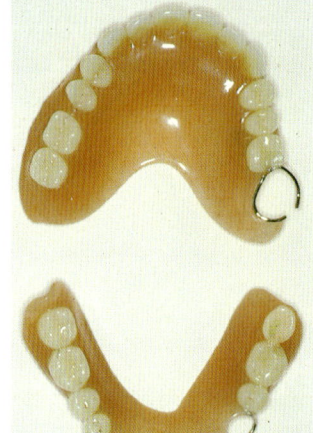

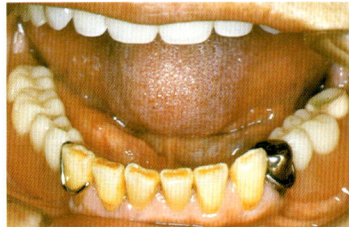
（術後）

陶歯 236
レジン歯 111
床用レジン 99
鋳造用貴金属合金 198
鋳造用非貴金属合金 206
加工用貴金属合金 198
加工用非貴金属合金 208

④部分床義歯（金属床）

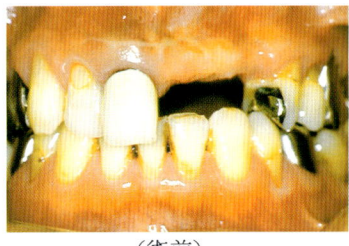
（術前）

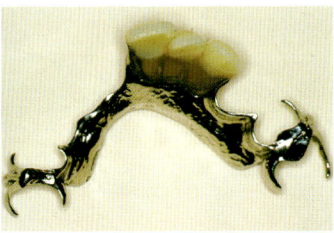
（術後）

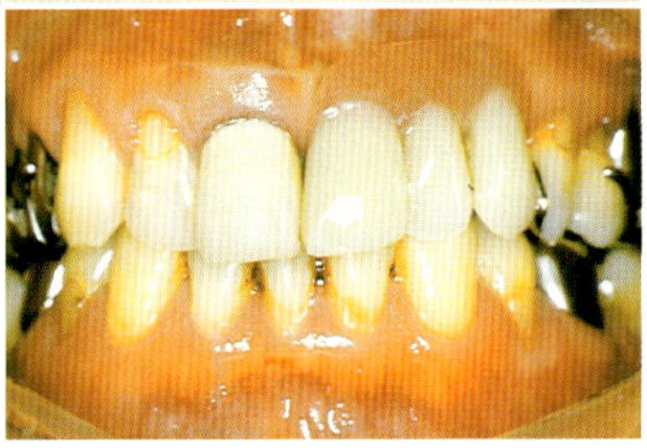

陶歯 236
レジン歯 111
床用レジン 99
鋳造用貴金属合金 198
鋳造用非貴金属合金 206

歯科修復物と歯科材料

| 修復物　術前・術後写真 | 使用材料（参照ページ） |

4） 橋義歯材料

①固定性橋義歯

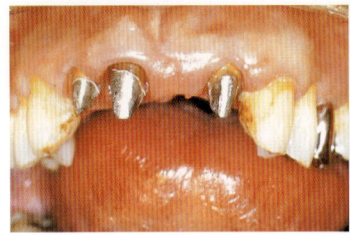
（術前）

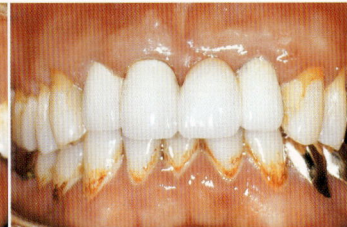
（術後）

陶歯　236
陶材　233
歯冠修復用硬質レジン　108
鋳造用貴金属合金　196
鋳造用非貴金属合金　209
陶材溶着冠用貴金属合金　200
陶材溶着冠用非貴金属合金　211

②可撤性橋義歯

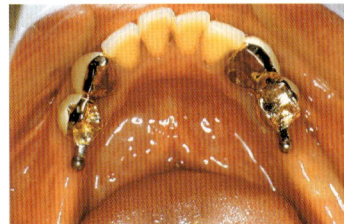
（術前）

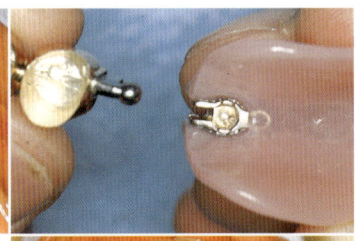

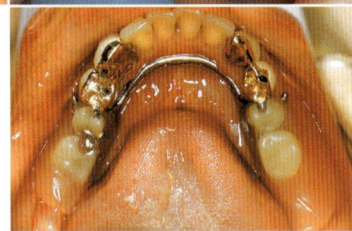
（術後）

陶歯　236
陶材　233
歯冠修復用硬質レジン　108
床用レジン　99
鋳造用貴金属合金　196
鋳造用非貴金属合金　209
陶材溶着冠用貴金属合金　200

5） インプラント用材料

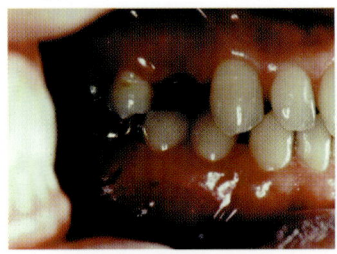
（術前）

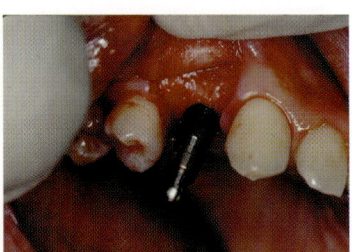
（術中）

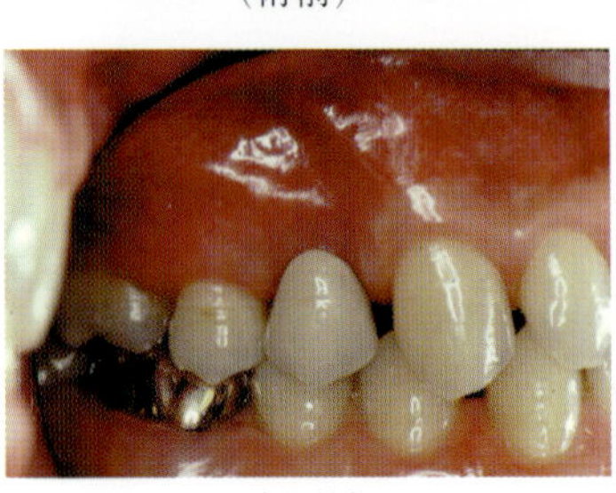

金属インプラント　257
セラミックインプラント　260

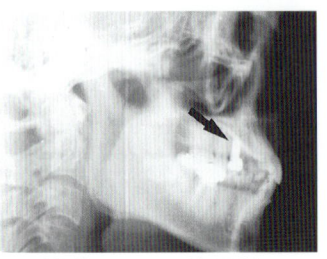
（術後）　　　　（術後エックス線写真）

II 総論

第1章 物質の構造

　物質は純物質と混合物質とに分けられ，純物質は混合物質の成分である単一の物質であって，一般に一定の沸点や融点を示し，その一部を蒸発させたり，融解または凝固させてその状態を変えても，その性質は変わらない．混合物はいくつかの純粋な物質の混じったもので，一般にその成分の性質をいくらか保有していて，組成が変わると性質もそれにしたがってしだいに変化する．いずれにしても物質を構成する最小単位は原子である．したがって，ここでは原子を中心に概説する．

1. 元素の周期律

　現在知られている100種余りの元素を原子量の小さいものから順に並べていくと，物理的並びに化学的性質が少しずつ変わっていき，しかもよく似た性質の元素が周期的に現れる．長周期律は表 2-1-1 に示した．

1) 物理的性質の周期性

　Mayer が示した元素の物理的性質の周期性を表わす一例は，それぞれの元素の単体が固体であるとき1グラム原子についての体積，すなわち原子量の周期性である．1グラム原子の中には常にアボガドロ数 6.023×10^{23} 個だけの原子が含まれ，しかも固体の状態ではこれらの原子が密につまっていると考えられるから，原子量はそれぞれの元素の原子1個の占める体積に比例する値であると考えることができる．即ち原子量の大小はその原子が大きいか，小さいかを表わすものといえる．この各元素の原子量と，原子番号の関係は周期性を示す．

表 2-1-1 長周期表

族 周期	1A	2A	3A	4A	5A	6A	7A	8A			1B	2B	3B	4B	5B	6B	7B	0 (希ガス)
1	1 H 水素 1.0079																	2 He ヘリウム 4.0026
2	3 Li リチウム 6.941	4 Be ベリリウム 9.0122											5 B ホウ素 10.811	6 C 炭素 12.011	7 N 窒素 14.0067	8 O 酸素 15.9994	9 F フッ素 18.9984	10 Ne ネオン 20.179
3	11 Na ナトリウム 22.9898	12 Mg マグネシウム 24.305											13 Al アルミニウム 26.9815	14 Si ケイ素 28.0855	15 P リン 30.9738	16 S 硫黄 32.066	17 Cl 塩素 35.453	18 Ar アルゴン 39.948
4	19 K カリウム 39.0983	20 Ca カルシウム 40.078	21 Sc スカンジウム 44.9559	22 Ti チタン 47.88	23 V バナジウム 50.9415	24 Cr クロム 51.9961	25 Mn マンガン 54.9380	26 Fe 鉄 55.847	27 Co コバルト 58.9332	28 Ni ニッケル 58.69	29 Cu 銅 63.546	30 Zn 亜鉛 65.39	31 Ga ガリウム 69.723	32 Ge ゲルマニウム 72.59	33 As ヒ素 74.9216	34 Se セレン 78.96	35 Br 臭素 79.904	36 Kr クリプトン 83.80
5	37 Rb ルビジウム 85.4678	38 Sr ストロンチウム 87.62	39 Y イットリウム 88.9059	40 Zr ジルコニウム 91.224	41 Nb ニオブ 92.9064	42 Mo モリブデン 95.94	43 Tc テクネチウム (98)	44 Ru ルテニウム 101.07	45 Rh ロジウム 102.9055	46 Pd パラジウム 106.42	47 Ag 銀 107.8682	48 Cd カドミウム 112.41	49 In インジウム 114.82	50 Sn スズ 118.710	51 Sb アンチモン 121.75	52 Te テルル 127.60	53 I ヨウ素 126.9045	54 Xe キセノン 131.29
6	55 Cs セシウム 132.9054	56 Ba バリウム 137.33	57~71 ランタノイド	72 Hf ハフニウム 178.49	73 Ta タンタル 180.9479	74 W タングステン 183.85	75 Re レニウム 186.207	76 Os オスミウム 190.2	77 Ir イリジウム 192.22	78 Pt 白金 195.08	79 Au 金 196.9665	80 Hg 水銀 200.59	81 Tl タリウム 204.383	82 Pb 鉛 207.2	83 Bi ビスマス 208.9804	84 Po ポロニウム (209)	85 At アスタチン<(210)	86 Rn ラドン (222)
7	87 Fr フランシウム (223)	88 Ra ラジウム (226)	89~103 アクチノイド															

57~71 ランタノイド (希土類)	57 La ランタン 138.9055	58 Ce セリウム 140.12	59 Pr プラセオジム 140.9077	60 Nd ネオジム 144.24	61 Pm プロメチウム (145)	62 Sm サマリウム 150.36	63 Eu ユウロピウム 151.96	64 Gd ガドリニウム 157.25	65 Tb テルビウム 158.9254	66 Dy ジスプロシウム 162.50	67 Ho ホルミウム 164.9304	68 Er エルビウム 167.26	69 Tm ツリウム 168.9342	70 Yb イッテルビウム 173.04	71 Lu ルテチウム 174.967

89~103 アクチノイド	89 Ac アクチニウム (227)	90 Th トリウム 232.0381	91 Pa プロトアクチニウム (231)	92 U ウラン 238.0289	93 Np ネプツニウム (237)	94 Pu プルトニウム (244)	95 Am アメリシウム (243)	96 Cm キュリウム (247)	97 Bk バークリウム (247)	98 Cf カリホルニウム (251)	99 Es アインスタイニウム (252)	100 Fm フェルミウム (257)	101 Md メンデレビウム (258)	102 No ノーベリウム (259)	103 Lr ローレンシウム (260)

原子量はIUPAC(国際純正応用化学連合)の原子量委員会(1983年)によって勧告された数値にもとづく。$^{12}C=12$を基準とする。
( )内の数値は当該元素のもっとも長い半減期をもつ放射性同位体の質量数である。

2) 化学的性質の周期性

元素の周期表の縦に並んだ元素どうしがよく似た性質をもっている．表 2-1-1 に示した周期律表の最も左側の第Ⅰ族は陽イオンになる性質が強く，陽性あるいは金属性が強いといわれる．この性質は左から右に原子番号の大きくなる方向に進むほど弱まり，右端の第0族の元素は他のどのような元素とも化合物をつくらない，いわゆる不活性体である．また逆に陰イオンになる性質，すなわち陰性あるいは非金属性はその逆である．

2. 原子の構造

原子は元素の化学変化にあずかる最小単位の粒子で，その中心に正に荷電した原子核とその外側の負に荷電した数個の電子から成り立っている．図 2-1-1 に水素原子のボーアモデルを示した．

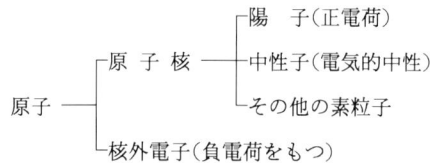

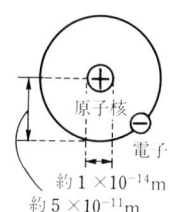

図 2-1-1 水素原子の
ボーアモデル[1]

1) 原子核

原子核は，原子番号に等しい正電荷の陽子（プロトン）と質量が陽子にほぼ等しく電気的に中性な何個かの中性子（ニュートロン）および質量のごく小さいその他の素粒子から成り立っている．

2) 核外電子

原子番号に等しい数だけあり，負電荷を帯びている．

3) 原子の電荷と原子番号

陽子1個のもつ正電荷と，電子1個のもつ負電荷とは，その絶対値が等しい．原子は原子核中の陽子の数と，核外電子の数が等しいので，全体として電気的に中性である．原子核中の陽子の数または核外電子の数のことを原子番号という．

原子番号 Z＝原子核中の陽子の数＝中性原子の核外電子の数

4) 質量数

原子核中で，陽子の質量と中性子の質量はほとんど等しく，他の素粒子の質量は無視できる．また，電子は陽子の質量の 1/1836 しかないので，原子の質量は陽子と中性子の質量によって決

まると考えてよい．陽子と中性子の数の和を質量数という．

$$質量数＝原子核中の陽子の数＋中性子の数$$

5）核外電子の配置

電子は原子核の周囲を異なったエネルギー状態にある幾つかの層に分かれて存在していると考えられている．この層を電子殻と呼ぶ．電子殻の最も外側に存在する電子を価電子という．

（1）電子殻と電子の数

各電子殻に入ることのできる最大の電子の数は，図 2-1-2 に示したようにもっとも内側の殻から $n=1$, $n=2$, $n=3$ …，すなわち K 殻 ($n=1$)，L 殻 ($n=2$)，M 殻 ($n=3$) とすると，$2n^2$ となる．したがって，各殻に入ることのできる電子の数は K 殻，L 殻，M 殻，N 殻…の順に 2 個，8 個，18 個，32 個…となる．

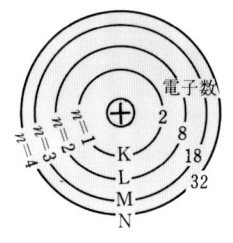

図 2-1-2　電子殻とはいりうる電子の数[1]

6）価電子と原子の性質

希ガス（0 族元素）以外の原子の最外殻電子を価電子と呼び，これは化学結合に深い関係がある．

表 2-1-2

1A族元素の電子配置						
原子＼殻	K	L	M	N	O	P
$_3$Li	2	1				
$_{11}$Na	2	8	1			
$_{19}$K	2	8	8	1		
$_{37}$Rb	2	8	18	8	1	
$_{55}$Cs	2	8	18	18	8	1

7B族元素の電子配置					
原子＼殻	K	L	M	N	O
$_9$F	2	7			
$_{17}$Cl	2	8	7		
$_{35}$Br	2	8	18	7	
$_{53}$I	2	8	18	18	7

表 2-1-2 に示した周期律表において，1A 族の元素 Li, Na, K, Rb（アルカリ金属元素）などは，すべて価電子の数は 1 個で，化学的性質が類似している．また，7B 族の元素 F, Cl, Br, I（ハロゲン族元素）などは，価電子の数がいずれも 7 個で，化学的性質が類似している．

（1）価電子の数と原子価

原子が他の原子と化合するときに出す手（結合手）の数を原子価という．

　　金属原子の原子価…………一般的に価電子の数に等しい

　　非金属原子の原子価………一般に〔8－族番号〕，ときに〔族番号－偶数〕がある

7）イ　オ　ン

正または負に帯電した原子または原子団をイオンという．イオンのもつ電気量は電子または陽子の電気量（$\pm 1.602 \times 10^{-19}$　クーロン）の整数倍に等しく，この倍数をイオンの価数（1 価，2

価，3価…）という．

（1）陽イオン

電子または原子団が，電子1～数個を失って正（＋）に帯電した粒子を陽イオンという．図 2-1-3にナトリウムイオンの生成を示した．陽イオンになりやすい元素のことを陽性元素といい，金属元素は一般に周期律表上で左に位置するほど，また左下になるほど陽イオンになりやすい．

（2）陰イオン

原子または原子団が電子1～数個を取り入れて負（－）に帯電した粒子を陰イオンという．図 2-1-4 に塩素イオンの生成を示した．0 族元素および水素以外の非金属元素の原子，特に周期律表上，右上の 6B，7B 族元素は電子を取り入れて，陰イオンになりやすい．これは陰性元素といわれることがある．

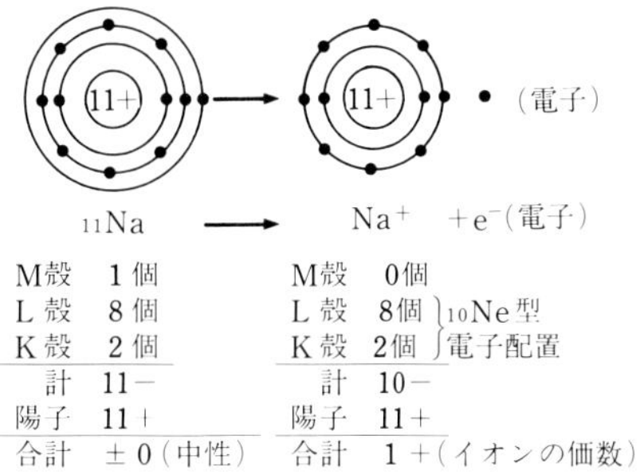

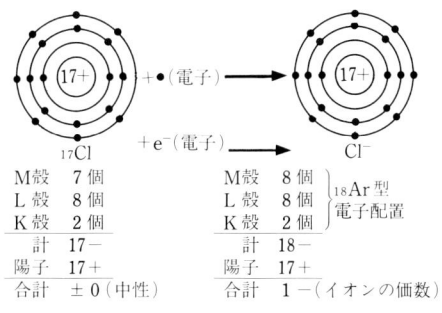

図 2-1-3 ナトリウムイオン Na$^+$ の生成[1]

図 2-1-4 塩素イオン Cl$^-$ の生成[1]

3．結　晶

原子が結合によって規則正しい位置に固定され，お互いにその相対的な位置を変えない状態にある固体を結晶という．

1）原子の結合

原子の結合にはイオン結合，共有結合，金属結合，配位結合，分子間力による結合および水素結合がある．

2）イオン結合とイオン結晶

イオン結合は主に金属元素と非金属元素の間に起こる結合形成で，陽イオンと陰イオンによる結晶をイオン結晶という．

（1）イオン結合

陽イオンと陰イオンとが，クーロン力（静電気的引力）により引き合い，互いに正負の電荷を中

和しあうように結合する形式である．

〈例〉　　　イオン反応式　　　　　電子式による反応式

$Na^+ + Cl^- \rightarrow NaCl$　　　　　$Na^+ + :\!\overset{..}{\underset{..}{Cl}}\!:^- \rightarrow [Na^+][:\!\overset{..}{\underset{..}{Cl}}\!:^-]$

$Mg^{2+} + 2Cl^- \rightarrow MgCl_2$　　　$Mg^{2+} + 2:\!\overset{..}{\underset{..}{Cl}}\!:^- \rightarrow [Mg^{2+}][:\!\overset{..}{\underset{..}{Cl}}\!:^-]_2$

NaCl 生成の場合を電子殻モデルで示すと 図 2-1-5 のようになる．

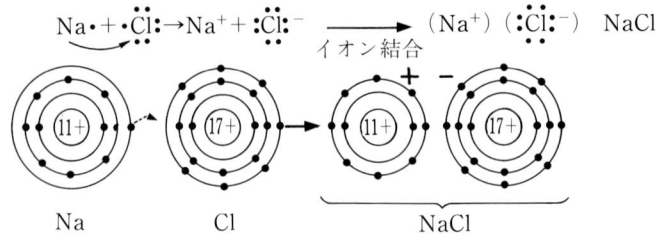

図 2-1-5　電子殻モデルで示した NaCl の生成[1]

（2）イオン結晶

イオンよりなる化合物は，イオンの種類などによって異なるが，陽イオンと陰イオンとによる静電気的引力と，同種電荷による反発力(斥力)とがつりあった位置にイオンが固定されてイオン結晶を構成する．図 2-1-6 に塩化ナトリウムのイオン結晶を示した．イオン結晶では，陽イオンや陰イオンのみを単独に取り出すことは不可能であり，また1個の陽イオンと陰イオンを組み合わせた，例えば塩化ナトリウムならば NaCl という分子のような単位のみを取り出すこともできない．すなわち，NaCl は分子のような一つの単位と考えることはできない．したがって，食塩を NaCl と表わすのは Na と Cl が1：1の比で結合していることを示し，組成の割合を表わしたものである．

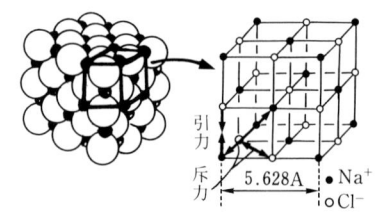

図 2-1-6　イオン結晶(塩化ナトリウム)[1]

3）共有結合と共有結合結晶

主に非金属元素の単位および化合物における結合形式であり，SiO_2 のように物質を構成する原子全体が，互いに共有結合によって結合した結晶を共有結合結晶という．

（1）共有結合

イオン化エネルギーの大きい原子では，イオンになるためには大きなエネルギーが必要である．したがって，このような原子どうしの結合では，原子がイオンになることはなく，結合する原子間で互いに不対電子を出し合って電子対をつくり，その電子対を共有して結合し，安定化する．このような結合を共有結合という．図 2-1-7 に水素分子および水分子の共有結合を示した．

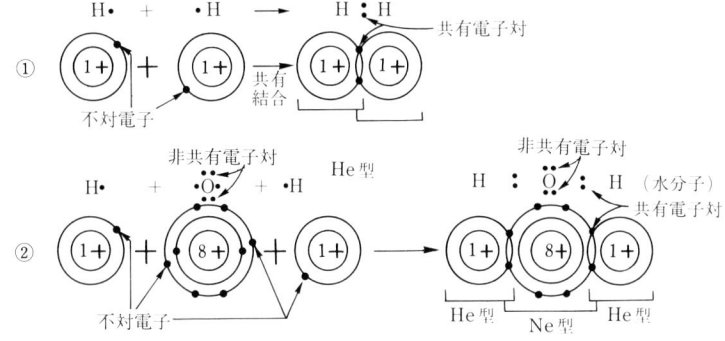

図 2-1-7　共有結合　(1)水素分子，(2)水分子の生成[1]

（2）共有結合結晶

ダイヤモンド，ケイ素，石英，窒化ホウ素などは，原子間の結合が共有結合よりなるから，結合に方向性がある．例えば，ダイヤモンドの結晶では，メタン構造の各水素原子の位置にとなりの炭素原子がくる図 2-1-8 のような立体的な 3 次元網目状構造をしている．したがって，結晶全体が一つの分子として考えられる．共有結合結晶は一般にきわめて硬く，また融点や沸点が高く，化学的にも安定した物質が多い．

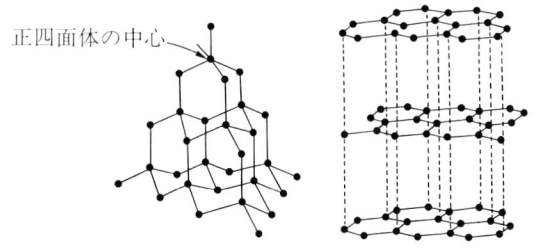

ダイヤモンド（正四面体型）　　黒鉛（正六面体型）

図 2-1-8　共有結合結晶[1]

4）金属結合と金属結晶

規則正しく並んだ金属陽イオンが自由電子により結合される形式で，このような結合によりできている結晶を金属結晶という．この自由電子の存在により，電気伝導性などが説明される．

（1）金属結合

金属の単体では，金属原子は最外殻の電子数が少ないにもかかわらず安定に存在している．一般に最外殻の電子数が 8 個になると原子は安定になるが，これを金属にあてはめると価電子がなくなることや価電子が集まって 8 個になることは考えにくい．そこで金属では，原子は価電子を放出して陽イオンとなりそれが整列して格子をつくり，価電子はこの金属陽イオンの格子の隙間を自由に動きまわって，金属陽イオンどうしを結合させていると考えられる．この自由に動きま

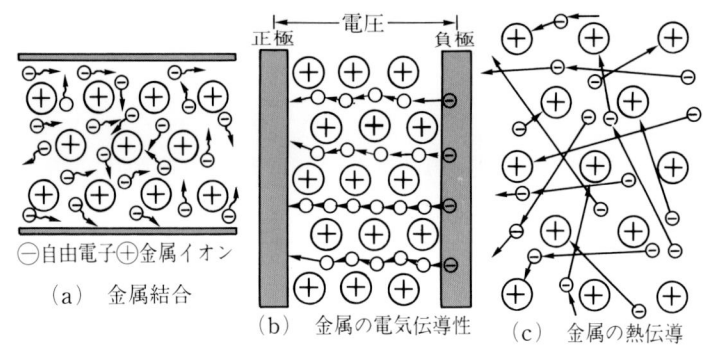

図 2-1-9 金属結合と自由電子との関係[1]

わる電子を自由電子という．すなわち図 2-1-9に示したように，金属陽イオン全体が自由電子を共有することによる結合を金属結合という．この自由電子の移動により，金属は電気伝導性，熱伝導性がよい．

（2） 金属結晶

金属結合よりなる結晶を金属結晶といい，同じ大きさの金属陽イオンが配列されているので，図 2-1-10に示したように原子がもっとも密につまった形（最密充塡構造）の結晶格子である面心立方格子，六方最密格子よりなるか，または体心立方格子よりなる．面心立方格子，六方最密格子では，1個の原子が12個の原子によって囲まれている形になっているが，体心立方格子では，1個の原子が8個の原子によって囲まれている形になっていて，最密充塡構造ではない．

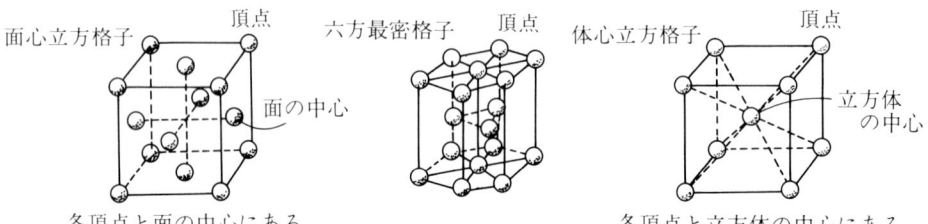

図 2-1-10 金属結晶における原子の充塡構造[1]

a．面心立方格子

六面体の各頂点にある原子の数は 8 個で，これらは単位格子中に原子の1/8 ずつが含まれる．また各面の中心にある 6 個の原子は，単位格子中に1/2 ずつ含まれる．したがって単位格子中に含まれる原子の数は，

$$1/8〔個〕×8+1/2〔個〕×6=4〔個〕$$

図 2-1-11 に面心立方格子の構造を示した．

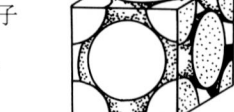

図 2-1-11 面心立方格子

b．六方最密格子

頂点にある原子の数は 12 個で，これらは単位格子中に原子の1/6 ずつ含まれる．また，面にある 2 個の原子は単位格子中に 1/2 ずつが含まれる．中の 3 個は一部が格子外に出ているが，3

個間のへこみに出た分が入るので,結局は全部格子中に含まれるため,単位格子中に含まれる原子の数は,

$$1/6〔個〕×12+1/2〔個〕×2+3〔個〕=6〔個〕$$

c．体心立方格子

六面体の各頂点にある原子の数は8個で,これらは単位格子中に原子の1/8個ずつが含まれている.また,中心には1個あるので,単位格子中に含まれる原子の数は,

$$1/8〔個〕×8+1〔個〕=2〔個〕$$

図 2-1-12 に体心立方格子の構造を示した.

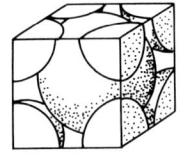

図 2-1-12 体心立方格子

(3) 結晶格子と性質

a．延性・展性

金属結晶では,同じ大きさの原子が密に並んでいるから外力が加わると,図 2-1-13 に示した模式図のようにずれるが,自由電子による金属結合は切れることはない.したがって,金属は延性・展性などに優れているので加工しやすく,特に面心立方格子の金属は加工性に優れている.しかし,合金になると原子半径の異なる元素が混じるので,原子はずれにくくなり,延性・展性が小さくかつ硬くなる.

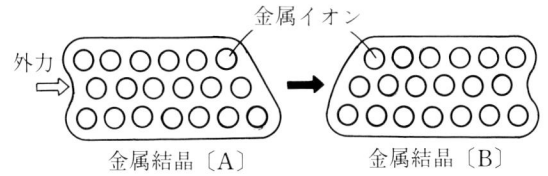

図 2-1-13 延性・展性の模式図[1)]

b．電気の伝導性

金属結合結晶では,自由電子が原子間を自由に移動できるので,液体状態でも固体状態でも電気をよく導く.(図 2-1-9)

5) 分子間力による結合

分子間に働く引力により,分子どうしはごく弱い力で引き合う.この力をファンデルワールス力という.これは,結晶中だけでなく液体中でも働き,きわめて弱いけれども気体分子間にも存在する.

6) 水素結合

分子内に -O-H, -N-H などの原子団をもつ化合物は,その化合物と近い分子量をもつ物質より,沸点が高いことが知られている.例えば,水(H_2O)の分子量は 18.0 で沸点は 100℃,メタン(CH_4)の分子量は 16.0,沸

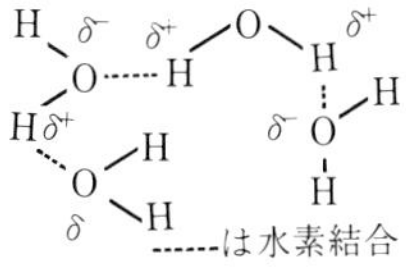

図 2-1-14 水素結合

点は −161℃である．これは分子間力以外に，水やアンモニア分子の間で水素結合が起こっているからであると考えられている．

図 2-1-14は，水分子間で互いにH分子のδ^+とO原子のδ^-とが引き合って結合している様子を示す．この結合は共有結合，イオン結合，金属結合より弱いが，分子間力による結合よりは強い．

4．非結晶質

原子が規則正しい位置に配列されていなかったり，あるいは部分的にしか規則正しい配列がなされていない構造よりなっている物質を，非結晶質という．その代表的な例が，石英ガラスであり，図 2-1-15に水晶の結晶と比較してその構造を示した．

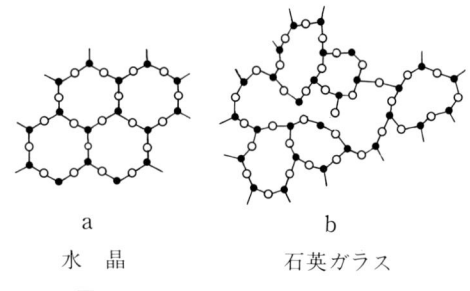

a　　　　　b
水　晶　　石英ガラス
図 2-1-15　石英ガラスの結晶構造

非結晶質物質は，結晶の場合と異なり，一定の明確な融点を示さず，ガラス状態の特性を表わし，一般的に強度が小さい．

5．物質の性質

1）物理的性質

材料の物理的性質は材料中の原子と原子の結合によるものである．物理的性質は固体の結晶方向や大きさ，形などによる影響を一般的には受けない．物理的性質としては密度，色，熱伝導係数，電気伝導，融点，熱膨張係数，比熱，融解熱および起電力などがある．

（1）密　度

物質の密度は，単位体積当たりの質量として定義され，歯科ではこの密度は製作物の重さに影響するので重要である．表 2-1-3に歯科材料の密度を示した．

（2）色

色には白色光線またはその一部が物体に反射して得られる表面色と吸収による体色とがある．

修復物の審美性を決定づけるのは色調と外観であり，この色調は物質の反射率と吸収率によって決定される．

表 2-1-3 歯科修復で使用する材料の密度[2]

材　料	g/cm³
白金	21.4
金	19.3
Type Ⅳ 金合金	15.0
水銀	13.6
銀	10.5
銅	8.9
コバルトクロム合金	8.3
陶材	2.4
石こう	2.3
アクリルレジン	1.2
蜜ろう	0.96
水（4℃）	1.0
氷	0.92
アルコール（20℃）	0.8

表 2-1-4 各種材料の熱伝導係数[2]

材　料	cal/cm·sec·℃
銀	1.006
銅	0.918
金	0.710
白金	0.167
アマルガム	0.055
水銀	0.020
石こう	0.0031
リン酸亜鉛セメント	0.0028
陶材	0.0025
エナメル質	0.0022
シリケートセメント	0.0018
デンチン質	0.0015
酸化亜鉛ユージノールセメント	0.0011
アクリルレジン	0.0005
蜜ろう	0.00009

（3） 熱伝導係数

物質の熱伝導係数は温度差が1℃の場合に，厚さ1cm，断面積1cm^{2}の物体の中を1秒間に通過する熱量（カロリー）として表わされる．一般的に物体中を伝わって流れる熱量Qは次式で表わされる．

$$Q = KS\frac{T-T_0}{\ell}t \quad \text{ただし,}$$

Q：熱量　　S：断面積
ℓ：長さ　　t：時間　　$\frac{T-T_0}{\ell}$t：温度勾配
K：熱伝導係数

この熱伝導係数が大きいと歯髄や軟組織に為害作用や不快感を与えるので，用途によって考慮しなければならない．表2-1-4に歯科材料の熱伝導係数を示した．

(4) 電気伝導度

物質が電流を伝導させる能力で，温度が一定の場合に次式のように物質の長さに比例し，断面積に反比例する．

$$R = \rho \frac{\ell}{A}$$

R：その物体のもっている抵抗値〔Ω〕
ρ：比抵抗〔Ω・cm〕
ℓ：長さ〔cm〕
A：断面積〔cm²〕

(5) 起電力

起電力は溶液中における電子の損失によってイオン化する能力によって定まる．この起電力は金属の酸化傾向で比較できる．金や白金のような大きな負の電気的ポテンシャルの金属は，口腔内の窩洞の中でより大きい酸化抵抗性をもっている．同じ溶液中で金とアルミニウムを接触させると，この2種の電気的ポテンシャルの差が大きいので電池が発現する（p.31参照）．もしこのような現象が口腔内で起きたら，患者は不快感をもつ．また，口腔内での修復材料の変質や腐食する原因となる．材料の腐食は電気的影響のみならず，他の要因が加わるのでより複雑である．表2-1-5に金属イオン形と起電力を示した．

表 2-1-5　各元素のイオン形と標準電極電位[2]

元素	イオン形	標準電極電位(V)*(25℃)
アルミニウム	Al^{+++}	−1.33
亜鉛	Zn^{++}	−0.76
クロム	Cr^{++}	−0.56
鉄	Fe^{++}	−0.44
コバルト	Co^{++}	−0.28
ニッケル	Ni^{++}	−0.23
錫	Sn^{++}	−0.14
水素	H^{+}	0.00
銅	Cu^{++}	+0.34
銀	Ag^{+}	+0.80
水銀	Hg^{++}	+0.80
パラジウム	Pd^{++}	+0.82
白金	Pt^{+++}	+0.86
金	Au^{+++}	+1.36

＊ ＋，－の符号は，水素電極をゼロとした場合の相対値を示すためのものであり，起電力を測定する際に用いる標準水素電極より電位が高いものを正，低いものを負として表わす習慣になっている．したがって，負の値が大きいほど溶けやすい．

(6) 熱膨張係数

温度が1℃変化した場合，材料の単位長さ当たりの長さ変化を線膨張係数と呼び，一般的にαで表わされる．このαは次式で表わされる．

$$\alpha = \frac{\ell_0 - \ell}{\ell(t_0 - t)} = cm/cm\ ℃$$

ここで，ℓ は元の長さ，ℓ_0 は温度変化後の長さ，t は元の温度，t_0 は変化後の温度である．この熱膨張係数が大きいことは，加熱，冷却によって膨張，収縮が大きいことを意味し，修復材料として重要な性質である．表 2-1-6 に歯科材料の熱膨張係数を示した．

表 2-1-6 各種材料の線膨張係数（20～50℃）[2]

材　料	線膨張係数 $\times 10^{-6}/$℃
インレーワックス	400
アクリルレジン	81.0
水銀	60.6
コンポジットレジン	30.5
アマルガム	28.0
銀	19.2
銅	16.8
金	14.4
エナメル質	11.4
シリケートセメント	7.6
陶材	4.1

（改）

表 2-1-7 各種材料の比熱と融点[2]

材　料	比　熱 cal/g	融　点 ℃
金	0.03	1063
白金	0.03	1769
銀	0.06	960.8
銅	0.09	1083
エナメル質	0.18	
石英	0.19	
アルミナ	0.21	2050（コランダム）
陶材	0.26	
デンチン質	0.28	
アクリルレジン	0.35	
水	1.000	0
パラフィン	0.69	45～65
グリセリン	0.58	17
エチルアルコール	0.55	-114.15
水銀	0.03	-38.36

（7）比　熱

比熱は単位重量の物質の温度を1℃上昇させるのに必要な熱量であり，一般に水を標準物質とし，1gを単位重量として表わす．この比熱が大きいということは，物質を一定温度にするための加熱時間が長くなることを意味し，金属の融解・鋳造などの際に重要である．

表 2-1-7 に各種材料の比熱と融点を示した．

2）機械的性質

材料の原子の種類や結合状態に加えて材料の形状，形態そして加熱条件などが機械的性質に影響を及ぼす．硬さ，強さ，延性などは，代表的な機械的性質である．

応力は図 2-1-16 に示したように，物体に外部からの荷重P（N）が加わった場合，その荷重が小さい間は全く変化しないように見えるが，荷重が徐々に大きくなると物体は変形し，ついには破壊する．荷重が加わっても物体が変形したり，破壊したりしないのは，荷重Pに抵抗する力σが物体内部に生じているからである．この抵抗力を応力という．したがって，物体が破壊しないかぎり荷重の大きさと応力は等しい．荷重が引張荷重の場合，応力は引張応力，圧縮荷重の場合は圧縮応力，せん断荷重の場合はせん断応力という．また，荷重の方向は物体の全体に均一に加

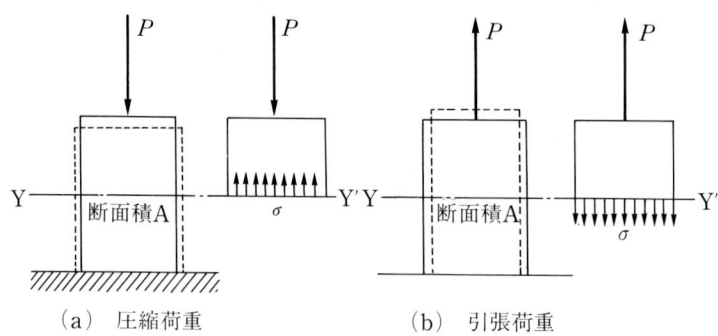

図 2-1-16 荷重が加わった後の変形[3]

わっているとすれば,この断面積を$A (m^2)$とし,断面積Aに働く引張荷重(圧縮荷重)をP (N)とすれば応力σは,

$$\sigma = \frac{P(N)}{A(m^2)}$$

となる.表 2-1-8に歯科材料の圧縮強さを示した.

表 2-1-8 歯科材料・歯質の圧縮強さ[2]

材　料	MPa
リン酸亜鉛セメント	103
アクリルレジン	98
シリケートセメント	159
アマルガム	378
陶材	172
デンチン質	297
エナメル質	400

　一方物質に荷重が加わると物質は変形する.このとき変形前の形に対する変化の割合をひずみという.図 2-1-17(a)のように引張荷重を物質に作用させると,荷重の加わった方向に伸びる.また,それと直角の方向に縮む.また(b)のように圧縮荷重が作用する場合には荷重の方向に縮み,それと直角の方向に太くなる.したがって,物質の初めの単位長さに対するひずみをεとすれば,

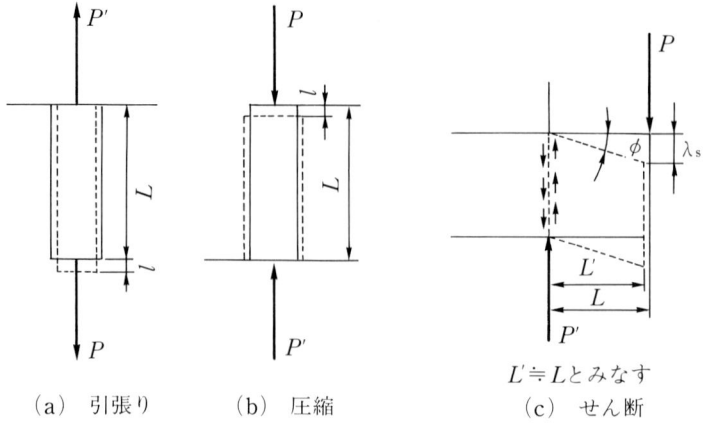

図 2-1-17 荷重の種類とひずみ[3]

$$\varepsilon = \frac{\ell}{L}$$

L：物質の初めの長さ(cm)
ℓ：伸びまたは縮んだ長さ(cm)

である．

物質にせん断荷重が加えられたときは，図 2-1-17(c)の点線のように変形する．このときのせん断ひずみ γ は次式によって求められる．

$$\gamma = \frac{\lambda_s}{L} \fallingdotseq \phi$$

L：物質の初めの長さ(cm)
λ_s：荷重が加わったために変化した長さ(cm)
ϕ：荷重が加わったために変化した角度(rad)

以上のことから応力とひずみの関係について述べると次のようになる．物質に荷重を加えていくと，物質は少しずつひずみを増していく．荷重があまり大きくない場合には荷重を取り去ると元の形にもどりひずみがなくなる．物質のこの性質を弾性という．物質に大きな荷重を加えてひずみを生じさせた後に荷重を取り去ったとき元の形にもどらず，ひずみが残ることがある．このような性質を塑性といい，残ったひずみを永久ひずみ，または残留ひずみという．この永久ひずみの生じない最大の荷重の加わった場合の応力の大きさを弾性限界という．

一定の直径の銅線に引張荷重を加えた場合の銅線の内部に生じる応力とひずみの関係を表わしたものが，図 2-1-18 である．このように応力を縦軸に，ひずみを横軸にとって引張始めから破断するまでの関係を表わしたものを応力-ひずみ線図という．

図において A 点までは応力とひずみは比例するので A 点を比例限という．B 点までは応力を取り去るとひずみは 0 になるので弾性限界という．一般に比例限界と弾性限界とは接近して存在し，両者の区別は決め難い．C 点に達すると応力とひずみは比例関係が成立せず応力の増加にともなってひずみが著しく増加し，ついに破断する．このように応力に比してひずみがより大きくな

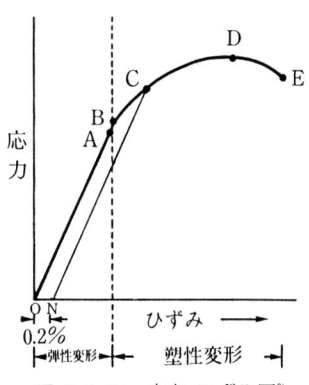

図 2-1-18 応力-ひずみ図[3]

りはじめるC点を降伏点ともいう．もしC点で荷重を取り去るとほぼ，AO に平行に CN に沿ってN点にもどる．すなわち，応力を0にしてもひずみは0にならないので，ON の大きさだけひずみが残る．このひずみを永久ひずみまたは残留ひずみという．一般に材料の降伏点は明確に現われないので通常は，0.2％の永久ひずみが残る荷重を平行部の断面積で割って得た応力を耐力あるいは降伏強さと定めている．

また，このように応力-ひずみ線図は変形様式によって弾性変形範囲および塑性変形範囲に分けることができる．弾性変形範囲は図中B点の弾性限界までの領域であり応力を取り去ると元のひずみのない状態に戻る範囲である．塑性変形範囲は弾性限界以上の応力を加えると試料全体に変形が生じるようになり，変形が永久に残る範囲である．金属材料では塑性変形領域が大きく，

セラミックなどの無機材料や有機材料ではこの塑性変形領域が小さいのが特長である．また，応力の最高値D点に相当する応力を最大引張強さといい，E点を破断強さという．破断強さE点の応力が小さくなるのは物質が伸びて断面積が小さくなったためである．この際材料に荷重を加える速度を変えると材料の強さの値に影響を及ぼす．荷重の速度を大きくした場合，比例限や引張強さは大きくなる．

（1）硬さ

硬さは物質表面に荷重を加えた場合の永久ひずみに抵抗する能力として表現できる．硬さは複雑な応力がからんで表われるものである．一般的な歯科材料の硬さ測定の方法は，ブリネル，ヌープ，ビッカース，ロックウェル硬さ計などで行われる．硬さ計の種類，圧子，測定方法および表示記号については表2-1-9に示し，表2-1-10に材料・歯質のヌープ硬さを示した．

表2-1-9 硬さ計の種類と表示記号

硬さ計	圧子	測定	圧こん	表示記号
ブリネル	鋼球	くぼみの直径	○	HBW
ロックウェル	鋼球($\frac{1}{16}''$)	くぼみの深さ	○	H_{RB} or H_{RC}
	ダイヤモンド（頂角120°）		◇	
ヌープ	ダイヤモンド（頂角172°30′と130°）	くぼみの直径	◇	HK
ビッカース	ダイヤモンド（頂角136°は正四角錐）	くぼみの直径	◇	HV

表2-1-10 歯科材料および歯質のヌープ硬さ[2]

材　　料	HK
デンチン質	68
エナメル質	320
リン酸亜鉛セメント	40
珪酸塩セメント	65
アクリルレジン	20
純金	22
22カラット金合金（板材）	55
アマルガム	110
焼成陶材	430

（2）強さ

物体を破壊するのに必要な最大応力を強さといい，先に述べたように応力の種類によって，それぞれ引張強さ，圧縮強さ，せん断強さという．特殊な強さとして衝撃強さがある．この衝撃強さとは，急激な力を材料に加えた場合に耐えうる強さである．この測定試験機としては，シャルピー試験機とアイゾット試験機がある．さらに，石こう，セメントなどのもろい試料は引張試

が不可能であるので，圧縮試験法を行って間接的に最大引張強さを求める試験法で，これを間接引張強さ試験という．すなわち短い円柱状の試験片を，図2-1-19に示すような直径方向に圧縮荷重を加えて，この荷重と直角方向に引張応力を生じさせて破壊させる試験方法である．この間接引張強さ S_T は次式により求められる．

$$S_T = \frac{2P}{\pi DT}$$

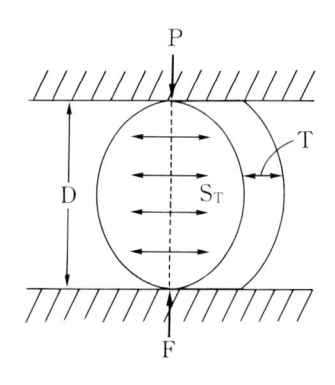

図 2-1-19　間接引張試験

ここで，
　　D：物体の直径(cm)
　　T：物体の長さ(cm)
　　P：荷重(kg)

（3）　延性および展性

物体に引張荷重を加えた場合破断が起こらず，永久変形を起こす物体の能力を延性といい，永久変形を示さず破断する材料はもろいといえる．一般に金属は延性に富み，石こう，セメント，陶材などはもろい材料といえる．この延性は材料の加工，成型するときの塑性変形の能力を示すので，歯科では重要な性質といえる．一方圧縮荷重を加えた時，破壊せずに永久変形を起こす物体の能力を展性といい，延性と異なって強さの影響を受けない．

（4）　弾性係数

引張応力あるいは圧縮応力 σ と応力の方向のひずみ ε とは比例関係にある．すなわち，

$$E = \frac{\sigma}{\varepsilon} [N/m^2]$$

とおき，この比例定数 E を縦弾性係数またはヤング率という．同じようにして，せん断応力 τ とその方向のせん断ひずみ γ との比

$$G = \frac{\tau}{\gamma} [N/m^2]$$

を横弾性係数という．

図 2-1-20　縦ひずみと横ひずみ[3]

物質に引張荷重を加えると図2-1-20のように引張方向に伸びが生じると同時に荷重と直角の方向に縮むことになる．この縦方向のひずみ ε と，横方向のひずみ ε' との比を m で表わしたものを，

$$m = \frac{\varepsilon}{\varepsilon'}$$

24　Ⅱ 総　論

ポアソン数といい，

$$\frac{1}{m} = \frac{\varepsilon'}{\varepsilon}$$

をポアソン比という．

（5） レジリエンス

比例限界内で物体の変形に必要なエネルギーの総量，すなわち図2-1-21に示した応力-ひずみ曲線中の⊿Oab，⊿Ocdの弾性限内の面積で表わされる．レジリエンスは弾性エネルギーともいわれ比例限の大きさと弾性ひずみ量の両者によって決定される．レジリエンスは同じ値でも使用する材料の弾性変形の大きい場合は，比例限が小さくなり，咬合圧によって変形することが考えられるので歯科修復物には弾性ひずみが小さく比例限の大きい，すなわち弾性係数の大きい材料を使用することが望ましい．

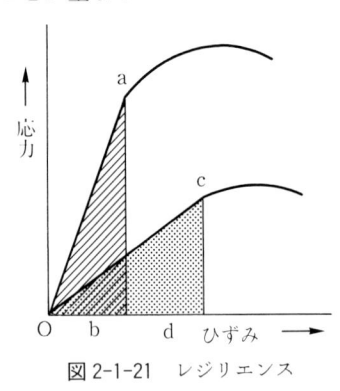

図2-1-21　レジリエンス 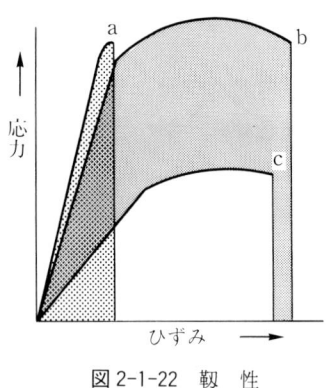　　　図2-1-22　靱　性

（6） タフネス

物質を破壊するために必要なエネルギーの総量，すなわち図2-1-22に示した応力-ひずみ曲線中の弾性ひずみと永久ひずみの総面積で表わされる．このタフネスは靱性といい，弾性係数よりも，延性や展性に関係が深い．金属材料のタフネスは一般的にセラミックス材料より大きい．

（7） 疲　労

弾性限界内の小さい荷重を繰り返し材料に加えると，材料の最大強さが減少し比較的小さい荷重でも破壊することがある．これを疲労破壊といい，次の過程を経て破壊が起こる．

1. 荷重の繰り返しにより加工硬化が起こる．
2. 加工硬化された部分で伸びの減少や小さいクラックが発生する．
3. この小さいクラックの発生部に応力が集中し破壊する．

歯科材料修復物では，義歯のクラスプやバーなど日常臨床で繰り返し着脱されるものは，この疲労による破壊が起こる．

(8) クリープ

硬化した物質に一定の荷重を加えた場合，経時的に物質が変形する現象をいう．このクリープには一定静的荷重のもとで経時的変形をする静的クリープと，周期的に荷重をかけたときに生じる動的クリープの2種がある．このクリープは一般的に降伏応力以下で応用され，咬合圧によるアマルガムの辺縁破壊に対する抵抗力を表わすときに有用である．

(9) 応力緩和

硬化した物質に一定のひずみを与えて放置すると，それに伴う応力が時間とともに減少する現象である．応力は材料自身が蓄えている力であり，応力が緩和すれば材料はもとの形にもどらない．

(10) レオロジー的性質

物性の変形と流動を通して，その物質の構造の一部を推定しようとする一種の物性論である．歯科修復物の作製過程にみられる材料に対する操作の大部分はレオロジーの学問の対象である．

a. 弾性

ひずみの総量が荷重の速度あるいは時間の長さに関係なく，荷重とひずみが比例関係にあることをいう．荷重が除かれると直ちにひずみもなくなる．図 2-1-23 に弾性体のひずみ-時間曲線を示した．この性質は硬化した印象材にとって特に重要なものである．

b. 遅延弾性

理想的弾性体は荷重を取り除くと直ちにひずみがなくなるが，ひずみが経時的に減少し，やがてなくなるものを遅延弾性体という．ビニールやプラスチック，ラバーなどがこの性質を示す．図 2-1-24 にそのひずみ-時間曲線を示した．

c. 粘性

理想的液体は荷重を加えた場合直ちにひずみが起こり，このひずみは荷重が取り除かれるまで続き，時間とひずみは直接比例関係にある．図2-1-25に粘性体のひずみ-時間曲線を示した．荷重を取り除いてもひずみはそのまま残る．この粘性要素はひずみの回復がないので印象材にとっては不都合である．

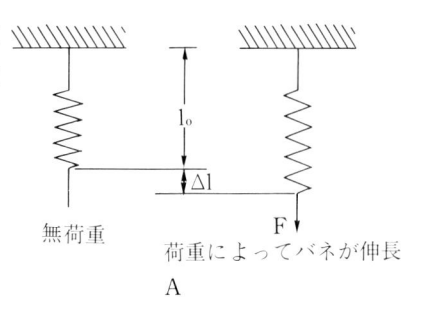

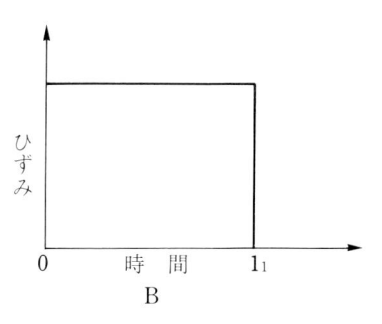

図 2-1-23 弾性体のひずみ-時間曲線[4]
（l_1 で荷重解除）

d. 粘弾性

多くの物質は弾性要素と粘性要素の両方をもっている．弾性や遅延弾性は荷重を取り除くと回

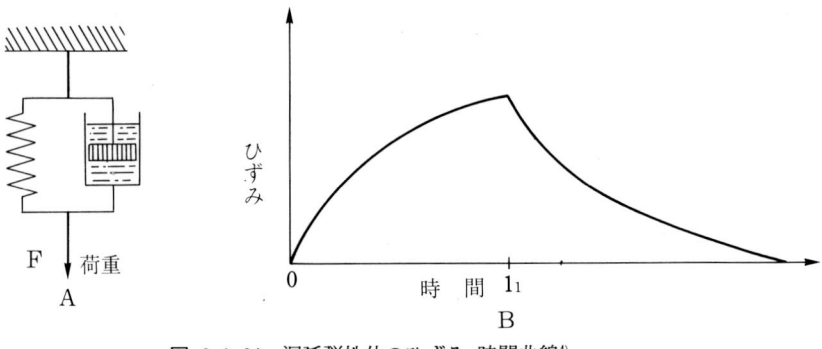

図 2-1-24 遅延弾性体のひずみ-時間曲線[4]
（l_1 で荷重解除）

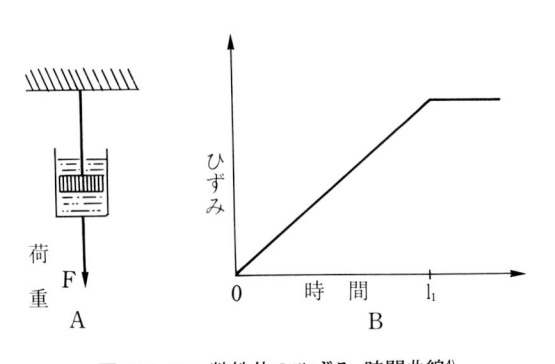

図 2-1-25 粘性体のひずみ-時間曲線[4]
（l_1 で荷重解除）

復するが，真の粘性要素は回復しないで変形として残る．このような両者の性質をもっているものを粘弾性体という．歯科ではゴム質印象材[5]がその代表的例である．荷重を除去したときに弾性ひずみは即時に回復し，遅延弾性は徐々に回復する．しかしながら，粘性によるひずみは回復しない．この回復しないひずみは，印象材の弾性回復率を低下させ印象材の精度を劣化させることになる．

e．チクソトロピー

物体に荷重を加えた場合に粘性が低下するような性質をいう．この性質はある種の印象材や石こうなどにとって有益な性質である．すなわち，トレーに盛ったときには粘性が高く流れないが，印象採得時に圧力をかけたり，振動を与えると粘性が低下し，細部まで流れ，再現性が良好となる．

f．ダイラタンシー

ある物質を適当な水を加えて練ったとき，容器をゆっくり傾ければ自由に流れ出るが，激しく

掻き取ろうとするときわめて固くなるものをダイラタンシーという．このダイラタンシーはチクソトロピーと違って時間に依存せず，可逆的に行われヒステリシスを示さない．このように非ニュートン流動のうち，流動速度が増加するとみかけの粘度が増大するものを一般にダイラタント流動と呼ぶ．

3）生物学的性質

（1）歯科材料の生物学的要件

歯科材料は，生体組織内で使用される材料，口腔内で使用される材料，口腔外で使用される材料に分けられる．最も厳密な試験法を課せられる材料は生体組織内で使用されるものであり，たとえば，生体移植用材料あるいは根管充塡材など生体組織と直接接触させる材料である．これに準ずる材料は口腔内で使用される材料であり，主として補綴材料，修復材料がこれにあたる．口腔内は粘膜を主とした防御網を形成しているため，生体組織内で用いられる材料と比較して，やや基準がゆるい．そして，技工用材料など口腔外で使用される材料は，さらに基準が緩和されている．しかしながら，基本的に歯科材料は以下の要件を満たすことが求められる．

  i　刺激性がないこと
  ii　毒性を示さないこと
  iii　アレルギーを惹起しないこと
  iv　発癌性，催奇性などを有しないこと

生体組織内で使用される材料に関しては，この4条件のすべてを厳密に満たすことが必要である．口腔内，口腔外で使用される材料は，治療上，製作技法上の便宜的な点から制約を受け，必ずしも4条件を満足してはいない．たとえば，根管内に適用されるホルマリンクレオソートは収斂剤であり，上記の4条件のほとんどを満たすことはできないが，歯内療法薬剤としては日常的に用いられ，その治療効果は立証されている．歯科用レジンもまた，上記の条件を満たすことはできないが，その為害作用をできうるかぎり軽減して臨床に応用されている．歯科用合金には，鋳造性の向上，陶材との溶着強さを向上するために，Beが添加されている場合もあるので発癌性，毒性などが指摘されている．

このように，歯科医療においては完全に生体安全性が確立された材料がほとんどであるが，使用法を誤れば，生体に障害を引き起こすことがある．したがってその使用量，使用条件について配慮すべきである．各材料の生体への反応を熟知し，よりよい材料を選択し適切に使用することはきわめて重要である．

（2）生体と歯科材料の反応

生体と外来物質が接触した場合，細胞，組織，器管など様々なレベルで反応が生じる．すなわち局所における炎症反応として限局化して障害が生じる場合もあれば，全身的な症状が現われる場合もある．生体における防御網は細網内皮系と呼ばれ，液性，細胞性の免疫系が作動し，シス

テマティクに外来物質に対処する．

刺激性のある材料が生体と接触した場合には，直接接触した細胞が壊死するなど，組織障害を引き起こすとともに，血管の透過性昂進により滲出液，細網内皮系細胞の浸潤などの免疫系が関与した炎症反応が生じる．このような物質が大量に摂取された場合は，全身的に重大な障害を引き起こす可能性が大きい．また，ある種の物質は生体組織内の特定の器官に親和性を有することがあり，このために代謝障害を引き起こして，重篤な場合には死亡することもある．また組織器官への蓄積が経時的に生じる場合には，遅発性の毒性効果を示すこともある．

歯科材料に対する生体の過剰な防御反応としてアレルギーが生じる場合がある．通常抗原は微生物など，分子量の大きい蛋白質であるが，レジンモノマー，金属などは低分子であるが生体組織内でアレルギーを生じることがある．これは低分子の歯科材料と生体組織内の蛋白質との結合物が抗原として認識され生じた反応である．Ni, Hg などの金属あるいは MMA レジンのアレルギーは遅発性アレルギーであり，口腔内のみならず体表皮にも症状が現われることがある．

発癌の機構はまだ不明な点が多いが，発癌性を示す物質を摂取した場合，細胞の遺伝子構造に変化が引き起こされ発癌するとされている．Be, Ni などの金属，レジン系の材料の一部には発癌性があることが細胞レベルでの実験では証明されている．

このように，外来物質は生体組織内で様々な反応を引き起こすが，歯科材料が生体組織内でどのような反応を生じるかを予測するため，各種の in vitro, in vivo の実験法[7]が考案されている．しかしながら，細胞レベルでの反応は，通常細胞培養など in vitro の状態で調べられるが，この反応がそのまま生体組織内での反応を反映しているとは限らず，細胞培養の結果からは毒性を示す材料であっても，全身的に用いた場合には，症状が現われない場合もある．したがって，各種試験法の結果をそのまま生体組織内での反応として判断するわけにはいかない．各種実験法の結果を総合的に判断し，得られる治療効果と副作用を吟味し，材料を選択することが重要である．

4） 化学的性質

歯科材料は口腔内で使用するため，唾液や食物などによって溶解したり，崩壊したり，また腐食や変色が起こらないことが必要である．この化学的性質向上のために合金中に金，白金，パラジウムを添加したり，また Ni-Cr や Co-Cr 合金では，Cr の量を増加したりする工夫がなされている．口腔内での材料の溶解・崩壊・腐食およびゴム質印象材，レジンの重合反応，セメントの硬化反応は化学反応によって起こるので，化学反応について知ることが必要である．

（1） 化学反応

化学反応が起こるためには，反応を引き起こすに十分なエネルギーをもった分子が互いに反応の起こりやすい向きで衝突した場合に反応が起こると考えられる．

(2) 活性化エネルギー

図 2-1-26 において，E_a 以上のエネルギーをもった分子のみが反応すると低温の場合，衝突によって反応を起こす分子はきわめて少ない．また，温度が高くなれば図 2-1-26 のように，E_a 以上のエネルギーをもつ分子が多くなるので反応しやすくなる．すなわち，温度が高いほうが分子のもつエネルギーは大きくなり，反応は速くなる．このように，反応するには反応するのに必要なエネルギーを

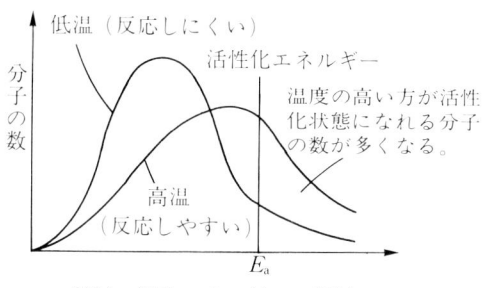

図 2-1-26 分子の運動エネルギーと分子の数[1]

もった分子が必要になる．エネルギーを多くもった分子どうしが衝突すると，活性化状態になることができ，活性化状態になれた分子は，生成物に変化していくことができる．活性化状態になるのに必要なエネルギーを活性化エネルギーといい，分子の運動エネルギーがこれにあてられる．エネルギーの少ない(遅い)分子どうしの衝突では活性化状態になれず，ただはね返るだけである．

(3) 化学反応の速さ

反応の速さは反応物質の濃度の積に比例し，気体では分圧の積に比例する．また，温度が高くなると反応は速くなる．さらに触媒，光，固体の表面積の大小によって影響を受ける．

a. 反応の速さと濃度

i 速度定数

反応の速さは濃度が高いほど分子が互いに衝突する回数も多くなるので速くなる．

$$A + B \longrightarrow C + D$$

という反応で A, B の体積モル濃度を[A]，[B]とすれば，左から右へ進む反応の速さ V では

$$V = K[A][B]$$

で表わされ，K を反応が左から右に進むときの速度定数といい，反応の種類と温度が定まれば一定の値を示す．

ii 反応速度式

一般に，$aA + bB + cC + \longrightarrow lL + mM + nN + \cdots$ という式で表わされる反応式の速さは，

$V = K[A]^a [B]^b [C]^c$ で表わされ，これを反応速度式と呼ぶ．

b. 反応の速さと温度

反応の速さは，温度が高くなると分子運動が激しくなって，分子どうしが衝突して活性化状態になる割合が増える．そこで反応速度が速くなる．一般に温度が 10K 上がると反応の速さは 2～3 倍になるといわれている．したがって，温度が 10K 上がると反応の速さが 2 倍になる反応では，温度が 80K 上昇したとすると，反応の速さは $2^8 = 256$[倍]になるが，すべての反応がこのよ

c. 反応の速さとその他の因子

圧　力：圧力を高くすると反応が速くなる．

表面積：反応する物質の表面積が大きいと，衝突する面積が広くなるので反応が速くなる．

　光　：光のエネルギーによって反応物質が励起されて，エネルギーが大きくなり反応がしやすくなる．したがって，反応が速くなる薬品を冷暗所に保存するのは，温度が低いと反応が遅くなり，暗所では光のエネルギーが加えられないので反応が遅くなるからである．

その他の因子：攪拌したり，振動したりすると分子の衝突する回数が増加するので，反応は速くなる．

5) 腐　食

(1) 腐食の定義

腐食は金属や合金が，大気，湿気，ガス，薬品など周囲の環境によって，化学的あるいは電気化学的に侵されてゆくことである．

この腐食は，材料を変色させたり味覚などの異状をともなうばかりでなく，腐食生成物によって材料の破壊をもたらすので重要な問題である．

(2) 腐食の分類

a. 全面腐食

鉄の酸化，銀の黒変などのように材料表面が全面に侵される腐食をいう．全面腐食の場合には腐食のための表面の荒れは少なく，金属体の形は腐食前と相似形であるので，腐食の程度は一定時間に単位面積当たりの重量の変化で表わされる．金属の腐食は初期に大きくしだいに小さくなってゆく．したがって，必ずしも腐食の速度は時間と直線比例関係にないので，あまり短期間での試験での判定は好ましくなく，試験期間を付記する必要がある．

b. 孔食

部分的に表面に多数の孔をつくりながら進行する腐食で，表面的には腐食は少ないが深部に進行しているので実害は大きい．この孔食は全面腐食を起こす条件では起こらないといわれており，ハロゲンおよびハロゲンを含む特定のアニオン（特に Cl^-）と溶存酸素などの酸化剤の存在によって起こる．また，2価以上の原子価を有する金属イオン（Fe, Hg, Cu）も酸化性があるので孔食の発生原因となる．

c. 粒界腐食

結晶粒界が選択的に侵される腐食で，比較的急激に内部深くまで侵され，強さや延性が低下する．これは粒界部が最後に凝固するため，不純物や析出物がこの粒界に集まりやすい．したがって結晶粒との間に組成的な差が生じて図 2-1-27 に示したように結晶粒がカソードになり，結晶

粒界部がアノードとなり電池が形成され，粒界が選択的に腐食される．鋳造時の条件やステンレス合金などの不適当な熱処理によって起こる．

d. 応力腐食

冷間加工後や静的な荷重など応力を加えた場合にクラックが生じて起こる腐食である．これは図 2-1-28 に示したように応力の加わった所がアノードになり，応力の加わっていない所がカソードになり，溶液内で電池が形成され応力が加わった部位より腐食が進行する．炭素鋼，銅合金，Ni 合金などに起こりやすい．

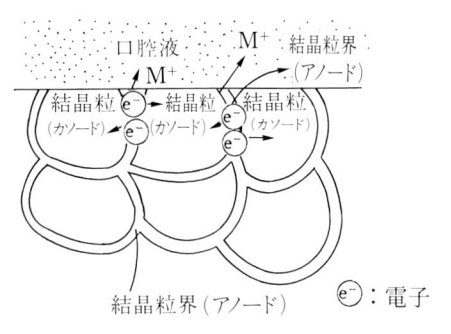

図 2-1-27 粒界腐食

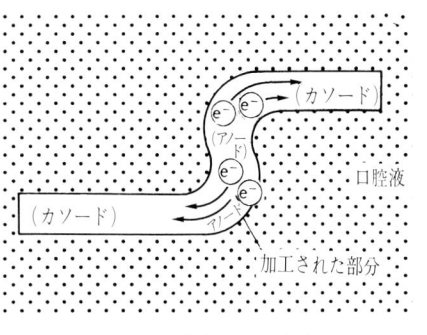

図 2-1-28 応力による腐食

（3） 腐食の型式

a. 乾　食

金属が酸化物や硫化物のような化合物を生成する場合であり，純化学的な反応であるために化学的腐食ともいわれている．

b. 湿　食

口腔内など水分があるところで生ずる腐食で，ほとんどの場合，金属を電極にした電池が形成されることによって生ずる電気化学的腐食である．

（4） 電池の形成

2種の金属板を電解質溶液中に対立させて浸漬し，導線で結ぶとイオン化傾向の小さい金属が正極，大きい金属が負極となって，2種の金属間に電流が生じる．この変化は自発的で，口腔内に異種合金が存在すると，口腔内液中で電流が生じ，電気化学的腐食が生じる．この電池の形成の基本的な事項について説明する．

a. ボルタ電池

i 正極と負極

希硫酸中に亜鉛板と銅板を電極として対立させて侵し，両極を導線で結ぶと導線の中を亜鉛板から銅板のほうへ電子が移動するが，電子の流れる方向と逆方向に電流が流れると約束されているので銅板が正極，亜鉛板が負極となる．

ii 電池内の反応

図 2-1-29(a) のように希硫酸中に亜鉛板および銅板をそれぞれ単独に侵すと，イオン化傾向の差により，亜鉛が溶け出してその表面より水素が発生し，銅板は全く変化しない．しかし，両極を導線で結んだボルタ電池では銅板の表面から水素が発生する．この場合には，亜鉛板に残され

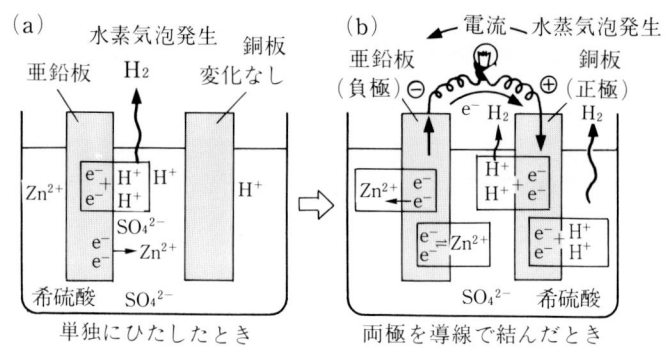

図 2-1-29 ボルタ電池の原理[1]

た電子は導線を通って銅板に移動する．そのため，亜鉛が Zn^{2+} となって溶け出すとともに，電子が銅板へ移動し，これを H^+ が受け入れるので，銅板表面より水素が発生する．電流の方向は電子の流れる方向と反対であるから，電流は銅板から外部回路を通って亜鉛板に流れたということになる．この化学反応は次のように示される．

負極(亜鉛板上) $Zn \rightarrow Zn^{2+} + 2e^-$ (Zn は酸化された)
　　　　　　　極板　液中へ
　　　　　　　　　　└→ 外部回路を通って銅板に移動する
正極(銅板上)　$2H^+ + 2e^- \rightarrow H_2$ (H^+ は還元された)
　　　　　　　液中から　正極表面に付着

b. イオン化傾向

金属の陽イオンへのなりやすさを金属のイオン化傾向といい，その序列を金属のイオン化列(電気化学列)という．この序列はまた，金属の酸化されやすさを示す．一般に酸性溶液中では次の序列になり，表 2-1-11 に金属のイオン化列と化学的性質の関係を示した．

　大　←
　　　　K, Ca, Na, Mg, Al, Mn, Zn, Cr, Fe
　　　　Ni, Sn, Pb, (H), Cu, Hg, Ag, Pt, Au
　　　　　　　　　　　　　　→　小

c. 局部電池と局部電流

合金内部で組織が均一でないと，その組成のうちイオン化傾向の小さい組成部分とイオン化傾向の大きい組成部分との間に電池が形成され，イオン化傾向の大きい組成部分のみがどんどん溶け孔食を形成する．このように形成される小さい電池を局部電池といい，この流れる電流を局部電流という．

表 2-1-11 金属のイオン化列と化学的性質

金属		K	Ca	Na	Mg	Al	Mn	Zn	Cr	Fe	Ni	Sn	Pb	Cu	Hg	Ag	Pt	Au
空気との反応	常温	乾燥した空気中でもすぐに酸化される。				乾燥した空気中で表面に酸化物の膜を生じ、この膜は内部を保護する。								酸化されない。（貴金属）				
	高温	激しく燃焼し、酸化物を生成する。				燃焼し，酸化物を生成する。								表面だけ酸化される。水銀は沸点近くで酸化物をつくるが，分解しやすい。			酸化されない。	
水との反応		常温で激しく反応し，水素を発生し，自身は水酸化物となる。				高温の水蒸気を分解（還元）して水素を発生し，自身は酸化物となる。					反応しない。							
酸との反応	酸化力の弱い酸	塩酸や希硫酸などと反応し，水素を発生する。												表面反応だけ	反応しない			
	酸化力の強い酸	硝酸や濃硫酸と反応し，酸は還元され，種々の気体を発生するが，水素は発生しない．ただし，濃い酸のとき，Al, Cr, Fe, Niは，表面にうすい丈夫な酸化被膜を生じて反応しなくなる．この状態を不動態という．														反応しない。		
	王水	すべて反応する。																

（5） 口腔内金属の腐食

電解腐食が生ずるためには，電解質溶液中で局部電池のできる要素があることが必要である．この要素には，次のようなものがある．

a．口腔液

口腔液は唾液が主成分である．その唾液中には水，酸素，塩素，ナトリウム，カルシウムイオンが存在している．また，食物摂取により，イオンなどが口腔内に存在するし，食物残渣が細菌によって分解され，乳酸などの有機酸が生成されるなど複雑な電解質溶液になる．このような口腔内液が電解質溶液になるため，口腔内の合金が腐食される．

b．金属相

合金の種類により合金相が多相の場合と単一相の（固溶体合金）場合とがある．例えば，多相合金には共晶合金と包晶合金がある．このような合金は相によって，電極電位が異なり，電極電位の低い相が腐食される．また，単一相合金（固溶体合金）でも偏析などによって結晶粒の中心と端で組成が異なる不均一組成になっていると腐食しやすい．これは組成が異なっているため，電極電位に差を生じるためである．これを防止するためには均質化焼なましにより偏析を除いて，すべての結晶粒を同じ組成の相にすることが必要である．

c．異種金属の接触

二つの異なった歯冠修復物隣接面で接触している場合や，上・下顎の対合関係にあって異種金属で修復された修復物の接触，あるいはろう付けによるろうと母材との接触などによって腐食が発生する．この原因は前述したように口腔液の存在下で電極電位の差によって異種合金間に局部

電池が形成されるためである．したがって，口腔内に装着する修復合金は同じ種類のものを使用するほうがよい．

(6) 腐食の抑制

a. 不働態

電解質溶液中で安定で非薄な酸化物を形成し，金属の表面を被覆して腐食の進行を防止する．Al, Cr, Ni などは塩酸，硫酸，希硫酸とは反応するが，濃硝酸とは反応しない．

これは，強い酸化作用をもつ濃硝酸により，Al_2O_3, Cr_2O_3, NiO の被膜ができて，金属表面を覆ったためで，この状態を不働態という．

b. 作用限

固溶体を作る合金のなかには，貴な金属をある一定量以上加えると，急に耐酸性がよくなる．このように耐酸性が急変する限界添加量をタンマンの作用限あるいは耐酸限という．

c. 表面状態

修復物を研磨することによって滑沢で光沢のあるようにしておくことが必要である．研磨によって凹凸がないため表面積が小さくなると同時に清掃がしやすく，食物残渣の蓄積を最小にでき，ひいては酸の生成を抑制して腐食を起こりにくくすることができる．

(7) 腐食試験

腐食は条件や環境によって複雑に変化するので各種の試験を行って総合的に判定することが必要である．

a. 試験片

腐食は合金の組成でなく，材料の表面状態，金属組成および応力の不均一分布などによって影響を受ける．したがって，鋳造，加工などの試料の作製条件，熱処理，研磨などの処理条件を一定にして数多くの試料で評価するのが一般的である．

b. 腐食試験溶液

口腔内には水を始めとして，酸素，イオウ，塩素イオンおよび酢酸，リン酸，乳酸などの酸が存在しており，合金の腐食には各種のイオンや pH が大きく影響する．これらを想定して，腐食溶液としては古くから，0.05% 塩酸，1% 乳酸，1% 塩化ナトリウム，0.1% 硫化ナトリウム水溶液および人工唾液が使われる．

c. 浸漬試験

腐食溶液をビーカ，試験管などに一定量入れ，容器の壁になるべく接触しない位置に試験片を浸漬する．腐食量の多い場合は試験中に溶液の濃度が変化するので，新しい液を連続的に供給するか，一定時間ごとに溶液を変えたほうがよい．試験温度は口腔内温度を参考に 37°C が一般的である．試験時間については 72 時間，1 週間が多いようである．

浸漬試験による腐食は浸漬直後より，24 時間まで進行が激しく，その後は進行がゆるやかにな

る．また，腐食により溶液のpHが変化することがあるので，液は常に新しいものに変えて行うのが理想的である．

d. 重量変化の測定

試料の浸漬前後の重量の変化を，高感度0.1 mgの天びんで計り，その重量の変化から腐食を考察する．この試験は試料の面積が影響するので一定にする必要がある．

e. 溶出イオンの定量

試料から浸漬液に溶出するイオンの種類と量を微量分析装置で測定する方法である．

f. 変色試験

肉眼では変色が観察されても，それを定量的に表示することは難しい．JISでは，「三属性による色の表示法」に準拠した標準色票を用いて定量化している．現在では色差計による測色法，腐食前後の反射光量比などで表示することが行われている．

6） 表面の性質

固体や液体の表面と固体，液体そして気体の間の界面はそれぞれに特徴あるエネルギーをもっている．これを表面自由エネルギーあるいは表面張力と呼び，表2-1-12に物質の表面エネルギーを示した．この表面エネルギーが大きいほど，接着性が増加し，表面エネルギーが大きいと物体をよくぬらす．この性質をぬれ性といい，図2-1-30に示したように物体と物体の界面にできる角度すなわち接触角で測定される．表面積は体積に比較して大きいので材料の表面性質はきわめて重要である．歯科においてはこの表面性質は，歯質との接着などに関連して重要な問題である．プラークや唾石の形成，また，小窩および裂溝封鎖材（フィッシャーシーラント）の歯質への接着に際して重要な意味を有する．

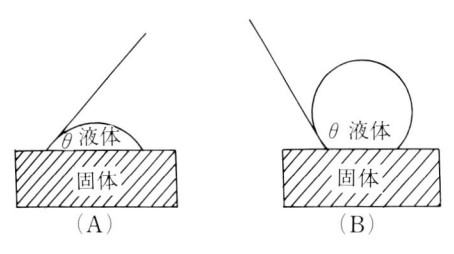

A：接触角が小さくぬれが良好
B：接触角が大きくぬれが悪い

図 2-1-30 固体と液体のぬれ性[4]

表 2-1-12 物質の表面エネルギー[2]

物　質	表面エネルギー（erg/cm²）	温　度（℃）
水	72	20
ベンゼン	29	20
オリーブオイル	36	20
唾液	56	23
食塩	300	25
陶材	365	1000
銅（固体）	1430	1080
銀（固体）	1140	750

6. 歯科材料の規格

歯科材料に要求される物理的,機械的,化学的および生物学的性質について,それぞれの国家規格および国際規格が制定されている.これは,臨床に必要な歯科材料の歯科理工学的諸性質の基準やその試験法を決定しており,このことによって,歯科医は,使用しているあるいは使用しようとする材料について知ることができる.この規格は常に材料の進歩に合せて改訂される.

1) 国家規格

日　　本：JIS(Japanese Industrial Standards)　日本工業規格
アメリカ：ADAS(American Dental Association Specification)　アメリカ歯科医師会規格
　　　　　FSS(Federal Specifications and Standards)　米国連邦規格
オーストラリア：ADS(Australian Dental Standards)　オーストラリア歯科材料規格
英　　国：BS(British Standards)　イギリス規格
ド イ ツ：DIN(Deutsches Industrie-Normung)　ドイツ規格

2) 国際規格

FDIS　　　：国際歯科連盟規格 (Specification of Fédération Dentaire Internationale)
ISO　　　　：国際標準規格 (International Standardization Organization)
ISO-TC-106：国際標準規格の歯科医療器具,歯科材料を含む国際標準規格
　　　　　　(International Standardization Organization Technical Committee No. 106)

〔参考文献〕

1) 村田英昭：化学.研数学院(東京),1986.
2) Craig R. G. and Peyton F. A.,(長谷川二郎監訳)：修復材料の歯科理工学(上・下).クインテッセンス出版(東京),1978.
3) 大石　正昭：材料力学の基礎.啓学出版(東京),1981.
4) O'Brien W. J. and Ryge G.：An Outline of Dental Materials and their Selection Sounders (Philadelphia),1978.
5) Goldberg A. J.：Viscoelastic properties of Silicone Polysulfide and polyether impression Materials, J. Dent. Res. 53：1033, 1974.
6) Phillips P. W.,(三浦維四他訳)：スキンナー歯科材料学(上).医歯薬出版(東京),1985.
7) Stanford, J. W.：Rocommended standard practices for biological evaluation of dental materials, Inter Dent J., 30：140-188, 1980.

第2章
歯科材料の素材

　材料はそれを構成する物質により，無機材料，有機材料，金属材料に大別される．歯科領域では，これらの広範囲にわたる材料が歯冠修復用，義歯用，矯正用，予防用，技工用材料などとして用いられている．歯科医学にたずさわるものとしては，これらの材料の基本的な知識を持っていなければならず，歯科医療においては，材料の選択がきわめて重要なことである．しかし，ある一つの性質だけで材料が選択決定されることは現実にはありえない．材料がもっている望ましい性質を見い出すことにより現実的に対応しているのが現状である．さらに，選択した材料により，技工操作や修復技法が支配されることになる．本章では各材料の基本的な特性について述べる．

1. 無機材料

　無機材料は気球用ヘリウムや原子炉用重水のような液体材料もあるが，その大半は固体であり，固体の無機材料を一般にセラミックスと呼んでいる．そして人類が使用法を知ったもっとも古い固体材料の一つが，一種のセラミックス，すなわち天然の石であった．それはセラミックスがもつ性質，すなわち硬さ，強さ，熱の不良導体，化学的侵食への抵抗，容易な成形性などの性質のために，いろいろな用途に適していた．さらに製造技術の発展によって生活に必要なセラミックス，すなわち陶磁器，レンガ，コンクリート，ガラスなどを製造するようになった．これらの製造技術は天然原料を加工することが基本となっており，クラシックセラミックスといわれている．しかし，最近，ニューセラミックスと呼ばれる人工原料を用いた機能材料としてのセラミックスが注目されている．歯科においても，最先端技術を応用したニューセラミックスが陶材，インプラント材，コンポジットレジンのフィラー等に適用されている．

　これらの無機材料の一般的な特徴としては，
(1) 延性が小さく，もろい．
(2) 比熱が大きく，融点が高い．
(3) 不燃性であり化学的に安定性が高い．
(4) 透明度が比較的高く一般には無色であるが有色の材料もある．

ことがあげられる．これらの特徴を活用した種々の歯科領域における用途がある．表 2-2-1に

主な無機材料の歯科領域での応用の歴史を示す．

表 2-2-1 主な無機材料の歯科応用の歴史[11]など

1739年	歯科用陶材の開発
1774年	陶材の歯科応用（A. Duchateau, 仏）
1788年	陶材焼成法の改良（D. de Chemant, 仏）
1833年	チューブ陶歯（Ash, 米）
1844年	陶歯の生産開始（S. S. White, 米）
1850年頃	充填用材料としてオキシ塩化セメントの応用
1878年	リン酸亜鉛セメントの発明（Rostaing）
	硅酸塩セメントの応用（Fletcher, 米）
1887年	陶材インレー（メタルボンド）の開発（Land, 米）
1889年	ポーセレンジャケットクラウンの開発（Land, 米）
1890年	日本での陶歯製造特許取得（渡辺）
1907年	せっこう系鋳型材の応用（Taggart, 米）
1935年	陶材用器材一式の発売（松風陶歯）
1949年	α-半水石こう国産品発売
1951年	真空焼成陶歯の発売（松風陶歯）
1952年	ダイヤモンド切削材の国内生産
1957年	超硬石こう国産品発売
1962年	陶材焼着冠用金合金の特許（M. Weinstein ら, 米）
1963年	アルミナスポーセレンの開発（J. W. McLean ら, 米）
1968年	カルボキシレートセメントの開発（D. C. Smith, カナダ）
1970年	焼付用陶材国産品発売
1972年	グラスポリアルケノエートセメントの開発（Wilson, 英）
1977年	インプラントとしてアルミナ系の応用（京セラ）
1982年	インプラントとしてハイドロキシアパタイトの応用（旭光学）
1983年	ポーセレンラミネートテクニックの開発（Horn, 米）

1）組成と結晶構造

（1）結合の性質と結晶構造

無機材料は普通，金属原子と非金属原子とからできており，イオン性と共有結合性の混合した結合により結びつけられている．これによって，硬さ，もろさ，耐熱性などの性質が生じてく

表 2-2-2 イオン半径比と配位数

半径比の範囲 r_c/r_A	配位数	例		
		化合物	r_c/r_A	観測された配位電子
0.155〜0.225	3（平面三角形）	B_2O_3	0.14	3
0.225〜0.414	4（4面体）	BeO	0.23	4
		SiO_2	0.29	4
0.414〜0.732	6（八面体）	MgO	0.47	6
		TiO_2	0.49	6
		ZnO	0.51	4
		NaCl	0.53	6
		CuCl	0.55	4
		CaO	0.71	6
		KCl	0.73	6
0.732<	8（立方体）	CaF_2	0.73	8
		CsCl	0.93	8

る．

イオン結晶の場合，イオン半径比により配位数が予想され，表 2-2-2 のようになる．この表は完全なイオン結晶だけでなく，共有結合性の強い SiO_2 などにも成立する．しかし，ZnO ではそのイオン半径比 $\gamma_{Zn}/\gamma_O=0.51$ の値から配位数が 6 と予想されるにもかかわらず，4 面体的 4 配位のウルツ鉱型構造であり，共有結合性が支配的となる．化学結合が共有結合であるかイオン結合であるかを判断するには電気陰性度が用いられる．すなわち，電気陰性度の差が大きいほど，イオン的で，逆に小さい値であるほど共有性が強まる．

（2） 結晶構造と特性
以下に歯科領域に関係する代表的な無機材料の結晶構造とその特性を述べる．

a．シリカ
シリカは二酸化けい素（SiO_2）の通称であるが，結晶質のものには石英，クリストバライト，トリジマイトの3種があり，それぞれ，α型（低温型）とβ型（高温型）の構造をもっている．各結晶型間の転移温度は図 2-2-1 に示すような関係にある[1]．

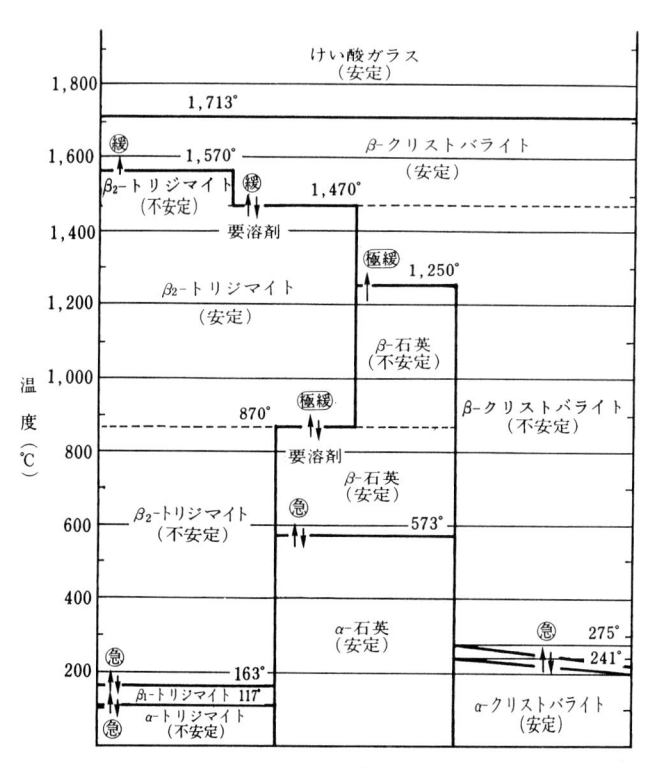

図 2-2-1 SiO_2 の諸変態の転移関係図

このうち，クリストバライトは，241〜275℃で α–β 転移が生じ，この際 2 ％の線膨張すなわち 6 ％の体膨張を伴う．この特性は，鋳造収縮を補うための鋳型材の耐火材として応用されている．β-クリストバライトは図 2-2-2 に示すような立方晶であるが，α-クリストバライトはこの

β型が歪んだ正方晶である[2]．石英はクリストバライトほど変態膨張は大きくないので陶材やろう付用埋没材等の耐火材として用いられている．またコンポジットレジンのフィラーとして用いられている．

非晶質のシリカには，シリカに修飾イオンを添加して調製されるソーダガラス(Na_2O-SiO_2)，ほうけい酸ガラス(B_2O_3-SiO_2)，アルミノシリケートガラス(Al_2O_3-SiO_2)等がある．このガラス表面にシランカップリング処理を施し，コンポジットレジンのフィラーとして用いられている．また，アルミノシリケートガラスはグラスポリアルケノエートセメントおよびシリケートセメント粉末の主成分でもある．

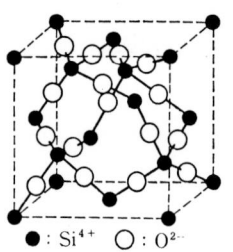

図 2-2-2　β-クリストバライトの構造

シリカゲルは組成式が $SiO_2 \cdot nH_2O$ で表わされ，含水量は平衡水蒸気圧により異なる．SiO_4 4面体が重合し，重合の切れ目に OH 基が結合し，さらにそれが水和した構造をとっている[3]．このために種々の物質に対する吸着力が強く脱水剤，乾燥剤，吸着剤として用いられる．歯科ではコロイダルシリカ溶液としてリン酸塩系鋳型材の練和液として用いられている[4]．

b．アルミナ

アルミナは酸化アルミニウム(Al_2O_3)の通称であるが，地殻内ではシリカに次いで多量に存在する酸化物であり工業的用途も広い．アルミナの変態は7種(α, δ, θ, γ, β, ζ, λ)あると報告されているが，その変態はシリカとは異なり大部分は水酸化アルミニウムから脱水により安定構造の α-Al_2O_3(コランダム)へ移行する中間相と見るべき異相に属する[1]．α-Al_2O_3 は図 2-2-3 に示すように六方晶系であり溶融点の 2050℃ まで変態点が存在しないきわめて安定な酸化物である．この構造は hcp の酸素イオンで作られる6配位位置の1/3を規則的にアルミニウムイオンで充填したイオン結合性の強い結晶構造となっている[5]．サファイヤは Ti 原子を含んだアルミナの青い単結晶である．また，ルビーは酸化クロムを少量含んだ赤い単結晶である．アルミナは生物学的安定性が高く，硬くて丈夫であるため，その単結晶や多結晶体がインプラント材として注目されている[6]．

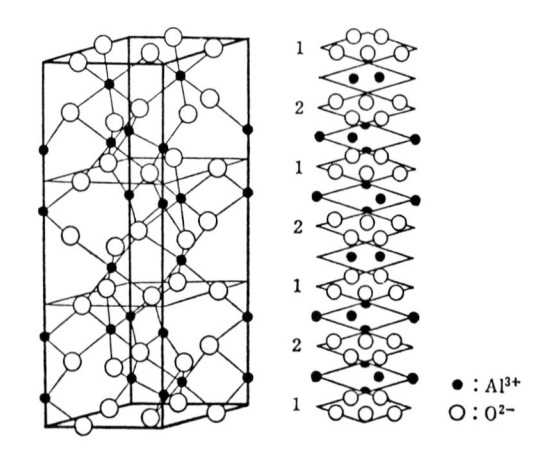

図 2-2-3　α-アルミナの六方単位格子

c．酸化亜鉛

亜鉛華すなわち酸化亜鉛(ZnO)は古くから薬効のある酸化物として知られ，局所収れん作用，保護作用および軽度の防腐作用を有するとされている．歯科領域では，リン酸，ポリカルボン酸，ユージノールとの硬化反応を利用したセメントの主成分として用いられている．また，寒天印象材やアルジネート印象材にもフィラーとして含まれている．

酸化亜鉛の構造は，図 2-2-4 に示すようなウルツ鉱型構造(六方晶系)であり，格子の8面体間隙を亜鉛原子が占めている．4面体4配位をとり，イオン結合と共有結合の中間の結合様式である．a＝3.249Å，c＝5.207Åで C 軸方向に極性がある．化学量論的な酸化物は白色であり，これを加熱すると亜鉛原子が過剰になり黄色になるが，構造は変化しない．

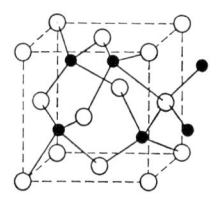

図 2-2-4 ウルツ鉱 (ZnS) の構造
S が O に置換された状態が亜鉛華

d．石こう

2水石こう[$CaSO_4·2H_2O$]は図 2-2-5 に示すように単斜晶系の結晶構造である．H_2O 分子は Ca^{2+} のまわりに O^{2-} とともに配位している．この場合 H_2O 分子の大きさは，O^{2-} と近似的に等しく，Ca^{2+} は6個の O^{2-} と2個の H_2O を取り入れ，8配位で安定化している．しかし，H_2O 分子と Ca^{2+} との結合は主に2次結合(水素結合)であるため，H_2O 分子は加熱により容易に放散される．

$$CaSO_4·2H_2O(単斜晶)\xrightarrow{60〜150℃}\beta-CaSO_4·\frac{1}{2}H_2O(六方晶)\xrightarrow{150〜240℃}Ⅲ·CaSO_4(六方晶)$$

と2段階の脱水転移過程を示す[5]．

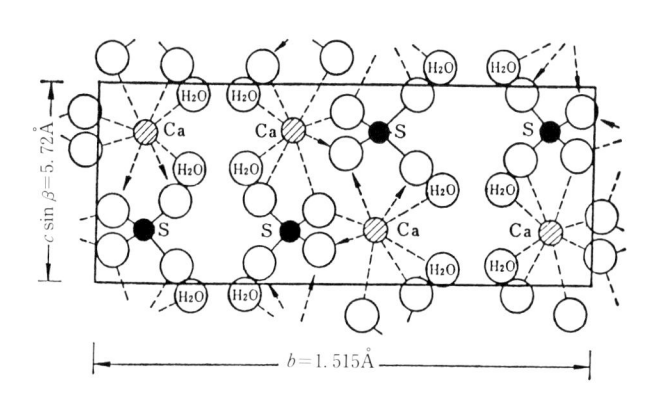

図 2-2-5 石こうの構造(位置投影図)

e．ハイドロキシアパタイト

エナメル質の95％以上，象牙質の70％以上がハイドロキシアパタイト[$Ca_{10}(PO_4)_6·(OH)_2$]であり，500〜5000Åの結晶より構成されている．実際には格子欠陥があったり，H^+，Na^+，Mg^{2+}，F^-，CO_3^{2-} などの種々のイオンも入り込んだ複雑な組成をしている．

ハイドロキシアパタイトは図 2-2-6[7]に示すように六方晶系であり，歯質や骨に含まれるハイドロキシアパタイトはC軸方向(001)に成長した桿状であり，結晶成長に制限がなければ六角形

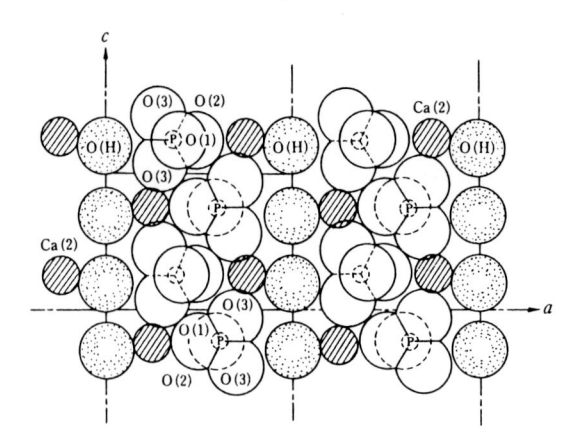

図 2-2-6 (100) 面におけるハイドロキシアパタイトの原子配列

になる[7]．天然に産するリン灰石[$Ca_{10}(PO_4)_6(F, Cl, OH)_2$]はC軸方向に，フルオルアパタイト[$Ca_{10}(PO_4)_6・F_2$]はa軸方向によく成長している[8]．人工的に合成されたハイドロキシアパタイトは生体親和性が極めて良く，インプラント材や根管充填材としての応用が検討され，その利用が進められようとしている．

2) 無機材料の特性

(1) 物理的性質

無機材料の一般的な熱的性質として，熱容量大，熱伝導小，熱膨張小，高融点などがあげられる．これらの熱的性質は固体を構成する原子，イオン，電子の熱運動によっている．すなわち，このような熱的性質は無機材料が原子結合力の大きい物質であり，金属のような自由電子のないことに起因する．

このうち熱膨張係数の大小は歯科材料にとって重要な性質であり，歯冠修復材料の熱膨張係数

表 2-2-3　各種材料の熱的性質[4)5)9)12)]

材　料	比　熱 (cal/g・℃)	熱伝導率 (cal/cm・sec.℃)	熱膨張係数 (10^{-6}/℃)	融　点 (℃)
$CaSO_4・2H_2O$	0.26	0.0031	—	I 次脱水　128℃ II 次脱水　163℃
SiO_2	0.20	0.004	0.55	1710
Al_2O_3	0.21	0.072	8.6	2030
MgO	0.23	0.082	13.5	2800
陶材	0.26	0.0025	4.1	カリ長石　1150
Au	0.031	0.708	14.4	1063
Ag	0.056	0.998	19.2	961
Cu	0.092	0.923	16.8	1083
PMMA	0.35	0.0033	81	ガラス転移点　105
エナメル質	0.18	0.0022	11.4	ハイドロキシアパタイト 1600～1700
象牙質	0.28	0.0015	8.3	

が歯質と異なると温度の変化により，修復部の一部が露出したり，間隙が生じたりすることがあるため，歯質に近いほうが望ましい．金属溶着冠用陶材の熱膨張係数は金属との溶着強度に影響する．鋳型材の耐火材として用いられる SiO_2 の熱膨張係数は鋳型材の加熱時膨張を支配する．また熱伝導率は修復材料として歯牙および口腔組織に熱刺激を与えないために低いほうが望ましい．表 2-2-3 に示すように無機材料は熱的性質としては歯質に近い材料であるといえる．

また，修復材料としての無機材料の利点の一つとして審美性の良いことがあげられるが，これはその光学的性質によるためである．固体に光を当てると，表面では屈折と反射が起こり，内部では吸収と散乱が起こる．表 2-2-4 に各種無機材料の屈折率[9]を示すが陶材等では，この屈折率が透明感と下地の遮閉効果をもたらす．また，固体はその原子構造と電子エネルギーによって特定波長の光を吸収し，表 2-2-5に示すように特定の色を呈することになる．これらの酸化物は無機顔料として陶材や修復用レジンに添加され，審美性修復材料の微妙な色の変化をうみだしている．

表 2-2-4　固体の屈折率

材　料	屈折率
CaF_2	1.33
SiO_2（ガラス）	1.46
カリ長石	1.525
石こう	1.53
SiO_2（石英）	1.55
ハイドロキシアパタイト	1.63
Al_2O_3（コランダム）	1.76
MgO	1.79
ダイヤモンド	2.42
TiO_2	2.71

表 2-2-5　酸化物の色

酸化物	色	酸化物	色
Ag_2O	黒色	FeO	褐色
CuO	〃	Fe_2O_3	赤褐色
TiO_2	白色（透明）	Fe_3O_4	黒色
MgO	〃	$CaSO_4 \cdot 2H_2O$	白色（透明）
Al_2O_3	〃	$CuCO_3 \cdot Cu(OH)_2$	緑色
SiO_2	〃	$CoO \cdot Al_2O_3$	青色
Cr_2O_3	緑色		

（2）機械的性質

無機材料は一般に塑性変形はほとんどみられず，もろく，常温では弾性変形から破壊までの間に金属のように伸びることはない．したがって，引張応力を与えた場合，金属はしだいにくびれ細くなるのに対して，無機材料はそのままの太さでひびがはいる．そのように，無機材料は一般に引張強さが小さく，圧縮強さが大きい．圧縮強さと引張強さの比はもろさの尺度として用いられるが，軟鋼ではこの比が 1，鋳鉄では 3～4 であるのに対し，無機材料では 5～10 の大きな値をもっている[5]．

無機材料を代表する機械的性質のもう一つの特徴は表 2-2-6 に示すように，弾性係数(ヤング率)が大きいという点である．これは，無機材料がイオン結合や共有結合による 3 次元的な強い結合で構成されているためである．無機材料は，この弾性率に異方性があり，最大値と最小値の

比をとってみると，MgO で 1.48，Al_2O_3 で 1.58，SiO_2 で 1.30，黒鉛ではなんと 50 に及ぶ．すなわち特定のへき開面による破壊が進行しやすい．また，衝撃的なエネルギーにきわめて弱い．この性質は修復材料としては好ましいことではない[10]．

咀嚼中の荷重は平均 77 kg とされているが，この荷重が面積 $0.039 cm^2$ の咬頭頂に加わったとすると，圧縮応力は，196 MPa となる[11]．したがって，修復材料としてはこの応力以上の圧縮強さをもつ必要がある．表 2-2-7 に各種修復材料の物性値[11), 12]を示すが，陶材の硬さは，エナメル質に比較的近いが，先に述べたようにもろいため，金属材料の完全な代替材料としては用いることができない．

表 2-2-6 各種材料の弾性係数[4) 5]

材料	弾性係数 (GPa)
Cu	110
Al	70
α-Fe	210
Pb	16
Al_2O_3	380
MgO	206
SiO_2 ガラス	72
6-6 ナイロン	3.6
ポリエチレン	7.6
ゴム	0.001
エナメル質	82
象牙質	16

表 2-2-7 各種修復材料の物性比較[11), 12]

	歯質		金属材料		有機材料		無機材料	
	エナメル	象牙質	金合金	銀アマルガム	コンポジットレジン	アクリルレジン	グラスポリアルケノエートセメント	陶材
表面硬さ (HK)	343	75	55〜85	110	80	16〜18	13 (HV)	460
圧縮強さ (MPa)	386	343	—	422	343	69〜78	175	1000
弾性係数 (GPa)	82	16	96	31	19	2.5〜2.9	20	83
引張強さ (MPa)	20〜52		245〜784	49〜71	25〜52	44〜47	16	25
熱膨張係数 ($10^{-6}/℃$)	12	8	12〜16	22〜28	〜45	80〜90	13	12
熱伝導率 (10^{-6} kcal/sec・cm℃)	4.7	1.9	900	92	3.3〜6.8	0.57	—	2.5

（3） 化学的性質

酸やアルカリ溶液に対する抵抗性は，構造の安定性と密接な関係にある．特に，イオン結晶においては水中の H_2O 分子，酸液中の H_3O^+，アルカリ液中の OH^- の構造内への侵入をはばむには，なるべくイオン球が密に充てんされた構造であり，しかもイオン間の結合力が充分強いことが望ましい．酸化物の結合エネルギー強さは陽イオン，陰イオンの電荷をそれぞれ Z_1, Z_2，陽イオンの半径を γ とすると，$Z_1 \cdot Z_2 / \gamma^2$ により近似的に求められ，大小を順序づけると P_2O_5, SiO_2, B_2O_3, TiO_2, Al_2O_3, Fe_2O_3, BeO, MgO, ZnO, FeO, MnO, CaO, SrO, BaO, Li_2O, Na_2O, K_2O となる．結合力が大きい酸化物ほど水と反応したとき O を離さず，むしろ水の O を取り入れ H^+ を生成しやすいため酸性となりアルカリに弱い．一方，結合力が小さいと O を離して OH^- をつくりやすいために塩基性となって酸に弱い[4), 5]．口腔内に装着される修復物の場合，唾液や飲食物に対す

る化学的耐久性が要求される．高温焼成して用いられる無機材料の陶材などは一般に優れた化学的耐久性を有する．これに対し，水溶性の酸溶液と酸化物粉末の化学反応を利用するセメント類は化学的耐久性に劣り，崩壊性が比較的高い．しかしながら，各種の酸と酸化物との反応物中ではリン酸亜鉛セメントのマトリックスであるリン酸塩が他のものと比較してもっとも水または弱酸に対する溶解度が小さい[13]．

3） 無機材料の加工

歯科用材料としての無機材料を加工する方法には大きく分けて陶材のように粉体原料を焼結するものと，石こうやセメントのように水和や中和反応によって硬化させるものとがある．ここでは前者の焼結を中心に述べる．

（1） プレス成形

強さの大きいセラミックス成形体を得るには原料粉体にバインダーとその溶媒を加えて可塑体をつくり，これを型の中に入れ圧力をかけて成形を行う．このプレス成形は陶歯の作成に用いられるが，これを焼結すると等方的に15〜20％容積が収縮する．また，プレス成形を高温で行うのがホットプレスであり，所定の温度にたもち，圧縮と焼結とを同時に行う．インプラント材料として使用されるアルミナやハイドロキシアパタイトはこの方法により製造されている．

（2） 溶　着

金属基盤上に粉末を塗布または盛り上げて加熱し，基盤上に緻密な酸化皮膜を溶着させる方法である．いわゆる陶材溶着金属冠がこの方法で作成される．この場合の収縮は基板の制約を受け，主として厚さの方向に生じる．

（3） 溶　射

基材表面に溶融セラミックスをプラズマ等により溶射し，溶着させる方法である．金属表面にアルミナを溶射したインプラント材等に応用されている．

（4） 溶融鋳込み

高温で酸化物を融解し，これを鋳型に流し込み，成形固化する方法である．セラミックス冠の鋳込成形（キャスブルセラミックス）に応用されており，この方法だと，気孔のない高密度のセラミックスが得られる．反面，熱衝撃抵抗が小さいため，長時間の徐冷を要する．

（5） 切　削

セラミックス焼結体で内部に雲母などを析出させたものは，機械的な切削が可能であり，マシナブルセラミックスとよばれている．CAD/CAMを導入した切削によりインレーやクラウンが作製されている．また，焼成前の塊状物をCAD/CAMにより，大きいサイズに切削したあと，焼成するという方法も利用されている．

2. 有機材料

　有機化合物の種類は50万ないし100万といわれているが，そのなかで日常生活に役立つ有機化合物を金属材料や無機材料に対比して有機材料という．有機化合物はその分子量により低分子，オリゴマー(低中重合体)，高分子と分類される[14]．そのうち，高分子は，自然界の動植物体で実に多くの種類のものがつくり出されており，重要な構成要素となっている．核酸，タンパク質，多糖類などすべての生命現象をつかさどっているのが高分子化合物であるといっても過言ではない．一方，現代生活でも実に多くの種類と量の高分子材料に取り巻かれており，絹，木綿，麻，合成繊維から成る多様な衣類，デンプン・タンパク質などで構成される食物，木材・合成建材など住居の構造材料から，広く工業材料に至るまで，生活全般に欠かせないものばかりである[15]．歯科用材料としても，これらの有機高分子材料の使用量は年々増大しており，それにともなう新しい医療技術・技工技術が開発されてきている．表 2-2-8に主な有機高分子材料の歯科での応用の歴史を示す．

表 2-2-8　主な有機材料の歯科応用の歴史[17)18)28)]

1562年	歯痛鎮痛剤として丁字油の応用
1782年	印象材料に蜜ろうの応用
1855年	義歯床材料に加硫ゴムを応用 (Goodyear，米)
1857年	印象材料にモデリングコンパウンドを応用 (Stent，米)
1871年	義歯床材料にセルロイドの応用 (S.S. White，米)
1883年	根管用材料にガッタパーチャポイントの応用
1921年	弾性印象材に寒天を応用
1937年	義歯床材料に PMMA を応用 (Kulzer，独)
1941年	アルジネート印象材の開発 (W. Wilding，英)
	充塡材料に常温重合 PMMA を応用
1948年	日本でアルジネート印象材発売
1954年	印象材料にポリサルファイドゴムを応用 (米)
	印象材料にシリコーンゴムを応用 (西独)
1960年	接着性充塡材に TBB 応用 (西独)
1963年	修復材料に Bis-GMA 系コンポジットレジンを開発 (Bowen，米)
1964年	印象材料にポリエーテルゴムを応用 (西独)
1973年	加圧注入方式の義歯床レジン製作 (Ivoclar，リヒテンシュタイン)
	裂溝封鎖用材料に紫外線照射型レジンを応用 (米)
1975年	印象材料に重付加型シリコーンゴムを応用 (スイス)
1977年	ポリカーボネートレジン製義歯へ射出成形を応用 (東伸洋行，日本)
1979年	接着性レジンに 4-META モノマーを応用 (増原，日本)
	修復材料に可視光線照射型レジンを応用 (Johnson & Johnson，米)
1982年	可視光線重合型硬質レジンの開発 (Kulzer，西独)
1983年	マイクロウェーブによる義歯床用レジンの重合 (木村，日本)
1986年	可視光線重合型の義歯床用レジンの開発 (Dentsply，米)
1987年	ポリエーテルサルホンレジン製義歯床へ圧縮成形を応用 (住友化学，日本)

有機高分子材料の一般的な特徴としては，
(1) 比重が小さい．
(2) 柔軟である．
(3) 熱・電気の不良導体である．
(4) 空気中で燃焼する．

ことがあげられる．

1) 高分子

　有機化合物は炭素原子が主体となり共有結合で分子を構成している．この分子は分子量やその分子の長さにより，低分子，オリゴマー，高分子に区分される．ドイツの Staudinger は多くの累積データから，高分子とは少なくとも数百個以上の原子が共有結合されており，その分子量が約 10000 以上である化合物と定義している[16]．すなわち，高分子(ポリマー)とは分子量のきわめて大きな化合物のことをいい，単量体(モノマー)が重合反応により多数結合した化合物のことである．

　有機化合物は同一化学組成であっても，分子量が増大し低分子から低重合体，高重合体となるに伴い，物理的・化学的性質が変化する．表 2-2-9 はエチレンからポリエチレンになるのにともなう性質の変化を示したものである．

表 2-2-9　ポリエチレン $H(-CH_2-CH_2)_n H$ の分子量と沸点，融点，溶解性の関係[13)14)]

n	分子量	融点〔℃〕	沸点〔℃〕	常温での外観	溶解性
1	30	-183	-88.6	気　体	
2	58	-135	-0.5	〃	
3	86	-94	69	液　体	
4	114	-57	126	〃	
5	143	-30	174	〃	
10	283	38	205	ろう状	可溶
15	423	66	235/1 mmHg	〃	〃
20	562	81	241/0.3 mmHg	〃	〃
30	842	99	分　解	〃	〃
60	1682	104	〃	ろう状固体	難溶
100	2802	106	〃	もろい固体	極難溶
1000	28002	110	〃	硬い固体	不溶

2) 高分子の分類

　有機高分子は製造方法により分類して，木綿やたんぱく質等の天然高分子，セロハンや加硫ゴムなどの半合成高分子，そして合成樹脂や合成ゴムなどの合成高分子に分けられる．

(1) 生成反応による分類
　合成高分子はその生成反応によって次の三種に分類できる．
a．付加重合型
　アクリルレジン，ポリエチレン，ポリ塩化ビニル，ポリプロピレン等でビニル重合体とも呼ばれる．例えば，メチルメタクリレート(MMA)の不飽和二重結合が付加重合してポリメチルメタクリレート(PMMA)が生成する．

$CH_2=\underset{\underset{COOCH_3}{|}}{\overset{\overset{CH_3}{|}}{C}}$ → $\cdots CH_2-\underset{\underset{COOCH_3}{|}}{\overset{\overset{CH_3}{|}}{C}}-CH_2-\underset{\underset{COOCH_3}{|}}{\overset{\overset{CH_3}{|}}{C}}-CH_2-\underset{\underset{COOCH_3}{|}}{\overset{\overset{CH_3}{|}}{C}}\cdots$

メチルメタクリレート　　　　　　　　ポリメチルメタクリレート

b．重縮合型

テトロンなどのポリエステル，ナイロン等のポリアミド，シリコーン印象材に用いられるポリシロキサン，床用レジンとして用いられるポリサルホンなど，水やアンモニアのような簡単な分子がとれて互いに縮合し，重合体を構成するものである．例えば，ポリエチレンテレフタレート（商品名テトロン）は以下のような縮合反応の繰り返しにより重合体が生成する．

$HOOC-\bigcirc-COOH + HO-CH_2CH_2-OH \xrightarrow{-H_2O}$

$+(OC-\bigcirc-CO-CH_2CH_2O)_n$

ポリエチレンテレフタレート

c．重付加型

ポリウレタン，エポキシ樹脂，印象材に用いられるビニルシリコーン等，単量体の末端基の水素が移動して付加重合するものである．例えば，ポリウレタンでは以下のように反応する．

$HO-R-OH + OCN-R'-NCO \longrightarrow$
　　　グリコール　　　　ジイソシアネート

$+(O-R-O-CONH-R'-NHCO)_n$
　　　　　　　ポリウレタン

（2）分子構造による分類

これらの合成高分子は図 2-2-7 に示すような分子構造から次のように分類される．

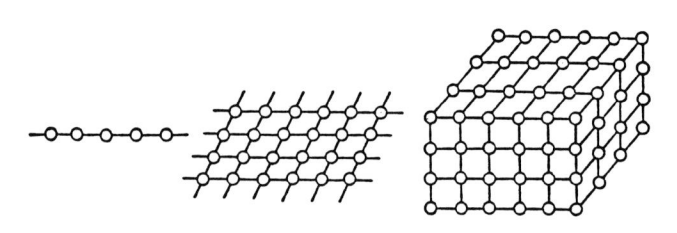

1次元的重合体　　2次元的重合体　　3次元的重合体

図 2-2-7　高分子の構造

a. 1次元高分子

線状あるいは鎖状高分子と呼ばれるものでポリアクリル酸エステル，ポリ塩化ビニル，ポリアミド，ポリウレタン，ポリサルホン等が代表的なものである．単量体が単官能基，すなわち重合するための反応性基が単量体に一つしかないものである場合，線状に重合する．これらの1次元高分子は加熱により軟化し塑性を生じるため，熱可塑性樹脂となることが多い．

b. 2次元高分子

グラファイトや雲母のような板状高分子のことであるが，有機高分子ではこの構造をもつものは少ない．

c. 3次元高分子

網目状，網状高分子であり，3次元的に架橋したポリメタクリル酸エステル，エポキシ樹脂，フェノール樹脂などである．多官能性モノマー，すなわち2個以上の官能基を有する単量体が重合した場合に生じる構造であり，コンポジットレジンに用いられている Bis-GMA 系レジンもこの3次元高分子である．この3次元高分子は溶媒に溶解しにくく，加熱によっても軟化しないため熱硬化性樹脂と呼ばれる．

（3） 特性による分類

機械的，物理的性質からみた分類では，

(a) エラストマー（ゴム状弾性材料）
(b) プラストマー（可塑性材料）
(c) デュロマー （ピッチのような塑性材料）

に分けられる．

3） 高分子の生成

単量体の重合方法には先に述べたように，付加重合，重縮合，重付加という方法があるが，付加重合は，炭素-炭素二重結合を有するオレフィン，すなわち不飽和炭化水素化合物が適当な条件下でC＝Cのπ結合が開いて重合するものである．この付加重合では，一度，活性種が生成すると，それにつぎつぎと単量体が付加を繰り返し，重合はいわゆる連鎖反応で進行する．したがって重合を途中で停止すると未反応の単量体と高分子の重合体が得られるのみで，重縮合のように，反応途中の低重合体を得ることはできない．付加重合が進行している場合の活性種すなわち生長鎖末端がラジカル，カチオンあるいはアニオンのいずれであるかによって，それぞれラジカル重合，カチオン重合，アニオン重合と呼ばれている．床用レジンであるポリメチルメタクリレートや歯冠修復用コンポジットレジン等の歯科用レジンはラジカル重合による．

（1） 付加重合の素反応

付加重合は次の四つの素反応から成り立っている．

a．開始反応

$$\text{(BPO)} \xrightarrow{\text{加熱 or 第3級アミン}} 2\,\text{Ph-C(=O)-O}^\cdot \longrightarrow 2\,\text{Ph}^\cdot + 2CO_2$$

$$R-R \longrightarrow 2R^\cdot$$

$$R^\cdot + CH_2=CH(R) \longrightarrow R-CH_2-\overset{\cdot}{C}H(R)$$

ここで R–R は開始剤, R· は1次ラジカル，すなわち開始剤の分解で生じたラジカルである．重合を開始するためには，できるだけ容易に結合が切断し，ラジカルを生成しやすい化合物を開始剤として用いる．例えば，過酸化ベンゾイル（BPO）のような過酸化物は加熱あるいは促進剤として用いられる第3級アミンの作用により，O–O 結合が切断される．

開始剤として，ベンゾインメチルエーテルやカンファーキノン等の光増感剤を用いると光を吸収してラジカルを発生する光重合型になる．

b．生長反応

$$\cdots CH_2-\overset{\cdot}{C}H(R) + CH_2=CH(R) \longrightarrow \cdots CH_2-CH(R)-CH_2-\overset{\cdot}{C}H(R)$$

ラジカルと単量体が反応すると活性モノマーが生じる．この活性モノマーは非常に短時間のうちに，つぎつぎとモノマーを攻撃して連鎖的に付加する．この反応は発熱反応であり，重合系の温度は上昇する．生長反応だけを考えれば，モノマーが存在する限り，大分子量の高分子が生成するように考えられるが，ラジカルの生成速度や次に述べる停止反応に関連して分子量に頭打ちがある．

c．停止反応

$$2\cdots CH_2-\overset{\cdot}{C}H(R) \nearrow \cdots CH_2-CH(R)-CH(R)-CH_2 \quad \text{（再結合反応）}$$
$$\searrow \cdots CH_2-CH_2(R) + CH(R)=CH \quad \text{（不均化反応）}$$

生長している高分子連鎖は活性を失うと生長は停止し，安定な高分子化合物になる．この原因として，ラジカル同士の再結合あるいは不均化反応により活性化が失われる．不均化反応は水素原子が一方の生長ラジカルから他方の生長ラジカルに移動することによって飽和の末端基と不飽和の末端基をもつ，2個の重合体を生成する反応である．

d．連鎖移動

$$\cdots CH_2-\overset{\cdot}{C}H + R'H \longrightarrow \cdots CH_2-CH_2 + R'\cdot$$
$$||$$
$$RR$$

$$R'\cdot + CH_2=CH \longrightarrow R'-CH_2-\overset{\cdot}{C}H$$
$$||$$
$$RR$$

連鎖移動反応といわれる停止反応もある．ここで R'H は連鎖移動剤である．これは重合反応中に生長連鎖の活性が他の分子に移動することである．すなわち，活性を失った連鎖は生長を停止する．この連鎖移動する分子を連鎖移動剤といい，重合系に存在する溶媒分子，開始剤，単量体，重合体などが移動剤として作用する．連鎖移動反応が起こっても生長ラジカルの数は変化しない．しかし，移動剤ラジカルが安定で，次の生長ラジカルを生成しない場合は，移動剤ラジカルの濃度が増大し，互いにあるいは生長ラジカルと反応して安定化するため，ポリマーの分子量，反応速度はともに低下する．このような停止反応があるため，予期されたより低重合度の高分子を生成することがある．

（2）重合の禁止と抑制

重合反応を開始させれば，時間の経過とともに重合率が増加していくはずであるが，その反応系にある化合物が存在すると，重合は禁止されたり抑制されたりする．このような物質を重合禁止剤や抑制剤という．禁止剤はその作用が強くて事実上重合が起こらない場合をいい，キノン類などは禁止剤としてはたらく．

$$Mn\cdot + O=\!\!\!\left\langle\!\!\!\bigcirc\!\!\!\right\rangle\!\!\!=O \longrightarrow Mn-O-\!\!\!\left\langle\!\!\!\bigcirc\!\!\!\right\rangle\!\!\!-O\cdot$$
$$Mm\cdot + \cdot O-\!\!\!\left\langle\!\!\!\bigcirc\!\!\!\right\rangle\!\!\!-O-Mn \longrightarrow Mm-O-\!\!\!\left\langle\!\!\!\bigcirc\!\!\!\right\rangle\!\!\!-O-Mn$$

重合反応が抑制される場合を抑制剤といい，ニトロ化合物の多くや，酸素，ヒドロキノンなどは抑制剤として作用する．

歯科用レジンのモノマーには保存中に重合しないように微量のヒドロキノンが添加してある．また歯冠修復用コンポジットレジンのペースト練和型では，練和時間や充塡時間を確保するために，重合反応を抑制しており，ヒドロキノンモノメチルエーテルなどが添加されている[17),18)]．

（3）共重合

重合の際に2種以上のモノマーを混合して反応を行うことができる．このような重合を共重合といい，生成したポリマーを共重合体という．これに対して，単一モノマーからできているポリマーをホモポリマーという．AおよびBという2種のモノマーから得られる共重合体には以下に示すような種々のものがある．

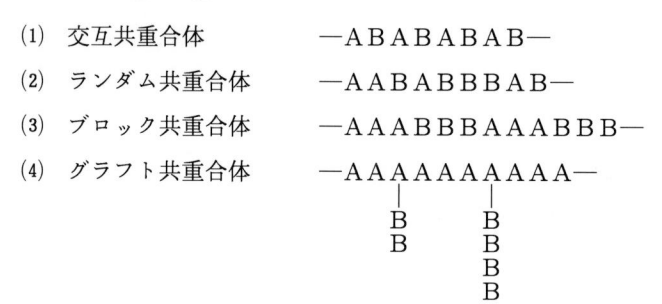

(1) 交互共重合体　　　　—ABABABAB—
(2) ランダム共重合体　　—AABABBBAB—
(3) ブロック共重合体　　—AAABBBAAABBB—
(4) グラフト共重合体　　—AAAAAAAAAA—
　　　　　　　　　　　　　　｜　　　｜
　　　　　　　　　　　　　　B　　　B
　　　　　　　　　　　　　　B　　　B
　　　　　　　　　　　　　　　　　　B
　　　　　　　　　　　　　　　　　　B

　これらの共重合体はホモポリマーでは得られない別の性質を有し，高分子材料の改質をすることができる．義歯床用レジンや歯冠修復用レジンの多くはこの共重合体である．

4）高分子の特性

（1）分子量と重合度

　低分子の場合には，その分子を構成する原子の種類と数はそれぞれの分子について一定であり，それぞれの分子量は一定値となる．しかし，高分子の場合には，同種のものでも分子量に大小があり，その分子量とは平均値をさす．重合度はポリマーの分子量/モノマーの分子量と定義されるが，同様に平均分子量あるいは平均重合度という用語を用いる必要がある．この平均の方法には，数平均，重量平均，粘度平均等がある．分子量が等しくてもその分布により性質は異なる．しかし，一般的には，分子量が大きいと機械的性質は向上し，溶融および溶液粘度は上昇する．また，表2-2-9に示したように，溶解性は減少し，融点が上がるなどの現象が見られる．

（2）微細構造

　モノマー同士の結合様式によって，ポリマーに形態的特徴が現われ，幾何学的でいう線状，面状，立方状となる．そして，線状高分子は図2-2-8に示すように，分子間力が強く働いている結晶領域，分子配列が乱れてこの部分の分子間力の弱い非晶質部分およびこれらの中間と考えられるような部分が存在し，さらに折りたたまれた状況となっている部分など入り乱れて存在している．概して言えば結晶領域は密に分子が配列し，相互に強く結合しているため強さが大きく，伸びは小さく，融点は高く，溶解性は小さい．また，他の低分子が進入しがたいため化学反応性や吸湿性などが少ない．これに対して，非晶質領域はこの逆である．

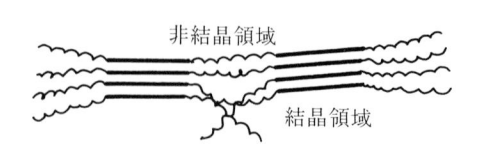

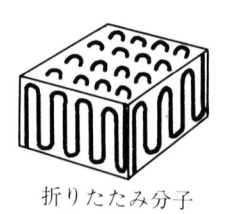

図 2-2-8　結晶構造と折りたたみ分子[15]

（3） 熱的性質

線状ポリマーでは分子が長大であるということに関係して，分子の熱運動は2種に大別され，温度の上昇に伴ってまず，ミクロブラウン運動が解放され引き続いてマクロブラウン運動がさかんとなり液状となる．この高分子には明確な融点はなく，図2-2-9のように比容-温度曲線を求めると，転移点の存在が認められる．この点はガラス転移点（Tg）と呼ばれている．Tg 以上の温度では分子間距離も開き比容の増加傾向（熱膨張係数）が大きくなる．Tg 以下ではミクロブラウン運動が凍結されており，これをガラス状態といっている．言い換えれば，Tg 以下では硬く，もろく，割れやすく，伸びも小さいが，Tg 以上では軟らかく，伸びが大きくなる．表2-2-10に一般的なポリマーの Tg を示す．このポリマーの Tg は結晶性の向上，可塑剤の添加（低下）あるいは共重合によって変化する．特に可塑剤の影響は大きく，たとえばポリ塩化ビニル（Tg 75℃ のもの）に TCP（トリクレシルホスフェート）を30％入れると44℃に，50％では14℃になり，軟らかく，伸びが増大すると報告されている．これは可塑剤が図2-2-10に示すようにポリマーの分子鎖の間に入り，鎖の間隔を拡げるため分子間力を弱くするためである[19]．この可塑剤として用いられているフタル酸エステルは内分泌攪乱物質として環境庁より指摘されている物質である．また，ポリ塩化ビニルなど塩素を含んだ人工樹脂を焼却すると猛毒として知られているダイオキシンが発生する可能性があり，人工樹脂を不必要に加熱したり焼却したりしないように配慮すべきである．

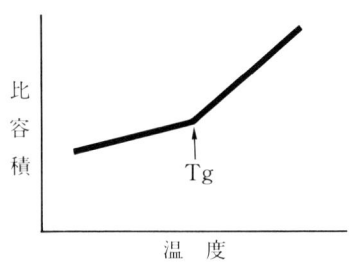

図 2-2-9　温度と比容積の関係

表 2-2-10　プラスチックの Tg

天然ゴム	−72℃
ポリエチレン	−20
ポリ塩化ビニリデン	−7
ポリプロピレン	5
ナイロン6	60
ポリ塩化ビニル	82
ポリスチレン	100
ポリメチルメタクリレート	105

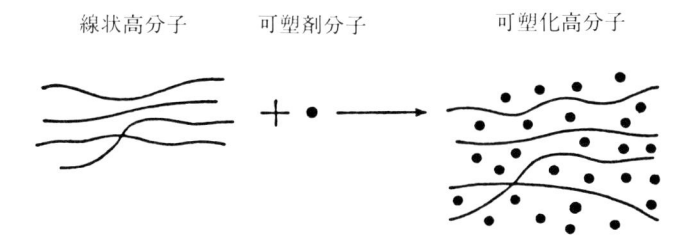

図 2-2-10　可塑剤分子が高分子間に入り込んだ状態の概念図

（4） 溶解性

有機高分子は溶解に際して，溶剤を吸収して膨潤した状態を経て溶解する場合がよく見られる．これも分子の集合状態に関係している．一般的には，溶解するためには固体と液体の極性が類似している場合に溶解する．極性が大きい水に溶けるものは無極性のベンゼンに溶けないとか，油に溶けるものは水に溶けないなどは主として極性の問題で解釈することができる．これら

のポリマーの極性は，これを構成している原子団の極性によるところが大きい．例えば —OH，—NH$_2$，—COOH は親水性であり，—C$_6$H$_5$ は疎水性として作用する[29]．また，ポリマーの溶解性は表 2-2-9 に示したように分子量，すなわち重合度の大きいほど，また結晶性の高いほど溶解は困難となる．近年，人工樹脂中の原料であるビスフェノール A，スチレンなどが微量に溶解しても，内分泌攪乱物質として人体に作用することが指摘されるようになり，修復材料と口腔内にレジン系材料を使用することが論議をよんでいる．

（5）機械的性質

高分子の一般的性質を 表 2-2-11 に示すが，その機械的性質は，金属材料や無機材料とは異なり，外力に加えて時間，温度などに大きく影響されるため，その解析はきわめて複雑である．したがって，レオロジーという物体の変形や流動の科学にしたがって，その様相を明らかにする必要が生じてくる．

表 2-2-11 プラスチックの性能比較[16) 19)]

	引張強さ MPa	伸び %	弾性係数 GPa	線膨張係数 10^{-6}℃	かたさ H_B, H_R
純金	131	45	89	14	H_B25
純アルミニウム	88〜569	35〜	69	24	H_B17
木（松）	34	—	6.9	54	—
ポリスチレン	44〜64	3	2.8〜4.1	60〜80	H_R75
ポリメチルメタクリレート	59〜69	3	2.5〜3.1	70〜90	H_R95
ポリ塩化ビニル	39〜78	30	3.4	60〜80	H_R60
ナイロン66	〜80	170	1.8〜2.7	100〜150	H_R70

一般に固体は弾性と塑性の両性質を持っている．しかし場合によっては両性質の特徴が同時に現われるような性質を持っている物質があり，この性質を粘弾性という．有機高分子の場合には，その分子構造，分子配列などに関連するが，一般に粘弾性が顕著に現れる場合が多い．歯科材料に多く用いられている線状高分子はこのような粘弾性体であり，インレーワックスの応力緩和や，義歯床用レジンのたわみ・クリープ，また印象材の弾性ひずみ・永久ひずみはレオロジーによって説明される．

3．金属材料

歯科修復材料のなかで金属材料の占める割合はきわめて大きく，表 2-2-12 に示すように，歴史的にみても，もっとも古くから用いられた歯科修復用材料である．

金属材料は一般に，①固体状態で結晶である，②不透明で金属光沢がある，③密度が大きい，④熱と電気の良導体である，⑤展延性がある，⑥イオン化すると陽イオンとなるといった特徴を有している．これは金属元素が非金属元素とは異なり，自由電子をもつ金属結合により結ばれているためである．

工業界での金属材料は主に構造用材料として用いられているが，歯科修復材料としての金属材料は口腔内，生体内で用いられるという点がかなり重要な要素である．すなわち，物理的・機械

表 2-2-12 主な金属材料の歯科応用の歴史

BC. 700年頃	クラウン・ブリッジの応用（エトルリア，ローマ）
AC. 100年頃	充塡用材料に木綿・鉛の応用（Celsus）
1430年	金箔充塡（Arculanus，イタリア）
1796年	局部義歯保持用にクラスプが応用
1800年頃	充塡材として金貨を圧延して応用
1812年	鋳造による金箔製造開始（Ball，米）
1826年	銀アマルガムの開発
1847年	金白金合金の応用
1895年	アマルガム母合金の改良（Black，米）
1907年	金インレーの鋳造法紹介（Taggard，米）
1927年	床用材料として Co-Cr 合金の応用（Prange）
1939年	Ni-Cr 合金の応用（花沢，日本）
1951年	クリストバライト埋没材国内販売
1952年	健保用材料として 14 K 金合金の適用
1956年	健保用材料として金銀パラジウム合金の適用
	エチルシリケート系埋没材の国内発表
1962年	陶材溶着冠用金合金の特許（M. Weinstein ら，米）
1963年	チタン製インプラントの開発（Linkow）
1972年	歯列矯正用に形状記憶合金の応用（Andreasen，米）
1982年	健保用材料として鋳造用ニッケルクロム合金の適用
1991年	ヒートショック鋳型材の発売（ノリタケ，日本）

的性質がいかに優れていようとも，化学的性質に劣り，生物学的安全性に欠ける材料は用いることができない．また，鋳造や曲げ加工などの成形加工操作が加えられて始めて，修復物という機能性を有する製品にすることができるため，これらの加工性の容易さということも重要な選択要素となる．

1） 金属元素

表 2-1-1 は長周期型の元素周期律表であるが，非金属，半金属，金属元素と分類することができる．Ib 族は銅族と呼ばれ，歯科用合金の中心をなす金，銀，銅が含まれている．それぞれ原子番号が前後する金属とは合金をつくりやすく，Au は Pt, Hg と，Ag は Pd, Cd と，Cu は Ni, Zn と合金化しやすい．VIII族の Ru, Rh, Pd は軽白金族，Os, Ir, Pt は重白金族と呼ばれ，これに Ag と Au を加えた 8 種が貴金属元素といわれている．表 2-2-13 は歯科で用いられている主な金属元素とその性質を示したものである．

2） 合 金

2種以上の金属を融解して混合したものを合金といい，2元素からなる場合は2元合金，n元素からなる合金はn元合金と呼ばれる．合金にすることにより，純金属にはない性質が得られ，歯科修復材料にふさわしい歯科理工学的性質を有する金属材料に改良することができる．

合金の性質は合金を作っている各成分の種類によるのはもちろんであるが，たとえ同一成分であっても，成分相互の割合および温度によって変化するものである．そこで要求される性質を備えた合金を得るには，どのような金属をどのような割合に合成させ，これをどのような温度で加

工すればよいか，これをどのような温度で熱処理すればよいか，どのような温度で加工すればよいかということになる．このためには後で説明する状態図が役に立つ．合金の作製は一般には成分金属元素を混合し，融点以上に融解することにより行われる．金属という言葉は純金属だけではなく合金に対しても使われる場合が多いため，どちらを意味するかを区別しておく必要がある．

合金は構成する元素の配列の仕方により次のように分類される．

```
        ┌ 固溶体 ┌ 侵入型固溶体
        │       │              ┌ 不規則格子型
        │       └ 置換型固溶体 ┤
        │                      └ 規則格子型
        └ 金属間化合物
```

固溶体合金は固体の中で原子レベルで混合された合金のことで，多量に含まれるほうの金属を

表 2-2-13 歯科で用いられる主な金属元素の性質

族	元素名	元素記号	原子番号	原子量	密度 g/cm³	融点℃	結晶格子
Ⅰb	銅	Cu	29	63.55	8.96	1083	fcc
	銀	Ag	47	107.87	10.5	961	fcc
	金	Au	79	106.97	19.32	1063	fcc
Ⅱa	*ベリリウム	Be	4	9.012	1.85	1278	hcp
Ⅱb	亜鉛	Zn	30	65.37	7.13	420	hcp
	*カドミウム	Cd	48	112.40	8.65	321	hcp
	*水銀	Hg	80	200.59	13.55	−38.8	菱面体
Ⅲb	アルミニウム	Al	13	26.98	2.70	660	fcc
	*ガリウム	Ga	31	66.72	5.91	29.8	正斜方
	インジウム	In	49	114.82	7.31	156.2	fcc
Ⅳa	チタン	Ti	22	47.90	4.51	1668	hcp
	ジルコニウム	Zr	40	91.22	6.49	1852	hcp
Ⅳb	シリコン	Si	14	28.09	2.32〜2.34	1410	ダイヤモンド
	ゲルマニウム	Ge	32	72.59	5.35	937.4	ダイヤモンド
	スズ	Sn	50	118.69	5.75	232	ダイヤモンド
	鉛	Pb	82	207.19	11.3437	327.5	fcc
Ⅴa	ビスマス	Bi	83	208.98	9.80	271	菱面体
Ⅵa	*クロム	Cr	24	52.00	7.19	1875	bcc
	モリブデン	Mo	42	95.94	10.2	2610	bcc
	タングステン	W	74	183.85	19.3	3410	bcc
Ⅷ	鉄	Fe	26	55.85	7.87	1537	bcc/fcc (910℃)
	コバルト	Co	27	58.93	8.85	1495	hcp/fcc (417℃)
	*ニッケル	Ni	28	58.71	8.9	1453	fcc
	パラジウム	Pd	46	106.4	12.02	1552	fcc
	イリジウム	Ir	77	192.2	22.4	2454	fcc
	白金	Pt	78	195.09	21.45	1769	fcc

*は毒性を有する元素とされているが，合金化して用いられているため，安全であるとみなされている．

溶媒金属，少量含まれるほうを溶質金属と呼ばれる．固溶体をつくる溶質原子の混合法は図 2-2-11 に示すように三つある．侵入型は溶質原子がきわめて小さくて，溶媒原子のすきまにはいる場合である．Fe とCの合金である炭素鋼はこのタイプである．しかし大部分の固溶体は置換型であり，溶媒原子の位置に溶質原子が置き換わった配置となっている．この置換型固溶体の中でも，溶質原子が規則的に配列した場合があり，このような固溶体を規則格子または超格子という．Au-Cu 合金などは，条件によってはこの規則格子が生成する．

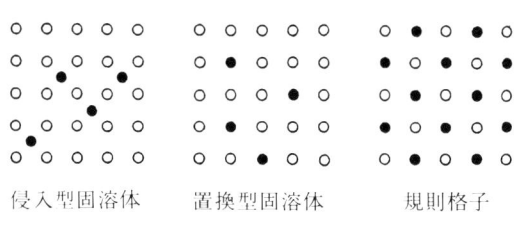

　　　　　　　　侵入型固溶体　　　置換型固溶体　　　規則格子
図 2-2-11　固溶体の混合状態
○は溶媒金属元素　　●は溶質金属元素

　成分金属の原子数が簡単な整数比をしており，各金属原子が結晶格子の中で定まった位置にある合金を金属間化合物という．金属間化合物は硬くてもろく，高温で不安定なものが多い．歯科材料では Ag_3Sn, Cu_6Sn_5 がアマルガムを構成する重要な金属間化合物である．

3）状態の変化と相律

（1）状態の変化

　H_2O という分子式で表わされる物質の集合状態には，水蒸気(気体)・水(液体)・氷(固体)の三つの状態がある．これを気相・液相・固相と呼び，金属にもこの三つの状態がある．さらに金属は固体状態で異なった集合状態すなわち異なった原子配列をとることがある．これを同素変態といい，各状態を相という．例えば，炭素には黒鉛とダイヤモンドという二つの同素体がある．また純鉄は910℃以下では体心立方格子をとるα鉄であるが，910～1410℃では面心立方格子をとるγ鉄になり，1410℃以上ではまた体心立方にもどってδ鉄になる．

　このような物質の状態変化は，熱分析によって測定することができる．溶融した試料の中心に熱電対を挿入して，一定の速さでゆっくり冷却させ，温度-時間曲線を作成すれば，その曲線の屈曲点が変態点になる．例えば，純金属を溶融状態から冷却すると，図 2-2-12のAのように水平部分が生じ，これは凝固温度，すなわち融点に一致する．しかし，固溶体合金ではBのように一定の凝固温度を示さないで，変態温度に幅ができる．この幅を凝固区間といい，その両端はそれぞれ液相点，固相点と呼ばれる．凝固区間内は，固相と液相が混合した中間状態である．

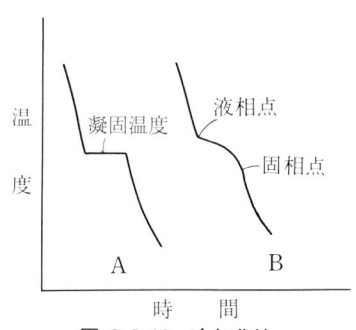

図 2-2-12　冷却曲線
A：純金属　　B：固溶体合金

溶融された合金が冷却して凝固するとき，図 2-2-13に示すように，まず，各部に結晶核が発生し，その結晶核への原子の拡散により，樹枝状に結晶成長が起こり，最後に多角形の小さな結晶粒を多数つくり各結晶の集合体となる．この際の結晶粒の大きさは結晶核数と成長速度によって決定される．結晶核の量は金合金におけるイリジウムのように添加される元素により変化する．成長速度は凝固速度によって大きく影響される[20),21)]．

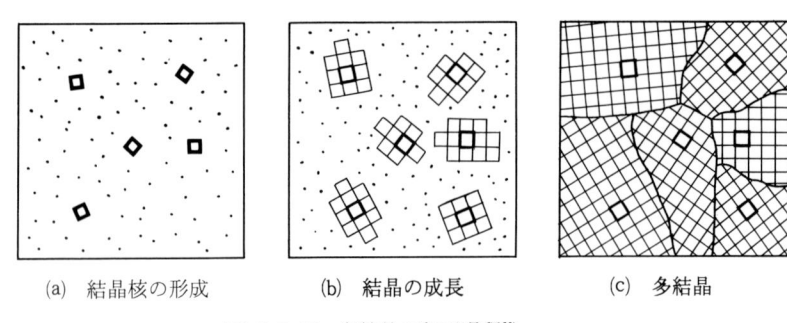

(a) 結晶核の形成　　(b) 結晶の成長　　(c) 多結晶

図 2-2-13　多結晶の凝固過程[20)]

(2) 相　律

これらの状態変化は，相律と呼ばれる熱力学の法則で説明される．いま成分の数を n，相の数を p，自由度を f とすれば，一般的には，

$$f = n - p + 2$$

と表わされる．すなわち自由度 f は平衡状態を保ったまま変えることのできる条件，例えば，温度，濃度，圧力の数である．金属の場合，圧力の影響が少なく，通常1気圧で考えるため，自由度は一つ減り，上式は，

$$f = n - p + 1$$

となる．例えば，純金属は1成分 ($n=1$) のため，固液2相が共存 ($p=2$) できるときで，

$$f = 1 - 2 + 1 = 0$$

のため，一定温度の融点をもつことがわかる．一方，2元合金では $n=2$ で $f=1$ となるため，温度は点ではなく範囲をもてるようになる．

(3) 状　態　図

温度，圧力，組成などを変えて平衡に達したときの物質の状態を幾何学的に図示したものが平衡状態図である．金属の場合は先に述べたように，圧力を無視して温度を縦軸に組成を横軸にとって表わしている．

a．全率固溶体

全率固溶体は2成分の金属が固体状態で互いに完全に溶け合う場合である．図 2-2-12のBで表わしたような液相点と固相点を

図 2-2-14　全率固溶体の状態図

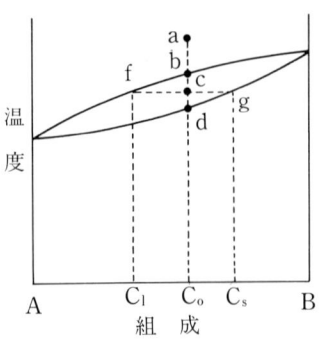

つらねると液相線と固相線ができ，図 2-2-14のような状態図になる．この状態図から種々の情報を得ることができる．例えば，a 点から液体状態（液相）の組成 C_0 の合金が冷却された場合，b 点は，液相線にあるので固体の結晶核が発生する．さらに冷却されるのにともないc 点では結晶が成長し，C_s 組成の固体と C_l 組成の液体の混合状態である．この c 点における液相と固相の割合は，次のように表わすことができる．すなわち，

$$固相の割合 = \frac{fc}{fg}$$

$$液相の割合 = \frac{cg}{fg}$$

で表わされる．これはてこの重さの関係と同じであるため，てこの関係と呼ばれている．

さらに，固相線にd 点で到達するとすべて C_0 組成の固体になる．初期に晶出する固相と末期に晶出する固相の濃度が異なるため平衡状態で均質な固溶体を形成する合金であっても徐冷しないかぎり，図 2-2-15に示すように結晶粒内で濃度分布を生じる．これを偏析といい，一般に凝固区間の大きい合金が偏析の程度は大きい．このような全率固溶体を構成する2元合金には，Au-Ag 合金，Ag-Pd 合金などがある．

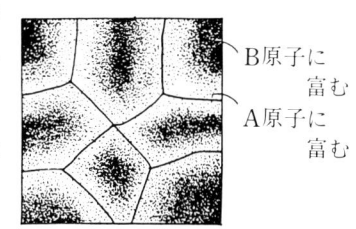

図 2-2-15 二元合金の不均一な凝固組織[20]

また，Au-Cu 合金，Pd-Cu 合金のように，ある組成で融点が下がり，固相で規則格子を生成するものがある．

b．共　晶

液体では均質に溶け合うが固体になると全く溶け合わない合金がある．このような場合は，図 2-2-16に示すような状態図となる．組成 C_0 の合金が液相のa 点から冷却するとb 点で，固体Aを晶出する．この液相から最初に晶出する相を初晶と呼ぶ．さらに温度が下がると，液相の組成は C_0 から液相線に沿って変化し，温度 T_e では，液相の組成は C_e となりこの組成から，金属AとBが同時に晶出する．この反応を共晶反応といい，この反応によって生じた金属組織を共晶

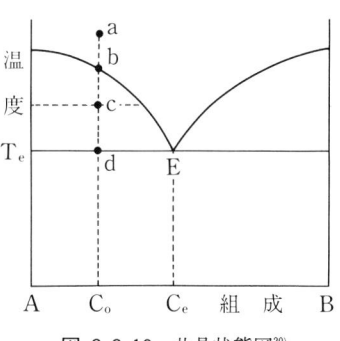

図 2-2-16 共晶状態図[20]

という．状態図上の点Eが共晶点，温度 T_e が共晶温度である．先に述べた相律で考えてみると，2元合金（$n=2$）の点Eでは，液相とA金属，B金属が共存（$p=3$）しているため，共晶点という一定組成と温度でしか共存できない[21]．

$$f = 2 - 3 + 1 = 0$$

c．固溶限のある固溶体

先に述べた共晶は固体になると全く溶け合わない場合であるが，固体状態である程度溶け合って固溶体を作る場合には，図 2-2-17に示すような状態図となる．これは，共晶系とは異なり，析

出してくるものが純金属ではなく，固溶体が析出してくるという点である．例えば，組成 C_1 の合金が溶融状態から冷却され，液相線に達すると α 固溶体が初晶として晶出する．さらに冷却されていくと液相組成は液相線に沿って変化し，晶出する α 固溶体の組成は，固相線に沿って変化する．そして，この α 固溶体と液相との割合は，てこの関係をもつ．さらに温度が下降し，共晶温度に達すると α 固溶体と β 固溶体とが同時に析出してくることになる．ゆえに各合金の組成が異なると図に示されるように，種々の凝固組織になる．この代表的な 2 元合金には，Ag-Cu 合金がある．図 2-2-18 は固溶限のある共晶系合金(Ag-Pd-Cu 合金)の凝固組織である．

d．包　晶

均質な液相を作るが，固相では分離するという型に包晶がある．例えば，図 2-2-19 に示すように，組成 C_0 の合金が溶融状態から冷却され液相線に達すると，まず β 固溶体が晶出する．液相

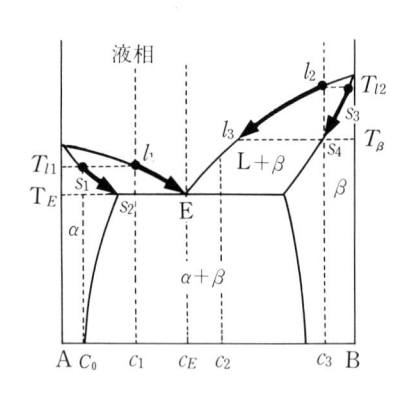

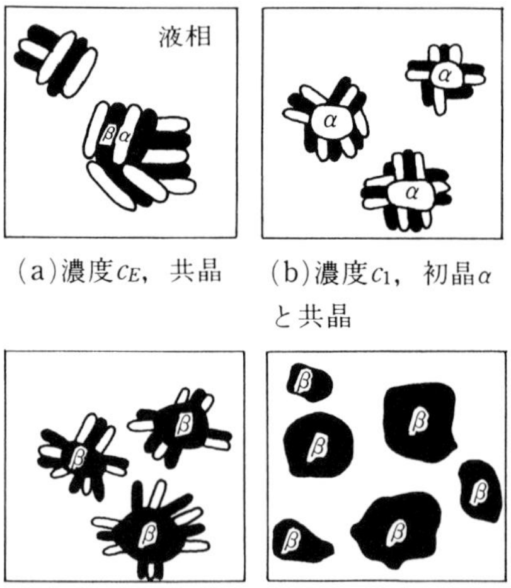

図 2-2-17　固溶限のある共晶系状態図と凝固組織

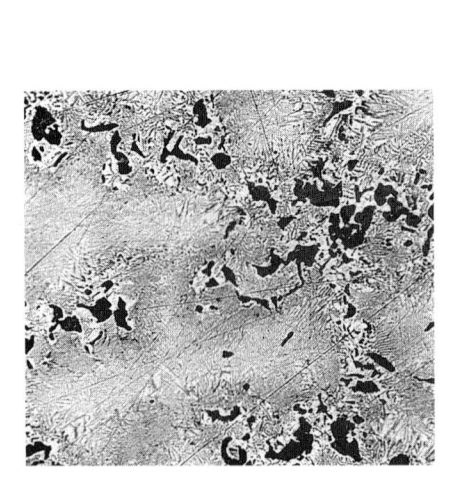

(a) 濃度 c_E，共晶

(b) 濃度 c_1，初晶 α と共晶

(c) 濃度 c_2，初晶 β と共晶

(d) 濃度 c_3

図 2-2-18　銀-パラジウム-銅合金の凝固組織

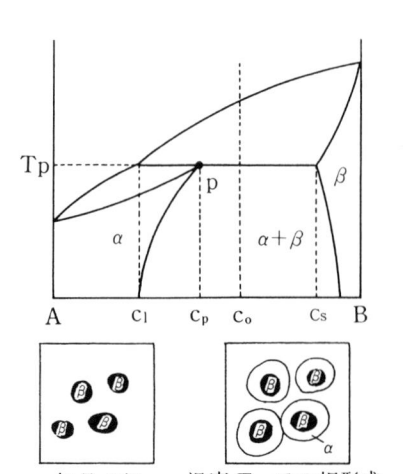

初晶 β 相　　　温度 Tp での相形成

図 2-2-19　包晶型状態図

と固相の組成はそれぞれ液相線と固相線に沿って変化する．温度 T_P では組成 C_l に相当する液相と組成 C_S に相当する β 固溶体とが反応して組成 C_P に相当する α 固溶体を新たに晶出する．この反応は β 固溶体と液相界面で生じるため，β 固溶体の周囲を α 固溶体が包んだ金属組織になる．この反応を包晶反応といい，点 P を包晶点，温度 T_P を包晶温度という．この代表的な 2 元合金には Cu–Zn 合金（黄銅）がある．

　e．共析型と包析型

　共析型と包析型は，凝固後に固体間で共晶あるいは包晶と類似した反応を示す．Fe–C 系合金（炭素鋼）の状態図は共析型である．

　f．金属間化合物

　金属間化合物がある場合は先に述べてきた共晶，包晶などが組み合わさった複雑な状態図となる．この型には，Ag–Sn 合金，Ag–Hg 合金，Sn–Hg 合金などがある．

4）　金属材料の特性

（1）　物理的性質

　金属材料は，無機材料，有機材料に比較して，密度が大きく不透明で金属光沢を有し，熱と電気の良導体であるという特有の物理的性質を有している．遠心鋳造機により修復物を鋳造する場合は，密度が大きいほうが遠心力が大きくなり有利である．しかし，金属床などの大型補綴物ではその重量が問題となる．

　金属は原子が金属結合により結合しており，結晶を構成している原子全体に共有される自由電子をもっている．すなわち，金属表面は，自由電子の厚い雲で覆われており，この電子雲の中では電子は自由に移動できるので電気および熱をよく伝える．さらに，光が金属に当ると電子雲で散乱されて金属光沢を示すことになる．

　現代の審美性修復という点では，この金属光沢は修復物として望ましくないが，黄金色などの金属光沢を好む世代，地域もあるため，金属光沢がすべて欠点とはいえない．

　また，電気の良導体という性質は口腔内修復物としては，必ずしも望ましい性質ではなく，腐食や味覚の変化などへの影響があるといわれている．さらに，熱の良導体としては飲食物による熱刺激の媒体となるため，深い窩洞の金属修復物の場合，歯髄に熱刺激を与えないようにセメントなどの熱の不良導体で熱遮断する必要がある．

（2）　機械的性質

　金属材料を歯科修復物として用いる場合には，使用状況に応じて種々の性質が要求されるが，すべてに共通して重要なのは，強さという問題である．機械的性質の中で強さとしては，引張強さ，圧縮強さ，曲げ強さ，衝撃強さ，クリープ強さ，疲れ強さなどがあり，各修復物の用途により，重要な強さは異なる[30]．また金属材料は，単に強いという性質だけでなく，粘り強さ，すなわち靱性が大きい，という特徴を有している[22]．すなわち，塑性変形の範囲が広いということであ

金属の変形や破壊に対する強さは，種々の格子欠陥によって左右され，特に転位が重要である．金属は結晶内で原子がすべて規則正しく並んでいるわけではなく，実用合金では原子の並び方に種々の乱れが存在しており，この原子の乱れを総称して格子欠陥といい，図 2-2-20 に示すように，点状，線状，面状欠陥がある．点状欠陥としては正規の格子点の位置に原子が欠けている空孔，および正規の格子点の間に原子が余分に存在する格子間原子がある．線状欠陥としては転位が代表的なものであり，原子の配列の乱れをいう．実用合金ではこの転位の存在により塑性変形が理論値よりもきわめて小さい力で生じるといわれている．面状欠陥としては結晶粒界がある．鋳造された合金ではさらに内部に鋳巣などの種々のマクロ的欠陥が生じ，"強さ"の低下をもたらす．

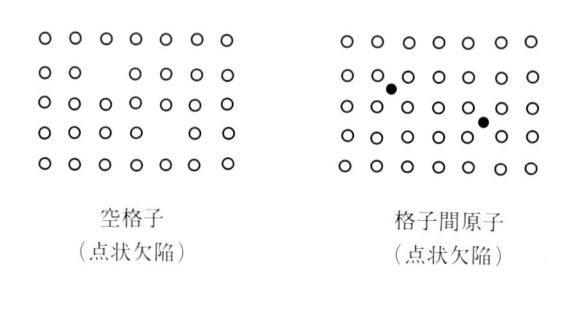

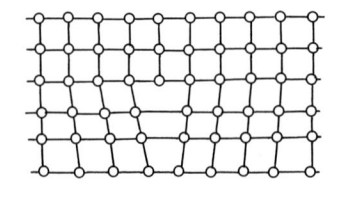

空格子
（点状欠陥）

格子間原子
（点状欠陥）

転 位
（線状欠陥）

図 2-2-20 格子欠陥[20]

歯科用合金は鋳造などの技工操作を経て，修復物としての形態を付与して始めて実用に供されるが，この加工により種々の欠陥が生じる．したがって，技工操作の条件により各修復物の"強さ"が異なることになり，各合金の基本的な特性を十分理解して，臨床応用する必要がある．

（3） 化学的性質

一般に金属は金などの貴金属を除いて化学的に不安定なものが多く，大気，湿気，薬品などによって化学的または電気化学的に侵されていく．すなわち，腐食されやすい．これは，それらの金属が酸化物や硫化物の型のほうが純金属状態よりも安定であるからである．このことは鉱石がその型で産出するということでもわかる．

口腔内での金属の腐食はすべて湿食であり，電気化学的に起こる電解腐食である．これに咬合

や咬耗などが加わった複雑な腐食様式となっている．

これらの口腔内での腐食については，まず腐食しにくい合金を用いることはもちろんであるが，修復物の金属表面を滑沢にしたり，熱処理により組織の均質化をはかり，かつ異種金属の接触を避けることなどによってもある程度腐食を抑制することができる．

変色は厳密には腐食とは異なる現象であるが審美性が著しく低下する．その主な原因は金属により異なるが酸化物，硫化物の生成によるものであり，歯科用合金中によく

表 2-2-14 金属の硫化物の色と溶解度

硫化物	色	溶解度(g/cc)
Ag_2S	黒	$6.15×10^{-13}$
CuS	〃	$2.44×10^{-13}$
HgS	〃	$1.25×10^{-5}$
FeS	〃	$4.4×10^{-3}$
PbS	〃	$1.0〜1.4×10^{-3}$
ZnS	白	$1.43×10^{-7}$
CdS	黄	$2.11×10^{-8}$
SnS_2	〃	$2.4×10^{-2}$
MnS	薄紅	$6.23×10^{-3}$

用いられている Ag, Cu, Hg などは，S^{2-} イオンと結合して黒色の硫化物を生成する．これらの硫化物は表 2-2-14 に示すように，溶解度がきわめて小さく[23]，銀合金や銅合金は変色しやすい．しかし，口腔内で異種金属と局部電池を生成したとき，口腔内のイオンが析出するために，かえって貴な金属が変色することがある．

（4） 生物学的性質

口腔内の金属材料は先に述べたように材料の種類および口腔環境により腐食される場合がある．またこれらの溶出した金属イオンが生体に対し，毒性あるいは生体為害性を示す場合がある．しかし，生命を保つために，必要な金属イオンもあり，これを必須金属イオンという．例えば，生体が必要とする酸素を吸・放出するために必要不可欠なヘモグロビンには鉄イオンが結合している．また，NaやKなどのアルカリ金属イオンは生体膜を介した物質輸送に必要である．また Co はビタミン B_{12} の活性中心であり，Zn は酵素反応に関係している．そしていくつかの疾病は，これらの必須金属イオンの欠乏または過剰によって生じる[24]．

Cd, Hg, Pd, Ag などの金属イオンはタンパク質や酵素中のS原子との親和力が強い．タンパク質や酵素中でSH基を生成し，酵素反応に直接関与しているS原子とこれらの金属イオンが結合すると，SH基は酵素反応を起こさなくなる．また代謝障害を起こすこともある．金属イオンとの結合力はそのイオン半径による影響が大きい．例えば，Be^{2+} のイオン半径は0.34Åで同じ2価の Mg^{2+}(0.78Å) よりもイオン半径が小さく，Mg^{2+} と置換し，酵素の構造を変えて活性を消失させる．同じ元素でも3価のクロムのイオン半径は0.65Åであるが6価になると，0.52Åとなり毒性が強くなる．このように必須金属イオン以外の金属で配位子と強く結合するものは強い毒性を示す．メチル基(CH_3) などの有機物と結合した有機水銀などの有機金属も強い毒性を示すことが知られている．

Be は合金の鋳造性や陶材との溶着強さの向上に大きな効果をもつため，一部の陶材溶着冠用 Ni-Cr 系合金に添加されている．しかしその毒性を考慮して日本での合金製造は規制されている．また Cd は鋳造性や流動性の向上のために銀合金，金ろう，銀ろうに添加されていた．しかし，その生体為害性を指摘されたことにより，現在では添加されていない．

また，Ni基合金はNiの溶出があり[25]，アレルギー性，生体為害性が問題視されている[26]．さらに，アマルガムもその硬化体のHg化合物からのHgの溶出[27]による生体に対する障害が懸念されている．しかし，歯科用金属材料の毒性および生体為害性については現在まで，実際にそれが原因で疾病を引き起こしたと決定づけられる症例は少ない．しかし基礎的な化学実験，動物実験等の相関性を含めた生物学的安全評価基準を早急に定め，これに基づいて材料が取捨選択されねばならない．

[参考文献]

1) 吉木文平：鉱物工学．技報堂(東京)，1968.
2) 桐山良一，秀子：構造無機化学Ｉ．共立出版(東京)，125, 1964.
3) 化学大辞典編集委員会編：化学大辞典．共立出版(東京)，4～870, 1978.
4) 歯科理工学会編：歯科理工学，医歯薬出版(東京)，147～161, 1982.
5) 荒井康夫：セラミックスの材料化学．大日本図書(東京)，45, 1980.
6) 川原春行：生体材料としてのセラミックス．17(5), 334～341, 1982.
7) 牧島亮男，青木秀希：バイオセラミックス．技報堂(東京)，21, 1984.
8) 山賀礼一，森脇豊：歯の燐酸カルシウム(Hydroxyapatite)の結晶構造．歯界展望，38(2), 189～192, 1971.
9) Kingery W. D.：Introduction to Ceramics, John & Wiley(N. Y.), 1960.
10) 功刀雅長：無機材料科学．誠文堂新光社(東京)，310～318, 1972.
11) R. W. Phillips著，三浦維四他共訳：スキンナー歯科材料学．第8版，医歯薬出版(東京)，52～55, 1982.
12) Craig R. G. and Peyton F. A. 著，長谷川二郎監訳：修復材料の歯科理工学上．クインテッセンス出版(東京)，57～97, 1978.
13) 秦孝明：歯料用セメントに関する研究(第2報)．歯材研報，2(2), 151～160, 1960.
14) 増原英一：歯科理工学2．医歯薬出版(東京)，211～226, 1982.
15) 土田英俊：高分子の科学．培風館(東京)，1～6, 1975.
16) 藤井光雄，垣内弘：プラスチックの実際知識．東洋経済新報社(東京)，7～36, 1974.
17) 増原英一：新しい歯科材料，第20章総論．CMC出版(東京)，219～230, 1984.
18) Craig R. G. and Peyton F. A., 長谷川二郎監訳：修復材料の歯科理工学上．クインテッセンス出版(東京)，11～25, 1978.
19) 新保正樹：高分子材料．日刊工業新聞社(東京)，1～35, 1975.
20) 北田正弘：初級金属学．アグネ(東京)，58～133, 1980.
21) 大谷南海男：金属表面工学．日刊工業新聞社(東京)，1～73, 1976.
22) 矢島悦次郎他：若い技術者のための機械金属材料．丸善書店(東京)，1～78, 1976.
23) 日本化学会編：化学便覧Ⅱ．丸善書店(東京)，166～182, 1984.
24) 佐藤温重：歯科理工学Ｉ．医歯薬出版(東京)，60～64, 1982.
25) 長谷川二郎：Non-Precious Alloyに対する見解．補綴誌，28巻，特集号1～8, 1984.
26) 佐藤温重：ニッケル・クロム合金の毒性．補綴誌，28巻，特集号42～47, 1984.
27) 長谷川二郎：歯科用アマルガムの歯科理工学的性質．日歯医師会誌，36(10), 67～79, 1983.
28) 伴清治：補綴臨床別冊コンプリートデンチャーの臨床，249-255, 1992.
29) S. Ban: Release of dimethacrylate monomers into water, Aichi-Gakuin J. Dent, Sci., 24(3), 383-389, 1986.
30) 伴清治他：線クラスプ用合金の機械的性質，DE 100, 20-28, 1992.

III 各 論

第1章 石こう

　歯科用石こう（半水石こう）は石こう原石（硫酸カルシウム二水塩：$CaSO_4・2H_2O$）を脱水して作る硫酸カルシウム半水塩（$CaSO_4・1/2H_2O$）として供給されている．この石こうは歯科材料としての用途がきわめて広く，その種類も多い．その用途で最も多いのは歯冠修復物や補綴物を作るときの作業模型材料としてである．また，鋳造用鋳型材の結合材，口腔内の印象を採得するアルジネート印象材の硬化材，レジン重合時の包埋材，あるいは印象材として用いられる．

　石こうは水と練和すると硬化するが，石こうに対する水の量は石こうの種類で異なり，機械的性質も当然異なる．現在の歯科用石こうは天然石こう原石を脱水して作られるものより，人工的に合成した化学石こうが主流をなしている．

1. 石こうの製造

　歯科用石こうは天然石こう原石を脱水して作られるものと，化学的に合成して作られた化学石こうがある．

　天然石こう原石は化学的には硫酸カルシウム二水塩（$CaSO_4・2H_2O$）で，この原石を粉砕して結晶水の一部を脱水することによって，歯科用石こうすなわち半水石こう（硫酸カルシウム半水塩：$CaSO_4・1/2H_2O$）が得られる．

　石こう原石の脱水温度を高くすれば結晶水が漸次取り去られ，下式のように最終的には不溶性の硫酸カルシウムの無水塩が生成する．

$$CaSO_4・2H_2O \xrightarrow{110\sim130℃} CaSO_4・1/2H_2O \xrightarrow{130\sim200℃} CaSO_4 \xrightarrow{200\sim600℃} CaSO_4$$

石こう原石	半水石こう	六方晶系無水塩	斜方晶系無水塩
（硫酸カルシウム二水塩）	（硫酸カルシウム半水塩）	（可溶性硫酸カルシウム無水塩）	（不溶性硫酸カルシウム無水塩）

このように石こう原石中の3/2の結晶水を脱水させたものが歯科用半水石こうである．この際の脱水させる方法によって，化学的には硫酸カルシウム半水塩($CaSO_4・1/2H_2O$)であるが，結晶粒子の形態が異なる普通石こうと硬質石こうが生成される．一般的に普通石こうをβ型石こうと呼び，硬質石こうをα型石こうと呼んでいる．両者とも結晶構造的には$CaSO_4$–H_2O系と同一であり，普通石こう，硬質石こうの性質の差は脱水方法の差異によるものである．

現在では，この天然石こう資源がかなり不足してきたので，化学的処理によりつくられた化学石こうが使用されている．この化学石こうの種類には，合成石こう，再生石こうおよび各工業の種々の工程において生成される副産石こうがある．このうち歯科用としては合成石こうがほとんどである．この合成石こうは炭酸石灰または水酸化石灰と硫酸液との反応で合成され，純度が高く硬化時間，硬化膨張に影響を与える心配がない．下記に合成石こう生成の反応式の1例を示す．

$$CaCO_3 + H_2SO_4 + H_2O \rightarrow CaSO_4・2H_2O + CO_2$$

この2水石こうを前述した乾式あるいは湿式で脱水すると半水石こうができる．

2. 歯科用石こうの種類

1) 普通石こう（β型石こう）

前述したように，石こう原石を大気中で110～130℃に加熱脱水すると得られる．図3-1-1-①に示したように結晶粒子は石こう原石の大きさと形態を保っており，不規則で多孔質である．そのため，普通石こう粉末は相対的に表面積が大きく，密度が小さ

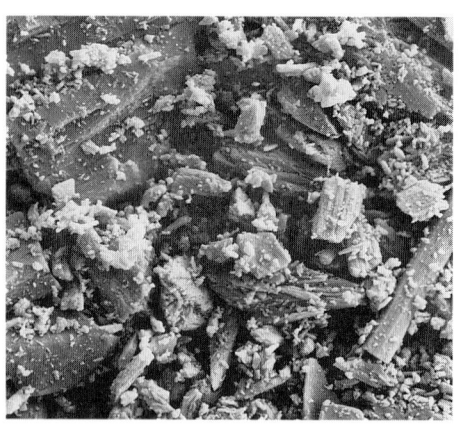

図3-1-1-① 普通石こうの粉末粒子　結晶粒子の形は不規則で海綿状である（×1500）

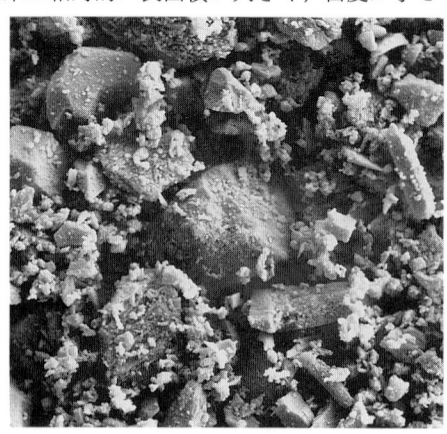

図3-1-1-② 硬質石こうの粉末粒子　柱状の結晶粒子で，普通石こうより形が規則的である（×1500）

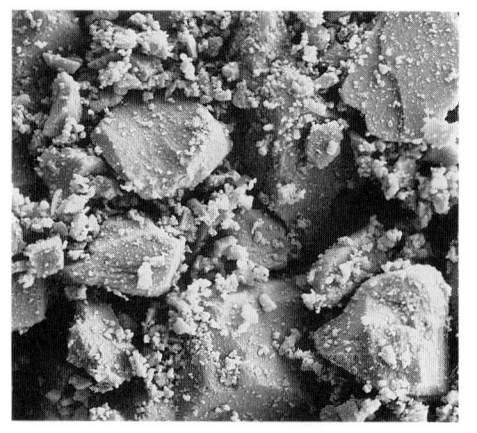

図3-1-1-③ 超硬質石こうの粉末粒子　硬質石こうよりさらに粒子が均一で規則的形態を示す（×1500）

い．したがって，練和の際に必要な水量が多くなる．

2) 硬質石こう（α型石こう）

硬質石こうは石こう原石を加圧釜中で気相加圧脱水させて得られる一般的な硬質石こうと，コハク酸ナトリウムを添加した液相中で加圧脱水させて得られる超硬質石こうの2種類の硬質石こうが得られる．

(1) 硬質石こう

粉砕した石こう原石を加圧釜中で120～130℃で加圧脱水すると得られる．この半水塩の粒子は小さく，均一でしかも緻密であるため粒子の表面積は小さい．そのためみかけの体積も小さく，充填率が大きくなる．このようにして作られた硬質石こうの代表的なものはハイドロカル（Hydrocal）と呼ばれるものである．この硬質石こうは普通石こうより練和時の水の必要量が少なく，強い硬化体が得られる．

(2) 超硬質石こう

石こう原石を0.5％程度のコハク酸ナトリウムを添加した加圧釜中において120～130℃で湿式脱水するか，あるいは30％塩化カルシウム水溶液とともに沸騰させて脱水すると，硬質石こうよりさらに細かい規則的な均一粒子で，緻密である超硬質石こうができる．この石こうは改良型硬質石こう，あるいは die stone と呼ばれており，硬質石こうよりさらに強い硬化体が得られる．

3) かさ体積

普通石こう，硬質石こう，および超硬質石こうの相対的かさ体積を比較するため市販の代表的な3種類の石こうを15gずつとり，試験管に入れて振動を与えると図3-1-2のようになる．このように石こうの種類によって充填率が異なる．したがって，かさ体積ではなく重量による測定が必要である．超硬質石こうがいちばんかさ体積が小さく，粒子が小さく，しかも緻密といえる．

図 3-1-2 石こう粉末のかさ比重の比較（15g の粉末）
左：超硬質石こうベルミックスストーン（Kerr）
中：硬質石こうラピッドストーン（Kerr）
右：普通石こうデンタルプラスター（日東）

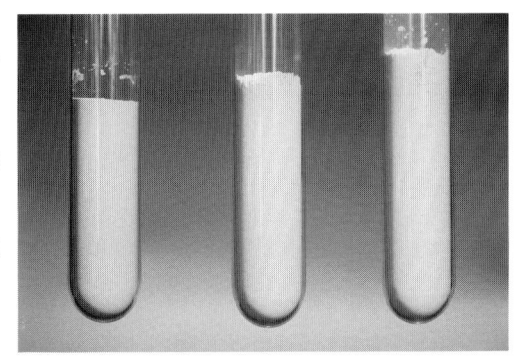

4) 石こう製品の組成

歯科用石こうは硫酸カルシウムの半水塩であるが，脱水過程で硫酸カルシウムの無水塩が微量混入している場合がある．また混水比を調節するため界面活性剤，硬化時間および硬化時膨張を調整するため，硫酸カルシウムの二水塩やクエン酸ナトリウムなどの塩類が，また強さを改良するために水溶性のレジンなどが添加されている場合がある．それぞれメーカーによって，脱水温度と時間，粒径，添加物の差異があるので混水比および歯科理工学的性質が異なってくる．

3. 石こうの硬化反応

1) 硬化反応

半水石こうすなわち硫酸カルシウム半水塩を水で練和した場合，半水石こうは発熱反応によって二水石こうすなわち硫酸カルシウム二水塩を形成し，硬化する．

$$\beta\text{-}CaSO_4\cdot 1/2H_2O + 3/2H_2O \longrightarrow CaSO_4\cdot 2H_2O + 反応熱(4600\ cal/mol)$$

$$\alpha\text{-}CaSO_4\cdot 1/2H_2O + 3/2H_2O \longrightarrow CaSO_4\cdot 2H_2O + 反応熱(4100\ cal/mol)$$

この反応による反応熱は，石こう原石より半水石こうを生成させる時に消費した熱量に等しい．したがって，脱水方法の違いによる普通石こう，硬質石こうの硬化反応熱は異なることになる．この反応の進行は，現在，硫酸カルシウムの水に対する溶解度の差によって起こるという溶解度説で説明されている．すなわち，表 3-1-1 に示したように半水塩は水に対する溶解度が二水塩より大きいので，先に溶解して硫酸カルシウムの飽和溶液になる．この飽和溶液は二水塩の溶解度からみて過飽和であるため，この過飽和になった硫酸カルシウムのイオンは二水塩の結晶核のほうへ拡散して晶出する．この二水塩が半水塩を包み込んで，針状結晶をつくり，この二水塩の針状結晶がからみ合って硬化する．図 3-1-3 に針状結晶のからみ合いを示した．この反応は反復，継続して起こるもので，この反応速度は図 3-1-4 に示した発熱温度上昇からわかる．すなわち，半水塩が溶解し，二水塩の核が晶出するまでは温度が上昇せず，この間を誘導期といっている．

2) 混水比

普通石こう，硬質石こうおよび超硬質石こうの粒子形態，大きさなどの違いによりみかけ体積

表 3-1-1　石こうの溶解度 (20℃)[1]

型	分子式	溶解度 g/100ml
二水塩	$CaSO_4\cdot 2H_2O$	0.2
半水塩	$CaSO_4\cdot \frac{1}{2}H_2O$	0.9
無水塩	$CaSO_4$	0.3

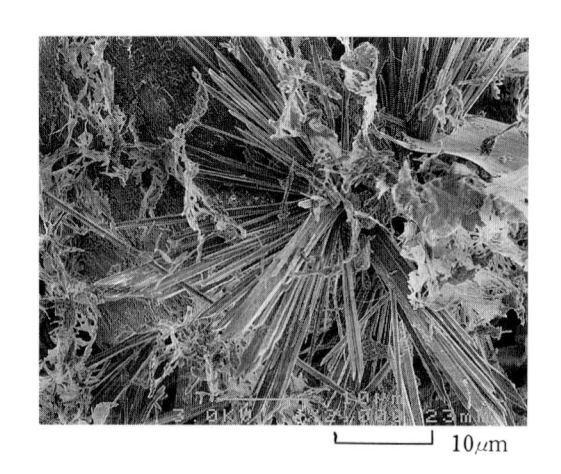

図 3-1-3　石こうの針状結晶

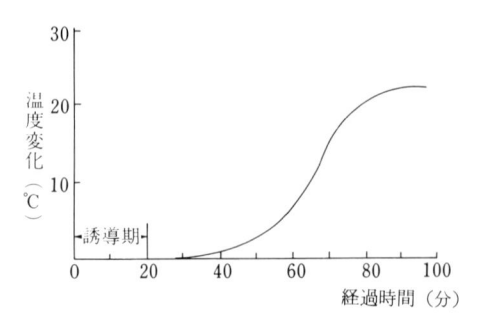

図 3-1-4　普通石こうの硬化中の温度上昇[1]

が異なるので練和する際の水量が異なる．粉末 100 g に対して必要な水量を混水比といい通常 W/P（水/粉）で表され，小数で表現される．代表的な混水比は普通石こうで 0.45〜0.50，硬質石こうで 0.24〜0.35，超硬質石こうで 0.20〜0.25 である．

理論的には硬化反応に必要な水量は下図の化学反応式より，半水石こう粉末 100g に対して水量が 18.6 ml である．

$$CaSO_4 \cdot 1/2H_2O + 3/2H_2O \longrightarrow CaSO_4 \cdot 2H_2O$$

分子量　　145.142 + 27.024 ──→　172.166

$$\frac{CaSO_4 \cdot 2H_2O \text{の分子量} - CaSO_4 \cdot 1/2H_2O \text{の分子量}}{CaSO_4 \cdot 1/2H_2O \text{の分子量}} = \frac{172.166 - 145.142}{145.142} = \frac{27.024}{145.142} = 0.1861$$

すなわち 1g の $CaSO_4 \cdot 1/2H_2O$ 粉末に必要な水量は 0.186 ml で粉末 100 g では 18.6 ml となる．それゆえ通常の混水比では，常に反応に関与しない過剰な水が存在していることになる．この過剰な水は石こう硬化体を弱くする．それは硬化体が乾燥して過剰な水が消失すると，その部分が気孔となるので弱くなる．硬化した石こうのぬれ強さおよび乾燥強さは硬化後に残留する未反応の水分量と相関がある．超硬質石こうの場合，練和に必要な水量は理論的な水量に近く，余剰な水が少なく空隙，気孔が少ない密な硬化体のため強さが大きい．このように，混水比が石こう硬化体の物理的，機械的性質に影響を及ぼすので，混水比を正確に計り，練和することが重要である．

3) 硬化過程

硬化の過程は練和開始から硬化反応終了まで長時間続く．しかしながら重要な機械的性質の変化は練和開始 2 時間までである．一般的に初期の練和物は泥漿物であるが，混水比が小さく，流れにくい状態では凝塑性を示す．練和物の表面に水分が浮き上がって水の相が存在するので硬化初期には表面に光沢がある．硬化時間が進行すると二水石こうの結晶の成長とからみ合いが相互に起こりはじめて，練和物は可塑性になる．この時成長した二水石こうの結晶がそれぞれ押し合うので，気孔が形成され，その気孔の中へ水が浸透していくので，石こう表面の光沢が消失する．さらに，結晶の成長が起こり，硬化した部分すなわち二水石こうが相対的に増加し，強さが増大していく[2]．

4. 石こうの微細構造

硬化した石こうは微細な気孔を含んだ二水塩の針状結晶のからみ合った状態である．この石こう硬化体中の微細な気孔は図 3-1-5 に示した 2 種の型に区別される．第 1 型は反応に関与しない未反応の水の蒸発によって起こる気孔で，この気孔の特徴は二水塩結晶の塊の間に大きく球形を呈しているもので，この気孔の生成は混水比の大きいものに多く，石こうの強さを弱くする．第 2 型は二水塩の結晶の成長にともなって，お互い結晶同士が押し合ったときできる気孔で，この気孔は第 1 型のものより小さく，不規則な形態をしており，この気孔を除くことはできない．こ

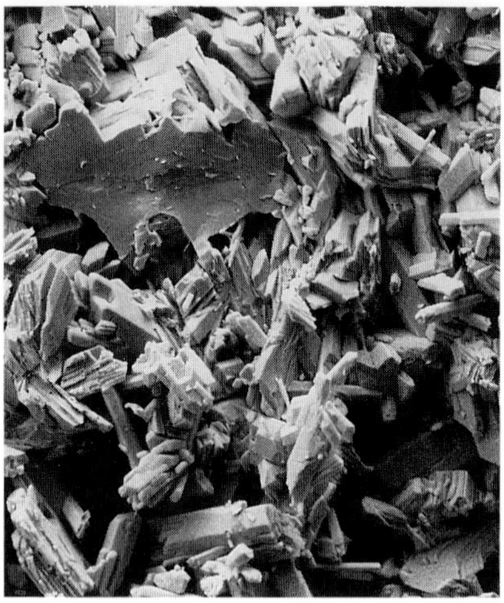

A（第1型） 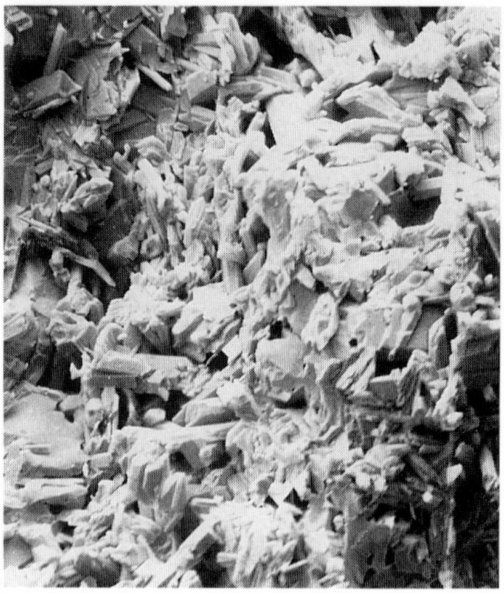　　　　　　　　　　　　B（第2型）

図 3-1-5　超硬質石こうの破壊表面による気孔の観察
　A：硬化体中に水分の蒸発による気孔が見られる（大きい）
　B：結晶の成長による気孔が見られる（小さい）

れらの気孔の発生も混水比が小さいと表 3-1-2 に示したように余剰な水分が少ないため，第1型の気孔は減少するかわりに，二水塩の結晶成長が早期に起こり，結晶同士のからみ合いが効果的に起こるので第2型の気孔が増大する．混水比が大きいと，この逆の現象が起こるが，石こう硬化体の気孔の割合は，これら二つの相対する効果の総和によるので，混水比を減少させれば気孔の総量は減少するはずである．

表 3-1-2　硬化した石こうの多孔度と
W/P 比の関係[1]

W/P 比	多孔度（％）
0.25	10.3
0.30	15.3
0.35	20.3
0.40	25.3
0.50	35.3
0.60	45.3
1.00	85.3

5．石こうの性質

1）硬化時間

　半水石こう粉末を水と練和しはじめてから，硬化するまで一定の時間が必要である．これを硬化時間という．この硬化時間の測定にはビカー針やギルモア針による針入度試験法，発熱温度による方法，石こう泥漿表面の光沢消失までの時間による方法などがあるが，一般的にはビカー針による方法である．直径 1mm，長さ 5cm の針を 300g の荷重で容器に入っている石こう表面より落下させ，粉末と水を練和しはじめてから，針が容器の石こうの表面より 1mm，針が侵入した時までの時間を硬化時間としているが，一般的にこの硬化時間は初期硬化時間を示している．硬化時間は結晶がからみ合ってある程度の強さになった初期硬化時間と，結晶がさらにからみ合って強い結晶構造となる最終硬化時間に区別されて使用されることがある．初期硬化時間は製造法などによりメーカーごとに相当大きな差があるが，JIS 規格の 5〜30 分以内の値である．また，普通石こう，硬質石こう，超硬質石こうという品種による硬化時間の差は明瞭でない．初期硬化時

間を経過すると変形したり，壊れにくくなる．また，石こう表面の光沢がなくなる時間とほぼ一致する．硬化時間が過ぎても引続き結晶化が進行しており強さが漸次増大していくこともある．

（1） 硬化時間の調節

石こうの硬化理論から考察すると硬化時間の調節法は容易に理解できる．粉末粒子が細かいと単位体積当たりの半水塩の数が多い．したがって，この半水塩が水と接触してできる二水塩の結晶核の数が多くなり結晶の成長速度が早くなり，硬化時間が短縮される．また，焼成不足で二水塩が残留していたり，故意に二水石こうを添加するとそれが結晶核となり，硬化時間は短くなる．すなわち，石こうの硬化は，半水塩が水に溶解し，二水塩の核ができ，成長して起こるのであるから，半水塩の溶解度，二水塩の結晶核数，あるいは二水塩の成長速度を変えればよいわけである[3),4)]．

このようなことよりメーカーが市場へ出荷する前に硬化時間を調節しているが，臨床上可能な硬化時間の調節法には次の方法がある．

a. 混水比（W/P 比）

混水比が大きいと，単位体積当たりの生成される結晶核は少なく密度が小さいため，からみ合いが起こりにくく硬化時間が長くなる．表 3-1-3に混水比と練和時間と硬化時間に及ぼす影響を示した．硬化時間は混水比が大きくなれば長くなり，小さくなれば短く，混水比と硬化時間は比例関係にある．

表 3-1-3 W/P比と練和時間とが普通石こうの硬化時間に及ぼす影響[5)]

W/P 比	練和時間(分)	硬化時間(分)
0.45	0.5	5.25
0.45	1.0	3.25
0.50	1.0	4.30
0.50	2.0	3.30
0.50	3.0	2.30
0.55	1.0	6.45
0.55	2.0	4.50

b. 練和時間・練和速度

表 3-1-3に示したように練和時間をある程度長くしたり，練和速度を速くすると半水塩が溶解しやすくなり，二水塩の結晶の生成が速くなる．しかも，撹拌によって生成した二水塩の結晶核数が分割されて増加するため硬化時間が短くなる．

c. 水温

練和する水温が高くなると半水塩の溶解速度が増加し，硬化時間が短くなる．しかし50℃を超えると，生成された二水塩が脱水され，半水塩になる傾向がでて，硬化時間が逆に長くなる．

d. 薬剤の添加

この薬剤の添加は硬化時間を調節するのに簡便でしかも効果的である．硬化時間を促進する薬剤を硬化促進剤といい，代表的なものには食塩，硫酸カリウム(K_2SO_4)[6),7)]，硫酸ナトリウム(Na_2SO_4)，ロッシェル塩，などがある．

一方，硬化時間を延長させるものにはクエン酸ナトリウム[8)]，ホウ砂，にかわ，ゼラチンなどがあり硬化遅延剤と呼ばれている．促進剤の作用は半水塩の溶解速度を増加させ，二水塩の結晶の成長速度を速める．遅延剤は逆に半水塩の表面に膜を形成して溶解速度を減少させる．また，二水塩の結晶表面に膜をつくり，結晶の成長を抑制する．このため硬化時間が促進されたり遅延されたりする．食塩は5％程度の低濃度の時は促進剤として作用し，10％の高濃度になると逆に遅

延剤となる．これは低濃度だと半水塩の溶解速度は増加されるが，高濃度になると塩化ナトリウムの結晶が二水塩の結晶核の上に晶出して，結晶の成長速度を遅延させるためである．

2） 操作時間

実際使用上において，練和や注入などの作業に適した観念的な時間を操作時間という．先に述べた硬化過程における物理的変化がこの操作時間に重要である．操作時間は用途によって異なる．模型材として使用する場合には練和物が泥漿状態を呈しているまでの期間をいう．印象材としてあるいはレジン重合時の埋没材として使用する場合は練和物が可塑性を有している期間をいう．いずれにしてもこの操作時間を確実に決定する測定法がない．

3） 硬化膨張

普通石こう，硬質石こうおよび超硬質石こうのいずれも理論的には硬化時に約7％の容積収縮（線収縮では約2％）するはずである．いま半水石こうの分子量が145.142で密度を 2.75g/cm^3，二水石こうの分子量を172.166で密度を2.32g/cm^3 として計算すると下記のようになる．

$$CaSO_4 \cdot 1/2H_2O + 3/2H_2O \longrightarrow CaSO_4 \cdot 2H_2O$$

$CaSO_4 \cdot 1/2H_2O$ の当量容積 $\dfrac{145.142}{2.75}=52.778$

$CaSO_4 \cdot 2H_2O$ の当量容積 $\dfrac{172.166}{2.32}=74.209$

H_2O の当量容積 $\dfrac{27.024}{0.997}=27.105$

$52.778+27.105=79.883$

$\dfrac{(74.209-79.883)}{79.883}\times 100 = -7.1$（％）

このように理論的には収縮する．実際には表3-1-4に示したように0.08〜0.30％の線膨張が計測されている．これは二水塩が成長してお互いの結晶粒子が押し合って，全体として膨張が現れる．したがって，この際前述したように石こう硬化体中に多くの微細な気孔が生成される．同一の石こうでは混水比が大きいと，二水塩の結晶粒子のからみ合いが少なく，膨張は小さくなる．この硬化膨張は臨床的には模型の精度に影響を及ぼすので重要であるが，特に初期硬化後の膨張が問題となる．これは初期硬化後に結晶のからみ合いが強くなり，型を押し広げる力を有してくるからである．摩擦抵抗の少ない水銀上の石こうの硬化膨張を測定すると初期に収縮し，初期硬化後にはじめて硬化膨張が発現し，元の寸法に回復せず収縮した状態となる．しかし，摩擦抵抗の多いガラス板上での実験では，硬化膨張が現れる．このように硬化膨張は測定方法によって異なるが，臨床的には摩擦が存在する状態で使用されるので，この硬化膨張が問題となる[9),10),11),12),13),14)]．

表3-1-4 各種石こうの大気中での硬化膨張

種類	商品名	硬化膨張（％）
普通石こう	デンタルプラスター	0.20〜0.30
硬質石こう	ユニストーン	0.20
	ヒドロギブス	0.21
	ニュープラストーン	0.25
	ニュープラストーン（ファーストセット）	0.25
超硬質石こう	デンサイト	0.06
	モデルストーン	0.09
	モデロックⅡ	0.09
	ニューフジロック	0.08
	シュールストーン	0.08

（1） 硬化膨張の調節

硬化膨張は模型の寸法的誤差の原因となるので，修復物の精度を向上させるためにはこの膨張

を調節することが必要である．理論的には硬化膨張は0がよい．JIS規格で硬化膨張は0.3%以下と定められている．硬化膨張は混水比および薬剤の添加によって調節される．

a. 混水比

混水比が大きくなれば単位体積当たりの結晶数が少なくなり，二水塩の結晶同士の間隙が広く，二水塩の結晶が成長しても，押し合い現象が強く起こらないので，硬化膨張は小さくなる．すなわち，同種の石こうでは硬化膨張の大きさは混水比と反比例の関係にある．

b. 薬剤の添加

硬化促進剤および遅延剤を添加すると硬化膨張が減少する．塩化ナトリウムや硫酸ナトリウム，ホウ砂を添加すると，二水塩の結晶形態が太く，短く成長するために硬化膨張は小さくなる．しかしながら，硫酸カリウムの添加は低濃度の時は二水塩の結晶が大きく成長するので硬化膨張が大きくなるが，高濃度のときには二水塩の結晶生成速度が早すぎて，急速にからみ合うため硬化膨張は逆に小さくなる[15),16)]．

4) 吸水膨張

石こうを水中で硬化させたり，初期硬化中に水分を添加すると空気中で硬化させた場合より約2倍以上の大きな硬化膨張を示す[17)]．この膨張は吸水膨張（水和膨張）と呼ばれている．図3-1-6に市販石こうの空気中，水中における硬化膨張を示した．この水和膨張は硬化中に水分が十分にあるため二水塩の結晶が成長にともなう結晶同士

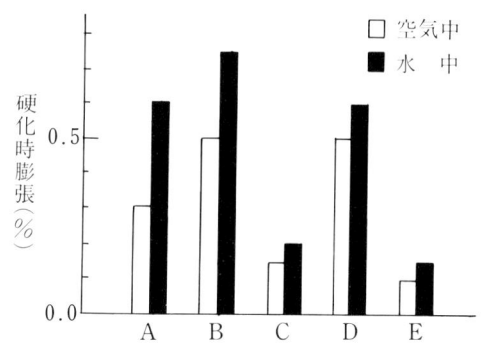

図 3-1-6 市販石こうの空気中，水中における硬化膨張[17)]

の接近が起こらず，さらに二水塩が自由に成長していくので，空気中での硬化より，膨張が大きくなる．結晶の成長機構は空気中と水中でも同じであるが，結晶の成長割合が水中のほうが大きいということである．したがって，水中で硬化した時の硬化体の気孔は空気中硬化より大きい．この吸水膨張は混水比が小さく，攪拌するほど大きくなるが，水を与える時期や量によって異なる．吸水膨張は石こう模型をあらゆる方向に均一に膨張させるとは限らず，寸法精度に影響を及ぼすので応用には注意を必要とする．

5) 強さ

石こうはもろい材料であるので，圧縮応力より引張応力に特に弱い．圧縮強さの大きい石こうほど塑性がなく，引張強さも圧縮強さに比例して小さくなる．例えば，表3-1-5に示したように普通石こうの引張強さは圧縮強さの20%程度である[18)]．硬質石こうでは約15%，超硬質石こうでは約10%程度である[19)]．石こう模型の代表的な破壊は引張応力によって起こるので，引張強さが破壊に対して極めて良い目安となる．一方，圧縮強さは石こう表面の硬さや耐摩耗性にとっては，大変重要な指標となる．また，石こうの強さはぬれ強さと乾燥強さで表わされる．ぬれ強さは石こうの水和反応に関与しない余剰の水分が残っている場合の強さであり，乾燥強さは，水和

反応に関与しない水分が消失した場合の強さで，一般的に24時間後をいう．乾燥強さはぬれ強さの2倍以上の強さを示す．ある乾燥強さの模型を水に浸漬すると，その強さは乾燥強さの前の状態，すなわちぬれ強さの値に減少する．また，石こうの表面硬さは JIS や ADAS には規定されていないが，実用上重要な性質である．この性質はヌープ硬さ[20),21)]，被削強さ[22)]や引っ搔き強さ[23)]などによって測定されている．この硬さは圧縮強さと同様に混水比が小さくなるとその値は大きくなるし，また，水以外の液体で練和したり[24),25),26)]，石こうの硬化後に表面処理する方法[27),28)]が検討されている．また，リン酸カルシウム結晶などを添加して石こう硬化体の機械的性質の研究がなされている[29),30),31),32)]．

石こうの強さは混水比，練和時間，促進剤や遅延剤の添加によって影響を受ける．

表 3-1-5　市販石こうの代表的機械的性質

種類	商品名	標準混水比 (W/P)	硬化時間 (分)	硬化膨張 (%)	引張強さ (MPa) ぬれ	引張強さ (MPa) 乾燥	圧縮強さ (MPa) ぬれ	圧縮強さ (MPa) 乾燥
普通石こう	デンタルプラスター	0.44	25	0.20	2.5	4.1	18.1	40.5
硬質石こう	ユニストーン	0.24	10	0.20	5.1	8.2	43.3	74.0
	ヒドロギプス	0.28	7.5	0.21	3.5	6.3	29.2	59.0
	ニュープラストーン	0.24	11	0.25	5.2	8.1	49.3	83.4
	プラストーン	0.28	11	0.40	4.1	9.2	41.2	80.4
	ストーン-1	0.24	10	0.20	—	—	45.9	86.7
	ニューサンストーン	0.24	10	0.20	—	—	44.0	78.0
	プラストーン (L)	0.26	10	0.09	3.5	6.1	41.2	68.6
	デントロック	0.24	10	0.24	—	—	38.2	78.4
超硬質石こう	モデロックⅡ	0.20	10	0.09	6.0	10.0	59.1	105.0
	モデルストーン	0.22	8.5	0.09	5.0	8.0	47.2	88.0
	デンサイト	0.24	8.5	0.06	4.0	8.0	39.4	83.0
	ニューフジロック	0.20	11	0.08	7.0	11.0	63.7	107.9
	トクソーロック-1	0.20	10	0.08	—	—	56.1	112.2
	レジンロック	0.20	10	0.08	—	—	48.0	76.0
	サンハードⅡ	0.20	10	0.08	—	—	66.3	122.4
	シュールストーン	0.24	11	0.08	5.0	8.0	48.1	82.4
	レジンストーン	0.20	12	0.08	—	—	48.0	76

(1) 混水比：混水比が大きくなると気孔が多くなり，圧縮強さは混水比に反比例する[33)]．同じ石こうで最大圧縮強さを要求する場合は混水比を小さくすればよい．石こうの硬化反応は硫酸カルシウムイオンの拡散によって起こるので混水比をあまりに小さくすると，カルシウムイオンの拡散が起こらず硬化しない．図3-1-7 に示したように硬質石こうの混水比を0.23以下にしても，引張強さは増加しないことが報告されている．また，混水比を小さく

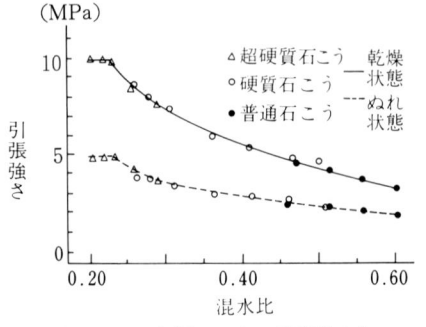

図 3-1-7　各種石こうの引張強さ[5)]

すると大きい硬化膨張を示す．臨床上は模型の寸法精度も強さも重要であるが，強さを重視して混水比を小さくすれば硬化膨張が大きくなり，模型の精度を不良にするので，これらのことを十分考慮して混水比を決定することが必要である．

(2) 練和時間：練和時間がある限度内で長いほど強さが増加すると言われている．これは二水石こうの結晶の生成が適当で結晶のからみ合い効果が発揮されるためで，逆に練和時間が長いと結晶が破壊され，からみ合い効果が小さいためである．

(3) 促進剤・遅延剤の添加：薬剤を添加すると石こうの強さは低下する．これは，二水塩の結晶間に添加薬剤が界在するため，結晶間の凝集力を減少させるためであると考えられている．

6) 溶 解 性

石こう($CaSO_4 \cdot 2H_2O$)は水中で溶解する．その溶解度は表 3-1-1 に示したように，20℃で水 100cc で 0.2g である．咬合器に装着する場合など石こうを水中へ浸漬する必要がある場合は，石こう模型の溶解度と同じ硫酸カルシウムの飽和溶液中に浸漬すると溶解度が減少する．

6. 保 存

普通石こう，硬質石こうおよび超硬質石こうとも大気中の湿気を吸収して，硬化時間が短縮するなどの変質が起こる．相対湿度70%以上になると石こうの半水塩の粒子の表面に水和反応が起こり，半水塩の表面に二水塩の結晶が生成するためである．この二水塩の結晶は結晶体の核になり，硬化時間が短縮する．さらに吸湿すれば，半水塩の結晶が全部二水塩で包まれてしまうため，水に対する溶解度が減少し硬化時間はきわめて長くなる．石こう製品はすべて乾燥した環境で保存しなければならない．最良の方法は防湿金属容器に保存することである．

［参考文献］

1) Phillips, R. W. : Science of Dental Materials, Saunders Co (Philadelphia) 55-72, 1973.
2) 高橋道友，浅野信行，桑山則彦：歯科用石こうに関する研究．歯材研報，2：40〜43, 1968.
3) 中村健吾ほか：せっこうをテストする．DE, No. 13, 18〜27, 1970.
4) Docking, A. R. : Plaster and stone. Dent. Clin. North. Am., November 727, 1958.
5) Earnshaw, R., and Smith, D. C. : The tensile and compressive strength of plaster and stone. Aust Dent. J., 11 : 415, 1966.
6) Eberl, J. J., and lngram, A. R.: Process for making high-strength plaster of Paris. Industrial and Eng. Chem., 41 :1061, 1949.
7) Fairhurst, C. W.,: Compressive properties of dental gypsum. J. Dent. Res., 39 : 812, 1960.
8) Lautenschlager, E. P., Harcourt, J. K., and Ploszaj, L. C.,: Setting reactions of gypsum materials investigated by X-ray diffraction. J. Dent. Res., 48 : 43, 1969.

9) Lautenschlager, E, P., and Corbin, F.: Investigation on the expansion of dental stone. J. Dent. Res., 48 : 206, 1969.
10) Mahler, D. B.: Hardness and flow properties of gypsum materials. J. Prosthet. Dent., 1 : 188, 1951.
11) 宮津一, 中村恰三：石膏の凝固膨張について, 石膏と石灰, 22：11～16, 1956.
12) 総山孝雄, 吉沢勝美, 黒須一夫：間接法歯型の膨縮変形に関する総合的研究. 口病誌, 20（4）：229～252, 1969.
13) 青柳吉彦：歯科用せっこうの硬化膨張に関する研究（第1報）. 歯理工誌, 10（19）：187～199, 1969.
14) 長谷川二郎：歯科鋳造学, 医歯薬出版（東京), 1976.
15) Mahler, D. B.,: Plaster of Paris and stone materials. Int. Dent. J., 5 : 241, 1955.
16) 橋本弘一, 光安宏之：石膏の凝固膨張を抑制する2, 3の薬剤について, 臨床歯科, 224：23～26, 1957.
17) Mahler, D. B., and Ady, A. B.,: An explanation for the hygroscopic setting expansion of dental gypsum products. J. Dent. Res., 39 : 578, 1960.
18) Ridge, M. J.,: Mechanism of setting of gypsum plaster. Rev. Pure and Applied Chem., 10 : 243, 1960.
19) Ridge, M. J., and Beretka, J., : Calcium sulphate hemihydrate and it's hydration. Rev. Pure and Applied Chem., 19 : 17, 1969.
20) 平澤 忠：合成樹脂系模型の特徴. 歯科ジャーナル, 11(1)：25～33, 1980.
21) 平澤 忠ほか：模型材料をテストする. DE, 37：10～23, 1976.
22) Ostlund, S. G.: Cutting Resistance Test of Dia Materials, J. Prosthet. Dent., 9（3）：461～467, 1959.
23) 大谷 宏, 細田裕康, 総山孝雄：硬質石膏模型の表面硬度について. 歯材器誌, 5：45～51, 1961.
24) 末野悌六, 加藤一男, 秦 孝明：強さと硬さの優れた模型石膏の研究（その1, その2, その3）. 歯材研報, 1（2）：12～17, 1954, 1（3）：40～73, 74～84, 1955.
25) 細田裕康, 平野忠彦, 総山孝雄：硬石こう模型面の強化法, 歯材器誌, 4：107～110, 1959.
26) 西村文夫：コロイダルシリカで練和した石こう. 歯材器誌, 8：36～46, 1962.
27) 田口美和：矯正用バンド間接調整法に使用する硬質せっこう模型の強化に関する研究. 歯材器誌, 14：35～45, 1966.
28) 長谷川二郎, 福井壽男：石こう硬化剤をテストする. DE, 41：20～24, 1977.
29) 楳本貢三ほか：石こう硬化体の機械的性質の改善に関する研究（第1報）第二リン酸カルシウム結晶添加による石こう（$CaSO_4 \cdot 2H_2O$）結晶の生成について. 歯材器, 6（2）：205～211, 1987.
30) 楳本貢三ほか：石こう硬化体の機械的性質の改善に関する研究（第2報）第二リン酸カルシウムおよびリン酸水素カルシウム・水和物添加による超硬石こうの曲げ強さならびに表面あらさの改善について. 歯材器, 6（3）：316～319, 1987.
31) 楳本貢三ほか：石こう硬化体の機械的性質の改善に関する研究（第3報）リン酸水素カルシウム結晶添加による超硬石こうの曲げ強さの改善について. 歯材器, 6（4）：496～499, 1987.
32) 猪俣勝廣ほか：石こう硬化体の機械的性質の改善に関する研究（第4報）各種アルカリ土類金属リン酸塩添加による表面あらさへの影響について. 歯材器, 7（4）：558～563, 1988.
33) 大谷 宏：硬質せっこうの強さとかたさに及ぼす空隙率の影響. 歯理工誌, 19(46)：95～97, 1978.

第2章
印象材

　印象材は口腔内の歯牙，顎を印象することによってそれぞれの陰型を作る材料である．すべての印象材は口腔内に挿入される前は可塑性あるいは流動性があり，挿入圧接後，硬化するものでなければならない．硬化後，印象材は弾性を有する弾性印象材と弾性を有しない非弾性印象材に分類される．弾性印象材には，寒天印象材，アルジネート印象材，ポリサルファイドゴム印象材，シリコーンゴム印象材およびポリエーテルゴム印象材がある．非弾性印象材にはモデリングコンパウンド，酸化亜鉛ユージノール（亜鉛華ユージノール）印象材および石こう印象材がある．

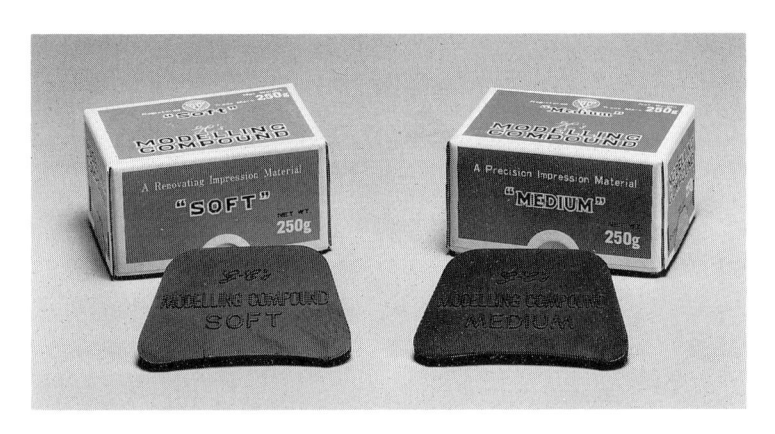

1. モデリングコンパウンド

　モデリングコンパウンドは加熱によって軟化し，冷却によって硬化する熱可塑性物質である．このモデリングコンパウンドは，ADA規格で第1種と第2種に分けられる．第1種コンパウンドは無歯顎の印象を採得するときに用いられ，加熱軟化してトレーに盛り硬化前に口腔で圧接し，冷却後口腔外へ印象を取り出す．第2種はトレーコンパウンドと呼ばれるもので，これは印象材で本印象を採る場合の概形印象（1次印象）と呼ばれる印象を採るのに用いられる．この印象面に他の印象材，例えば亜鉛華ユージノールペースト等を盛って，それを口腔内に挿入して精密印象を採る．この精密印象のことを2次印象とも呼ぶことがある．1種モデリングコンパウンド

図 3-2-1　モデリングコンパウンド

78　Ⅲ　各　論

は支台歯形成した単一歯牙の印象を採る時に用いられることもある．

1）組　成

モデリングコンパウンドは天然樹脂を約40％含有し，その代表的なものはシェラックである．これは熱可塑性を与える．さらに熱可塑性を与えるためワックスを7％，潤滑剤および可塑剤として，ステアリン酸を約3％程度含有している．充填材としてケイソウ土，滑石などを約50％含有している．

2）硬化機構

モデリングコンパウンドは熱可塑性であり約45℃で軟化し，口腔内温度約37℃で硬化する．この硬化機構は熱可逆性の物理的作用である．

3）性　質

（1）フロー

モデリングコンパウンドの第1種は45℃で最低85％のフローを持ち，37℃で6％以下でなければならないとJISで規定されている．一方第2種は45℃で70％，37℃で2％以下のフローと定められている．いずれのタイプも8℃の温度差で容易に可塑性を有する．

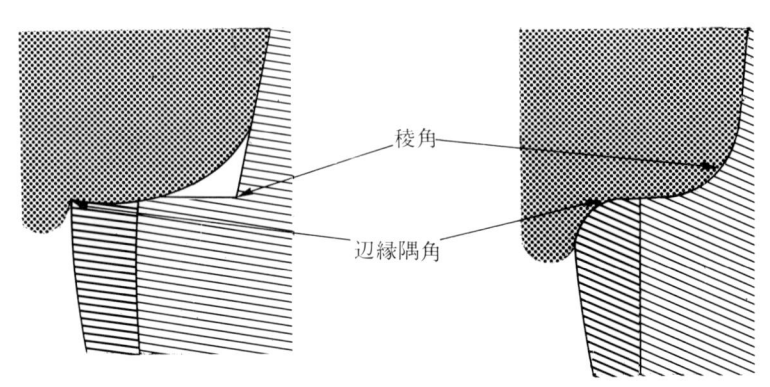

図 3-2-2　モデリングコンパウンドにおける再現性の問題
　　　　　左：隅角が直角だと再現性が不良になる
　　　　　右：隅角が丸いと再現性が良好になる

（2）熱伝導係数

熱伝導はきわめて小さいので，均一に全体を軟化させるためには長時間を要する．

（3）熱膨張係数

この印象材には天然樹脂やワックスが含有されているので，熱膨張係数が大きい．口腔内温度

(37℃)から室温(25℃)までの間で約0.3%の収縮をする.

4) 取扱い法

(1) 軟化方法

モデリングコンパウンドの軟化方法には直火を使用する乾式法と温水中に浸漬する湿式法とがある.乾式法の場合,直接火に当て成分が燃えないように注意する必要がある.また,温水中でコンパウンドをもみながら軟化すると組成が変化し,性質に悪影響を及ぼす結果となる.

(2) 冷 却

口腔内でこの印象材を冷却するのに室温水をスプレーする.冷却はこの印象材の可塑性がなくなり,完全に硬化するまで続けなければならない.

2. 酸化亜鉛ユージノール印象材

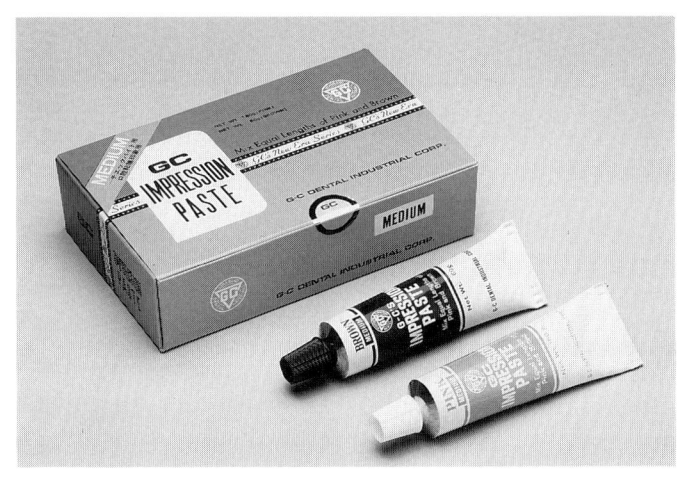

酸化亜鉛ユージノール(亜鉛華ユージノール)印象材は,概形印象を採得後,無歯顎の精密な印象を採るために用いられる.酸化亜鉛ユージノール印象材はペーストタイプのものと粉液タイプのものとがある.いずれも酸化亜鉛とロジンを含むペースト(粉末)とユージノールを含むペースト(液)を練和し,概形印象の上に盛りつけ,ペーストが硬化した後,口腔内より取り出す.この酸化亜鉛ユージノールペーストは化学反応で硬化する印象材であり,印象材として使用される他に,仮着材,咬合採得用材料としても用いられている.

図 3-2-3 酸化亜鉛ユージノール印象材

1) 組 成

最近この印象材はペーストタイプのものがきわめて多い.2種のペーストからなるが,一方の

ペーストには約85％の酸化亜鉛と約13％の植物油あるいは鉱物油が含有され，ベースペーストと呼ばれている．他方のペーストには約12％のユージノール，約50％のロジン，フィラーとして20％の滑石あるいはカオリン等，可塑剤としてアマニ油やカナダバムサムが10％，そして着色剤などを含有しており，これはアクセレーターペーストと呼ばれている．

アクセレーターペーストのロジンは反応速度の制御と，滑らかで均一な印象を採得するのに有効である．また，硬化促進材として塩化カルシウム，酢酸亜鉛等が添加されている．

ベースペーストに含有されている植物油や鉱物油は可塑剤として作用すると同時に，ユージノールの刺激性を減弱する効果を有する．

2） 硬化反応

酸化亜鉛とユージノールの反応は完全に解明されていないが，ユージノールはベンゼン環についた水酸基とメトキシ基があり，このような構造式をもっているグアヤコールやメチルグアヤコールなどとも酸化亜鉛は反応することから，ベンゼン環についた水酸基とメトキシ基が反応に重要な意味をもつと考えられる．また，脱水された酸化亜鉛はユージノールと反応しないといわれていることから，この反応には水分が必要である．酸化亜鉛とユージノールのみの反応によって生成されるユージノール亜鉛は少量であるが，酢酸亜鉛が存在するとユージノール亜鉛の量が多い．このことから，このユージノール亜鉛は酸化亜鉛との反応より酢酸亜鉛との反応が大きいと考えられる[1),2),3)]．

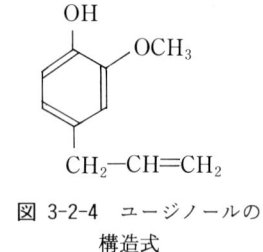

図 3-2-4　ユージノールの構造式

3） 性　質

（1） 硬化時間

ペーストを練和しトレーに盛り，口腔内に挿入するまでは十分な可塑性を有していなければならない．しかも挿入し終わった後には直ちに硬化したほうがよい．酸化亜鉛ユージノールペーストには硬化後の硬さの相違によって，第1種（硬質）と第2種（軟質）の2種類がある．ADA 規格 No.16 でそれぞれの初期硬化時間は第1種，第2種とも3分～6分であり，硬化終了時間は第1種で10分以内，第2種では15分以内とされている．温度や湿度が上昇すると硬化時間は一般に短くなる．室温が高く湿度が高い場合には，練和途中で硬化することがあるので注意しなければならない．

（2） 硬化時間の調節

硬化時間の調節は，原材料によるものと術者の練和法によって調節する方法があるが，ここでは術者による調節法のみ記述する．

(1) 硬化時間が遅すぎる場合にはユージノールを含むアクセレーターペーストに少量の水を加えて均一に練和すればよい．

(2) 高温・高湿の室内では硬化時間が短くなる[4]．このような環境においては，スパチュラと練板を冷却するとよい．ただし，露点以下にならぬように，また少量のポログリセリンを練和物に加えると硬化時間は遅延する．

(3) ベースペーストとアクセレーターペーストの量比を変えれば硬化時間が調節できる[5]．すなわち，酢酸亜鉛等の促進剤の入っているペーストを多くすれば硬化は促進され，少なくすれば硬化が遅延する[6]．

(3) コンシステンシーとフロー

ペーストのコンシステンシーは印象操作上重要な性質である．コンシステンシーの大きい，すなわち粘度の高いペーストは印象の際に口腔粘膜に圧縮力が働くので加圧状態の印象が採得され，粘度の小さいペーストは口腔粘膜を圧縮させない無圧の状態の印象が採得される．いずれにしても印象材は硬化前に口腔諸組織に対して均一な圧で一様に圧接されることが必要である．ADA規格では印象材に500gの荷重を加えた場合に，第1種ペーストで30〜50mm，第2種で20〜45mmの広がりであることが定められている．一般に時間の経過にともなって早期に流動性が減少する材料は，硬化時間も短く，初期硬化時間と硬化終了時間の間隔が短いということができる．

(4) 寸法安定性

硬化中の収縮は0.1%以下であり，硬化後の寸法変化はほとんどない．したがって精密な印象には，トレー材料の性質が重要であり，このトレー自身の寸法が変化せず精度がよければ印象を長く保存しても変形，寸法変化がない．

(5) 細部再現性

細部再現性は酸化亜鉛ユージノールペーストの種類によって差が生じることがある．このペーストは石こうと反応してはならず，容易に分離できることが大切である．

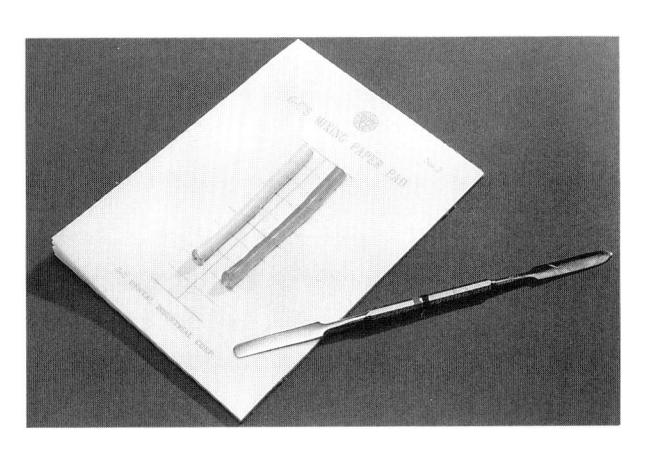

図 3-2-5 亜鉛華ユージノール印象材の練和法

4) 取扱い法

ペーストタイプのものは2種のペーストを等量計り，また粉末―液タイプのものは粉末と液をメーカー指示に従い適正に計量し，それらを図 3-2-5 のように油紙練板上で硬いスパチュラで均一に練和する．

3. 水成コロイド印象材

前項では，主として無歯顎用の印象材料について述べたが，歯が存在する有歯顎の印象採得の場合には，歯冠最大豊隆部と歯頚部の間に存在するアンダーカット部や，顎の骨隆起部などに存在するアンダーカット部を再現した歯や粘膜・軟組織の正確な印象を採らねばならない．このためには，アンダーカットの部分を再現できるだけの十分な弾性を有し，その際，変形が残留しない性質を有する印象材が必要である．このためには，柔軟性のあるコロイドゲルやゴム質物質が考えられる．ゴム質印象材については後述するので，ここではコロイドゲル系印象材について述べることにする．このコロイドゲル系印象材として，可逆性水成コロイド印象材の寒天印象材と不可逆性水成コロイド印象材のアルジネート印象材がある．この印象材の説明の前にコロイド状態について述べることにする．

1) コロイドの化学

(1) コロイド状態

一般にある物質が他の媒質の中に細かな粒子になって分散している状態を分散系といっている．したがって，分散系は少なくとも2相からできており，その一つは粒子の部分であり，これを分散相または分散質といい，もう一つはその周囲の部分で，これを分散媒という．コロイド状態はこのような分散系の一種であるが，分散質の粒子が普通の原子，分子またはイオンの大きさである場合には，コロイドの状態にあるとはいえない．また，泥水のような分散粒子が肉眼または普通の顕微鏡で見られたり，すぐ沈澱してしまうような粗い粒子の分散系も，コロイド状態とはいわない．コロイド状態は普通の分子やイオンよりは大きく，またすぐ沈澱してしまうような粗い粒子の分散系の粒子よりは小さい粒子を含んでおり，それはだいたい直径 $10^{-5} \sim 10^{-7}$ cm 程度のものである．この程度の大きさの粒子をコロイド粒子といい，このようなコロイド粒子がある分散媒中に分散している場合をコロイドの状態といい，分散相と分散媒が，気体，液体，固体のいずれであっても，コロイドの状態をつくる．したがって，分散媒が液体であるコロイド溶液は半透膜を通過せず，限外顕微鏡で粒子の影が見えるなど不均一な性質をもっているということで，真の溶液から区別されている．コロイド溶液には2種の型があり，その一つは，金コロイド溶液のような微量の電解質を加えることにより，粒子が互いに結合して，大きな粒子になって沈澱（凝析）する比較的不安定なコロイド溶液と，他の一つは，寒天の溶液のように少量の電解質を

加えても，粒子が沈澱しない安定なコロイド溶液である．このように安定なコロイド状態をいつまでも保つためには，粒子どうしが互いに結合しなければよい．安定したコロイド状態を保てるのは，粒子の表面が帯電しており，粒子が同じ種類の電荷をもてば，接近しても相反発して結合しない．また，もう一つの原因は，分散媒と粒子，例えば水の分子と付着する力が強いときは，粒子のまわりに水が引きつけられて，粒子の表面ではもっとも強く結合する．しかし，粒子の表面から遠ざかるにしたがって結合の力を次第に弱くするような被膜をつくるため，粒子が接近しても互いに結合することが妨げられるからである．このような現象を水和と呼んでいる．即ち，コロイド粒子は一般的に帯電しており，また多少とも分散媒を付着して安定度を保っている．

(2) コロイドの種類

コロイドの溶液は，液体の分散媒に液体や固体の粒子が分散したものでゾルといわれている．水成コロイド印象材は寒天粒子と分散媒である水との間の付着力が大きいので親水性コロイドというが，金のコロイド溶液は粒子と水との間の付着力が弱いので疎水性コロイドという．

(3) ゲル

寒天のような親水コロイド溶液の分散質の濃度が適正である場合には，温度を下げると，液全体が半固体状のいわゆるゼリー状になる．このような状態をゲルといい，このような変化を示す温度をゲル化温度という．ゲルは，コロイド粒子が互いにある程度結びついて，お互いの位置を自由に変えず，網目状の集合体を形成している状態であり，これに対して粒子が自由に分散媒中を動きうる状態のコロイド溶液をゾルという．

(4) 可逆性水成コロイド

水成コロイドは冷却すると，ゲル化する．また，ゲル化したものを加熱するとゾルになる．このように，水成コロイドは可逆変化を示す．したがって，このような水成コロイドを可逆性水成コロイドという．この反応は温度変化によって生じ，ゾル ⇌ ゲル　というように表わされる．しかし，ゾルからゲルになる温度とゲルからゾルになる温度は同じ温度ではない．すなわち，ゲル化温度とゾル化温度の両者には温度差がある．このことを履歴現象あるいはヒステリシスという．

(5) 不可逆性水成コロイド

コロイド溶液が温度変化によってゾルからゲルに変化するのとは異なり，化学反応によってゲル化するのが不可逆性水成コロイドである．後述するアルギン酸ナトリウムの水成コロイドゾルから生ずるゲルはこの代表的なものである．このゲルは化学的に形成されるので，加熱してもゾルに逆変化しないので不可逆性水成コロイドと呼ばれる．この反応は一方向のみで，

　　ゾル ⟶ ゲル　と表わされる．

(6) 膨潤と離液

水成コロイドゲルは，その構造は大部分が水である．したがってゲルの含水量が減少すると収縮し，一方ゲルが水を吸収すればインビビションすなわち膨潤する．このように，環境によって寸法が変化する．ゲルが水分を失うのは，ゲル表面からの蒸発かあるいはゲル構造中から水分の滲出が起こるシネリシスすなわち離液という現象によって液体が表面へ滲み出ることによる．この現象はゲルの特性で離液によって滲み出る液は純粋な水ではない．ゲルの網目構造の中から水や構成成分の液が滲出するとゲルは収縮する．

水を失ったゲルを水と接触させると，ゲルの網目構造の間隙に水が充満して体積を増し膨潤する．この現象を膨潤という．この場合の水の吸収量は，失った水分量と同量である．精密な印象を得るためにはこの離液現象や膨潤について考慮しなければならない．

2) 寒天印象材

(1) 組 成

寒天印象材の基本的な成分は寒天であり，この寒天は紅藻類から抽出される鎖状の多糖類の一種で，α-ガラクトースと3,6-アンヒドロ-1-ガラクトースとが交互に結合したものであり，下記にその構造式を示した．寒天印象材にはこの寒天が 8～15wt％含有されており，ゲル化温度の調整のため，分子量の異なる寒天が混合されているのが一般的である．さらに，ホウ砂はゲルの強さを増強するために 0.2％程度添加されている．しかし，このホウ砂は石こうの硬化遅延剤と

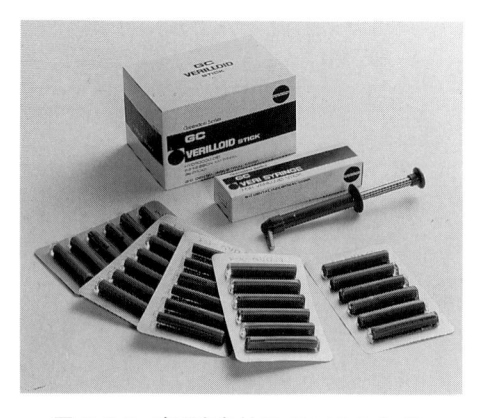

図 3-2-6 寒天印象材（シリンジタイプ）

して作用するために，石こう模型の表面がいつまでも硬化せず表面荒れを起こす．これを防ぐために硫酸塩が1～2％程度添加されている．また，アルキルベンゾイルは保存剤として微量添加されている．その他香料，着色剤が添加されている．

(2) ゲル化反応とゲル化時間

寒天印象材はゲル状態で供給され，これを加熱によってゾルにし，冷却によってゾルがゲルになる．

$$\text{寒天印象材（ゾル）} \underset{100℃に加熱}{\overset{36～42℃に冷却}{\rightleftarrows}} \text{寒天印象材（ゲル）}$$

ゾル→ゲル，ゲル→ゾルの変化は，温度によって生ずる．前述したようにゾル化温度とゲル化温度は異なっており，これを履歴現象あるいはヒステリシスという[7]．ゲル化の一般的温度は36～42℃であり，ゲルがゾルに変わる温度すなわちゾル化温度は60～70℃で，一般的には100℃で行われている．

(3) 性質

表 3-2-1 弾性印象材の性質[31),32)]

		寒天	アルジネート	ポリサルファイド	重縮合型シリコーン	重付加型シリコーン	ポリエーテル
弾性回復率	(％)	98.8	97.3	97.9	99.5	99.7	98.9
弾性歪	(％)	11	12	7	5	2.6	2
フロー*	(％)	—	3.6	0.5	0.09	0.03	0.3
細線再現性	(μm)	25	75	25	25	25	25
収縮率 (24時間)	(％)	—	—	0.25	0.4～0.9	0.10	0.3

* ADAS No.19による加圧短縮率

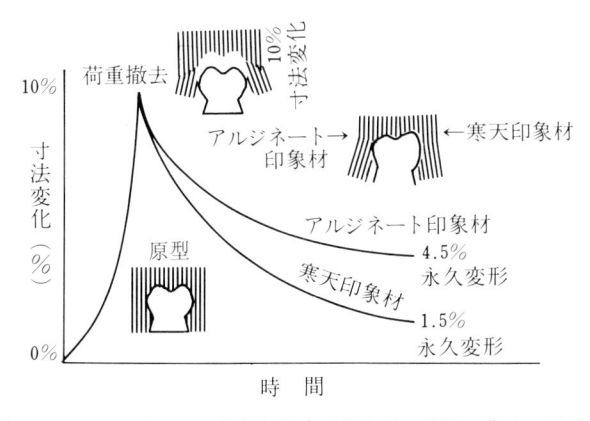

図 3-2-7 アルジネート印象材と寒天印象材の弾性回復率の比較
(Roydhouse, R. H., Materials in Dentistry Year Book Medical publishers, Chicago, 1962)

寒天印象材およびアルジネート印象材の水成コロイド系印象材の機械的性質を表3-2-1に，図3-2-7に水成コロイド系印象材の弾性回復率の比較を示した．寒天印象材は他の弾性印象材と異なり，温度によって可逆的にゾル⇌ゲルに変化するので，冷却されやすい外部より硬化，口腔粘

膜に接している部分が最後に硬化する．これは細部再現性など印象精度を向上させるために好都合である．アルジネート印象材に比べて，圧縮強さが大きく，図 3-2-7 に示したように永久変形は 1.5％と小さく弾性回復率が大きい．寒天印象材は保存中，インビビションや離液により寸法変化が生ずるので[8]，印象採取後ただちに石こうを注入することが必要である．

表 3-2-2，に保存条件の差による寸法変化を示した[9]．もしただちに石こうが注入できない場合には，1時間以内ならば相対湿度100％で保存すれば寸法変化は最小となる．

表 3-2-2 水成コロイド印象材の寸法変化

保存条件	寸法変化	原因
空気中	収縮	ゲル表面からの水分の蒸発および離液
水中	膨張	膨潤と水の吸収
相対湿度 100％中	収縮	離液
無機塩類溶液中	膨張，収縮	溶液とゲルの浸透圧の関係による

表 3-2-3 水成コロイド系印象材の歯科理工学的性質

商品名	標準粉液比 (粉g/水ml)	口腔内保持時間 (分)	ゲル化時間 (分) (室温23℃ 水温20℃)	圧縮強さ (MPa)	弾性歪 (％)	永久歪 (％)	せっこう表面粗さ (μm)
寒天印象材							
ベリロイド	—	ゲル化まで	冷却状態による	2.1	11.0	1.2	12.5
エースロイド	—	—	—	0.3	8.0	0.8	
アルジネート印象材							
アローマファインDFⅢ (ノーマルセット)	16.8/40	2	2.3	0.71	14.1	2.2	10.5
アローマファインDFⅢ (ファーストセット)	16.8/40	1.5	1.8	0.71	14.6	2.2	10.5
アローマファインDFⅢ (スローセット)	16.8/40	3	3.1	0.71	14.6	2.2	10.5
ハイテクニコール	16.8/40	2〜2.5	2.5	0.92	14.8	2.6	11.5
トクソー A-1α	16.0/40	2.5	3.0				3.4
ジェルストレート・プラス	14.0/38	1.0	2.5	0.74	—	2.5	
アルジエース	15.0/34	—	2.0	0.69	13.5	2.8	—

(4) 操作法

寒天印象材は一般的に次のように調整され使用される．

a．加熱は100℃の温水中で 8〜12分間加熱し，65℃の温水中で保存し，65℃でトレーに盛り，印象を採得する前に46℃程度の温度に調整する．このような加熱過程が一般的である．

b．冷却は，冷却水が通る管のある特殊トレーに寒天印象材を盛り，口腔内に挿入した後，完全にゲル化が完了するまで水で冷却する．

c．印象を口腔内より撤去後，よく洗浄して余分な水を除去する．水を除去した後，寸法変化を起こすので，ただちに石こうを印象中へ注入する．また表 3-2-3に寒天印象材を含む弾性印象材の諸性質を示した．寒天印象材は操作時間が長く，しかも加熱によりゾル化するの

で，寒天印象材を保存のための特殊なタンクが必要である．また，印象採得後，印象材を冷却させるために特殊トレーが必要であるなど，他の印象材より多くの設備を必要とする．

（5） 石こうの硬化

寒天印象材は石こうの硬化を遅らすので，石こう歯型や模型の表面が荒れる場合がある．固定液（硬化液）と呼ばれている2％硫酸カリウム水溶液中へ，印象材を約20〜30秒間浸漬した後に，石こうを注入すると歯型や模型の表面は滑沢になる．しかし，現在市販されている寒天印象材には，石こうの硬化促進剤として作用する硫酸カリウムが初めから添加されており，この印象材の場合は硫酸カリウム水溶液中に浸漬しても，その効果は小さい．

（6） 複模型用寒天印象材

局部義歯や全部床義歯を作製する時には複雑で精度の高い鋳造物を作製するため，作業用模型とは別にもう一つワックスアップができ，そのまま鋳型材となる複模型が必要となる．

この複模型を作製するためには一般的に寒天印象材を用いて最初の作業用模型から印象する．この複模型用寒天印象材の特徴は，口腔内印象用の寒天印象材より水分が多く，寒天の量が少ないことである．その組成上の差を表3-2-4に示した．複模型用寒天印象材は54〜66℃にて連続的にゾル状態に保存することができ，しかも複模型用印象操作完了後はこのゲルを再び特殊な寒天コンディショナーにて加熱してゾルにして再使用が可能となる．この複模型用寒天印象材は弾性とある程度の強さをもっているため，精度よくアンダーカットの複印象が可能である．

一方，この印象材の欠点は通常の水成コロイド印象材の場合同じで，ゲルの状態で空気中あるいは水中に放置しておくと水分の蒸発や膨潤などにより寸法変化を生じる．一般に100％相対湿度中に保管するとよい．

表3-2-4 寒天印象材の一般的組成（％）

成　分	口腔内用	複模型用
寒　天	12-15	2.6
ホウ砂	0.2	0.2
硫酸カリウム	1.7	2.0
安息香酸塩	0.1	0.2
グリセリン	—	35
水	残余	残余

3） アルジネート印象材

アルジネート印象材は寒天印象材の代替品として開発されたものであり粉末状とペースト状のものがある．粉末状の製品を図3-2-8に示す．寒天印象材と同様に水成コロイド印象材であるが，ゾル→ゲルの変化は化学反応であり，可逆的ではない．アルジネート印象材は取扱いが容易であることから，他の印象材に比較してその使用割合は高い．また近

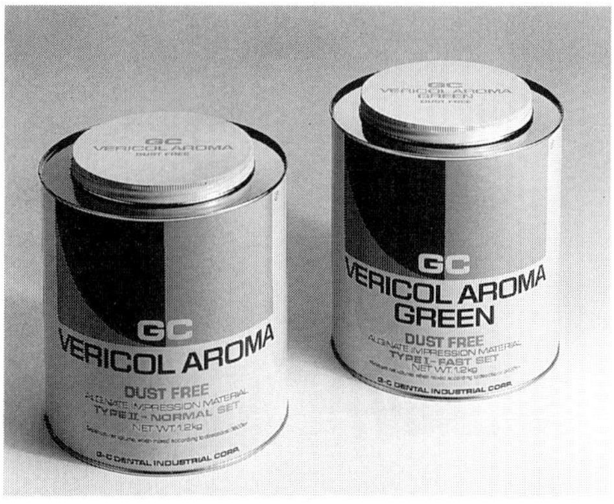

図3-2-8 アルジネート印象材

年，同じ水成コロイド印象材であるので，寒天印象材と組み合わせて印象を採得する方法が実用化されている．

(1) 組 成

アルジネート印象材の基本的成分は水溶性のアルジネートであり，無水-β-d-マヌロン酸の鎖状高分子のナトリウム塩と考えられている．この水溶性アルジネートは水に溶けてゾル状態になり，これに2価の金属イオン，例えばカルシウムイオンなどを反応させるとゾルからゲルに変化

表 3-2-5 アルジネート印象材の組成とその作用

	組　成	作　用
アルギン酸ナトリウム	12〜15%	反応剤
硫酸カルシウム	8〜12%	反応剤
リン酸ナトリウム	2%	遅延剤
フッ化チタンカリウム	2〜3%	石こう模型の改良
顔料，香料	数パーセント	
ケイソウ土	60〜70%	ゲル強度の調節

し硬化する．しかし，この反応は急速で，練和中に不溶性のカルシウム塩を生成し硬化するので，その反応を遅延させるためにリン酸，シュウ酸などのナトリウム塩やカリウム塩として，第3リン酸ナトリウムおよびピロリン酸ナトリウムが反応遅延剤として添加されている．アルジネート印象材の一般的組成範囲および成分の作用を表 3-2-5 に示す．

(2) 硬化反応

粉末が水と共に練和されると次の2段階の反応が起こる[11),12)]．
(1) 第一段階は適切な操作時間を与えるために組成中のリン酸ナトリウムと硫酸カルシウムが反応する．

$$2Na_3PO_4 + 3CaSO_4 \longrightarrow Ca_3(PO_4)_2 + 3Na_2SO_4$$

(2) リン酸ナトリウムが反応して消費されると，残っている硫酸カルシウムとアルギン酸ナトリウムと水が反応し不溶性のアルギン酸カルシウムを形成しゲル化する．

$$Na-Alg + CaSO_4 + H_2O \longrightarrow Ca-Alg + Na_2SO_4$$
　　　　(粉末)　　　　　　　　　　　(ゲル)

(3) この反応は高い温度および混水比が小さい場合に速くなる[13)]．

(3) 性 質

前述の表 3-2-3 に硬化時間を示した．硬化時間は遅延剤の量が多く，アルギン酸ナトリウム塩の粒子が大きい場合に硬化時間が遅延する．また，2価イオンの溶解度が小さい場合および練和時の温度が低い場合も硬化時間が遅延する．一般的には硬化時間は2〜5分である．アルジネート印象材の弾性回復率は平均的には95〜98%で他の弾性印象材に比べて印象精度および細部再

現性に劣る[14),15)]．アルジネート印象材は水成コロイド印象材であるので寒天印象材と同様にゲル化して硬化する．表3-2-2に示したように保存条件によってゲル中の含水量の減少あるいは増加によって収縮したり，膨張などの寸法変化が起こる[16),17),18)]．そのため，印象を撤去した後直ちに水洗し，石こうを注入しなければならない[19)]．

（4）練和法

計量メーカーより供給される計量カップで粉末および水をそれぞれ計量し，メーカー指示の混水比でラバーボールとスパチュラーで力強く均一になるよう練和する．水量に対して粉末を多くすると，コンシステンシーが大きくなりゲルの強さおよび引裂き強さも大きくなるが，操作時間および硬化時間が短縮される．一方，水温が低いと操作時間および硬化時間が延長する．また，練和が不十分であると細部などの再現性が劣る．十分に練和しかつ気泡がなければ，クリーム状を呈し，細部まで再現することができる[20)]．

一般的に練和時間は通常60秒，急硬化型の場合は45秒が適切であるとされている．もし，クリーム状によく練和されないと硬化反応が部分的に不均一になり，不正確な印象になりやすいので注意が必要である．練和した印象材をトレーに盛って口腔内で圧接するが，この圧接はトレーを動かしてはならない．アルジネート印象材の操作時間は表3-2-3から分かるように相対的に短く，練和開始より約2.5分であり約3分で硬化する．完全に硬化した後印象材を口腔内より一気に撤去する．撤去した印象を水洗し，2％K_2SO_4水溶液等の硬化液に数分間浸漬し，水分をよく除き石こう泥を注入して模型を作製する．

（5）石こうの硬化

寒天印象材と同様にアルジネート印象材は印象と接する石こうの硬化を遅延させる．したがってアルジネート印象材中に硫酸カリウムなどを添加し，石こうの硬化を促進し滑沢な石こう表面が得られるように工夫されている[21),22)]．また，この印象材に石こうを注入した後はただちに恒湿槽か，ぬれたガーゼなどで包むなど高湿度環境で保管する．このことにより模型の諸性質が向上する．

（6）アルジネート印象材と石こうの組み合わせ

一般に水成コロイド系印象材には硬質石こうが使用される．印象材と石こうの組み合わせが不適当であると石こう表面の硬化遅延，表面あれ，印象材の付着などの原因となる場合がある[23)]．

4．ゴム質印象材

前述した水成コロイド系弾性印象材の他に合成ゴム質系の弾性印象材がある．このゴム質系印象材をエラストマー印象材と呼ぶ場合もある．この印象材は主鎖に硫黄，ケイ素あるいは窒素を含んだものであり疎水性である．このような主材に，ある種の反応剤を加えて常温で縮合反応あ

るいは付加反応により重合させるので，これらの印象材は通常2成分系より成っている．

歯科用ゴム質印象材としては，ポリサルファイドゴム，縮重合型シリコーンゴム，重付加型シリコーンおよびポリエーテルゴム印象材がある．また，これらの印象材には可塑剤や充塡材の量の相異により，コンシステンシーが異なる，ヘビーボディー，レギュラー，およびライトボデータイプ（インジェクションタイプ）の3種類にそれぞれ分けられている．

ここではまず，ポリサルファイドゴム，縮重合型シリコーンゴム，重付加型シリコーンゴムおよびポリエーテルゴム印象材のそれぞれの組成と硬化反応について述べ，硬化時間，機械的性質およびその取扱方法については一括して述べることとする．

1） ポリサルファイドゴム印象材

（1） 組　成

ポリサルファイドゴム印象材はベースペーストとキャタリストペーストの2本のチューブの中に入った形で供給されている．ベースペーストの基本的成分は，硫黄を主鎖に含み，末端と中間にメルカプト基をもった分子量約3000程度の多官能ポリマーで，ポリサルファイドゴムポリマーと呼ばれている．

ポリサルファイドゴムポリマーの一般的構成式は下図のようである．

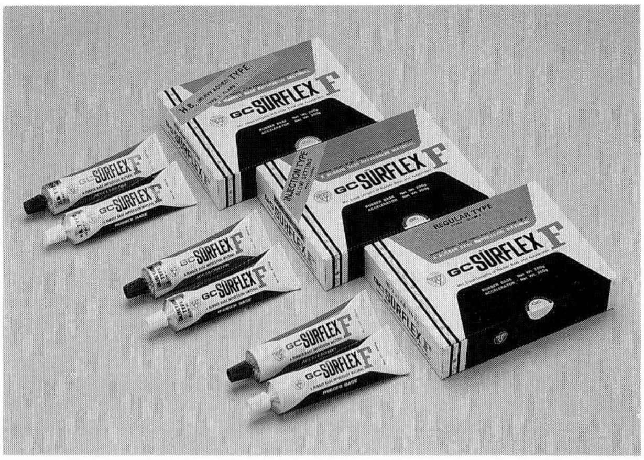

図 3-2-10　ポリサルファイドゴム印象材

$$HS-(R-S-S)_{23}-R-SH$$
$$R: C_2H_4-O-CH_2-O-C_2H_4$$

このポリサルファイドゴムポリマーが80％含有されており，その他，酸化チタン，硫酸亜鉛およびシリカ等が補強材として，またペーストに適当な粘度を与えるためジブチルフタレートのような可塑剤が添加されている．

キャタリストペーストの基本的成分は，過酸化鉛で30～60％程度含有されている．その他硫黄が触媒として1～4％，ジブチルフタレートが可塑剤として添加されている．オレイン酸あるいはステアリン酸が反応調節剤（遅延剤）として加えられている場合もある．

（2） 硬化反応

ポリサルファイドゴムポリマー中の末端と中間の SH 基が過酸化鉛の触媒作用によって他の分

子の SH 基と脱水縮合反応し，その結果直鎖状および架橋結合が起こり，長い鎖状の三次元構造ができる[24),25)]．これによって印象材はペースト状からゴム質に変化する．この反応は温度の上昇および湿度によって促進される．

$$\sim S-H \quad H-S\sim\sim\sim S-H \quad H-S- \longrightarrow \sim S-S\sim\sim\sim S-S\sim + PbO + 3H_2O$$

メルカプタン ＋ 過酸化鉛 → ポリサルファイドゴム ＋ 酸化鉛 ＋ 水
（ベースペースト）（キャタリスト）　　　　　　　（硬化した印象材）

2） 重縮合型シリコーンゴム印象材

（1） 組　成

重縮合型シリコーンゴム印象材は，ポリサルファイドゴム印象材と同じくベースペースト―キャタリストペーストとベースペースト―キャタリスト液の2種類がある．重縮合型シリコーンゴムの基剤をなすのは，末端に OH 基をもったジメチルポリシロキサンでありベースペースト中にはいっている．さらにペースト状にするためと，機械的性質を向上させるために無機質フィラーが 30～40％ 含有されている．

ただし，パテ状の場合には 75％ のフィラーを含有しているのが一般的である．

キャタリストペーストには，カプリル酸スズあるいはジブチルスズジラウレートのような金属有機エステルとアルキルシリケートが含まれており，このキャタリストが液体の場合には希釈オ

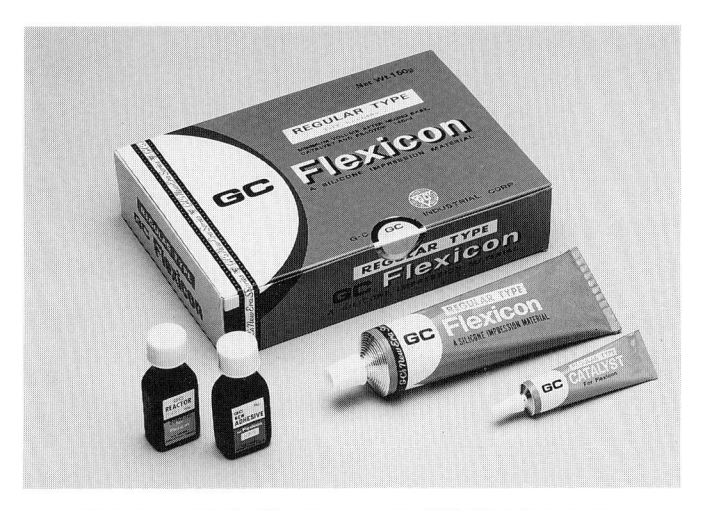

図 3-2-11　重縮合型シリコーンゴム印象材（3液タイプ）

イルが加えられており，ペーストの場合には希釈オイルとフィラーが加えられている．

キャタリストペースト中のアルキルシリケートとカプリル酸スズとを別々にして提供している3液性の製品がある．これは材料の変質を防ぐためである．

（2） 硬化反応

シリコーン印象材の組成の構造式を下図に示した．

$$HO-\left[\begin{array}{c}CH_3\\|\\Si-O\\|\\CH_3\end{array}-\begin{array}{c}CH_3\\|\\Si-O\\|\\CH_3\end{array}\right]_n-H \qquad Sn-[O-\overset{O}{\overset{\|}{C}}-(CH_2)_6-CH_3]_2 \qquad RO-\begin{array}{c}CH_3\\|\\Si-OR\\|\\OR\end{array}$$

　　ジメチルポリシロキサン　　　　　　カプリル酸スズ　　　　　　　$R=C_2H_5$
　　　　　　　　　　　　　　　　　　　　　　　　　　　　　　　　　アルキルシリケート

この硬化反応はジメチルポリシロキサンの末端のOH基とアルキルシリケートとがカプリル酸スズの存在で，3次元網目構造を形成しゴム状になる[26]．この際，副産物としてエチルアルコールが生ずる．このエチルアルコールの蒸発は硬化後の寸法変化に影響を与える．

$$HO\left\{\begin{array}{c}CH_3\\|\\Si-O\\|\\CH_3\end{array}\begin{array}{c}CH_3\\|\\Si-O\\|\\CH_3\end{array}\right\}\ [H+RO] \ \begin{array}{c}CH_3\\|\\Si-OR\\|\\OR\end{array} \xrightarrow{\text{カプリル酸スズ}\atop(\text{触媒})} \begin{array}{c}CH_3\ CH_3\ CH_3\\|\ \ \ |\ \ \ |\\-Si-O-Si-O-Si-\\|\ \ \ \ \ |\ \ \ \ \ |\\CH_3\ O\ \ CH_3\\\ \ \ \ \ |\\ \ \ \ \ CH_3-Si-O-Si-O-\\\ \ \ \ \ \ \ \ \ \ |\ \ \ \ \ \ |\\\ \ \ \ \ \ \ \ \ \ O\ \ \ CH_3\\\ \ \ \ \ \ \ \ \ \ |\end{array}+3C_2H_5OH$$

　ジメチルポリシロキサン　　　　アルキルシリケート　　　　シリコーンラバー＋アルコール
　　（ベースペースト）　（キャタリストペーストあるいは液体）　　（硬化した印象材）

3） 重付加型シリコーンゴム印象材

（1） 組　成

ポリサルファイドゴム印象材と同様にベースペースト，キャタリストペーストの2本のチューブの中に入った型で供給されており，ベースペーストには主成分である水酸基をもったハイドロジェンポリシロキサンとフィラーが入っている．キャタリストペーストには末端にビニル基をもったジメチルポリシロキサンからなる架橋剤，フィラーおよび白金塩触媒が含有されている．

（2） 硬化反応

ポリビニルシロキサンの末端のビニル基と白金塩触媒によって活性化されたシラン基が付加反応を起こして下記の通り架橋され硬化する．この反応には縮重合型シリコーンゴム印象材のようにアルコールあるいはポリサルファイドゴム印象材における水などの副産物が生成されないので，他のゴム質印象材に比較して寸法安定性に優れている[27,28]．

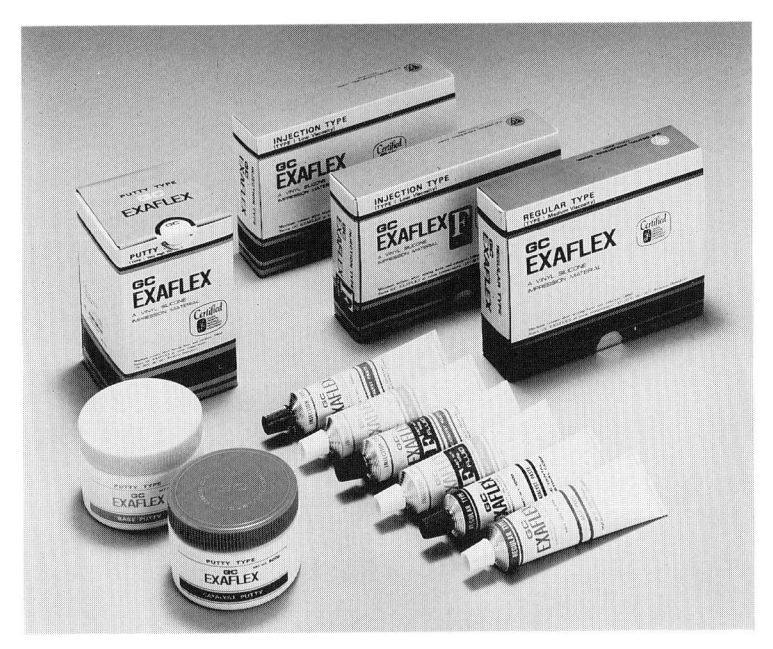

図 3-2-12 重付加型ビニールシリコーンゴム印象材

ポリビニルシロキサン
（キャタリストペースト）

ハイドロジェンポリシロキサン
（ベースペースト）

ポリビニルシロキサン
（キャタリストペースト）

白金塩触媒 →

硬化した重付加型シリコーンゴム印象材

4） ポリエーテルゴム印象材

（1） 組成

前述のポリサルファイドゴム，シリコーンゴム印象材と同様に2種類のペーストとして提供されている．ベースペーストの主成分は末端にエチレンイミン基（アジリジン環）をもった低分子の

ポリエーテルであり，これにフィラーとしてコロイダルシリカ，グリコールエーテルあるいはフタレートのような可塑剤が含まれている．キャタリストペーストは芳香族スルフォン酸エステル

$$CH_3-\underset{\underset{CH_2-CH_2}{|}}{\underset{|}{N}}-\overset{H}{\underset{|}{C}}-CH_2-\overset{O}{\underset{\|}{C}}-O-(CH-(CH_2)_n-O)_{m-1}\overset{R}{\underset{|}{C}}H-(CH_2)_n-O-\overset{O}{\underset{\|}{C}}-CH_2-\overset{H}{\underset{|}{C}}-CH_3$$

ポリエーテル

芳香族スルフォン酸エステル（C₆H₅-SO₃C₂H₅）

が主成分であり，これに前述のフィラーおよび可塑剤が添加されている[29),30)]．

（2）硬化反応

ポリエーテルの末端のイミン基が芳香族スルフォン酸エステルによって開環し，架橋され硬化する．

$$\cdots\cdots CH-CH_3 \quad + \quad C_6H_5-SO_3C_2H_5 \quad \longrightarrow \quad C_2H_5-N-CH_2-CH_2-N^{(+)}$$

ポリエーテル	芳香族スルフォン酸エステル	ポリエーテルゴム
（ベースペースト）	（キャタリスト）	（印象材）

5）ゴム質印象材の性質

（1）硬化時間

硬化時間とは練和開始より，口腔内での変形を最小限度に抑えた状態に硬化するまでの時間である．一方，操作時間は練和開始より印象材が硬化開始するまでの時間であり，区別する必要がある．いずれの時間も針入度試験で測定されるが，現在ではオシレーティングレオメーターで粘性の変化より求められることが多い．

種々のエラストマー印象材についてのオシレーティングレオメーターにより測定された操作時間および硬化時間は表3-2-6に示した．いずれのエラストマー印象材の硬化は温度上昇により促進されるので練和時は冷却乾燥状態で行い，口腔内では温度が高いので硬化時間が短くなり，このことは臨床的に好都合である．ポリサルファイド印象材は水を1滴添加すると硬化速度が促進する．一方，重縮合型シリコーンゴム印象材はキャタリストの量を増すと硬化が促進する．重付加型シリコーンゴム印象材は温度の上昇により硬化が促進される．ポリエーテルゴム印象材は重付加型シリコーンゴム印象材よりは，温度変化に対して敏感ではなく，キャタリストの量比を変えることにより硬化時間を調整できる．

表3-2-6 ゴム質系印象材の歯科理工学的性質

商品名	標準比率(ベース/キャタリスト)	口腔内最低保存時間(分)	硬化時間(操作時間を含む・分)	弾性歪(％)	永久歪(％)	寸法変化(24 h,％)	石こうとの適合性(mm)
ポリサルファイドゴム							
シュールフレックスF(レギュラータイプ)	等長	6	9.0	7.0	3.2	0.18	
シュールフレックスF(インジェクションタイプ)	〃	8	12.5	8.3	2.3	0.15	
シュールフレックスF(ヘビーボディタイプ)	〃	5	7.5	5.0	3.6	0.20	
オムニフレックス	〃	3	6.0	4.6	1.5	0.47	
シリコーンゴム							
ハイドロフィリックエグザフレックス(重付加型・レギュラータイプ)	〃	3	5.0	5.3	0.3	−0.10	0.02
ハイドロフィリックエグザフレックス(重付加型・インジェクションタイプ)	〃	3	6.0	6.0	0.3	−0.10	0.02
インプリソシス(重付加型・インジェクションタイプ)	〃	3	5.5	11	0.5	−0.1	0.02
トシコンパステル(重付加型・レギュラータイプ)	〃	3	5.0	6.0	0.4	−0.08	0.02
フレキシコン(重縮合型・レギュラータイプ)	〃	4	6.0	6.0	0.1	−0.80	0.02
フレキシコン(重縮合型・インジェクションタイプ)	〃	4	5.5	8.0	1.6	−1.5	0.02
コルトフラックスファイン(重縮合型)	〃	2.4	5.1	9.1	1.8	−0.65	0.02
ポリエーテルゴム							
インプレガムF	〃	2.5〜3	6.0	2.7	1.8	−0.08	0.02

(2) 弾 性

ADA規格No.19の弾性ひずみおよび永久ひずみは，Ⅰ種ポリサルファイドゴムおよびⅡ種シリコーンゴムのエラストマー印象材に対して，12％のひずみを30秒間加えたときの永久ひずみをⅠ種では4％以内とし，Ⅱ種の印象材に対しては2％以内とし規定している．

一定のひずみを一定時間加えた時の弾性回復の速さはポリサルファイドゴム印象材が，他の3種類のゴム質印象材に比べて遅い．4種類のエラストマー印象材における弾性回復率を大きい順に示すと表3-2-1に示したように，①重付加型シリコーンゴム印象材 ②重縮合型シリコーンゴム印象材 ③ポリエーテルゴム印象材 ④ポリサルファイドゴム印象材となる[31),32)]．これらの印象材は粘弾性的性質を有しているので，口腔内からの撤去は一気に力強く行い，永久変形の量を最小限にとどめるように注意することが必要である．これは永久変形がひずみの量およびその持続時間に影響を受けるためである．4種のエラストマー印象材の弾性ひずみはポリサルファイド，重縮合型シリコーン，重付加型シリコーン，ポリエーテルの順に小さくなる．これらの印象材はチクソトロピー的性質を有しているので印象採得時に口腔内で加圧すると粘度が減少し，細部まで印象材が流れ細部再現性がよい．

（3） 寸法安定性

寸法安定性に影響を及ぼす原因として，①ゴムの架橋構造の形成による容積変化による収縮，②重合時に生成される水・アルコール等の遊離，蒸発による収縮，③ゴム質印象材は完全弾性体でないので，弾性回復率が100％にならないために，外力を加えた後若干変形が残る[33),34),35)]．

ゴム質印象材は一般的に疎水性であるため，水成コロイド系印象材より空気中保存でも比較的寸法安定性がよいが，前述した原因により，時間の経過に伴い寸法変化を起こすので印象採得後は可及的に早く石こうを注入する必要がある[36),37),38),39),40),41)]．

一般的にポリサルファイドゴム印象材の24時間の重合収縮は約0.18～0.20％，重縮合型シリコーンゴム印象材は約0.4～0.9％である．ただしパティタイプのシリコーンゴム印象材はこれらの値より小さいとされている．重付加型シリコーンゴム印象材は約0.1％，ポリエーテルゴム印象材は約0.3％の重合収縮である．ポリエーテルゴム印象材は水分を吸収するので水中での保存は不可能である[36)]．

6） 取扱い法

ポリサルファイドゴム印象材，重縮合型シリコーンゴム印象材，重付加型シリコーンゴム印象材およびポリエーテルゴム印象材は，ベースペーストとキャタリストペーストの組み合わせにして，メーカーより提供されている．これらを油性の紙練板上に等量絞り出して，図3-2-13と図3-2-14に示したように45～60秒間ペーストが均一な色になるように練和し，しかも気泡が混入しないよう，すりつぶすように練和する．練和法はメーカーの指示に従って取扱うように心掛ける必要がある．ゴム質印象材には粘度の小さいインジェクションタイプ，中等度のレギュラータイプ，高粘度のヘビーボディタイプの3種類が用意されており，この粘度は充塡材の量によって調節されている．

重縮合型シリコーンゴム印象材にはペースト―液タイプのものや，パテ状のものがあり，これらもメーカー指示に従って取り扱うことが必要である．

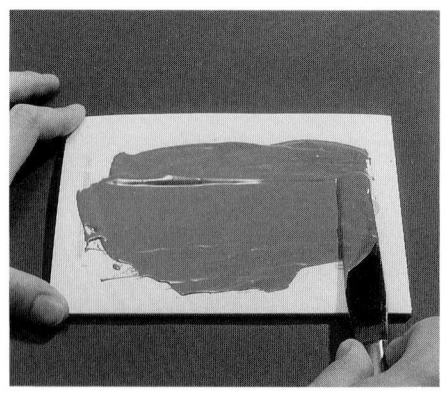

図3-2-13　ポリサルファイドゴム印象材の練和
　　　　　（気泡をつぶすように練和する）

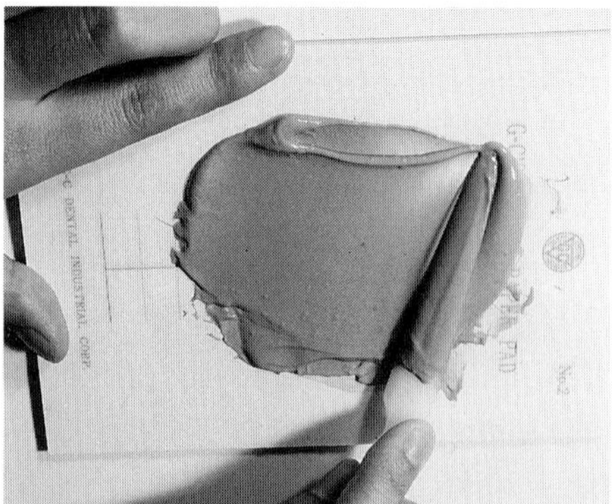

図3-2-14　シリコーンゴム印象材の練和

硬化したポリサルファイドゴム印象および重付加型シリコーンゴム印象は保存に際しての環境はそれほど厳しくないが，重縮合型シリコーンゴム印象およびポリエーテルゴム印象は湿度および温度の高い環境で保存すべきでない．また，いずれのゴム質印象材も重合反応が長く進行し，その間変形が生じるので，できる限り早く石こうを注入すべきである．前述したようにゴム質印象材は疎水性であるので石こうの表面硬さには余り影響を与えず，滑沢な表面が期待できる．一方，石こうとのぬれ性が悪いため石こう表面に小さな気泡を生じることがある．ポリサルファイドゴム印象材は臭いがきつく，手および器物を汚すことが多いが，保存期間は長い．シリコーンゴム印象材やポリエーテルゴム印象材は，臭い，色および器物の汚染の点で優れているが保存期間は短い．これらゴム質系印象材には超硬質石こうを用いるのが一般的である．

[参考文献]

1) Crisp, S, Ambersley, M, and Wilson, A. D. : Zinc oxide-eugenol cements. V. Instrumental studies of the catalysis and acceleration of the setting reaction. J Dent Res 59 : 44, 1980.
2) El-Tahawi, H.M., and Craig, R. G. : Thermal analysis of zinc oxide-eugenol cements during setting. J Dent Res 50 : 430, 1971.
3) Wilson, A. D. and Mesley, R. J. : Zinc oxide-eugenol cements. III. Infrared spectroscopic studies. J Dent Res 51 : 1581, 1975.
4) Batchelor R. F. and Wilson, A. D. : Zinc oxide-eugenol cements. I. The effect of atmospheric conditions on rheological properties. J Dent Res 48 : 883, 1969.
5) Vieira, D. F. : Factors affecting the setting of zinc oxide-eugenal impression pastes. J Prosthet Dent 9 : 70, 1959.
6) Myers, G. E., and Peyton, F. A. : Physical properties of the zinc oxide-eugenol impression pastes. J. Dent. Res., 40 : 39, 1961.
7) 本多佳雅ほか：口腔内寒天印象材の粘性挙動について．歯材器,-5 (5) : 653〜659, 1986.
8) Swartz, M.L, Norman, R. D. : Gilmore H. W, and Philips R. W. : Studies on syneresis and imbibition in reversible hydrocolloid. J Dent Res 36 : 472, 1957.
9) 土生博義ほか：寒天印象材の寸法変化．歯材器, 6 (6) : 837〜845, 1987.
10) 赫多 清ほか：寒天印象材と模型用せっこうとの適合性．歯材器, 5 (1), 26〜38, 1986.
11) Buchan, S., and Peggie, R. W.: Role of ingredients in alginate impression compounds. J. Dent. Res., 45 : 1120, 1966.
12) Fish, S. F., and Braden, M. : Characterzation of the setting process in alginate impression materials. J. Dent. Res., 43 : 107, 1964.
13) Harris, W. T., Jr. : Water temperature and accuracy of alginate impressions. J. Prosthet. Dent., 21 : 613, 1969.
14) Anderson, J. N. : Flow and elasticity in alginates. Dent. Progr., 1 : 63, 1960.
15) 有川裕之ほか：アルジネート印象材の硬化特性．歯材器, 3 (5) : 691〜695, 1984.
16) 土生博義ほか：従来型およびダストフリータイプアルジネート印象材の寸法変化．歯材器, 5 (1) : 47〜53, 1986.
17) 秋山 譲：アルジネート印象材の寸法安定性に関する研究―とくに硬化時温度・練和時間，混水比および印象撤去時間の影響について―．歯材器, 5 (5) : 587〜601, 1986.
18) Gilmore, H. W, Phillips, R. W, and Swartz, M.L. : The effect of residual stress and water change on the deformation of hydrocolloid impression materials. J Dent Res 37 : 816, 1958.

19) Khaknegar, B. and Ettinger, R. L.: Removal time: A factor in the accuracy of irreversible hydrocolloid impressions. J Oral Rehabil 4 : 369, 1977.
20) Wilson, H. J.: Some properties of alginate impression materials relevant to clinical practices. Br Dent. J., 121 : 463, 1966.
21) Chong, J. A., Chong, M. P., and Docking, A. R.: The surface of gypsum cast in alginate impressions. Dent. Pract., 16 : 107, 1965.
22) 荒木吉馬ほか：塩化カルシウム溶液によるアルジネート印象材の固定効果―超硬質せっこうの印象面における凝結反応―．歯材器, 10(2)：294～301, 1991.
23) 吉田隆一，岡村弘行，貴美島 治：表面あれからみたアルジネート印象材と石こうの組み合わせ．DE, 29：32～40, 1974.
24) Braden, M.: Characterization of the setting process in dental polysulfide rubbers. J. Dent. Res., 45 : 1065, 1966.
25) 村上義昭：ポリサルファイド系ゴム印象材の研究―有機過酸化物による常温迅速加硫法．歯理工誌, 9 (16)：24, 1968.
26) Braden, M., and Elliott, J. C.: Characterization of the setting process of silicone dental rubbers. J. Dent. Res., 45 : 1016, 1966.
27) 荒木吉馬ほか：重付加型シリコーンゴム印象材の分子網目構造と動的性質．歯材器, 2 (2)：244～252, 1983.
28) 細谷 誠：分子網目構造からみた重付加型シリコーンゴム印象材の力学的性質．歯材器, 5 (6)：827～838, 1986.
29) Braden, M., Causton, B., and Clarke, R. L.: A polyether impression rubber. J. Dend. Res., 51 : 889, 1972.
30) 増原英一，中村宣男：ポリエーテルラバー印象材について．DE, 33：26～30, 1975.
31) MacPherson, G. W., Craig, R. G., and Peyton, F. A.: Mechanical properties of hydrocolloid and rubber imptression materials. J. Dent. Res.,46 : 714, 1967.
32) Lautenschlager, E. P., Miyamoto, P., and Hilton, R.: Elastic recovery of polysulfide base impressions. J. Dent. Res., 51 : 773, 1972.
33) McLean, J. W.: Physical properties influencing the accuracy of silicone and thiokol impression materials. Br Dent. J., 110 : 85, 1961.
34) Stackhouse, J. A., Jr.: The accuracy of stone dies made from rubber impression materials. J. Prosthet. Dent., 24 : 377, 1970.
35) Inoue, K. and Wilson, H. J.: Viscoelastic properties of elastomeric impression materials. III. The elastic recovery after removal of strains applied at the setting time. J Oral Rehabil 5 : 323, 1978.
36) Nayyar, A, Tomlins, C. D, Fairhurst, C. W, and Okabe, T: Comparison of some properties of polyether and polysulfide materials. J Prosthet Dent 42 : 163, 1979.
37) Luebke, R. J, Scandrett, F. R, and Kerber, P. E.: The effect of delayed and second pours on elastomeric impression material accuracy. J Prosthet Dent 41 : 517, 1979.
38) Lacy, A. M., Bellman, T., Fukui, H. and Jendresen, M. D.,: Time-dependent accuracy of elastomer impression materials. Part I: Condensation silicone. J. Prosthet. Dent. 45 : 209, 1981.
39) Lacy, A. M., Fukui, H. Bellman, T. and Jendresen, M. D.,: Time-dependent accuracy of elastomer impression materials. Part II : Polyether, Polysulfides, and Polyvinylsiloxane. J. Prosthet. Dent. 45 : 329, 1981.
40) 内田博文：シリコーンラバー印象模型の再現性に関する三次元的研究―印象採得時温度・印象撤去速度および模型材注入時期の影響について―．歯材器, 6 (3)：255～269, 1987.
41) 赫多 清ほか：親水性重付加型シリコーン印象内におけるせっこうの硬化膨張．歯材器, 8 (5)：736～740, 1989.

第3章
レ ジ ン

　レジンとは天然または人工的に合成された物質であり，外観および性質が樹脂様なものの総称である．その中で歯科材料としてのレジンは人工的に合成された，いわゆる合成樹脂が，義歯床材，歯冠修復材，人工歯材，義歯裏装材，窩溝塡塞材，接着材などに使用されている．

1. 義歯床用材料

　義歯は義歯床と人工歯，および維持装置により構成される．この中で義歯床に用いられる歯肉色（淡紅色）レジンを義歯床用レジンという．義歯床にはレジンの他に金合金，Co-Cr合金，18-8ステンレス鋼などの金属も用いられる．レジンは金属材料と比較して軽く，義歯の作製が比較的容易であり，安価である．さらに色調や感触が口腔粘膜と似ているなどの利点がある．しかし，金属材料に比較して機械的性質が劣る．

1) 所要性質

　義歯を口腔内へ装着する目的は，上下顎の咬合関係を再現し，咀しゃく，発音などの機能回復，ならびに外貌，歯列などの形態と審美性の回復にある．しかしながら，口腔は咀しゃく時の咬合力，唾液，飲食物などの水分の存在，飲食物による温熱的刺激，および口腔内細菌の存在など過酷な環境下にある．このため義歯床用レジンに要求される性質は以下のように，きわめて厳しい．

(1) 咬合力に対して十分な強さがあり，かつ変形しないこと．
(2) 長期間の使用に対して耐久性があること．
(3) 軟化温度が高く，飲食物などの摂取時に変形しないこと．
(4) 唾液，飲食物などに侵されず，吸水量が小さいこと．
(5) 衝撃に強く，摩耗しにくいこと．
(6) 比重が小さく，熱伝導が大きいこと．
(7) 口腔組織に対して刺激がなく，無味，無臭，無毒であること．
(8) 色調および透明感が歯肉に類似し，変色しないこと．
(9) 表面が滑沢で感触が口腔粘膜に似ていること．

⑽ 成形方法が簡単で,修理が可能であること.

2) 種　類

　義歯床用材料として蒸和ゴムが長い間使用されていたが,アクリルレジン(ポリメチルメタクリレート)が1930年代に工業生産化され,1937年,ドイツのクルツアー社より義歯床用材料として製品化された.1970年代になると工業用プラスチックの応用が試みられ,ポリカーボネート,ポリサルホン,ポリエーテルサルホンなどのエンジニアリングプラスチックが義歯床用材料として導入された.現在,アクリルレジン,ポリサルホン,ポリエーテルサルホン,ポリカーボネートおよびアクリルエステルの5種類が義歯床用材料として使用されているが,その使用頻度はアクリルレジンが高く,本章ではこのレジンについて主として述べることにする.

　義歯床用アクリルレジンに用いられる主なモノマーを図 3-3-1 に示す.

メタクリル酸メチル(MMA)　　　メタクリル酸エチル(EMA)

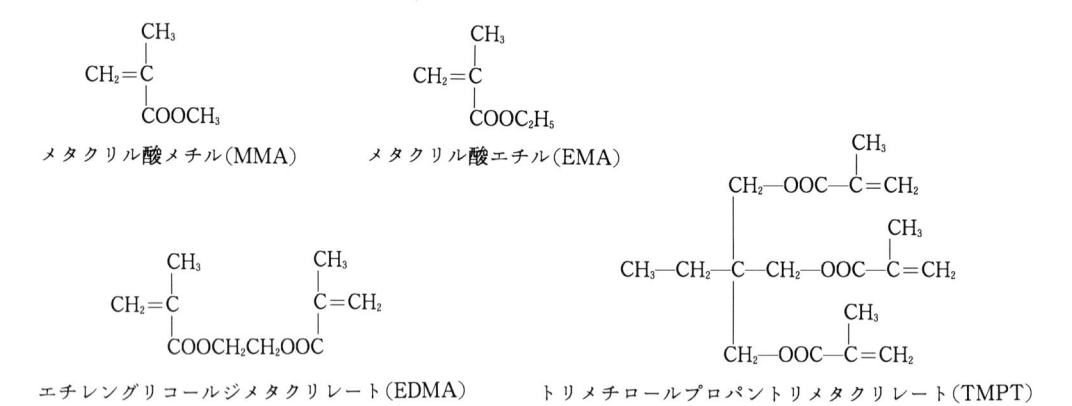

エチレングリコールジメタクリレート(EDMA)　　　トリメチロールプロパントリメタクリレート(TMPT)

図 3-3-1　義歯床用アクリルレジンに用いられる主なモノマー

(1) アクリルレジン

　アクリルレジンの原料となるメタクリル酸メチル(MMA)は,アセトンと青酸を用いたアセトンシアンヒドリン法,あるいはメタクリル酸のメタノールによるエステル化反応により製造される[1]).

a. メタクリル酸メチル

　メタクリル酸メチル(MMA)は無色透明な液体であり性質を表 3-3-1 に示す.

表 3-3-1　MMA の性質[2]

分子量	100
沸　点	100.8℃
融　点	－48℃
比　重	0.945 g/cm³(20℃)
重合反応熱	12.9 kcal/mol
重合収縮率	約21％(体収縮)

MMAの構造は $CH_2=C{<}^{CH_3}_{COOCH_3}$ であり，塩化ビニル $CH_2=C{<}^{H}_{Cl}$，エチレン $CH_2=C{<}^{H}_{H}$ と類似する，いわゆる広い意味のビニル型モノマーである[3]．MMAは熱，紫外線，可視光線によっても重合するが，歯科では通常，反応開始剤を用いて重合させる．

b．ポリメタクリル酸メチル

ポリメタクリル酸メチル(PMMA)は原料モノマーのMMAを水中で一様に攪拌し，重合開始剤(過酸化ベンゾイル，BPO)を加え加温重合する．この方法で得られたPMMAの小粒子をポリマーと呼んでいる．PMMAの性質を表3-3-2に示す．

表3-3-2 PMMAの性質[4]

比重（g/cm³）	1.19	伸び（％）	5
光線透過率（％）	93	曲げ強さ（MPa）	118
ガラス転移温度（℃）	115	曲げ弾性率（MPa）	2941
熱膨張係数（×10⁻⁶/℃）	70	硬さ（H_R）	100
熱変形温度（℃）	100	衝撃強さ（N・cm/cm²）	14〜16
軟化点（℃）	118	吸水率（％）	0.3
引張強さ（MPa）	74.5		

アクリルレジンは軽くて強靱であり，酸，アルカリに対しても安定であること，透明度が高いため着色が容易であること，軟化点が高く，飲食物の温度に対する変形の恐れがほとんどないことや，吸水量が比較的小さいなど，過酷な環境である口腔内で使用しても耐え得る物性を有している点が多い．欠点としては，熱膨張係数ならびに重合時の収縮が大きいこと，さらにモノマーの生体への刺激性があるが，重合操作が比較的容易であることや，高価かつ複雑な機械設備を必要としないなどの総合的評価から，義歯床用レジンとして広く用いられている．また，アクリルレジンの歯科での応用は粉-液重合方法により行われ歯科独自のもので，一般の工業用製品のようにMMAを単独で用いて，種々の重合方法(塊状重合，乳化重合など)で重合物を得る方法とは異なる．すなわち，歯科ではMMAを単独では用いず，球状の小粒子であるPMMAと液体のMMAを混和し，塑性を有する餅状物(ドウ)をまず作り，これを成形，重合させて義歯床を作製する．この方法は粉末状のPMMAと液状のMMAを用いるので，粉-液重合法あるいは粉-液ドウ重合法と呼ばれている．この方法は餅状物が塑性を有するために，いかなる形にも成形できる利点がある．さらに，この餅状物を成形過程で加熱し，重合硬化させるレジンを加熱重合アクリルレジン，常温で重合硬化させるレジンを，常温重合アクリルレジンまたは即時重合レジン，即硬性レジンなどと呼ばれている．このとき，餅状物に含まれているモノマーが重合し，ポリマーに変化する．

i 加熱重合アクリルレジン

1) 組　成[5),6)]

・モノマー(液)

　　MMA　　90〜100％

EDMA　　0.5〜10%
HQ　　　0.005〜0.006%

モノマーは MMA を主成分とし，その他に架橋剤として EDMA，重合抑制剤として HQ（ハイドロキノン）が用いられることが多い．架橋剤の添加は有機溶媒に対する耐溶剤性の向上を図っている．また，重合抑制剤は保存中にモノマーが重合するのを防止するために添加されている．さらにモノマーは褐色のビンに入れられ紫外線による重合を防止している．

・ポリマー（粉）

PMMA　　98〜99%
BPO　　　0.2〜1%
着色剤　　0.5%

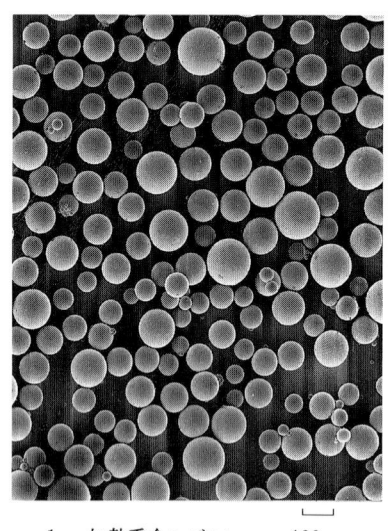

1. 加熱重合レジン　　100μm　　　　2. 常温重合レジン　　100μm

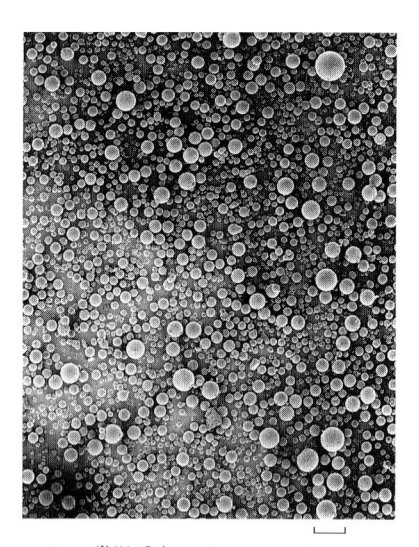

図 3-3-2　義歯床用アクリルレジンポリマー粒子の走査電子顕微鏡写真

ポリマーは PMMA を主成分とし，その他に重合開始剤として BPO（過酸化ベンゾイル），着色剤が添加されている．着色剤としては硫化カドミウム，硫化水銀，酸化鉄，また不透明性を与えるために酸化亜鉛，酸化チタンが用いられている[7]．ポリマーの着色は，着色剤をポリマー製造時に MMA と一緒に入れる方法と，ポリマーの製造後にボールミルですり込む二通りの方法がある．また，製品によっては毛細血管を模造した直径 $30\mu m$，長さ約 2mm の着色合成繊維を含んでいるものもある[8]．ポリマーの平均分子量は60万〜110万，平均粒径は 40μ〜$80\mu m$ 程度である[5]．加熱重合アクリルレジンポリマーを図 3-3-2-1 に示した．

2）重合機構

重合はポリマー中に添加されている重合開始剤の BPO が，加熱により分解し生じたフリーラジカル（遊離基，R・），すなわち，以下に示すようなベンゾイルオキシラジカルあるいはフェニルラジカルによって開始される[8]．

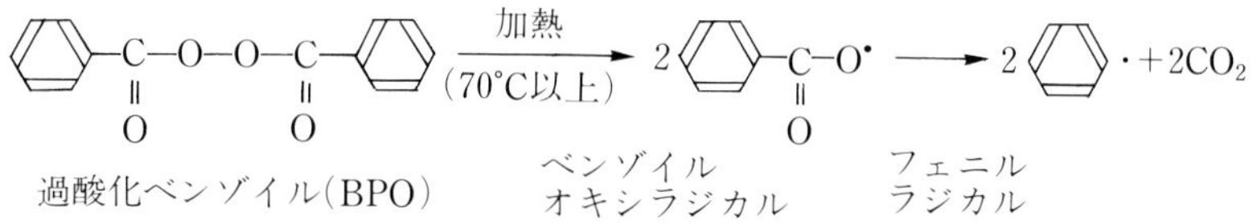

$$\underset{\text{過酸化ベンゾイル(BPO)}}{\text{C}_6\text{H}_5-\overset{\text{O}}{\underset{\|}{\text{C}}}-\text{O}-\text{O}-\overset{\text{O}}{\underset{\|}{\text{C}}}-\text{C}_6\text{H}_5} \xrightarrow[\text{(70°C以上)}]{\text{加熱}} \underset{\substack{\text{ベンゾイル}\\\text{オキシラジカル}}}{2\,\text{C}_6\text{H}_5-\overset{\text{O}}{\underset{\|}{\text{C}}}-\text{O}^\bullet} \longrightarrow \underset{\text{フェニルラジカル}}{2\,\text{C}_6\text{H}_5{}^\bullet + 2\text{CO}_2}$$

BPOの分解により生じた遊離基($R^\bullet$)は反応性に富み，MMAに存在するC=C(C::C)の二重結合と反応し，MMA自身が遊離基となり重合が進行し重合固化する．

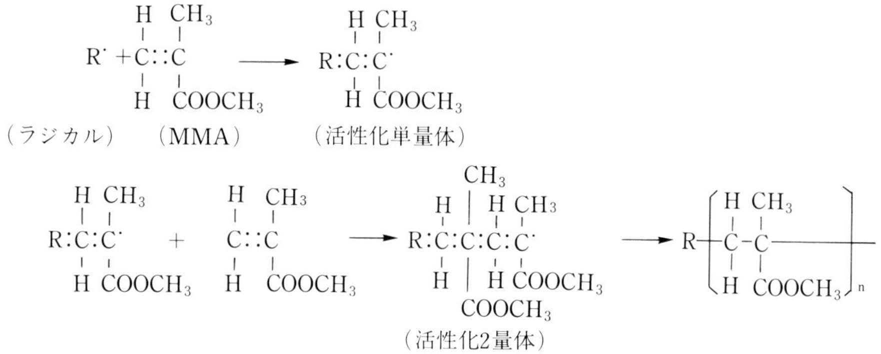

$$\underset{\text{(ラジカル)}}{R^\bullet} + \underset{\text{(MMA)}}{\underset{\text{H\ \ COOCH}_3}{\overset{\text{H\ \ CH}_3}{C::C}}} \longrightarrow \underset{\text{(活性化単量体)}}{\underset{\text{H\ \ COOCH}_3}{\overset{\text{H\ \ CH}_3}{R:C:C^\bullet}}}$$

$$\underset{\text{H\ \ COOCH}_3}{\overset{\text{H\ \ CH}_3}{R:C:C^\bullet}} + \underset{\text{H\ \ COOCH}_3}{\overset{\text{H\ \ CH}_3}{C::C}} \longrightarrow \underset{\text{(活性化2量体)}}{\underset{\substack{\text{H\ \ }|\ \ \text{H\ \ COOCH}_3 \\ \text{COOCH}_3}}{\overset{\text{CH}_3}{\overset{\text{H\ }|\ \text{H\ CH}_3}{R:C:C:C:C^\bullet}}}} \longrightarrow R{\left[\!\!\begin{array}{c}\text{H\ \ CH}_3\\[-2pt]|\ \ \ |\\[-2pt]\text{C}-\text{C}\\[-2pt]|\ \ \ |\\[-2pt]\text{H\ \ COOCH}_3\end{array}\!\!\right]}_n$$

ii 常温重合アクリルレジン

常温重合レジンはBPOを加熱して分解する代わりに，活性剤を用いて常温でBPOを分解させ，フリーラジカルを生成し重合が進行する．BPOの活性剤として一般に第3級アミン図3-3-3がモノマー中に添加され，重合促進剤として使用する．

1）組　成[5),8)]

・モノマー（液）

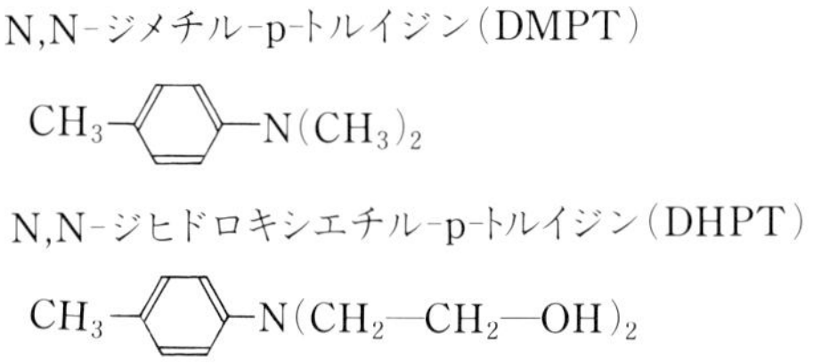

N,N-ジメチル-p-トルイジン（DMPT）

$\text{CH}_3-\!\!\!\bigcirc\!\!\!-\text{N(CH}_3)_2$

N,N-ジヒドロキシエチル-p-トルイジン（DHPT）

$\text{CH}_3-\!\!\!\bigcirc\!\!\!-\text{N(CH}_2-\text{CH}_2-\text{OH})_2$

図 3-3-3　常温重合レジンに用いられる活性剤(重合促進剤)

MMAを主成分(94～98％)とし，その他に架橋剤としてEDMA, TMPTが1～5％，重合抑制剤としてハイドロキノン(HQ)が0.005～0.006％，さらに重合促進剤としてDMPT, DHPTが0.4～0.7％添加されている．DHPTの使用はDMPTと比較して重合速度が速く，変色しにくい利点を有する．

・ポリマー（粉）

PMMAを主成分とし，その他に重合開始剤としてBPOが加熱重合よりもやや多く，1～2％添加されている．着色剤は加熱重合と同程度である．PMMAの平均分子量は6万～40万，平均

粒径が 15～35μm であり，加熱重合よりも小さい(図 3-3-2-2).

2) 重合機構

重合開始剤の BPO を第3級アミン(DMPT)で分解し，ベンゾイルオキシラジカル(R・)を生成し MMA の二重結合と反応し，MMA が活性化単量体となり重合が進行し重合固化する．

過酸化ベンゾイル(BPO)　　N,N-ジメチル-p-トルイジン(DMPT)

ベンゾイルオキシラジカル (R・)

(MMA)　　(活性化単量体)

これ以後の重合機構は加熱重合の場合と同様である．

iii 一般的性質

1) 分子量

重合したレジン硬化体(義歯床)の平均分子量は加熱重合の場合，60万～120万程度であり，義歯床作製に用いたポリマーよりも高い[8]．また常温重合ではその平均分子量は加熱重合よりも小さい．架橋剤の添加はレジン硬化体を3次元構造にするため，高い分子量となる．また，分子量の代わりにレジン硬化体の重合の程度を重合度で表現することがある．これは基本となる分子の，つながっている数で表わした次式から求めることができる．

$$重合度 = \frac{ポリマーの平均分子量}{モノマーの分子量}$$

例えば，義歯床(PMMA)の平均分子量を120万とすると，MMA の分子量が100なので，その重合度は 1200000 / 100 = 12000 となる．この表現を用いるならば，加熱重合で得られた義歯床は，常温重合と比較して重合度が高い．

2) 残留モノマー

餅状物に含まれているモノマーはすべてがポリマーに変化するのではなく少量残留する．残留モノマー量は重合条件に影響される．加熱重合の場合，加熱温度が低すぎたり，加熱時間が短いと完成した義歯床中の残留モノマー量が多くなる．適切な加熱条件で重合が行われた場合，残留モノマー量は 0.2～0.5％程度である．常温重合の場合，残留モノマー量は 2～5％程度であり，加熱重合と比較して10倍の量である[8]．義歯床からの残留モノマーの溶出は感作性の強い患者で

はアレルギー性反応を引き起こすことがあり，その場合は義歯床に接触する粘膜にその症状が現われる[9]．

3) 気泡

義歯床内部に存在する気泡は，破折の原因や審美性の低下をもたらす．気泡の発生は加熱重合の場合に，その発生頻度が高い．気泡発生の原因として，

(1) 餅状物内に存在する空気がそのまま気泡となる．
(2) 重合収縮による収縮孔の発生
(3) モノマーの沸騰による気泡の発生
(4) モノマーに溶解していた空気による気泡の発生

常温重合の場合，気泡発生の頻度は低いが，モノマーに溶解していたと考えられる小さい気泡が存在することがある．気泡の発生をできるだけ避けるためには，適切な時期の餅状物を得ることや，量的な不足を防止することにより，餅状物に十分な圧が加えることが可能であり，その結果，餅状物に存在する気泡を少なくすることができる．また，フラスコの持続的な加圧は，重合によるレジンの収縮を小さくすることが可能である．さらにレジン内部の温度を上げないためには，最初にBPOが分解する温度付近(70℃)で加熱後，沸騰水で加熱する方法を採るべきである．しかしながら，加熱重合レジンは均一に重合せず，表面から重合が始まり，レジン内部は重合による反応熱のため蓄熱し温度が上昇する．このため義歯床の肉厚の部位(上顎小臼歯，口蓋側，下顎中切歯，舌側)に気泡が発生しやすい[8]．

4) 硬化時収縮

餅状物を重合させて義歯床を作製すると，完成した義歯床はろう義歯と比較して収縮する．この現象は現状では避けられず，義歯床作成時に問題となる．収縮に関与する因子として，モノマーからポリマーに変化する際に生じる重合収縮と，重合操作時の加熱温度から重合後，室温に到るまでの冷却に伴う熱収縮が考えられる．重合収縮は比重0.945のモノマーが重合して，比重1.19のポリマーに変化すると下記の計算式から約21％の容積収縮率となる．

$$重合収縮率(容積\%) = \frac{(ポリマーの比重) - (モノマーの比重)}{ポリマーの比重} \times 100$$

しかし，この数値はモノマー単独で重合させた場合であり，歯科における応用は，ポリマーとモノマーの混合物である餅状物を重合させるため，餅状物中のポリマーとモノマーの比率が重量比で2：1とすると，モノマーからポリマーに変化する量は1/3である．このため21％の1/3，すなわち7％の容積収縮となり，線収縮に換算すると，さらにその1/3の2.3％程度になる．したがって餅状物に存在するモノマー量が多いほど，重合収縮は大きくなる．一方，冷却にともなう収縮を考えると，この影響は加熱重合レジンの場合に大きく現われる．アクリルレジンの熱膨張係数は81×10^{-6}℃と比較的大きく，最終加熱温度(100℃)から室温までの温度変化でのレジンの熱収縮は約0.6％である．レジン自体の重合収縮と熱収縮を考えると，義歯床の作製過程中に生ずる収縮はかなり大きくなるはずであるが，実際に測定した値(線収縮)では0.2～0.5％にとど

まっている[10]. これはレジンと石こうの熱膨張係数の差異（レジンは石こうよりも約8倍と大きい）と，義歯床と石こうの接触，さらに義歯床の形態により収縮が抑制され小さくなる．ただし，収縮の抑制により義歯床内部に内部応力が残留するようになる．義歯床は熱可塑性のアクリル樹脂であるので，飲食物の摂取により温熱的刺激が加わった場合に，内部応力が緩和して変形を生ずる原因となる．さらに，義歯床の硬化時収縮は熱膨張の値と実測値がほぼ一致することや，重合後の人工歯の変位から，重合収縮よりも熱収縮による影響が大きいと考えられている[10]. また，レジン成形過程中における収縮は常温重合の場合がより小さい（加熱0.53％，常温0.26％[11]）. これは加熱重合レジンと比較して重合時のレジンの温度上昇が低く（図3-3-4），熱収縮による影響が小さいことによるものであり，実際に常温重合レジンで作製した義歯床は，加熱重合レジンで作製した場合よりも適合性がよい[12].

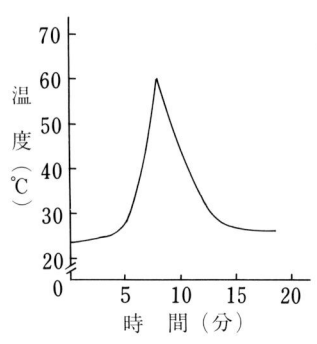

図3-3-4 常温重合アクリルレジンの重合中の温度変化（M:P＝1:2.3）

5）吸 水 性

レジンは水分を吸収する性質がある．水分の吸収は長期間にわたり徐々に生じ，寸法変化に影響を与える．水分の吸収はPMMAが水分子を引き寄せる性質があるので，水分子が高分子間隙に拡散することによって生じる．実験的データによると，レジンの厚みが1.5mmでは10日間，2.5mmの場合は20日間で飽和に達する[13]. 一般工業用のアクリル板の飽和吸水率は相対湿度100％の場合，約2％であり，水分の吸収による寸法変化率は約0.35％（240日間水中浸漬）である[4]. また，37℃の水中に3週間浸漬した場合の寸法変化率が0.2～0.5％という報告があり[14]，この値は偶然にも硬化収縮を補償する数値に近似している．飽和吸水率は温度によっても影響され，60℃まではほとんど変化しないが，約80℃から急激に増加し，100℃では40℃の約6倍の水分を吸収する[15]. アクリルレジンは前述したように，熱可塑性であるために，義歯を熱湯で消毒すると内部応力の緩和による変形を助長することになるとともに，"吸水膨張"による変形を生ずるので，義歯を熱湯で消毒することは避けるべきである．

（2）ポリカーボネート[16]

ポリカーボネート樹脂は，2価のヒドロキシ化合物と炭酸との縮合によって形成されたポリエステルの総称であり，種々の分子構造のものがある．製造法としては溶剤法と溶融法の2つの方法があるが，溶剤法が主流でありビスフェノールAとホスゲンとの界面重縮合反応により合成される．構造式は下記のように表され，分子構造の中には耐熱性に優れ，良好な物理的および機械的性質に寄与するフェニルプロパンと，成形性は良好であるが，水温やアルカリ下で加水分解しやすい柔軟性を有するカーボネートから成り立っている．ポリカーボネート（標準品）の性質を表3-3-3に示した．酸には強いがアルカリ，およびアセトンなどの有機溶媒に弱い．引張り強さ，曲げ強さはポリサルホン，ポリエーテルサルホンよりも低いが，衝撃強さは大きく，この特

性がポリカーボネートの特徴である．また吸水率もポリサルホン樹脂，ポリエーテルサルホン樹脂と比較して少ない傾向である．義歯床材としては標準品にガラス長繊維を添加したポリカーボネート樹脂が使用されている[17]．

(3) ポリサルホン，ポリエーテルサルホン[16]

ポリサルホン樹脂はビスフェノールAとジクロロビフェニルサルホンとの縮合反応，ポリエーテルサルホン樹脂はジクロロジフェニルサルホンを主原料にした縮重合反応により合成される[5]．それぞれの構造式は下記のように表される．分子構造はベンゼンから水素2原子を除いたフェニレン環（$-C_6H_4-$）で剛性と耐熱性，またエーテル結合により分子に柔軟性と加工性を持たせている[1]．いずれも琥珀色透明の外観を有する非晶性の熱可塑性樹脂である．ガラス転移温度はポリサルホン樹脂で190℃，ポリエーテルサルホン樹脂では225℃であり，アクリル樹脂と比較して高く，耐熱性に優れている．クロロホルムに侵されるが酸やアルカリには強い．表3-3-3に非強化のポリサルホン樹脂，およびポリエーテルサルホン樹脂の性質を示した．両者は分子構造が似ているために類似の性質を示すが，熱的および機械的性質の点で，ポリエーテルサルホン樹脂が優れているが，吸水率はポリサルホン樹脂よりも多い傾向にある．

義歯床材として，ポリエーテルサルホン樹脂ではそのままの形で使用されているが，ポリサルホン樹脂は非強化型に長さ $10\,\mu m$ のケイ酸カルシウム繊維を30％未満[18]，あるいはガラス長繊維を添加したポリサルホン樹脂が義歯床材として使用されている[19), 20)]．

表3-3-3 ポリカーボネート（標準品），非強化型ポリサルホンおよびポリエーテルサルホンの性質[16]

	ポリカーボネート	ポリサルホン	ポリエーテルサルホン
密度（g/cm³）	1.20	1.24	1.37
ガラス転移温度（℃）	150	190	225
熱膨張係数（$\times 10^{-6}$/℃）	60〜70	55	55
熱変形温度（℃）	132〜140	175	203
軟化点（℃）		188	226
引張り強さ（MPa）	59〜69	71	84
伸び（％）	90〜140	50〜100	40〜80
曲げ強さ（MPa）	80〜90	108	129
曲げ弾性率（MPa）	2255	2696	2598
硬さ（H_R）	80	69	88
衝撃強さ（N・cm/cm²）	100〜250	65	87
吸水率（％）	0.2	0.3	0.4
成形収縮率（％）	0.5〜0.8	0.7	0.6

2. 被覆歯冠修復用材料

　被覆歯冠修復用材料として金属，陶材，レジンが用いられている．被覆歯冠修復用材料として必要な性質は，圧縮，摩耗などの耐久性に優れ，審美性が良好であり，色調が安定していることなどがあげられる．金属は機械的性質は良好であるが，審美性に欠け，特に前歯部の修復には適さず，陶材，レジンが用いられるべきである．陶材は色調の変化もなく審美性も良好であり，圧縮，摩耗，吸水などの性質も優れている．レジンは陶材と比較してこれらの点でやや劣るが，製作の容易性や費用が安価なことから，その使用が多くなる傾向にある．被覆歯冠修復用材料はジャケット冠，レジン前装冠などの補綴修復物に用いられ，一般に歯冠用硬質レジン，あるいは硬質レジンと呼ばれている．

1）組　成

（1）モノマー

　歯冠用硬質レジンに使用されているモノマーを図3-3-5に示す．モノマーは義歯床用と異なり，重合可能な二重結合を1分子中に2つ有するジメタクリレートを主成分としているものがほとんどである．従来，ジメタクリレートは義歯床用レジンにおいて，MMAの架橋材として用い

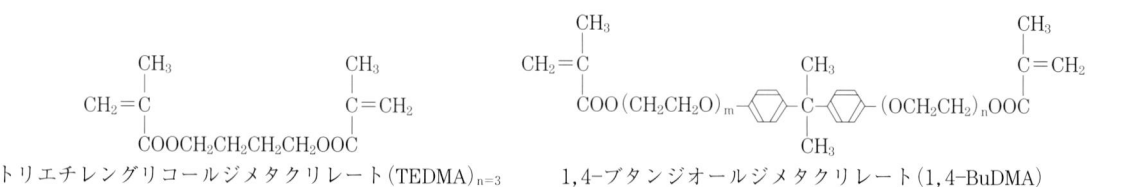

トリエチレングリコールジメタクリレート（TEDMA）$_{n=3}$　　　1,4-ブタンジオールジメタクリレート（1,4-BuDMA）

2,2-ビス（4-メタクリロキシフェニル）プロパン（BPDMA）$_{m,n=0}$
2,2-ビス（4-メタクリロキシエトキシフェニル）プロパン（Bis-MEPP）$_{m,n=1}$
2,2-ビス（4-メタクリロキシポリエトキシフェニル）プロパン（Bis-MPEPP）$_{m+n=2.6, m,n\geq1}$

ジ（メタクリロキシエチル）トリメチルヘキサメチレンジウレタン（UDMA）

ネオペンチルグリコールジメタクリレート（NPGDMA）

図3-3-5　歯冠修復用硬質レジンに用いられる主なモノマー

られていたが，歯冠修復用では主成分モノマーとして使用される．これらのモノマーはMMAと同様に加熱あるいは光を照射すると，ラジカル重合が起こり硬化する．ジメタクリレートはそれ自身4官能性であり，その硬化体は三次元網目構造の熱硬化性樹脂となり，熱や溶剤に不融，不溶の性質を示す．

（2）フィラー

無機質フィラーとしてSiO_2，Al_2O_3，La_2O_3，バリウムガラスなどの他に，有機質複合フィラーも使用されている（Ⅲ編4章コンポジットレジン，図3-4-3参照）．

表3-3-4 歯冠用硬質レジン

商品名（メーカー）	適応症	モノマー	フィラー				
			分類	種類	粒径(μm)	含有量(wt%)	
クロマシット (イボクラール)	前装冠，小臼歯被覆冠，前歯ベニア	UDMA 1,4-BuDMA	MFR	無機フィラー 有機質複合フィラー	0.01 20～30	70	
デンタカラーシリウス (ヘレウスクルツァー)	前装冠，ジャケットクラウン，前歯ベニア	UDMA	MFR	無機フィラー 有機質複合フィラー	0.04	74	
ニューメタカラーインフェス (サンメディカル)	前装冠，ジャケットクラウン，前歯ベニア	UDMA TEDMA	MFR	無機フィラー 有機質複合フィラー	20（平均）	70	
アクシス (GC)	前装冠，ジャケットクラウン，前歯ベニア	UDMA NPGDMA	MFR	無機フィラー 有機質複合フィラー	0.04	72	
プロシモ (GC)	前装冠，ジャケットクラウン，前歯ベニア	UDMA NPGDMA	MFR	無機フィラー SiO_2 有機質複合フィラー	0.04（平均） 2.0（平均）	70	
グラディア (GC)	前装冠，前・臼歯ジャケットクラウン，ブリッジ（被覆冠），インレー，アンレー	UDMA NPGDMA	MFR ハイブリット	無機フィラー SiO_2 Al-Si glass 有機質複合フィラー	0.04（平均） 1.0（平均） 2.0（平均）	75	
ソリデックス (松風)	前装冠，ジャケットクラウン，前歯ベニア	UDMA	ハイブリット	無機フィラー 有機質複合フィラー 特殊構造無機フィラー	0.04～80	78	
エプリコード (クラレ)	前装冠，前・小臼歯ジャケットクラウン，前歯ベニア	TEDMA UTMA	ハイブリット	無機フィラー 有機質複合フィラー 微粉砕無機フィラー 超微粒子フィラー	1.5 20 0.04 0.02	85	
アイサイト (鐘紡)	前装冠，ジャケットクラウン，前歯ベニア	UDMA	ハイブリット	球状無機フィラー 有機質複合フィラー	0.1～0.5 1.5	81	
アートグラス (ヘレウスクルツァー)	前装冠，前・臼歯ジャケットクラウン，ブリッジ（被覆冠），インレー，アンレー	UDMA	ハイブリット	無機フィラー (SiO_2) (Ba-Al-Si glass)	0.7（平均） 2.0（最大）	70	
エステニア (クラレ)	臼歯ジャケットクラウン，ブリッジ（被覆冠），インレー，アンレー	UTMA	ハイブリット	無機フィラー (Al_2O_3) (La-Al-Si glass)	1.5～2.0 0.02	92	
スカルプチャー (ジェネリック/ペントロン)	前装冠，前・臼歯ジャケットクラウン，メタルフリーブリッジ，インレー，アンレー	PCDMA	ハイブリット	無機フィラー (Ba-B-Si glass)	0.7（平均）	79	
タルギス (イボクラール)	前装冠，前・臼歯ジャケットクラウン，メタルフリーブリッジ，インレー，アンレー	Bis-GMA UDMA	ハイブリット	無機フィラー	0.003～1	80	
ベクトリス (イボクラール)	メタルフリークラウン＆ブリッジ用レジンコアーフレーム	Bis-GMA	ハイブリット	無機フィラー	Fiber	60	

2) 種類

歯冠用硬質レジンを表3-3-4に示す．主成分モノマーとして UDMA, Bis-GMA, UTMA, PCDMA が使用されている．フィラーは無機フィラーと有機質複合フィラーから構成されているが，無機フィラーのみの製品もある．フィラー含有量は70～80％前後であるが，無機フィラーを92％まで添加したものもある．無機フィラーのみの製品ではクラウン＆ブリッジ用，インレー用，アンレー用として使用可能な製品もある．金属を使用せず，レジンのみでブリッジを作製する製品では，繊維を含むレジンコアフレームの上に，歯冠用硬質レジンを積層する方法を採用している．

3) 性質

歯冠用硬質レジンの性質を表3-3-5に示す．前歯部用は表3-3-4に示した歯冠硬質レジンの中で，フィラーの種類が無機および有機質複合フィラーの製品，臼歯部用は無機フィラーのみの製品である．前歯部用の圧縮強さは300～400 MPaの範囲であり製品間に大きな差異はみられないが，臼歯部用では300～543 MPaと製品間に違いが認められ，前歯部用とほとんど変わらない製品もある．前歯および臼歯部用の圧縮強さはエナメル質と同程度である．臼歯部用の引張強さ，曲げ強さは前歯部用よりも大きい．臼歯部用の硬さは，前歯部用よりも大きく，金合金および金パラジウム銀合金と同程度かやや小さい．

表3-3-5　歯冠用硬質レジンの性質[22]

	硬質レジン		金合金 （タイプⅡ）	金パラジウム 銀合金	エナメル質
	前歯部用	臼歯部用			
圧縮強さ（MPa）	310～401	300～543			386
引張強さ（MPa）	27～53	70～87	333～353	449～539	10～52
曲げ強さ（MPa）	62～104	80～154			
硬さ（Hv）	24～65	60～160	100～110	129～166	Hk 343

4) 取り扱い法

歯冠用硬質レジンの一般的な取扱い法を表3-3-6に示す．製品の形態により粉―液タイプとペーストタイプに分けられていたが，粉―液タイプの製品は現在ではほとんど使用されておらず，ペーストタイプが主流となっている．重合法および重合条件は使用されるモノマー組成および重合開始系によって異なる．加熱による重合操作は少なく，光照射によるものが多い．また，製品によってはレジン硬化体の重合度を向上させるために，光照射後に加熱操作を加える製品もある．

表 3-3-6 歯冠用硬質レジンの取り扱い方

商品名(発売元)	重合法	重合条件	重合器
クロマシット (白水貿易)	盛り上げ法 積層法	予備重合：6気圧，120℃，5分 最終重合：6気圧，120℃，7分	イボマット
デンタカラーシリウス (ヘレウスクルツァー)	盛り上げ法 積層法	予備重合：光照射30〜90秒 最終重合：光照射90秒	ユニックスⅡ
ニューメタカラーインフェス (モリタ)	盛り上げ法 積層法	予備重合：光照射30秒 最終重合：光照射90秒	α-ライトⅡ
アクシス (GC)	盛り上げ法 積層法	予備重合：光照射1分 最終重合：光照射5分	ラボライトLVⅡ
プロシモ (GC)	盛り上げ法 積層法	予備重合：光照射30秒 最終重合：光照射3分	ラボライトLVⅢ ステップライトSL1
グラディア (GC)	盛り上げ法 積層法	予備重合：光照射30秒 最終重合：光照射3分	ラボライトLVⅢ ステップライトSL1
ソリデックス (松風)	盛り上げ法 積層法	予備重合：光照射1分 最終重合：光照射3分	ソリディライト
エブリコード (モリタ)	盛り上げ法 積層法	予備重合：光照射20秒 最終重合：光照射180秒	α-ライトⅡ α-ライトⅡN
アイサイト (ヨシダ)	盛り上げ法 積層法	予備重合：光照射1分 最終重合：光照射3分	ブルーサンダー
アートグラス (ヘレウスクルツァー)	盛り上げ法 積層法	予備重合：光照射90秒 最終重合：光照射180秒	ユニックスⅡ
エステニア (モリタ)	盛り上げ法 積層法	予備重合：光照射30秒 最終重合：光照射5分 加熱重合：100〜110℃，15分	α-ライトⅡ KL-100
スカルプチャー (ジェネリック/ペンテロン)	盛り上げ法 積層法	予備重合：光照射5分 真空加熱重合：15分	キュアライトプラス
タルギス (白水貿易)	盛り上げ法 積層法	予備重合：光照射10分 最終重合：光照射10分+95℃，7分	タルギスパワー
ベクトリス (白水貿易)	盛り上げ法 積層法	プログラムP1：真空→圧力→光照射（約10分20秒），光照射：5分	ベクトリスVS-1

3. 人工歯材

　人工歯は義歯を構成し食物の咀しゃくのために不可欠な材料である．人工歯にはレジン歯および陶材を素材とする陶歯がある．レジン歯にはアクリルレジン歯と硬質レジン歯がある．

　アクリルレジン歯の素材は基本的には義歯床用アクリルレジンと同じであるために，義歯床との化学反応が期待できることや熱膨張係数が義歯床と同程度であるために人工歯の脱落が少ない利点を有する．しかしながら，陶歯と比較して耐吸水性，耐摩耗性に劣っている．このため架橋剤を添加し，その向上を図っているが十分ではない．

　これらの欠点を改良するためにコンポジットレジンを応用した硬質レジン歯が開発された．この人工歯の構成は図3-3-6に示すように前歯は2層，臼歯は3層構造から成る．カラー部の素材は基本的にはアクリルレジンであり，義歯床との接合を良好にするために架橋度を低くしてい

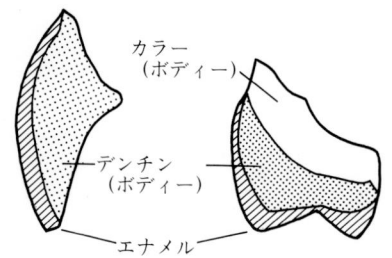

図 3-3-6 硬質レジン人工歯断面の模式図

表 3-3-7 アクリルレジンおよび硬質レジン歯の性質[25]

	デュラデント前歯エナメル部	デュラデント臼歯エナメル部	ウェアレスレジン臼歯
圧縮強さ（MPa）	312	258	107
曲げ強さ（MPa）	130	129	103
硬さ（Hk）	38.7	31.8	18.9
吸水量（mg/cm^2）	0.67	0.76	0.64
ブラシ摩耗比（%）	0.28	0.24	1.00

る．デンチン部はベース部とエナメル部との両者の接合を配慮した材質である．エナメル部はベース部とは素材が異なり，審美性と機械的性質の向上を図るためにウレタン系レジンと超微粒子フィラーから成っている．このレジン歯の歯科理工学的特徴は表 3-3-7 に示したようにアクリルレジン歯（ウェアレスレジン臼歯）と比較して圧縮強さ，曲げ強さ，摩耗量，硬さなどの機械的性質に優れている．表 3-3-8 に市販硬質レジン歯を示す．材質は UDMA 系が多いが，PMMA 系もある．表中にはエナメル質のフィラー含有量を示しているが，その範囲は 26%〜46% である．

表 3-3-9 に市販硬質レジン歯の物性を示した．耐摩耗性，吸水量については製品間ではほとん

表 3-3-8 硬質レジン歯

製品名（メーカー）	発売元	材 質	フィラー含有量（wt%）
前歯			
バイオブレンド IPN（デンツプライ）	モリタ	架橋 PMMA 系	0
SR-アンタリス（イボクラール）	白水貿易	高架橋 PMMA 系	0
エンデュラアンテリオ（松風）	松風	ミクロフィラー／UDMA 系	25.9
デュラデント前歯（GC）	GC	ミクロフィラー／UDMA 系	46.4
エフセラ-A（山八）	山八	ミクロフィラー／UDMA 系	45*
デュラクロス前歯（ニッシン）	モリタ	ミクロフィラー／UDMA 系	44*
サーパス前歯（GC）	GC	ミクロフィラー／高架橋 PMMA 系	28.3
ハードピュア前歯（クエスト）	クエスト	ミクロフィラー／UDMA-PMMA 系	39.6
臼歯			
SR-ポスタリス（イボクラール）	白水貿易	高架橋 PMMA 系	0.2
エンデュラポステリオ（松風）	松風	ミクロフィラー／UDMA 系	28.7
デュラデント臼歯（GC）	GC	ミクロフィラー／UDMA 系	32.7
エフセラ-P（山八）	山八	ミクロフィラー／UDMA 系	45*
デュラクロス臼歯（ニッシン）	モリタ	ミクロフィラー／UDMA 系	44*
サーパス臼歯（GC）	GC	ミクロフィラー／高架橋 PMMA 系	28.3
ハードピュア臼歯（クエスト）	クエスト	ミクロフィラー／UDMA-PMMA 系	39.6

＊メーカー公示

表 3-3-9 硬質レジン歯（前歯）の性質

製品名（メーカー）	硬さ（Hk）	吸水量（wt%）	バレル摩耗量（wt%）	着色試験 A（ΔE）	着色試験 B（ΔE）
SR-アンタリス（イボクラール）	19.1±2.4*	0.79±0.02	2.3±0.02	6.3±1.0	8.1±1.2
エンディユラアンテリオ（松風）	26.1±2.0	0.61±0.13	2.1±0.04	31.0±0.1	26.8±0.3
デュラクロス前歯（ニッシン）	42.6±4.1	0.53±0.14	2.5±0.03	28.7±1.4	13.5±1.2
サーパス前歯（GC）	28.5±0.7	0.68±0.06	2.7±0.22	17.0±0.8	7.3±1.5
レジン前歯（GC）	18.4±0.3	0.69±0.06	3.2±0.18	16.7±1.1	3.5±0.6

A：カレーによる着色試験　　B：イソジンによる着色試験　　＊平均値±標準偏差

ど差異はみられず,硬さにおいて1社製品が高い傾向がある.硬質レジン歯の問題点として着色性飲食物(カレー,コーヒー)の摂取による着色が挙げられる.硬質レジン歯の材質に使用されているUDMA系は,それ自体が着色しやすいこと,硬質レジン歯が複合材料であることなど,単一組成のアクリルレジン歯よりも着色しやすく,これはエナメル—デンチン,あるいはデンチン—カラー境界部に見られることが多い.着色と破折を改善する目的で,アクリル系レジンにフィラーを添加した硬質レジン歯が開発された.この硬質レジン歯の着色はUDMA系よりも少なく,従来のアクリルレジン歯と同程度であるが,摩耗量がUDMA系よりもやや多い傾向にある.また,フィラーをほとんど含まず,高架橋アクリルレジンを素材とする硬質レジン歯の着色はアクリルレジン歯よりも少なく,これは製造工程における研磨処理法の違いによるものと考えられる[23].

4. 義歯裏装材

義歯の適合が悪くなった場合,適合を改善するために,義歯床内面の一層を新しい床用材料に置き換える操作を裏装という.裏装法には,患者の口腔内で行う直接裏装法と,模型上で行う間接裏装法とがある.市販義歯裏装材および粘膜調整材を表3-3-10に示す.

表3-3-10 義歯裏装材,粘膜調整材

	義 歯 裏 装 材		粘 膜 調 整 材
	硬 質	軟 質	軟 質
直接法	アクリル系 　A) 常温重合型 　　ウベリバース(宇部) 　　クールライナー(ヨシダ) 　　デンチャーライナー(松風) 　　デンチャーライナー(亀水) 　　トクソーリベース(トクヤマ) 　　マイルド(亀水) 　　マイルドリベロン(G.C) 　　リバース(ニッシン) 　　リベース H(三金) 　　リベロン(G.C) 　B) 光重合型 　　アストロン LC(ヨシダ) 　　エフディアール(亀水) 　　エフディアールペリ(亀水) 　　ダイナベース・ペリ(ヨシダ) 　　ダイナベース(ヨシダ) 　　トクソーライトリベース(トクヤマ) 　　トライアド(東産) 　　マイルドリベロン LC(G.C) 　　リベロン LC(G.C)	アクリル系 　A) 常温重合型 　　コーソフト(ヨシダ) 　　ソフテン(亀水) 　　ソフトリバース(ニッシン) 　　ティッシュテンダー(亀水) 　B) 光重合型 　　アストロン LC ソフト(ヨシダ) シリコーン系 　エヴァタッチ(ネオ製薬) 　シンパ(日本歯研) 　ソフトリライニング(トクヤマ) 　デンチャーライニング(G.C) 　モロジル(デンタルエコー)	アクリル系 　コーコンフォート(ヨシダ) 　ソフトコンディショナー(G.C) 　ソフトライナー(G.C) 　ソフトン(茂久田) 　ティッシュコンディショナー(松風) 　ティッシュコンピンク(ヨシダ) 　デンチャーソフトⅡ(亀水) 　ハイドロキャスト(東産) 　ビスコゲル(大阪APS) 　フィットソフター(三金) 　FITT 　　(アスパックコーポレーション) 　SR-Ivoseal(白水)
間接法	アクリル系 　義歯床用加熱重合レジン 　義歯床用常温重合レジン	アクリル系 　コースーパーソフト(ヨシダ) 　ソフトリベース(三金) シリコーン系 　モロプラスト B(デンタルエコー)	

義歯裏装材はその硬化体の物性により硬質と軟質に分けられる．硬質は重合方法により加熱重合型，常温重合型および光重合型がある．加熱重合型は間接裏装材，常温重合型は主に直接裏装材として使用される．素材は義歯床用アクリルレジンと同じであり，粉—液タイプである．光重合型は直接裏装材として使用され，その素材は多官能性モノマーとフィラーから成る．

軟質裏装材にはアクリル系，シリコーン系およびフッ素系があるが，フッ素系は現在使われていない．アクリル系は組成的に義歯床用レジンと多少異なり，モノマー中に可塑剤が多く含まれている製品が多い．常温重合型ではポリマーとして PMMA の他にポリメタクリル酸エチルなどを用い，モノマーは可塑剤としてジブチルフタレートを 60〜80% 含む芳香族エステル—エタノールが使用されている[24]．また，加熱重合型ではポリマーにポリメタクリル酸エチル，モノマーに n-ブチルエステルモノマーを用い，可塑剤を少なくしたものもある[25]．この系の欠点は可塑剤の流出および吸水による材質の変質および変化である．

シリコーン系にも常温重合型と加熱重合型があり，常温重合型は本質的には縮合重合型および重付加型のシリコーン印象材であり，その硬化体はゴム状弾性体を呈する．加熱重合型はポリシロキサンと有機過酸化物からなり，加熱により常温重合型と同様のゴム状弾性体となる．シリコーン系はアクリル系よりも耐久性に優れるが，実質的な使用期間は 3 ヵ月ぐらいである[26]．シリコーン系もアクリル系と同様に吸水，材質の変質および劣化などの問題があるが，シリコーン系では細菌の繁殖，特に Candida albicans のような真菌の繁殖が問題となり[27]，この菌を抑制するために抗真菌剤としてウンデシレン酸の亜鉛塩が効果があると言われ[28]添加されているものもある．

粘膜調整材は義歯の再製作あるいは裏装を行う前に，不適合な義歯により歪んだ粘膜を正常な状態に回復するために用いられる暫間的な裏装材である．一般にアクリル系が用いられ，先に述べた軟質裏装材よりも可塑性に富む性質をもち，比較的長時間，可塑性を有するが，材質が変質あるいは変形しやすいためその使用期間は一般に 2〜3 日ぐらいである．

5. 窩溝填塞材

萌出直後の健全臼歯の小窩裂溝に填塞され，う蝕の発生を予防するために用いられる材料であり，一般にシーラントと呼ばれている．Bis–GMA を基材としたものが多いが，グラスポリアルケノエートセメントも使用されている（表 3-3-11）．シーラントの製品形態は 1 液性および 2 液性である．重合開始剤系は 2 液性では BPO-第 3 級アミン系を，1 液性ではカンファキノン—可視光線系である．手法として，シーラントの歯質への接着性を向上させるために，35〜50% のリン酸水溶液を用いて歯面を酸処理する方法が行われている．また，接着性をより向上させる方法として，接着性モノマーを添加したシーラントも販売されている．

表3-3-11 窩溝填塞材の種類

商品名（発売元）	製品形態	酸処理液	重合型式
Fissureseal（G.C）	2液性	50%リン酸	化学重合型
Helioseal（白水貿易）	1液性	37%リン酸	光重合型
Palfique Light Sealant（トクヤマ）	1液性	38%リン酸	光重合型
TEETHMATE-S（モリタ）	2液性	50%リン酸	化学重合型
TEETHMATE F-1（モリタ）	1液性	50%リン酸	光重合型
Ultra Seal XT plus（ヨシダ）	1液性	35%リン酸	光重合型
White sealant #1910（3M）	2液性	38%リン酸	化学重合型
White sealant #1930（3M）	1液性	37%リン酸	光重合型
フジⅢ（G.C）	粉―液		化学反応
フジⅢ LC（G.C）	粉―液		光重合型

6. インレー歯冠修復用材料

インレー用材料としては金属（合金）が主流であるが，レジン系材料のコンポジットレジン（第4章）も使用されている．コンポジットレジンは前歯ならびに臼歯部の成形歯冠修復用材料として広く用いられ，審美性を求められる臼歯部の2級，およびMOD窩洞の修復にも用いられている．しかしながら，隣接面の解剖学的形態の再現や接触点の回復は技法的に困難であることが多い．これらの問題を解決する手段としてコンポジットレジンによるインレー修復法が提唱された．インレー修復に使用されるコンポジットレジンは成形歯冠修復用と区分するためにインレー用コンポジットレジンと呼ばれている．インレー用コンポジットレジンによるインレー作製法には金属インレーと同様に模型上で作製する間接法が主流である．インレー用コンポジットレジンはフィラーの配合形態からハイブリット型，ミクロフィラー型に大別される．モノマー成分，およびフィラー含有量は成形歯冠修復用コンポジットレジン，および被覆歯冠修復用硬質レジンに類似するが，粒径，配合形態を考慮している製品もみられる．インレー用コンポジットレジンの重合反応は可視光線の照射による光重合，あるいは加熱による加熱重合に分類されるが，製品によってはレジン硬化体の重合度の向上を図るために，光重合と加熱重合の併用，あるいは加圧加熱重合が行われる．インレー用コンポジットレジンの性質は圧縮強さ，熱膨張係数，ブラシ摩耗量については成形歯冠修復用よりも優れているが，曲げ強さ，曲げ弾性率，硬さは同程度であり，吸水量は多い傾向にある[29]．

［参考文献］

1) 高分子学会編：高分子データ・ハンドブック，基礎編．培風館，（東京），121，1986．
2) 三浦維四ほか訳：スキンナー歯科材料学（上巻），8th ed. 医歯薬出版，（東京），169～170，1985．
3) 本多恵幸：プラスチック材料講座(8)，アクリル樹脂．日刊工業新聞社，（東京），23，1963．
4) 高分子学会編：高分子データ・ハンドブック，応用編．培風館，（東京），55～62，1986．

5) 平林　茂ほか：歯科用メタクリルレジンに関する研究(第9報)．加熱重合レジン，ヒートショックレジン，流し込みレジンおよび常温重合レジンの組成について．歯材器, 3（3）. 338～349, 1984.
6) 吉田隆一：小歯科理工学．学建書院，(東京), 220, 1985.
7) 金竹哲也：歯科理工学通論．永末書店，(京都), 329, 1978.
8) 平澤　忠：歯科理工学 2．医歯薬出版，(東京), 248～251, 1982.
9) Giunta J. et al : Allergic stomatitis caused by self-polymerizing resin. Oral Surg. Oral Med. & Oral Path 41 : 631～636, 1976.
10) 三浦維四ほか訳：スキンナー歯科材料学（上巻），8th ed. 医歯薬出版，(東京), 192, 1985.
11) Faraj S. A. A. et al : The effect of processing temperatures on the exotherm, porosity and properties of acrylic denture base. Br. Dent. J. 147 : 209～212, 1979.
12) Anthony D. H. et al : Dimensional accuracy of various denture-base materials. J. Prost. Dent. 12 (1) : 67～81, 1962.
13) 平澤　忠：無機質フィラーを混和した歯科用即硬性レジンに関する研究，Ⅲ，歯科材料としての寸法精度について．歯材研報, 2（7）: 644～655, 1965.
14) Skinner E. W. et al : Physical properties of denture resins : Part 2, curing shrinkage and water sorption, J. Am. Dent. Assoc 30 : 845～1852, 1943.
15) Sweeny W. T. et al : Crazing of acrylic resins, J. Dent. Res, 34 （3）: 306～312, 1955.
16) 高分子データ・ハンドブック応用編．培風館，(東京), 173～181, 224～229, 1986.
17) 小杉緑郎：レイニング工法とその臨床応用．日本歯科評論, 462, 141～152, 1981.
18) 長澤　享ほか：スルフォン床義歯を問う―その問題点と将来性―. DE, No. 95, 1～16, 1990.
19) 田之口克規ほか：歯科用ポリサルフォン樹脂のフィラー充填効果について（第1報）．日歯技工誌, 5 (1), 52～56, 1984.
20) 酒井明敏ほか：歯科用ポリサルフォン樹脂のフィラー充填効果について（第2報）．日歯技工誌, 5 (1), 57～61, 1984.
21) 高橋好文ほか：試作硬質レジン人工歯の歯科理工学的性質について．愛院大歯誌, 28(1) : 271～281, 1990.
22) 五味治徳ほか：最近の硬質レジン．DE, 122 : 29～34, 1997.
23) 高橋好文ほか：試作硬質レジン歯の諸物性について―特に強さと着色の改善を目指して―．愛院大歯誌, 36（3）: 363～370, 1998.
24) Phillips R. W. : Skinner's Science of dental Materials. 8th ed. W. B. Saunders (Philadelphia), 207, 1982.
25) Wright P. S. : Soft lining materials : Their status and prospects. J. Dent. 4 : 247～256, 1976.
26) Means. C. R. et al : Clinical evaluation of two types of resilient liners on dentures, J. Am. Dent. Assoc., 82 : 1376～1380, 1971.
27) Woelfel J. B. et al : Evaluation of complete denture lined with resilient silicone rubber, J. Am. Dent. Assoc., 76 : 582～590, 1968.
28) Frish J. et al : Clinical study of fungus growth on tissue conditioners, J. Am. Dent. Assoc., 76 : 591～592, 1968.
29) 高橋好文ほか：インレー用コンポジットレジンの諸性質について．愛院大歯誌, 30(4) : 777～793, 1992.

第4章
コンポジットレジン

　最近の合成高分子化学の発展にともなって，歯科領域でも種々の新しいレジン系材料が用いられており，義歯，義歯床用材料あるいは成形歯冠修復用材料として繁用されている．成形歯冠修復用レジンは窩洞に直接成形修復し，数分間で重合硬化する歯冠色レジンの総称である．成形歯冠修復材料には，このレジン系材料の他グラスポリアルケノエートセメント，シリケートセメント，アマルガムなどがあるが，種々の欠点や環境汚染の恐れなどからレジン系材料が多用されるようになってきている．レジン系材料としては1940年代に常温重合（即時重合）レジンとしてメチルメタクリレートが用いられたが，機械的強さが劣ることや，変色しやすいこと，生活歯への為害作用があることなど多くの欠点があった[1]．また，吸水性が大きいことは決定的な欠陥であった．これらの点を改良するために多くの研究がなされ，1960年ごろからBowenらはエポキシとメタクリル酸を結合させた新しいモノマーであるBis-GMAと石英粉末とを混合したコンポジットレジンを開発した[2]．その後，さらに改良が進められ，現在ではフィラーの形態や重合方式を変えた多種多様のコンポジットレジンが市販されている．また，コンポジットレジンは成形歯冠修復用だけでなく，歯冠修復用硬質レジンとしてジャケット冠やレジン前装冠に応用されている．

1. 組　成

　コンポジットレジンとは2種以上の素材からなる複合材料の一種で，各素材自体にはない新しい性質を有している．基本的には基材としてのモノマー，機械的・物理的性質を向上させるためのフィラー，硬化反応を開始させるための重合開始剤および促進剤，保存性をよくし，かつ操作時間を維持するための重合抑制剤，モノマーとフィラーを化学的に結合させるためのカップリング剤などにより構成されており，表 3-4-1 に示すような多種類の製品が市販されている．

1）モノマー

　図 3-4-1に示すようなジメタクリレートなどの多官能性モノマーが主流である．この中でBis-GMAと呼ばれるモノマーは図 3-4-2に示すように，ビスフェノールAとグリシジルメタクリレートという物質を1：2の分子比で付加反応させて得たもので，両者の頭文字をとってBis-GMAと名付けられている[2]．また，開発者の名にちなんでBowenモノマーとも呼ばれている．

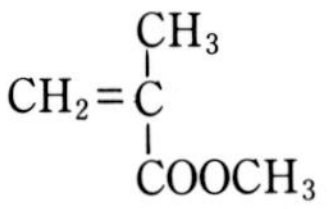

118   Ⅲ 各 論

$$CH_2=C(CH_3)COOCH_3$$

メタクリル酸メチル (MMA)

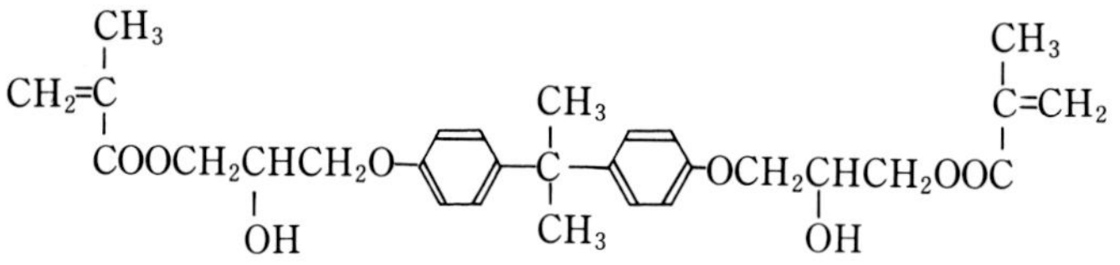

$$CH_2=C(CH_3)COOCH_2CHCH_2O\text{-}\langle\text{-}\rangle\text{-}C(CH_3)_2\text{-}\langle\text{-}\rangle\text{-}OCH_2CHCH_2OOC(CH_3)C=CH_2$$
                               OH   OH

2,2-ビス〔4-(2-ヒドロキシ-3-メタクリロキシプロポキシ)フェニル〕プロパン (Bis-GMA)

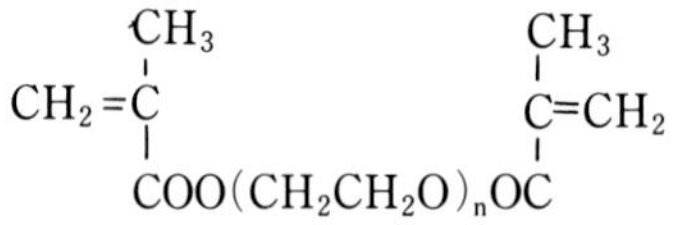

$$CH_2=C(CH_3)COO(CH_2CH_2O)_nOC(CH_3)C=CH_2$$

TEDMA トリエチレングリコールジメタクリレート (n=3)

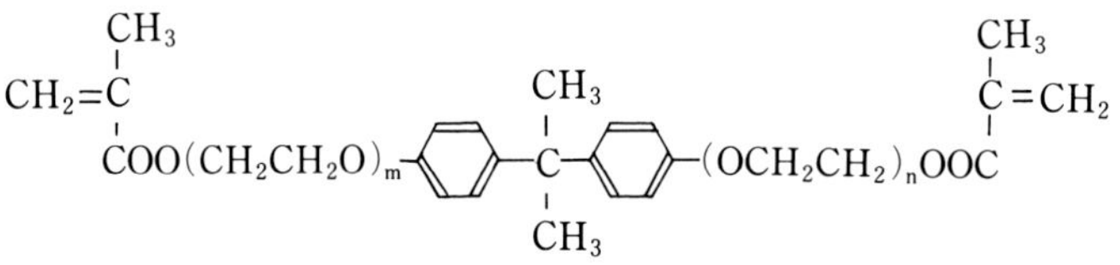

$$CH_2=C(CH_3)COO(CH_2CH_2O)_m\text{-}\langle\text{-}\rangle\text{-}C(CH_3)_2\text{-}\langle\text{-}\rangle\text{-}(OCH_2CH_2)_nOOC(CH_3)C=CH_2$$

2,2-ビス(4-メタクリロキシポリエトキシフェニル)プロパン (m,n≧1 m+n=2.6) (Bis-MPEPP)

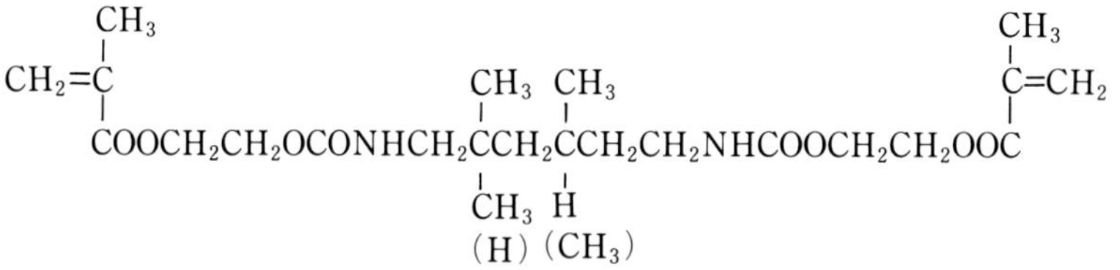

$$CH_2=C(CH_3)COOCH_2CH_2OCONHCH_2CCH_2CCH_2CH_2NHCOOCH_2CH_2OOC(CH_3)C=CH_2$$
                                        CH_3 CH_3
                                        (H) (CH_3)

ジ(メタクリロキシエチル)トリメチルヘキサメチレンジウレタン (UDMA)

図 3-4-1 コンポジットレジンで用いられている主なるモノマー

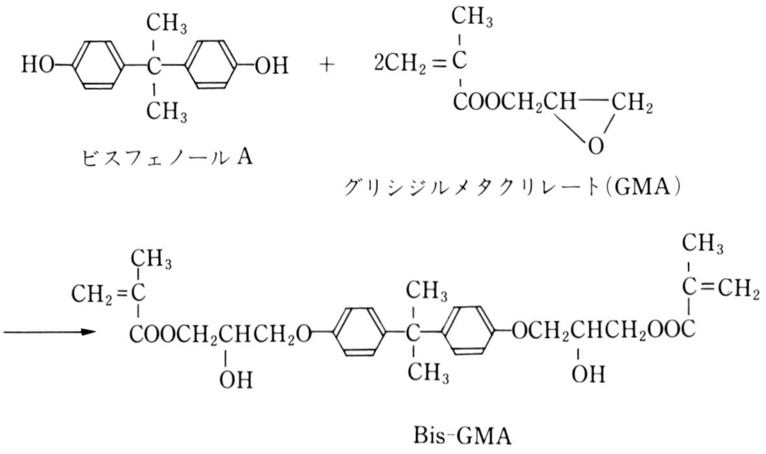

$$HO\text{-}\langle\text{-}\rangle\text{-}C(CH_3)_2\text{-}\langle\text{-}\rangle\text{-}OH \quad + \quad 2CH_2=C(CH_3)COOCH_2CH\text{—}CH_2$$
                                                                                                    _O_

ビスフェノール A   グリシジルメタクリレート (GMA)

$$\longrightarrow CH_2=C(CH_3)COOCH_2CHCH_2O\text{-}\langle\text{-}\rangle\text{-}C(CH_3)_2\text{-}\langle\text{-}\rangle\text{-}OCH_2CHCH_2OOC(CH_3)C=CH_2$$
                                    OH   OH

Bis-GMA

図 3-4-2 Bis-GMA の合成

表 3-4-1 市販コンポジットレジンの分類[3)〜10)]

方式	名称	メーカー（販売）	主成分モノマー	フィラー 形態	フィラー 種類	wt%
化学重合型	Concise	3 M	Bis-GMA+TEDMA	従来型	石英	76
	Silar	3 M	Bis-GMA+TEDMA+BPDMA	ミクロフィラー	シリカ	51
	Clearfil FII	クラレ（モリタ）	Bis-GMA+TEDMA	従来型	石英	77
	Isopast	Vivadent（白水貿易）	UDMA	ミクロフィラー	シリカ	37
可視光線重合型	Tetric Ceram	Vivadent（白水貿易）	Bis-GMA+UDMA	マイクロハイブリッド 平均粒径 0.7 μm	バリウムフルオロシリケートガラス	80
	Progress	鐘紡（ヨシダ）	UDMA+TEDMA	球状フィラー粒径 1.5 μm+0.1-0.5 μm	シリカ	86
	Palfique Estelite	トクヤマ（トーワ技研）	Bis-GMA+TEDMA	サブミクロン球状 0.2-0.3 μm	ジルコニア+シリカ	67
	Litefil IIA	松風	UDMA+TEDMA	ハイブリッド 球状+不定形+微細	バリウムガラス+シリカ	84
	Z-100	3 M	Bis-GMA+TEDMA	ハイブリッド 平均粒径 1.5 μm	ジルコニア+シリカ	84
	Estio LC	G.C	Bis-MPEPP+UDMA	マイクロハイブリッド 0.01-2 μm+10 nm	バリウムガラス+シリカ	82
	Prodigy	Kerr（サイブロイデンタル）	Bis-GMA+TEDMA	マイクロハイブリッド 平均粒径 0.6 μm	バリウムガラス+シリカ	79
	Clearfil AP-X	クラレ（モリタ）	Bis-GMA+UDMA+TEDMA	ハイブリッド 平均粒径 3 μm	低硬度バリウムガラス	85
	Prisma AP. H	Dentsply/DeTrey（東京歯科産業）	Bis-GMA+UDMA	ハイブリッド 平均粒径 1.0 μm	バリウムガラス+シリカ	77
	Charisma singledose	Kulzer/Heraeus（バナヘラウス）	Bis-GMA+TEDMA	サブミクロン 2 μm 以下 平均粒径 0.7 μm	バリウムガラス+シリカ	80

この Bis-GMA は分子量が512の粘性の高い液体であるため，多量のフィラーを配合し操作性の良いコンポジットレジンを得るために，粘度調整剤として TEDMA が 20〜40 wt% 混合されている．Bis-MPEPP は化学構造的には Bis-GMA の OH 基のない構造に対応しており，疎水性ジメタクリレートモノマーである．UDMA は光重合型コンポジットレジンによく用いられているウレタン系の親水性ジメタクリレートである．

2）フィラー

コンポジットレジンのフィラーには，溶融石英，球状シリカ，コロイダルシリカ，バリウムガラス，ジルコニアなどの無機材料が使用される．これらのフィラーは熱膨張係数が小さく，コンポジットレジンの熱膨張係数の低下をもたらす．フィラーの粒径は 1〜60 μm 程度の不規則な形状をした従来型，0.03〜0.3 μm 程度のミクロフィラー型，また最近ではこの両者の中間サイズのサブミクロン型も用いられている．また，これらを混合してフィラー含有率を高めたハイブリッドタイプも用いられている．有機質複合フィラーはミクロフィラーをあらかじめレジンモノマーに分散して重合させ，得られたコンポジットレジンを粉砕したものである．図 3-4-3 はフィラーの形態を模式的に表わしたものである[11)]．従来型フィラーでは 70〜80wt% 配合されているが，ミ

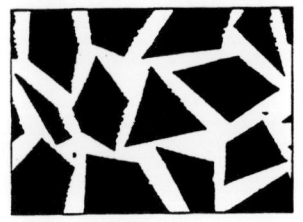

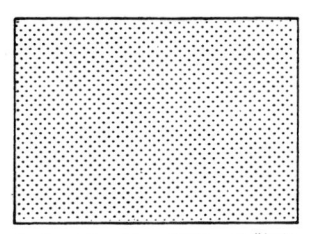

従来型フィラー	ミクロフィラーの均一分散型	サブミクロンフィラーの有機質複合フィラー型
ハイブリッド型 (可及的緻密に配合するよう粒度を分散させたもので、大きなフィラーでも従来型に比較し微細化されている)	ミクロフィラーの有機質複合フィラー型　複合フィラー	ミクロフィラーの焼結型　ミクロフィラーを焼結したもの

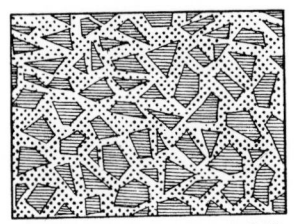

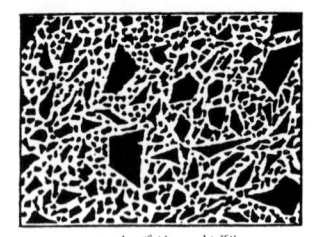

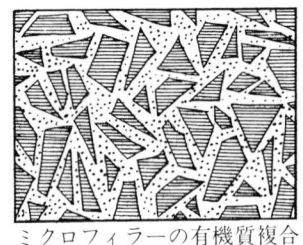

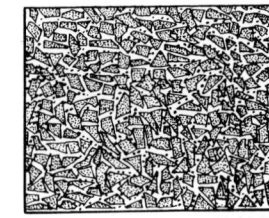

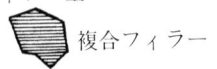

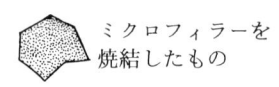

白地がレジンマトリックス，黒い部分が無機質フィラーを表わす．

図 3-4-3　コンポジット・レジンに使用されているフィラーの形態の模式図[11]

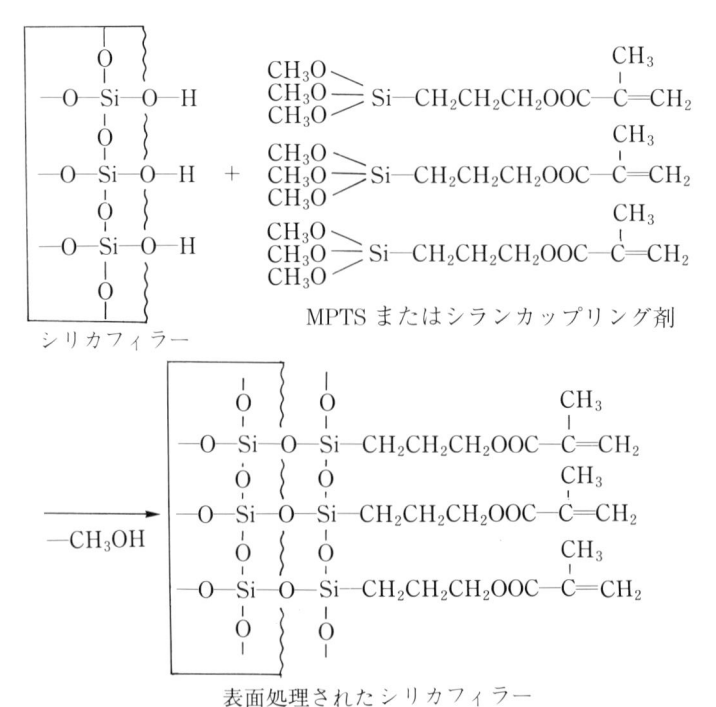

図 3-4-4　シランカップリング剤とシリカフィラーとの反応[12]

クロフィラーでは 30〜50 wt% に配合量は低下している．ハイブリッドタイプでは 85〜86 wt% と高密度に配合されている．これらのフィラーの配合により，硬化体の機械的・物理的性質の向

上をもたらすことができる．しかし，フィラーとレジンマトリックスとの結合が悪いと，これらの性能向上は期待できないため，フィラー表面にはレジンマトリックスとフィラーが化学的結合をするようにカップリング処理がなされている．カップリング剤としては初期にはビニルシランが用いられていたが，ビニル基がメタクリレート基と共重合しにくいため，現在ではγ-メタクリロキシプロピルトリメトキシシラン（γ-MPTS）で表面処理されている例が多い．図3-4-4に示すようにシラン処理したフィラー表面に存在する二重結合が，モノマーと共重合してレジンマトリックスとフィラーが強固に化学結合するようになる．その他に審美性材料であるため着色材として金属酸化物が無機顔料として添加されている．

3) 重合開始剤および重合促進剤

コンポジットレジンはその重合反応を開始させる手段により化学重合型と光重合型の2種に大別される．

（1） 化学重合型

コンポジットレジンは化学反応により重合硬化するもので，図3-4-5に示すような過酸化ベンゾイルと第3級アミン起媒方式によるものが多い．重合開始剤としての過酸化ベンゾイル（BPO）をジメチルパラトルイジン（DMPT）などの第3級アミンで分解し，ベンゾイルオキシラジカルを発生させて付加重合を開始させるものである．BPOはモノマーに対して0.3〜2.6 wt%[13]，第3級アミンは0.3〜3.9 wt%[14]程度添加されている．最近では変色の少ないジヒドロキシエチルパラトルイジン（DHPT）なども多く使用されるようになってきている[15]．

トリ-n-ブチルボラン（TBB）系は象牙質中のコラーゲンにMMAをグラフト重合させ，象牙質と化学的に接着する重合開始剤として用いられている．また，保存性をよくするためと，練和時の操作時間を付与するために，重合抑制剤としてヒドロキノンモノメチルエーテルなどがppm

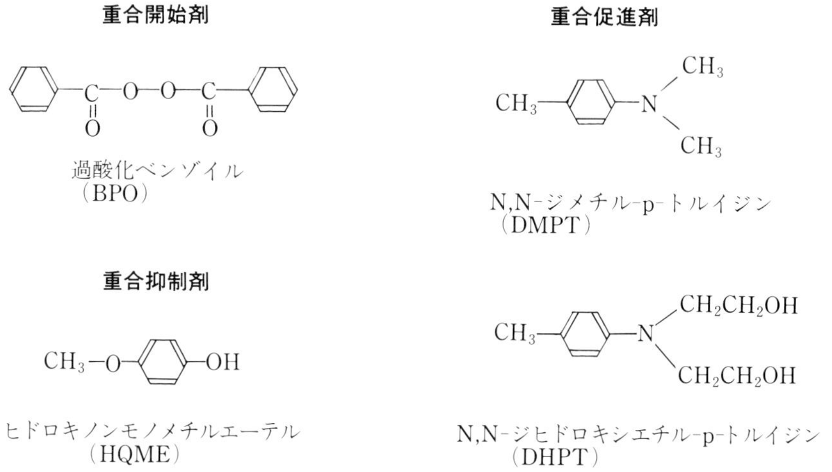

図 3-4-5 化学重合開始系の添加剤

オーダーで添加されている[15].

（2）光重合型

光重合型は重合を開始させるための照射光の波長により紫外線重合型と可視光線重合型に分類される．前者では図3-4-6に示すように光増感剤として波長 365 nm の水銀灯の紫外線によりラジカルを生じるベンゾインメチルエーテルが用いられている．後者では波長 420～500 nm の可視光線（青色）によりラジカルが発生するジケトン（例えばカンファーキノン）と還元剤（例えば第3級アミン，バルビツール酸）が用いられている．カンファーキノンはモノマーに対して 0.1～1 wt％ 程度添加されている．また，還元剤としては N, N-ジエチルアミノエチルメタクリレートが 0.02～0.05 wt％ 程度添加されている[16].

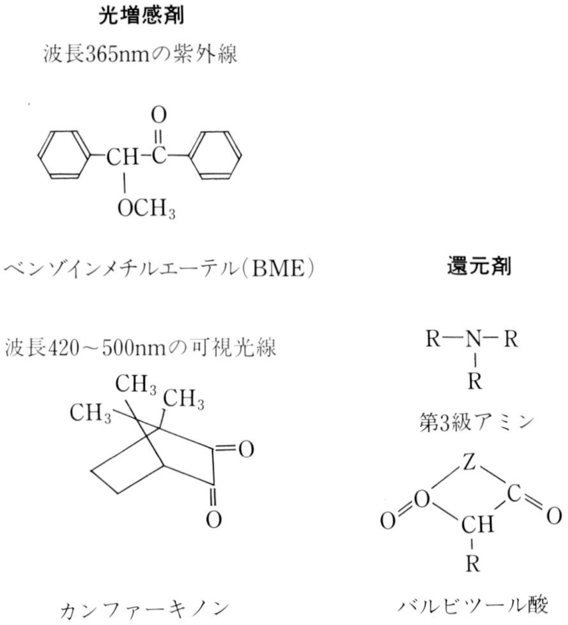

図 3-4-6 光重合開始系の添加剤

2. 重合反応

コンポジットレジンは化学的または光化学的方法によってフリーラジカルを発生し，主成分であるジメタクリレートがラジカル重合により硬化することにより，3次元構造をもつ架橋重合体になる[12].

化学重合型では，ペースト-ペーストタイプ，粉末-液タイプなど種々の製品形態があるが，その両者を練和することにより反応が開始し，フリーラジカルが発生する．一般的には室温における操作時間は1～5分，口腔内温度における硬化時間は2～6分と製品により異なっている．硬化時間は重合開始剤，促進剤，抑制剤の濃度に大きく影響される[17]．また環境温度および雰囲気の影響も大きい[18]．すなわち空気中の酸素は重合反応を抑制するために練和物を填入した後，ストリップスをかぶせて空気との接触を避けて硬化させる必要がある．しかし，化学重合型では図3-4-7に示すように練和により生じた気泡が硬化体中に残存（気孔率で1.8～4.8％）しており，酸素による重合抑制は表面だけでなく硬化体内部に残存する気泡界面でも生じている．よって，練

和時あるいは修復時にレジン内部に気泡を混入させないよう注意を払うべきである．このような環境因子やモノマーの分子構造によりコンポジットレジンの重合率は低く，未反応の二重結合が40〜60％程度残存している．重合率が低いと機械的性質の低下や口腔内でのレジンの変色・寸法変化さらには歯髄為害作用[19]につながるため，先に述べたようにストリップスの利用，練和方法など臨床技法的に重合率を高めるように配慮すべきである．

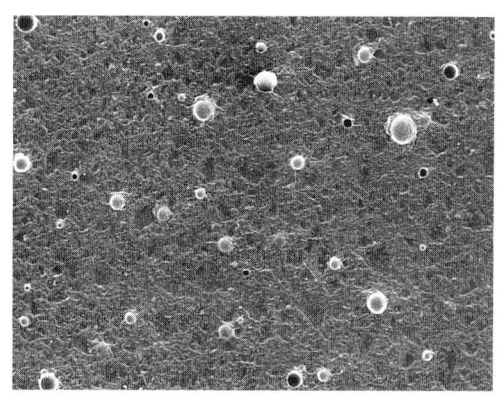

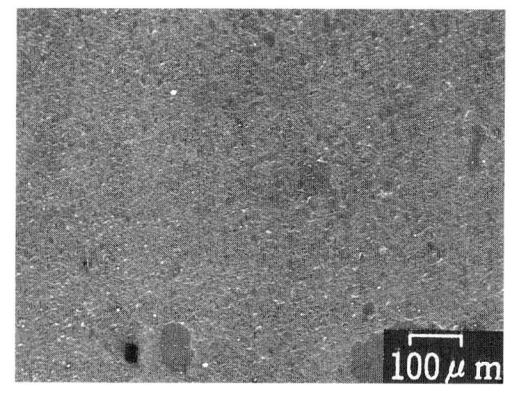

化学重合型　　　　　　　　　光重合型

図 3-4-7　硬化体断面

　光重合型のコンポジットレジンは1ペーストの製品であり練和を必要としないので図 3-4-7 に示したように，硬化体内への気泡の迷入を避けることができる．また，光を照射しない限り硬化しないため十分な形態付与を行う余裕があることや，余分なペーストを練和しないですむなどの長所がある[20]．しかし，光を照射するための装置と手間がかかること，また光線照射部分より硬化するため化学重合型よりも窩底との間に隙間を生じやすい欠点がある．また光重合型の場合，光源の安全性，光源の特性，重合の速度と重合率を十分考慮した上で用いなければならない．特に紫外線重合型では320nm以下の短波長の紫外線が皮膚，口腔粘膜，眼の結膜，細胞などに為害作用を示す．320〜400nmの近紫外線でも過度の線量を照射すると皮膚に紅斑を生じ，また紅彩炎をひき起こす危険性があり，歯科医師や患者は保護めがねを使用した方が安全である．現在では紫外線重合法は口腔内では使用しなくなった．図 3-4-8，図 3-4-9に可視光線照射器を示す．また，図 3-4-10 に可視光線照射器から放射される光線の波長と照度を示す．

　光線の照射時間が増加すると，重合深度は深まり，紫外線では1〜1.5mm，可視光線では2〜3mmの深さまで硬化し，硬化深度は可視光線重合型のほうが深い[6]．また，

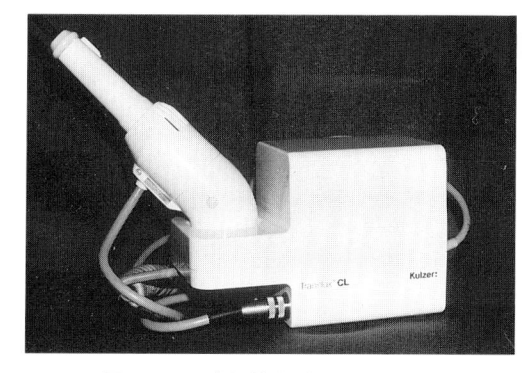

図 3-4-8　光照射器（ガンタイプ）

先に述べたように光線の為害作用さらには使用する光源の発光強度の劣化などの問題により，最近では可視光線重合型が光重合型レジンの主流をなしている．しかしながら，重合度は光強度に大きく支配されるため，アンダーカット部分では重合度は低く，深い窩洞の場合には積層法により数回に分けて充塡する必要がある．

また，これらの重合反応による重合収縮の挙動の差異も考慮に入れる必要がある．図 3-4-11 に重合収縮の挙動の模式図を示す．化学重合型レジンは練和により気泡の迷入はあるが，ほぼ全体が同時に硬化が進行するのに対し，光重合型レジンは光照射した面から硬化が進行する．すなわち，光照射によってレジンの最表層は空気（酸素）に触れているため硬化しないが，その直下の層から重合が開始され，表面からもっとも遠い窩底部分が最後に硬化するため，レジン重合の収縮は窩底面に現われ，窩洞の窩底と修復物の底面の間に間隙が生じやすい．

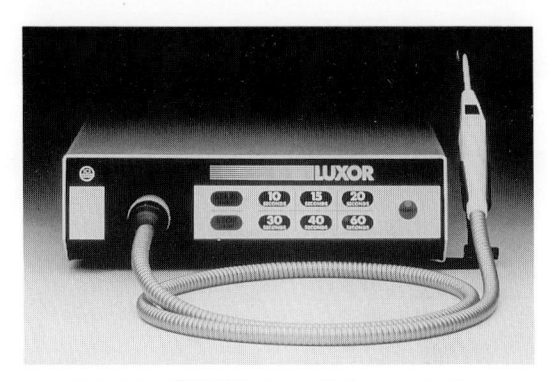

図 3-4-9 光照射器（ハンドピースタイプ）

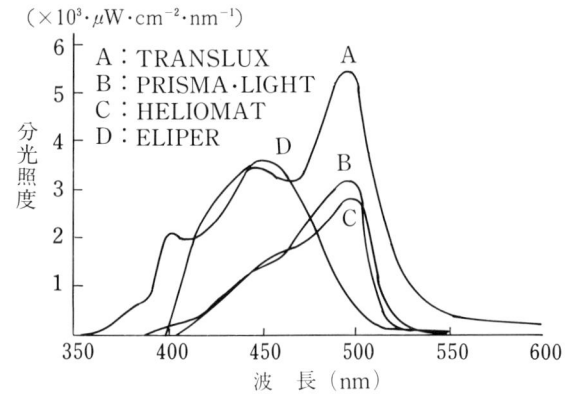

図 3-4-10 可視光線照射器から放射される光線の波長と照度[6]

このためにも光重合レジンでは積層充塡をする必要がある．また，歯質と確実に接着させるためには接着性レジンの併用も必要となる[6]．さらに最近ではレーザー光線照射による重合硬化の研究も進められている．

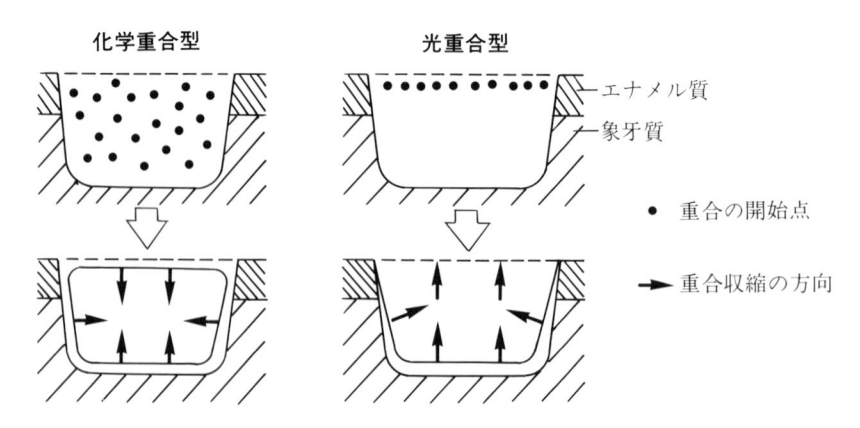

図 3-4-11 重合方式の違いによる重合収縮の挙動の違い

3. 性　質

　表3-4-2に可視光線重合型コンポジットレジンの性質を示すが，従来のアクリルレジンと比較して，成形歯冠修復材料として重要な物性が向上しており，歯質に近い値を示すようになってきた．ADAS No.27の成形歯冠修復用レジンの所要性質には，引張強さが34 MPa，吸水率0.7 mg/cm^{2}となっているが，その他の物性についての規定はない．圧縮強さ，引張強さはアマルガムにはやや劣るものの，エナメル質，象牙質とはほぼ同等である．硬さと弾性係数は象牙質と同じ程度であるが，アマルガムおよびエナメル質よりは低い．熱膨張係数は従来のアクリルレジンよりかなり小さく，歯質の2～3倍程度にまで改善されている．熱伝導率も小さく，エナメル質と同程度であり，熱刺激に対する歯髄の保護性は優れている．耐摩耗性も向上しているが，その反面，表面の粗糙化が問題となり仕上研磨が難しいという欠点がある．これらの改良をはかるためには，フィラーをミクロ化するとよいが，その他の物性が低下する[21]．

表3-4-2　コンポジットレジンの性質（カタログ値）

名　称	圧縮強さ MPa	引張強さ MPa	曲げ強さ MPa	硬　さ H$_K$	吸水性 mg/cm^2
ライトフィルⅡA	450	66	152	70	19 μg/mm^3
エスティオ LCⅡ	354	—	137	—	9.2 μg/mm^3
パルフィーク　エステライト	390	54	93	H$_B$ 65	0.34
Z 100	446	—	121	—	—
プログレス	470	103	206	110	0.30
ハーキュライト XRV	441	65	126	—	—
フォトクリアフィル A	445	59	204	H$_B$ 72	—
プリズマ AP. H	382	71	132	—	0.50
テトリックセラム	216	—	142	H$_V$ 55	(21.5 μg/mm^2)
エナメル質	386	10～52	—	343	
象牙質	343		—	75	
銀アマルガム	422	49～71	—	110	

　このように，機械的・物理的性質はフィラーにより大きく影響され，その材質・形態・含有量を変えることにより相当改善されてきた．例えば流動性を向上させたフロアブルコンポジットレジンが実用されている．しかし，化学的性質と生物学的性質にはまだ問題が多い．これらの性質はモノマー自体の物性によるところが大きい．化学的性質として考えなければならない問題に吸水性がある．従来のアクリルレジンに対しては大幅に改善されたが，まだ，十分ではなく，レジン修復の致命的な欠陥である．この性質のために変色，膨潤による寸法変化，機械的性質の低下，接着面での剝離など臨床上不利な諸現象が現われてくる．この原因はレジンの硬化体中に残留する未反応の二重結合，またその分子構造中にもつ親水性基（水酸基，カルボニル基など）により，水分子がレジンの分子間隙に浸透拡散することによる．また，吸水にともなって，レジンの構成物質の溶出も生じてくる[32]．レジン硬化体中に残留した未反応モノマー，重合開始剤，重合

促進剤，重合抑制剤など低分子化合物が溶出してくる[23),24)]．このような物質の溶出により，歯髄刺激が生じるとされている．また，表面の未重合モノマーや低分子化合物が溶出することにより，コンポジットレジン表面がしだいに粗糙になり失透し，汚染，変色しかつ歯垢が沈着するようになることも報告されている[1)]．さらに，溶出した微量のこれらの有機化合物が体内へ吸収され，内分泌攪乱物質として作用するとの指摘[35)]があり，今後の研究に注目する必要がある．

4. 歯質との接着

歯質とコンポジットレジンとの接着は臨床的には二つの重要な意味をもっている．一つは窩壁における漏洩防止により褐線，2次う蝕の発生の防止であり，もう一つは前述した残留モノマーなどの溶出物質の拡散による歯髄炎の発症を軽減することにある．しかし，コンポジットレジン自身は歯質に接着する性質を有していないため，コンポジットレジンを使用する場合，一般的にはボンディング材が用いられる．従来型のボンディング材はコンポジットレジンのベースレジンとほぼ同じ成分で，フィラーを含まない液状レジンモノマーである．しかし，象牙質への接着に対して，このようなボンディング材は効果がなく，このために歯質との接着性のある成分を含んだボンディング材が導入されてきた．その種のボンディング材で最初に市販されたのがクリアフィル・ボンディング・エージェントである．このボンディング材は phenyl-P という疎水性基と親水性基を有する歯質接着性モノマーが配合されている[25)]．スコッチ・ボンド，ジョンソン・ボンディング D-21 にもリン酸エステル系の接着性モノマーが配分されている[26)]．さらに，Munkusgaad と Asmussen の研究[34)]を起点に，象牙質接着性プライマーの開発により，象牙質接着力に大きな進歩がみられた．基本的には HEMA 等の水溶性モノマーを主体としたものである．これらの接着システムの多くは，接着機構上象牙質とレジンの間に樹脂含浸層が認められ，その層が接着性を向上すると考えられる．表3-4-3 に現在市販されているプライマーとボンディング材を示すが，最近のものは操作を簡便にするため，歯面処理剤とプライマーが一体となったセルフエッチングプライマーまたはプライマーとボンディング材が一体になったものが多くなっている．

これらの接着性モノマーおよび表面処理の詳細については第6章で説明する．

5. コンポマー

成形修復材料としてコンポマーという新しいレジン系材料が市販されるようになった．コンポマー（COMPOMER）の名称はコンポジット（COMPOsite）とグラスポリアルケノエートセメント（glassionoMER）とを組み合わせた造語である．表3-4-4 にコンポマーの主成分[36)]と性質[37),38)]を示す．コンポマーの組成は光重合型コンポジットレジンに近いが，その機械的性質はグラスポリアルケノエートセメントとの中間的な値を示している．硬化反応は主に光重合反応によるが，硬化後吸水によってフッ化アルミノシリケートガラスと酸性の多官能メタクリレートとの間に酸塩基反応が生じ，フッ素徐放性となるが，この酸塩基反応はあくまで二次的なものであり，徐放量は光硬化型グラスポリアルケノエートセメントよりも少ない．歯質との接着は付属のボンディ

表 3-4-3 プライマーおよびボンディング材

商品	メーカー（販売）	歯面処理剤	プライマー	ボンディング材
Clearfil Linerbond Ⅱ Σ	クラレ（モリタ）		5-NMSA+MDP+HEMA	5-NMSA+MDP+HEMA+マイクロフィラー
Mac-Bond Ⅱ	トクヤマ（トーワ技研）		MAC-10+リン酸モノマー+アルコール+水	Bis-GMA+HEMA+TEDMA
Imperva fluoro bond	松風		HEMA+4-AET+4 AETA+水	4-AET+HEMA+UDMA+TEDMA+フィラー
UniFil Bond	GC		HEMA+4-MET+カルボン酸+アルコール+水	UDMA+TEDMA+HEMA
Denhesive Ⅱ	Kulzer/Heraeus（バナヘラウス）	ゲル状リン酸	HEMA+マレイン酸	Bis-GMA+TEDMA
Single bond	3 M	ゲル状リン酸 35%, pH 0.6	Bis-GMA+HEMA+ジメタクリレート変成モノマー+エタノール+水	
Bell bond	鐘紡（ヨシダ）	リン酸	リン酸エステル系モノマー	
Prime & Bond 2.1	Dentsply/DeTrey（東京歯科産業）	なし	PENTA-p+TEDMA+アセトン+ウレタン変成モノマー	
Optibond solo	Kerr（サイブロンデンタル）	ゲル状リン酸	HEMA誘導体+リン酸系接着成分+フィラー	
Syntac SC	Vivadent（白水貿易）	リン酸37%	マレイン酸+HEMA+メタクリレート変成ポリアクリル酸+水	
One step	Bisco（モリムラ）	リン酸32%	BPDM+Bis-GMA+HEMA+アセトン	

表 3-4-4 コンポマーの主成分[36]と性質[37,38]

商品	メーカー（販売）	主成分	1週間後の曲げ強さ (MPa)	せん断接着強さ(MPa) 象牙質	せん断接着強さ(MPa) エナメル質	付属ボンディングシステム（組成）
Ionosit Fil	DMG（ヨシダ）	フルオロアルミノシリケートガラス，ポリアクリル酸，エソキシ化Bis-GMA, TEDMA，ビスフェノールA-ジ（2 ハイドロキシプロピル）ジメタクリレート，顔料	148.5	9.7	10.9	Solist (HEMA, TEDMA)
Compo glass	Vivadent（白水貿易）	プロポキシ化Bis-GMA, UDMA, TEDMA，環状脂肪族・ジカルボン酸ジメタクリレート，シラン処理球状金属酸化物，YF3，シラン処理バリウムフルオロシリケートガラス	95.6	7.0	8.3	Syntac SC (MMPAA, HEMA)
Dyract	Dentsply/DeTrey（東京歯科産業）	UDMA, TCB，ストロンチウムフルオロシリケートガラス，開始剤，安定化材，SrF_2	115	15.6	9.9	Prime & Bond (PENTA, TEDMA)
Xeno	三金工業	フルオロアルミノシリケートガラス，ポリアクリル酸，Bis-MPEPP (2.6 E), HEMA, TEGDMA, Bis-GMA，メタクリロキシピロリン酸モノマー，開始剤	108	12.8*	16.8*	Xeno Bond (メタクリロキシピロリン酸モノマー，HEMA)
F 2000	3 M	フルオロアルミノシリケートガラス，コロイダルシリカ，ポリアクリル酸，クエン酸誘導ジメタクリレートオリゴマー，GDMA，開始剤	62**	14.5*	19.5*	Single Bond (Bis-GMA, HEMA)

＊カタログ値　＊＊間接引張強さ

ングシステムを用いて行なわれるが，コンポジットレジンの場合と同様に樹脂含浸層の形成による接合である[36]．コンポマーの適用症例は機械的強さ，フッ素徐放性，審美性を考慮すれば，咬合力の加わらない部位などに限定すべきである．

［参考文献］

1) 増原英一ほか：歯科充てん用レジン．医歯薬出版（東京），1～44，1979.
2) R. L. Bowen : Properties of a silica-reinforced polymer for dental restorations. J. Am. Dent. Assoc., 66, 57～64, 1963.
3) 平澤　忠ほか：ミクロフィラーコンポジットレジンの物性の比較．DE, 57, 14～27, 1981.
4) 橋本弘一ほか：臼歯部修復用コンポジットレジンの材料力学的性質の比較．DE, 65, 22～31, 1983.
5) 増原英一ほか訳：コンポジットレジンシステム．書林（東京），249～272, 1981.
6) 増原英一ほか：光重合型レジンの進歩と歯科臨床への応用．QE, 2(10), 38～50, 1983.
7) 新井　智：光重合型レジンに関する研究——とくに硬化物の重合状態の経時変化について——．日歯保誌, 29 (1). 106～128, 1986.

8) Watts, D. C. et al. : Characteristics of visible-light-activated composite systems. Br. Dent. J., 156, 209~215, 1984.
9) Vankerckhoven H. et al. : Characterization of composite resins by NMR and TEM. J. Dent. Res., 60 (12), 1957~1965, 1981.
10) Asmussen E. : NMR-analysis of monomers in restorative resins. Acta Odontol Scand, 33, 129~134, 1975.
11) 平澤　忠ほか：光重合型レジンの理工学的性質，光重合型レジンの臨床応用．クインテッセンス出版（東京），19~40, 1986.
12) 平澤　忠：歯科材料の化学(3)修復用コンポジットレジン，鶴見歯学，4(2), 157~162, 1978.
13) Asmussen E. : Qualitative analysis of peroxides in restorative resins. Acta Odontol Scand, 38, 269~272, 1980.
14) Asmussen E. : A qualitative and quantitative analysis of tertiary amines in restorative resins. Acta Odontol Scand, 38, 95~99, 1980.
15) Bowen R. L. : Compatibility of various materials with oral tissues. I : the components in composite restorations, J. Dent. Res., 58 (5),1493~1503, 1979.
16) Shintani H. et al. : Analysis of camphorquinone in visible light-cured composite resins. Dent. Mater. (3), 124~126, 1985.
17) 伴　清治ほか：コンポジットレジンの硬化反応の研究――Bis-GMA と TEDMA の共重合反応に影響を与える因子――．愛院大歯誌，21 (2), 433~439, 1983.
18) 伴　清治ほか：コンポジットレジンの硬化反応の研究――DSC 等温法による重合発熱の測定(第1報)――．愛院大歯誌，21 (4), 685~693, 1983.
19) 藤沢盛一郎：歯科用レジン充填材料の溶出性と溶血性――歯科材料の生物学的評価判定に対する試験方法――．歯界展望，48 (5), 699~706, 1976.
20) 勝山　茂：光重合レジンの使い方．DE, 63, 1~7, 1982.
21) H. F. Albers : Tooth colored restoratives. Alto Books (Nina Court), A-5~A-8, 1985.
22) 平澤　忠：歯科理工学 4章4.4．レジン．医歯薬出版(東京)，248~276, 1982.
23) 宮崎光治ほか：コンポジットレジンからの溶出物の高速液体クロマトグラフィーによる分析(第1報) 2ペースト型コンポジットレジンについて．歯材器，2 (1), 8~17, 1983.
24) 郭　永昌：歯科用コンポジットレジンの吸水性と溶出性について．歯材器，1 (3), 299~311, 1982.
25) 中林宣男：歯質との接着――接着セメントを目ざして――．日本歯科評論，468, 41~51, 1981.
26) 谷　嘉明：ボンディング材――臨床における役割――．DE, 74, 33~38, 1985.
27) 藤井弁次：誌上卒後研修＝齲蝕の処理，I コンポジットレジン．歯界展望，62(3), 581~587, 1983.
28) 勝山　茂：光重合レジン修復について．歯医学誌，5, 151~158, 1986.
29) 本間信策ほか：裏層・覆髄材に及ぼす酸処理の影響．日歯保誌，21(1), 102~109, 1978.
30) 増原英一：歯質接着性レジンの基礎と臨床(上巻)．クインテッセンス出版(東京)，11~35, 1982.
31) 谷　嘉明：新コンポジットレジンの性質とクリニカルポイント．歯界展望，59 (7), 1319~1328, 1982.
32) S. Ban et al : Release of dimetacrylate monomer into water, Aichi-Gakuin J. Dent. Sci. 24, 383-389, 1986.
33) S. Ban et al : Heat curing behavior of light-cured composite resins investigated by dynamic differential scanning calorimetry, Dent. Mat. J., 9, 153-162, 1990
34) E. C. Munkusgaad and E. Asmussen : Bond strength between dentin and restorative resins mediated by mixture of HEMA and glutaraldehyde, J. Dent. Res. 63, 1087-1089, 1984.
35) N. Olea et al : Estrogenicity of resin-based composites and sealants used in dentistry, Envron. Health Persp. 104, 298-305, 1996
36) 二階堂徹ほか：保存修復材料コンポマーの概要とその臨床応用，Quintessence 17(6), 983-991, 1998
37) 入江正郎：コンポマーの歯科材料学としての位置づけ DE, No. 124, 3-6, 1998
38) 宇野　滋ほか：コンポマーの臨床的有用性について，DE, No. 124, 11-14, 1998

第5章
歯科用セメント

　歯科用セメントにはインレー・クラウン・ブリッジの合着材として使用されるが，裏装材，仮封材としても有用である．また，ある種のセメントは成形修復充填材および根管充填材などとして使用される．表 3-5-1，図 3-5-1 に代表的な数種類のセメントを示した．セメントの応用範囲が多岐にわたっており，それぞれの目的に応じて，物理的，機械的，化学的そして生物学的性質

表 3-5-1　歯科用セメントの種類と用途

セメント	主 要 用 途	2 次 的 用 途
リン酸亜鉛	修復物，矯正装置の合着	暫間充填，裏装
銀または銅塩を加えたリン酸亜鉛	暫間充填，仮封	
リン酸銅（赤または黒）	暫間充填，仮封	根管充填，サージカルパック
酸化亜鉛ユージノール	暫間充填，修復物の仮着 覆髄	
カルボキシレート	修復物の合着，裏装	矯正装置の合着，暫間充填
シリケート（ケイ酸塩）	前歯の修復	
ケイリン酸塩	修復物の合着	暫間充填，矯正装置の合着
グラスポリアルケノエート	楔状欠損の充填，修復物の合着	小窩裂溝の封鎖，前歯の修復，裏装

表 3-5-2　歯科用セメントの種類と主な成分

セメント	粉　末	液	硬 化 体
リン酸亜鉛セメント	酸化亜鉛と酸化マグネシウム，酸化アルミニウム	リン酸水溶液	リン酸亜鉛，リン酸マグネシウム，リン酸アルミニウム，酸化亜鉛
酸化亜鉛ユージノールセメント	酸化亜鉛	ユージノール	亜鉛ユージノレート
EBA セメント	酸化亜鉛	ユージノールと 2-エトキシベンゾイル	亜鉛ユージノレートと亜鉛 2-エトキシベンゾレート
カルボキシレートセメント	酸化亜鉛と酸化マグネシウム	ポリアクリル酸の水溶液	ポリアクリル酸と亜鉛，マグネシウムとのキレート結合体
グラスポリアルケノエートセメント	フッ化物含有のアルミノシリケートガラス	ポリアクリル酸・イタコン酸の共重合体水溶液	ポリアクリル酸とアルミニウムのキレート結合体およびフッ化カルシウム
シリケートセメント	フッ化物含有のアルミノシリケートガラス	リン酸水溶液	リン酸アルミニウム フッ化カルシウム

130　Ⅲ 各　論

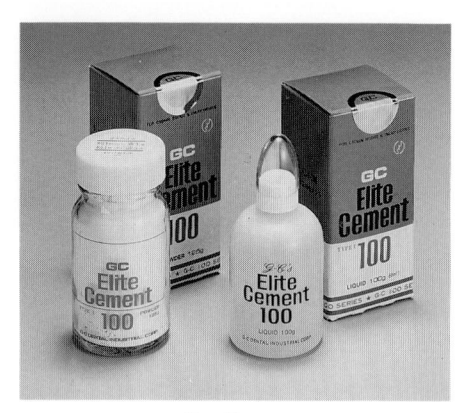

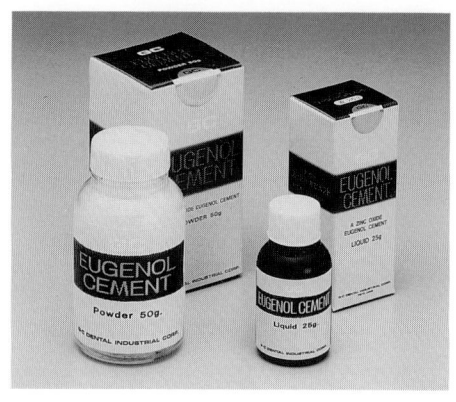

リン酸亜鉛セメント　　　　　　　　　酸化亜鉛ユージノールセメント

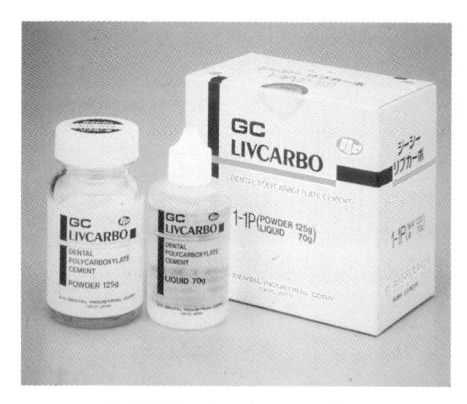

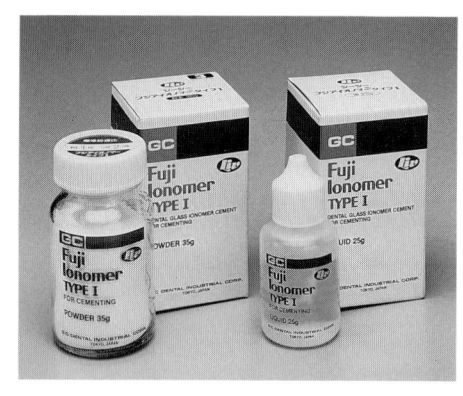

カルボキシレートセメント　　　　　　グラスアイオノマーセメント
　　　　　　　　　　　　　　　　　　（ポリアルケノエートセメント）

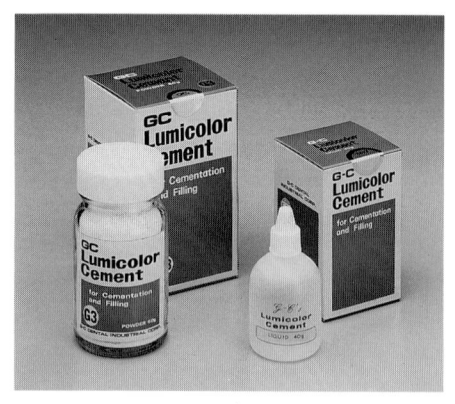

ケイリン酸セメント　　　　　　　　　銅セメント

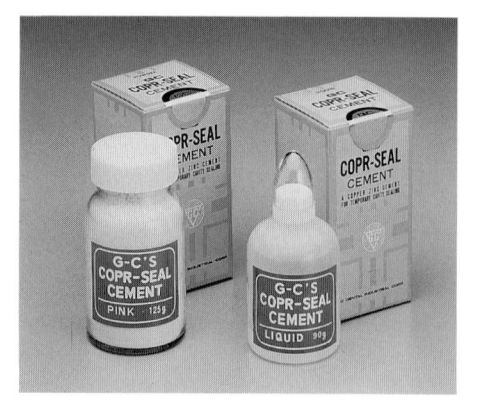

図 3-5-1　代表的な歯科用セメント

が厳しく要求されている．表 3-5-2に各種セメントの主な組成を示した．歯科用セメントは一般的には粉末と液体より構成されており，これらを練和することによって酸―塩基の反応で硬化する．歯科用粉末は酸化亜鉛，アルミノシリケートガラスのような酸化物からなり，液はリン酸水溶液，ポリアクリル酸，ユージノールなどより構成されている．

1. リン酸亜鉛セメント

リン酸亜鉛セメントは1878年に開発されたもので，歯科用セメントとしてはもっとも歴史の古いものである．このセメントは合着材として現在でも重要な材料であるとともに，他の新しい材料を評価する際の基準となる材料でもある．

1) 組　成

(1) 粉末成分

リン酸亜鉛セメントの代表的組成を表 3-5-3に示した．主成分は酸化亜鉛であり，調整剤として酸化マグネシウムが約10％．さらに，アルミナ，シリカなどの酸化物が添加されている．これらを混合した原料を1000～1400℃で焼結粉砕し，さらに反応性を調節するために800℃で熱処理される．酸化マグネシウムは酸化亜鉛粒子の焼結を助けるために重要である．現在では液相法による粉末調整も試みられている．

表 3-5-3　市販リン酸亜鉛セメントの組成

粉　　末		液	
組　成	重　量(％)	組　成	重　量(％)
ZnO	89.1～92.7	H_3PO_4	45.3～63.2
MgO	3.2～9.7	Al	1.0～3.1
Al_2O_3	0　～6.8	Zn	0　～9.9
SiO_2	0　～2.1	H_2O	33　～38

(2) 液成分

液は正リン酸を主成分とする水溶液で粉末との反応速度を遅延させるために，アルミニウムや亜鉛などの金属塩類が微量添加されている．液中の水分は33～38％で，この水分が液のイオン化を調整し，硬化時間，崩壊性，強さなどの諸性質に影響を与える重要な因子となる．

2) 硬化反応

粉末と液を練和すると熱を発生して急速に硬化する．この反応は複雑で3段階の過程を経るといわれている[6]．

$$MO + 2H_3PO_4 \longrightarrow M(H_2PO_4)_2 + H_2O \quad\text{―――}\quad (1)$$
可溶性第一リン酸化合物

$$MO + M(H_2PO_4)_2 \longrightarrow 2M(HPO_4) + H_2O \longrightarrow (2)$$

難溶性第二リン酸化合物

$$MO + 2M(HPO_4) \longrightarrow M_3(PO_4)_2 \cdot H_2O \longrightarrow (3) \quad (M:Zn, Al, Mg, Ca)$$

不溶性第三リン酸化合物

リン酸の水素イオンが粉末 ZnO の表面を侵食して，Zn，Al や Mg を溶出させ，これらのイオンがリン酸イオンと反応して可溶性第一リン酸化合物を生成する．さらに反応が進行し，難溶性第二リン酸化合物へと変化しマトリックスを形成する．そして最終的に非晶質の不溶性第三リン酸化合物の水和物のマトリックスと未反応酸化物（ZnO，Al_2O_3，MgO，CaO）の有芯構造組織を生成する．

3）性　質

（1）硬化時間

硬化時間は臨床上重要である．硬化が速すぎると粘度が上昇するし，硬化が遅すぎると治療時間が延長する．

硬化時間は JIS 規格[1]では 4～8 分，ADA 規格では 5～9 分と規定[2]されている．歯科用リン酸亜鉛セメントの硬化時間は種々の因子によって影響され，しかもセメントの物性に与える影響が大きい．硬化時間に影響を与える因子をセメント製造時および使用時に区別して示すと次のようになる[3]．

a．製造時の因子
　ⅰ．粉末焼結温度が高いほど，硬化時間は遅くなる
　ⅱ．粉末粒子が大きいほど，硬化時間は遅くなる
　ⅲ．正リン酸に対する水分の割合が多いと硬化時間は速くなる
　ⅳ．Zn，Al などの金属塩の添加により硬化時間は遅くなる

b．術者による因子
　ⅰ．練和時の温度が低ければ，硬化時間が長くなる．この温度は練板を冷却して調節することができる[4]．
　ⅱ．粉液比が大きいと硬化時間は短くなる
　ⅲ．液に少量ずつ粉末を加えて練和すると硬化時間が長くなる
　ⅳ．ある限度内で練和時間を長くすれば，硬化時間は長くなる
　ⅴ．水分が混入すると硬化時間は短縮する．吸水や蒸発によって液中の水分量が変化すると硬化時間のみならず，硬化したセメントの機械的性質をも劣化させるので，液中のリン酸と水分の比を変化させないように注意することが必要である．

（2）標準稠度

一定の液に対して粉末〈粉液比（g/ml）〉を多くすると，練和時の粘度が高くなり，使用時の稠

度も高くなる．また修復物の合着時の被膜厚さも厚くなり，硬化時間も短くなる．この標準稠度は 0.5ml のセメント練和泥を 2 枚のガラス板上に 120g の荷重で圧接した時のセメント泥の広がりが 30±1mm になるような粉液比をもって決定されている．臨床では使用しやすく，しかもセメントの性質を最大限に発揮させる粉液比を選ばねばならない．

（3）被膜厚さ

被膜厚さの大きさは，修復物の装着時における適合性に影響を与える．すなわち被膜厚さが大きいと修復物が装着時に浮き上がる原因となる．セメントの被膜厚さは粉末粒子の径，粉液比および装着時の粘度によって決定される．

JIS 規格では 30μm 以下[1]，ADA 規格 No.8 では第 1 種で 25μm 以下，第 2 種では 40μm 以下と規定している[2]．この被膜厚さは次の因子によって影響を受ける．

(1) 粉末の粒度分布と最大粒子径
(2) 粉液比（g/ml）
(3) 練和時間と温度

以上はセメントの練和条件によるが合着時に影響する他の因子としては，

(4) 合着時の圧力
(5) 修復物の種類とテーパー角度[5]
(6) とん路の有無

等がある．

（4）圧縮強さ

リン酸亜鉛セメントの合着力は，歯質と修復物間の間隙をこのセメントで埋め，その機械的嵌合力によって得られているために，リン酸亜鉛セメントの圧縮強さがきわめて重要である．表3-5-4 に示したが，練和後 1 時間で最大強さの 75％に達し，24 時間で最大となる．24 時間後の圧縮強さは 69 MPa～98 MPa で引張強さは 5 MPa 程度である．この機械的性質は粉末組成，溶液組成，粉液比[6]，練和条件等[7]によって影響を受ける．表 3-5-5 に圧縮強さと粉液比の関係を示した．リン酸亜鉛セメントを水中に長く浸漬，接触させると徐々に溶解し，強さは次第に低下する．

表 3-5-4　セメントの経時的圧縮強さ

時　間	圧縮強さ（MPa）
1 hr	75
3 hrs	88
1 day	98
7 days	105
4 weeks	101

表 3-5-5　リン酸亜鉛セメントの圧縮強さに及ぼす粉液比の影響

粉液比（g/ml）	圧縮強さ（MPa）
1.0	37
2.0	61
2.5	88
3.0	98
4.0	101

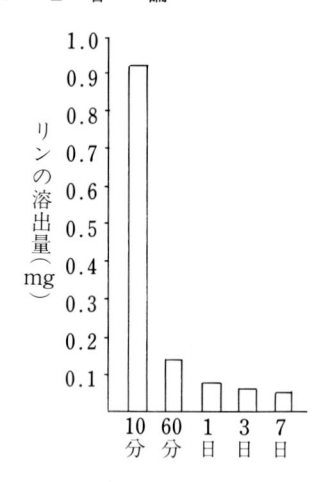

図 3-5-2 リン酸亜鉛セメントの試料片を作製してから，試料片を水に浸漬するまでの時間とリンの溶出量との関係．水に触れる時期が遅いほどリンの溶出量が少ない[31]．

図 3-5-3 リン酸亜鉛セメントをpH4とpH5希薄な有機酸溶液および水に1週間浸漬したときの溶解性(溶液は毎日取り替えた)[31]

(5) 溶解性と崩壊性

リン酸亜鉛セメントの溶解性や崩壊性は，修復物の合着に際して重要な問題である[8]．これは合着後，リン酸亜鉛セメントの溶解によって修復物の辺縁に2次カリエスが発生し，ついには修復物が脱落することがある．リン酸亜鉛セメントの崩壊性はADA規格No.8で規定され，24時間蒸溜水中での浸漬で0.2%以上崩壊してはならないとされている．図 3-5-2に示したが，リン酸亜鉛セメントには水に対する溶解性は小さいが，図 3-5-3に示したようにpHの影響を受け，乳酸，酢酸，クエン酸中では水中の20倍～30倍の溶解性を示す．これは硬化体のコアである酸化亜鉛およびマトリックス中のリン酸塩の溶解性がpHの影響を受けるためであろう．口腔内でのpHの低下は歯垢が細菌の作用によって分解され乳酸が生成されるためである．耐溶解性と耐崩壊性を向上させるためには，粉液比を大きくすることが必要である[9),10)]．

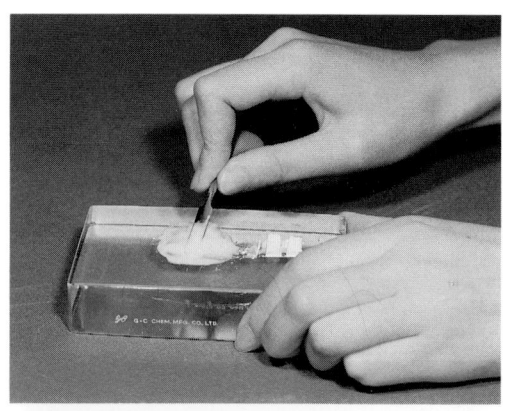

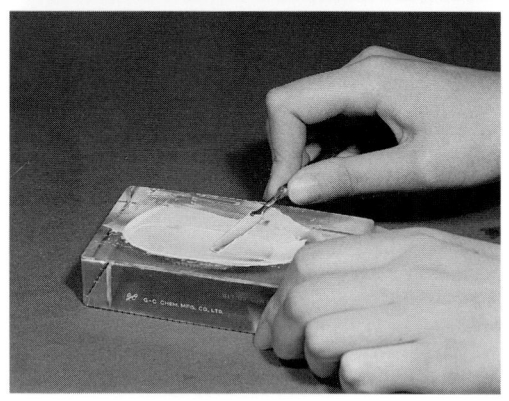

図 3-5-4 リン酸亜鉛セメントを練和するときには最初は少量の粉末を入れ，練板の全体を使用して練和する．

(6) 酸性度 (pH 値)

液の pH は 1.1 と低いが練和 3 分後の硬化体の pH は約 3〜4 に上昇する．24 時間後にはほぼ中性になるが，一般的に窩洞が深い場合は，この酸性度が歯髄に損傷を与えないよう裏装などの防御処理を施す必要がある．また，リン酸亜鉛セメントの pH は粉液比の小さいものほど低く，しかも長時間低い pH 値を保つことになる．

4) 取扱い法

リン酸亜鉛セメントの諸性質は練和条件によって影響を受けやすいので，特に以下のような点に留意が必要である．①粉液比はできる限り大きくしなければならない．②そのためには図 3-5-4 に示したように，冷却したガラス練板上で少量ずつ粉末を液に加えつつ，反応熱を放散させながら，③練板の全面を使用して均一に練和する．セメントの練和法は，JIS では 4 分割法，ADA では 6 分割法の分割練和法が決められている．また，現在，機械練和についての研究がなされている[11),12),13)]．

2. 酸化亜鉛ユージノールセメント

酸化亜鉛ユージノールセメントは通常粉末と液に分かれており，リン酸亜鉛セメントと同じ方法で少量ずつ粉末を加えて練板紙上で練和する．酸化亜鉛ユージノールセメントは粉液比を変えることによって多目的に使用できるが，ADA では，I 種は仮着用，II 種は永久合着用，III 種は暫間充填用と断熱用ベース，IV 種は裏装材として規定している[14)]．このセメントは鎮静作用と収斂作用などの薬理作用をもっているのが特長である．この他この系のセメントには Brauer によって合着用として開発された EBA セメントがある[15),16)]．

1) 組 成

酸化亜鉛ユージノール系のセメントには酸化亜鉛とユージノールの反応による酸化亜鉛ユージノールセメントと，酸化亜鉛とユージノール中にオルソ-エトキシ安息香酸を添加した EBA セメントがある．印象材の場合と同様に酸化亜鉛の種類および粒径によって硬化反応速度が変化するので，それぞれ製造時に調節されている．表 3-5-6 にその成分を示した．

表 3-5-6 酸化亜鉛ユージノール系セメントの組成[15),16)]

セメント	粉　末	(%)	液	(%)
酸化亜鉛ユージノールセメント	酸化亜鉛	65〜70	ユージノール	85
	ロジン	29	オリーブ油	15
	酢酸亜鉛	1〜5		
EBA セメント	酸化亜鉛	60〜70	ユージノール	30〜50
	アルミナまたはシリカ	20〜30	オルソ-エトキシ安息香酸	50〜66
	ロジン	6		
	ポリメタクリル酸メチル	2〜3		

2) 硬化反応

練和によって酸化亜鉛とユージノールが水の存在下で酸—塩基反応を生じ非晶質のユージノール亜鉛のマトリックスが形成され酸化亜鉛のコアとからなる有核構造の硬化体となる．この反応はまず酸化亜鉛が水和により Zn^{2+} を生じ，この Zn^{2+} が2分子のユージノールとキレート結合して，ユージノール亜鉛を形成し，これがマトリックスになり未反応の酸化亜鉛を包む形で硬化する．ユージノール亜鉛を生成するこの反応は可逆性で，長時間水中に浸漬していると水和反応が生じ徐々に崩壊する．

酸化亜鉛ユージノールの硬化反応

3) 性　質

(1) 硬化時間

温度や湿度が高い環境では硬化が速くなる．硬化時間は通常口腔内では約5～10分で硬化するが，硬化時間は口腔内環境の他に酸化亜鉛の粒径が小さく，粉液比が大きい場合，酢酸亜鉛などの促進剤の添加によって短縮される．

(2) 粉液比

酸化亜鉛ユージノールセメントの粉液比は，他のセメントに比較して大きく，用途によって変えるが通常は 2.0～6.2 g/ml である．

(3) 被膜厚さ

酸化亜鉛の粒径および粉液比によって被膜厚さは変化するが，通常約 40～60μm であり他のセメントに比較してやや大きい．EBA セメントの皮膜厚さは 26～35μm 程度である．

(4) 機械的性質

圧縮強さは通常 12.7～39.2 MPa と他のセメントに比較して小さいが，EBA セメントの圧縮

強さは58.8～107.8 MPa，引張強さは約 2.9～5.9 MPa であり，ほぼリン酸亜鉛セメントに匹敵し，合着材として使用されている．

（5） 崩 壊 性

酸化亜鉛ユージノールセメントの崩壊度は他のセメントに比較して大きく，水中24時間浸漬後で約1.5％の重量減少を示す．これはマトリックスを形成しているユージノール酸亜鉛が加水分解され，硬化したセメントからユージノールが溶け出すからである．EBAセメントはこの酸化亜鉛ユージノールセメントより崩壊率が小さい．しかし，有機酸中においてはリン酸亜鉛セメントより大きい．

（6） 生物学的性質

液のpHは6.6～8.0とほぼ中性であり，硬化時に発熱をともなわず，歯髄刺激がないセメントである．ユージノールは鎮静作用を有していることが判明しており，ユージノールの象牙質浸透性についても研究されている[17]．

4） 取扱い法

酸化亜鉛ユージノールセメントは，油性の練板紙を用いて練和している．酸化亜鉛ユージノールセメントは前述のように，水分が器具に付着していると硬化が促進されるので注意が必要である．また，この酸化亜鉛ユージノールセメントはレジン系充填材と接するとセメント中のユージノールがレジンの重合反応を抑制するのでレジン系材料と接する場合に使用できない．器具に付着したセメントの除去にはエチルアルコール等を用いると容易である．

3. カルボキシレートセメント

カルボキシレートセメントは，酸化亜鉛とポリアクリル酸水溶液の練和によって硬化する．このカルボキシレートセメントは，リン酸亜鉛セメントと異なって歯質と化学的に接着するセメントとして最初に開発されたものである[18]

1） 組 成

（1） 粉末成分

粉末粒径が4～12μmの酸化亜鉛が主成分で，その他1～5％の酸化マグネシウムが添加されているが，機械的性質を向上させるため，酸化亜鉛の一部を補強フィラーとして酸化アルミニウムあるいは他の金属酸化物に置き換えたり，さらには硬化反応促進のために少量のフッ化スズを含有させているものもある．

また，粉末にあらかじめ凍結乾燥したポリアクリル酸を配合して，水で練和する水硬性タイプ

のものもある．

(2) 液成分

ポリアクリル酸あるいはポリアクリル酸とイタコン酸との共重合体の約40%前後の水溶液である．ポリマーの分子量は約23000〜50000程度で粘調な液体である．

$$-CH_2-CH-CH_2-CH-CH_2-CH-$$

ポリアクリル酸

2) 硬化反応

練和によって粉末中の酸化亜鉛および酸化マグネシウムが Zn^{2+}, Mg^{2+} のイオンに解離され，液のポリアクリル酸側鎖のカルボキシル基とイオン結合および架橋型キレート結合を形成することによって硬化する．硬化したセメントは非晶質ポリアクリル酸亜鉛のマトリックスが未反応の酸化亜鉛粒子を取り囲んだ構造になっている．

〔イオン結合〕〔キレート結合〕

3) 性質

(1) 硬化時間

表3-5-7にカルボキシレートセメントの歯科理工学的性質を示した．通常このセメントの硬化時間は粉液比1.5g/mlで5〜8分であり，ほぼリン酸亜鉛セメントと近似した値を示す．硬化時間は粉液比，酸化亜鉛の反応性，粉末の粒子径，練和時の温度およびポリアクリル酸の濃度と分子量によって影響を受ける．なお，操作時間は室温で通常2.0〜2.5分である．

表3-5-7 カルボキシレートセメントの歯科理工学的性質

粉液比（g/ml）	1.5
稠度（円板直径，mm）	23—29
硬化時間（分）	5— 8
被膜厚さ（μm）	25—35
圧縮強さ（1hr MPa）	23—58
〃　　（24hrs, MPa）	64—85
引張強さ（1hr, MPa）	4— 8
〃　　（24hrs, MPa）	8—12
溶解度（1週間，%）	0.05
酸性度（pH，3分後）	2.6
〃　　（pH，24時間後）	6.9

（2） 被膜厚さ

カルボキシレートセメントの液は粘調であるが、修復物の合着時における咬合圧下での状態では被膜厚さは 25〜35 μm であり、リン酸亜鉛セメントより薄くなる．

（3） 強　さ

合着用として使用する場合での圧縮強さは約 62.7〜83.3 MPa で，リン酸亜鉛セメントの圧縮強さより劣る．この圧縮強さは粉液比の増大によって大きくなり，粉末2に対して液1の割合の場合に最大となる．また，フッ化スズやアルミニウムの添加によっても強さが増大する．カルボキシレートセメントの引張強さは 7.8〜11.8 MPa である．

（4） 溶解性・崩壊性

水中浸漬1週間によって約 0.05 wt％ の重量減少があり，ほぼリン酸亜鉛セメントと同程度であるが，リン酸亜鉛セメントより大きい崩壊性を示すという報告もある．乳酸やクエン酸中では他のセメントと同様に崩壊速度が著しく早く溶解度が大きい．

（5） 接 着 性

前述したようにカルボキシレートセメントは歯質やある種の金属と接着性を有することが特徴的である[19]．清掃されたエナメル質および象牙質中のカルシウムとセメント液中のポリアクリル酸側鎖のカルボキシル基が配位結合して接着するといわれている[20]．象牙質に対する接着力はエナメル質より小さい[21]．これは象牙質の石灰化が低いために，Caが少ないことによる[22]．また，金属に対しても接着するが，一般的に貴金属より非貴金属に対して良好な接着性を示す[23]．

（6） 生物学的性質

カルボキシレートセメント液の pH は 1.3〜1.5 と低く，pH が中性になるには時間がかかるが，ポリアクリル酸の分子量が大きいので象牙細管の浸透が少ないことにより歯髄に対する為害性は酸化亜鉛ユージノールと同等である．

4） 取扱い法

図 3-5-5 に示したように練和紙上に粉末—液比を正確に計量し、液中の水分を蒸発させないように、直ちに 30〜40 秒間練和する．リン酸亜鉛セメントの練和物より粘度が高いが，リン酸亜鉛セメントと異なり，加圧下で十分な流れを示す性質を有している．合着に際して修復物の内面および窩洞，支台歯の表面を清掃し，唾液に接触させないように取扱う．

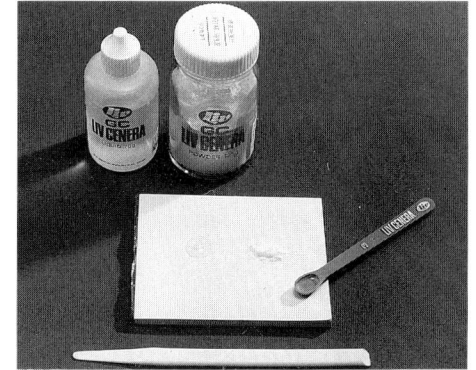

図 3-5-5　ポリカルボキシレートセメントの練和紙とスパチュラー

粉末を低温下で保存すると操作時間を延長することができるが，液は粘度が高くなるので低温で保存してはならない．また瓶の栓はしっかりしめておき，液から水分の蒸発あるいは吸水を防ぐ必要がある．

4. グラスポリアルケノエートセメント

グラスポリアルケノエートセメントはシリケートセメントの審美性とカルボキシレートセメントの歯質との接着性を考慮して開発されたセメントである．粉末はアルミノシリケートガラスであり，液はポリアクリル酸の水溶液より構成されていることから，<u>A</u>lumino <u>S</u>ilicate glass <u>P</u>olyacrylic <u>A</u>cid の略号より ASPA セメントとも呼ばれる[24]．このセメントはアルミノシリケートガラス末がポリアクリル酸によってイオン化され，液のカルボキシル基とイオン型架橋構造を形成することによりゲル化を生じ硬化するので，グラスアイオノマーセメントと呼ばれたが，近年グラスポリアルケノエートセメントと称されるようになった．合着用および充塡用として使用される[25]．

最近，従来型のように化学反応で硬化するのではなく，可視光線の光照射による光重合型の充塡用グラスポリアルケノエートセメントが開発された．このセメントは操作時間が長く，しかも光照射すると素早く硬化を開始するため，修復物の感水がなく直ちに注水しながら研磨ができる．

1) 組成

(1) 粉末成分

表 3-5-8 にグラスポリアルケノエートセメントの組成を示した．フッ化物を含むシリケート（硅酸塩）セメントと同様のアルミノシリケートガラス粉末である．表 3-5-8 に示した原料を混合して 1100〜1300℃ で焼成し，粉砕して 20〜30 μm に微粉末化したものである．構成成分中のフッ化物はフラックスとして作用すると共に，ガラス粉末粒子の形態を変えるためでフッ化物が少ないと硬化時間が早くなり，SiO_2/Al_2O_3 比はシリケートセメントより小さく塩基性となっている．

表3-5-8 グラスポリアルケノエートセメントの組成[26]

粉　末	重量(%)	液	(%)
SiO_2	29.0	アクリル酸・イタコン酸の	
Al_2O_3	16.6	共重合体	47.5
CaF_2	34.3	酒石酸	5
AlF_3	7.3	水	47.5
NaF	3.0		
$AlPO_4$	9.9		

(2) 液成分

約 50% のポリアクリル酸とイタコン酸の共重合体との水溶液である．

2) 硬化反応

図3-5-6にグラスポリアルケノエートセメントの硬化反応の模式図を示した．液の水和によりプロトンがガラス粉末粒子の表面を侵食して，粒子表面よりCa^{2+}，Al^{3+}のイオンを放出させる．これらのイオンがポリアクリル酸のカルボキシル基と反応してイオン型架橋結合が形成される．これによってゲル化が生じ硬化する．硬化体は非晶質ポリアクリル酸アルミニウムやポリアクリル酸カルシウムのマトリックスが未反応のガラス粉末粒子を取り囲んだ状態になっている[27),28),29),30)]．

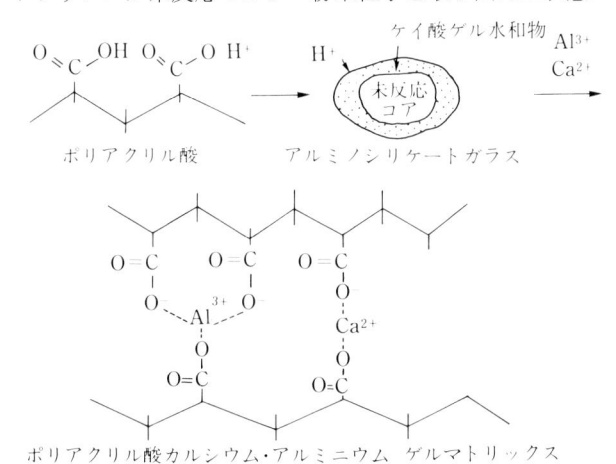

図3-5-6 グラスポリアルケノエートセメントの硬化反応模式図

3) 性 質

(1) 機械的性質

表3-5-9にグラスポリアルケノエートセメントの歯科理工学的性質をカルボキシレートセメント，シリケートセメントと比較して示した．圧縮強さは歯冠修復用の場合の粉液比では196MPaを示し，間接引張強さは14.7MPaであり，シリケートセメントより若干弱い強さである．合着用の場合の粉液比での圧縮強さは約200MPaであり，間接引張強さは約3.5〜8.2MPaである[31)]．

表3-5-9 シリケート，カルボキシレート，グラスポリアルケノエートセメントの性質

	シリケートセメント	フジボンド（合着用）	フジアイオノマータイプⅡCL（光重合型）	フジアイオノマーセメントタイプⅡ	リブセネラセメント
粉液（g/ml）	4.0	1.8	3.0	2.7	2.4
稠度（直径，mm）	25	35	—	29	30
硬化時間（分）	3.75	5.5	0.33	4.0	5.0
圧縮強さ（1日，MPa）	222.0	206.3	210.2	202.4	83.5
〃 （7日，MPa）	241.6	216.1	—	209.2	—
引張強さ（1日，MPa）	12.8	—	35	10.0	11.8
溶解度（％）	0.5	0.10	0.07	0.07	0.01
酸崩壊性（1日，％）	0.8	0.42	—	水 0.33 / 乳酸 0.68	—
不透明度（$C_{0.7}$）	0.55	—	0.60	—	1.0
接着性	—	＋	＋	＋	＋

メーカー値

(2) 溶解性・崩壊性

崩壊性は粉液比によって異なるが，一般的には水中24時間浸漬で 0.3〜0.8wt％の重量減少であり，シリケートセメントの0.3〜1.0wt％とほぼ同程度である．リン酸亜鉛セメントやポリカルボキシレートセメントの0.04〜0.09％と比較するときわめて大きい．この理由はマトリックスの加水分解およびフッ化物の溶出によるといわれている[32),33),34)]．

(3) 審美性

グラスポリアルケノエートセメントはアルミノシリケートガラスを基材としているので，透明性，審美性に優れている[35)]．

(4) 接着性

カルボキシレートセメントと同様に，歯質や修復物に対して接着性を有する[35),36)]．歯質では特にエナメル質と良好な接着性を示し，酸による歯質表面処理によってさらに接着性が向上する[37),38)]．また，Ni-Cr系合金やCo-Cr系合金などの非貴金属合金に対し，良好な接着性を示す[39)]．

(5) 生物学的特性

このセメントの pH の経時的変化はカルボキシレートセメントと比較するとゆるやかで，練和24時間後でも 5.2 と低いが，ポリアクリル酸の分子量が大きいため象牙細管への浸透が少なく，歯髄に対して刺激が少ないといわれている．

4) 取扱い法

練和法はカルボキシレートセメントと同様で，通常は液1gに対して粉末3.0〜4.5gで45秒間練和する．セメントとの接着性を向上させるために，窩洞や修復物を清掃，乾燥させることが必要である[40)]．このセメントは硬化中に水に接触すると脆くなるので，合着中および硬化が終了するまで湿気に触れないよう，ココアバターなどでセメント部を被覆しておく必要がある．表 3-5-10 に合着・充塡用歯科用セメントの歯科理工学的性質を示した．

5. ケイリン酸セメント

ケイリン酸セメントはシリケートセメントの粉末とリン酸亜鉛セメントの粉末を混合し粉砕したもので，液は正リン酸の水溶液である．

圧縮強さはグラスポリアルケノエートセメントとほぼ同等の 137〜176 MPa を示し，耐摩耗性はリン酸亜鉛セメントより良好である．水中での溶解性および崩壊性は大きい．被膜厚さは，約 30〜50 μm であり，しかも透明性がよく審美性の点から特に陶材冠の合着により利用される．

第5章 歯科用セメント

表3-5-10 歯科用セメントの歯科理工学的性質

商品名	標準粉液比 (g/g)	練和時間 (秒)	硬化時間 (分・秒)	圧縮強さ (24h/MPa)	皮膜厚さ (μm)	崩壊率(%) 純水	崩壊率(%) 乳酸0.001M	接着強さ(MPa) 牛歯-象牙	接着強さ(MPa) 牛歯-エナメル
リン酸亜鉛セメント									
スーパーセメント	2.8/1.0	30〜60	7'30"	147.0	20	0.03	—	—	—
ハイボンドジンクセメント	2.8/1.0	30〜60	8'00"	142.0	20	0.05	—	0.8**	—
エリートセメント100	2.9/1.0	90	7'00"	147.1	20	0.03	0.02	—	—
カルボキシレートセメント									
ハイボンドカルボセメント	2.2/1.0	30〜60	7'00"	76.0	17	0.03	—	4.8**	—
ハイボンドカルボプラス	2.2/1.0	30〜45	5'00"	78.0	14	0.02	—	2.4	—
リブカーボ	2.0/1.0	30	6'15"	79.4	13	0.08	—	2.9	3.4
グラスポリアルケノエートセメント									
ハイボンドグラスアイオノマーX	2.0/1.0	60	5'00"	185.0	18	0.12	—	2.5	—
フジリュート	1.8/1.0	20	7'00"	155.0	10	0.07	0.38	14.1	17.1
フジ1	1.8/1.0	20	4'30"	207.0	15	0.06	0.37	4.6	5.1
ケタックセメント	1.9/1.0	60〜90	7'00"	140.0	15	0.10	—	4.8	—
DUTアイオノマー	1.8/1.0	60〜90	4'20"	190.0	20	0.06	—	4.2	5.3
トクソーアイオノマー	1.9/1.0	—	4'10"	172.4	16	0.28	—	3.8	5.9
アクアセム (水硬性グラスアイオノマー)	—	15	5'00"	102.0	19	0.52	—	3.1	—
充填用									
ハイボンドグラスアイオノマーF	2.5/1.0	30〜45	4'00"	226.0	—	0.10	—	2.3**	—
ハイボンドグラスアイオノマーCX	2.0/1.0	30〜45	5'00"	185.0	18	0.12	0.27	2.3**	3.8
グラスアイオノマーF	2.5/1.0	30〜45	4'00"	226.0	—	0.10	—	2.3**	—
フジアイオノマータイプⅡ	2.7/1.0	40	4'00"	201.9	—	0.07	—	4.3	5.7
フジⅢLC	1.4/1.0	20	20"*	152.0	—	0.25	—	—	10.3
フジⅡLC	3.2/1.0	25	20"*	247.0	—	0.07	0.24	8.2	11.3
フジ1X	3.0/1.0	20	4'15"	220.0	—	0.02	0.21	4.4	5.9
ケロンフィル	6.7/1.0	60	6'00"	195.1	—	0.12	—	5.0	—
ケムフィルⅡ	4.0/1.0	20	2'10"	190.0	—	0.10	—	5.0	10.5
仮封・仮着用									
ハイボンドテンポラリーセメントソフト	2.2/1.0	30〜60	5'00"	8.3	—	0.05	—	—	—
ユージノールセメント	4.6/1.0	60	4'45"〜7'00"	101.0	—	0.12	—	—	—

＊可視光線照射時間　＊＊象牙質と金属とのつき合わせ接着

6. シリケートセメント

シリケートセメントは前歯部の審美性充塡材料として，臨床的に使用されていたが，口腔内液に侵されやすく耐久性が悪い．かつ歯髄刺激性が強いなどの欠点を有していることと，近年複合レジン充塡用材料の出現によって，その使用頻度は大幅に減少した．

1) 組 成

シリケートセメントは粉末と液から構成されている．

(1) 粉末成分

シリカ，アルミナ，リン酸塩，フッ化ナトリウムの混合物を微粉化した酸に可溶性のガラスである．代表的組成を表3-5-11に示した．ガラス繊維を含んでいるものもある．

(2) 液成分

液の組成は前節1のリン酸亜鉛セメントの液と類似している．一般的組成を表3-5-11に示した．

表 3-5-11　シリケートセメントの組成

粉末組成	重量　%
シリカ(SiO_2)	31〜42%
アルミナ(Al_2O_3)	27〜30%
リン酸ナトリウム(Na_3PO_4)	7〜10%
リン酸カルシウム($Ca_3(PO_4)_2$)	7〜10%
フッ化カルシウム(CaF_2)	3〜4%
フッ化アルミニウムナトリウム(Na_3AlF_6)	20〜22%

液組成	重量　%
正リン酸(H_3PO_4)	42〜50%
リン酸アルミニウム($AlPO_4$)	18〜20%
リン酸亜鉛($Zn_3(PO_4)_2$)	18〜20%
水(H_2O)	38〜40%

2） 硬化反応

粉末と液を練和すると次のような硬化反応を呈する．図 3-5-7 にその模式図を示した[41),42),43)]．

(1) 水素イオンの分離：粉末と液とを練和すると液中の水素イオン(H^+)が分離しこれが粉末ガラス粒子の表面に移り，粉末からの Al^{3+} と Ca^{2+} を分離させる．

(2) イオンの置換：Al^{3+}，Ca^{2+}，Na^+ および F^- がアルミナシリケートグラス粒子から液中へ移動する．

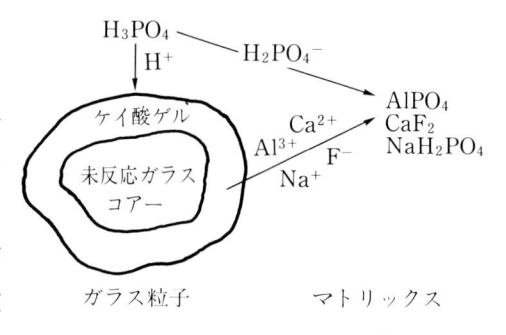

図 3-5-7　シリケートセメントの反応模式図

(3) ゲルの生成：水素イオンが Al^{3+}，Ca^{2+}，F^- と置換してガラスの表面が崩壊し，アルミノシリケートのゲル層が生成すると共に金属イオンがリン酸やフッ化物と反応して沈澱する[44)]．

(4) マトリックスの形成：以上の反応によってガラス表面が非晶質のアルミノシリケートゲルのマトリックスで覆われ，また不溶性リン酸塩やフッ化物の混合の非晶質のマトリックスを形成し，硬化する．したがって硬化体はアルミノシリケートゲル層で覆われた未反応ガラス粒子とリン酸塩やフッ化物が混在した有核構造を示す．

前記の構造を図 3-5-8 に示した．

粉末と液体との反応で一般的に粉末の約20％が液と反応して 1〜100μm の未反応粒子がマトリックス中にモザイク状に分散硬化したものである．

(5) 反応に影響する因子：次の要因によって反応が遅延する．
　　a．大きい粉末粒子径
　　b．粉液比が小さい場合

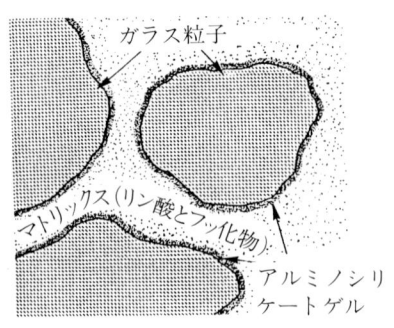

図 3-5-8　シリケートセメントの構造

3) 性 質

シリケートセメントの特に重要と思われる性質を表3-5-9にグラスポリアルケノエートセメント，カルボキシレートセメントと比較した．

(1) 硬化時間
硬化時間は3～8分であり，ほとんどの市販品は4～5分である．この硬化時間は，①粉液比 ②粉末粒径 ③温度 ④液中の水分の蒸発 ⑤練和時間などによって影響を受ける．

(2) コンシステンシー
コンシステンシーは粉液比と環境温度によって左右される．ADA規格No.9に定められている方法での適正稠度は18℃の環境で粉末1.5g/液0.4mlである．粉末量が多いほど，強さが増大し，溶解性が小さくなる．

(3) 強 さ
粉末4に対して液1の割合の粉液比の時，最大の圧縮強さを示し，この範囲で粉液比が大きくなるに従って強さが向上する．その値は一般的に241MPaの圧縮強さを示す．粉末が少ないと未反応粉末が少なくなり硬さも小さくなる．また，大きな力が加わる部位に使用できない．

(4) 溶解性および崩壊性
シリケートセメントは溶解性，崩壊性が大きいので充塡材としては不適当である．24時間水中浸漬で0.3～0.7％の重量減少率である．酸性溶液中では，高い溶解性を示す．また溶解性および崩壊性は粉液比が大きいほど，小さくなるので粉末をより多く混入する必要がある．

(5) 光学的性質
歯質との色調を一致させるためには材料の透明度が大きな要因となるし，屈折率が同じでなければならない．過剰な透明度は窩洞の色を露呈させるので，歯のエナメル質と同様な透明度でなければならない．物質の透明度の測定は難しいので，実際には逆の不透明度を測定している．不透明度とは，物質の光の吸収度のことである．エナメル質の不透明度は20～70％である．ADA規格No.9では硅酸塩セメントの不透明度は対象比$C_{0.7}$で表わされている．この値は1mmの試験片を黒い背景の上に置いた時の光の反射率(Ro)と，同じ試験片を反射率70％の酸化マグネシウムの白い背景の上に置いた時の反射率(Ro.70)との比である．両方の反射率が等しい時は$C_{0.7}$が1.00となり，そのセメントの不透明度は100％となる．ADA規格試験では，$C_{0.7}$の値が0.35と0.55のオパールガラスを標準として使用し，セメントの不透明度をこの2つの値の間になるように規定している．

過剰な不透明度は次のことによって起こる.

a．粉末中への色素の添加
b．呼吸や乾燥によってセメント基質中の水分の脱水
c．硬化反応中での水分との接触

(6) 酸性度

表 3-5-12 に各種セメントの pH の経時的変化を示した．粒子表面に生成されたアルミナシリケートゲル層は，リン酸亜鉛セメントの場合より初期 pH が低く，しかも pH 上昇速度が非常に遅い．1ヵ月後でも，pH が約5.2程度である．この pH の影響で歯髄が壊死におちいることがあるので，裏装するなどの歯髄保護が必要である．

表 3-5-12 歯科用セメントの練和後の経過時間と pH の変化[*45)]

セメント	pH					
	3分	1時間	24時間	48時間	7日	28日
シリケートセメント	2.8	3.7	5.0	5.2	5.2	5.2
リン酸亜鉛セメント	3.5	5.9	6.6	6.8	6.8	6.9
ケイリン酸塩セメント	3.2	5.4	6.1	6.3	6.3	6.7

*標準コンシステンシーの練和物を用い，pH は微小アンチモン電極で測定した．

4) 取扱い法

シリケートセメントは前歯部充填に用いられるため，審美性と溶解性など機械的性質に優れることが大切である．色調は残存歯質と比較して色見本で決定し，機械的性質を向上させるため一定の液に対し粉末を少しでも多くして混和する必要がある．混和におこる反応を遅らせるため，熱的影響の受けにくい厚い結露しない程度に冷えた練板を使用することが望ましい．

このガラス練板に粉末と液を所定量とり，粉末は 1/8，1/8，3/4 と 3 群に分割し，直ちに練和する．シリケートセメントはリン酸亜鉛セメントと異なり，軽く均質に混和すればよい．長時間混和すると形成し始めたゲルが壊れ，かえってセメントの性質を劣化させる．シリケート粉末は硬いのでスパチュラは象牙かメノウ製が一般的に使用される．このシリケートセメントは液中の水分量が温度，湿度の影響によって変化すると硬化時間や強さなどに影響を与えるので液の取扱いには特に注意し，液は混和直前に取り出し，液は密栓するよう心がけねばならない．また，研磨など摩擦熱などにより乾燥がすすむとシリケートセメントのゲルは離液現象によって亀裂を生じ，白濁してしかも弱くなるので乾燥させないようにする必要がある．

[参考文献]

1) 日本工業規格：歯科用リン酸亜鉛セメント．T6602, 1977.
2) Amer. Dent. Assoc.: A.D.A. Specification No. 8 for dental phosphate cement. 1968.
3) 俵木 勉：ブリッジのセメント合着に関する研究．歯材器，5(2)：217～231, 1986.

4) 日比野　靖ほか：各種合着用セメントの物理的性質に再評価—とくに粉液比の影響について—. 歯材器誌, 7(5)：720〜728, 1988.

5) 野口八九重ほか：歯科用セメントの接着強さと圧縮強さ—温度依存性—. 歯材器, 4(5)：543〜550, 1985.

6) Craig, R.G. et al.（長谷川二郎監訳）：修復材料の歯科理工学（上巻）. クインテッセンス出版（東京）, 178, 1978.

7) Tuenge, R. et al.: Physical properties of zinc phoshate cement prepared on a frozen slab. J. Dent. Res., 57, 593, 1978.

8) Wilson, A.D. et al.: The solubility and disintegration test for zinc phosphate dental cements. Br. J., 137, 313, 1974.

9) Wilson, A.D. et al.: The hydration of dentals cements. J. Dent. Res., 58, 1065, 1979.

10) Wilson, A.D.: Specification test for the solubility and disintegration of dental cements. J. Dent. Res., 55, 721, 1976.

11) 久賀喜代子ほか：機械練和によるリン酸亜鉛セメントの性質について（第1報）標準稠度と圧縮強さ. 歯材器, 3(4)：476〜479, 1984.

12) 久賀喜代子ほか：機械練和によるリン酸亜鉛セメントの性質について（第2報）粘度の経時的変化. 歯材器, 3(5)：702〜709, 1984.

13) 久賀喜代子ほか：機械練和によるリン酸亜鉛セメントの性質について（第3報）規格試験成績の相互関係. 歯材器, 5(1)：39〜46, 1986.

14) Jendresen, M.D. et al.: A comparative study of four zinc oxide and eugenol formulations as restorative materials, Part I. J. Prosthet. Dent., 21, 176, 1969.

15) 平澤　忠：EBAセメントの性質と特長. 歯科ジャーナル, 6, 143, 1977.

16) 堀部　隆：EBAセメントとレジンセメントによる接着. 歯界展望, 54, 821, 1979.

17) 川原　大ほか：歯科材料の象牙質透過性（in vitro）—ユージノールの象牙質透過性—. 歯材器, 10(6)：721〜726, 1991.

18) Mortimer, K.V. et al.: A preliminary laboratory evaluation of polycarboxylate cements. Br. Dent. J., 127, 396, 1969.

19) Combe, E.C. et al.: Studies on the adhesion of a polycarboxylate cement to etched enamel. J. Dent. Res., 50, 1206, 1971.

20) Beech, D.R.: Improvement in the adhesion of polyacrylate cements to human dentine. Br. D. J., 135, 442, 1973.

21) 野口八九重：カルボキシレートセメントの接着性. 歯科ジャーナル, 6, 133, 1977.

22) Levine, R.S. et al.: The properties of a glass ionomer cements. Br. Dent. L., 142, 117, 1977.

23) 井田一夫ほか：カルボキシレートセメントと金属との接着性. 歯科器誌, 30, 259, 1973.

24) Kent, B.E. et al.: The properties of a glass ionomer cement. Br. Dent. J., 135, 322, 1973.

25) Wilson, A.D. et al.: Experimetal Luting agents based on the glass ionomer cements. Br. Dent. J., 142, 117, 1977.

26) Wilson, A.D. and Kent, B.E.: Br. Pat No. 1, 316, 129, 1973.

27) Kent, B.E. et al.: Glass ionomer cement formulations: I. The preparation of novel fluoro-alumionosilicate glass high in fluorine. J. Dent. Res., 58, 1607, 1979.

28) Barry, T.I. et al.: The structure of a glass-ionomer cement and its relationship to the setting process. J. Dent. Res., 58, 1072, 1979.

29) Crisp, S. et al.: Properties of improved glass-ionomer cement formulations. J. Dent., 3, 125, 1975.

30) Crisp S. et al.: Reactions in glass-ionomer cements: III. The precipitation reaction. J. Dent. Res., 53, 1420, 1974.

31) Kent, B. E. et al.: The properties of glass ionomer cement. Br. Dent. J., 135, 322, 1973.
32) 平野義也:合着用グラスアイオノマーセメントの経時的変化に関する研究.歯材器,2(6):691〜707, 1983.
33) 入江正郎ほか:合着用グラスアイオノマーセメントの12ヶ月間の浸水にともなう物性の変化.歯材器, 2(6):820〜823, 1983.
34) 野俣 裕:グラスアイオノマーセメントの崩壊,溶出に関する研究―接水開始時期がカルシウム,アルミニウムおよびケイ素の溶出量に及ぼす影響.歯材器,9(3):387〜400, 1990.
35) Wilson, A. D. et al.: A new translucent cement for dentistry-The glass ionomer cement. Br. Dent. J., 132, 133, 1972.
36) Hotz P. et al.: The bonding of glass ionomer cements to metal and tooth substrates. Br. Dent. J., 142, 41, 1977.
37) 井上勇介ほか:有機セメントの歯質への接着性に関する研究(その1)グラスアイオノマーセメントの表面処理デンチンへの接着性.歯材器,3(5):696〜701, 1984.
38) 東野信男:グラスアイオノマーセメントの歯質接着性に関する研究.歯材器,6(4):449〜464, 1987.
39) 越中 優ほか:合金の表面酸化と歯科用セメントの接着強さに関する研究.歯材器,4(6):692〜700, 1985.
40) Mclean, J. W. et al.: The clinical development of the glass-ionomer cements.: I. Formulations and properties. Aust. Dent. J., 22, 31, 1977.
41) Von Fraunhofer, J. A. ed.: Scientific Aspects of Dental Materials, Butterworths (London), 139〜221, 1975.
42) Wilson, A. D. et al.: Dental silicate cements Ⅳ. Phosphoric scid modifiers. J. Dent. Res., 47, 233, 1968.
43) Kent, B. E. et al.: Dental silicate cements Ⅷ. Acid-base aspect, J. Dent. Res., 48, 412, 1969.
44) Swarts, M. L. et al.: Fluoride distribution in teeth using a silicate model. J. Dent. Res., 59, 1596, 1980.
45) Phillips, R. W.: Science of Dental Materials. Saunders Co. (Philadelphia), 466-525, 1973.

第6章
レジン系接着材

　リン酸亜鉛セメントはおよそ100年にわたり修復物合着用材料として臨床に使用されてきた．この理由は材料自体の欠点はあるものの，長年にわたる広範囲な研究と臨床経験によって改良を重ね，臨床用途に適した特性としたからである．しかし，このセメントは歯質との接着性はなく接着材ではなく合着材と呼ばれている．

　最近，歯質との接着性を有するレジン系接着材が出現してきた．この接着材は従来の種々なセメントにはない操作性および材料学的性質を有しており，接着歯学という新しい臨床技法を生み出すまでに至っている．

　歯質との接着性をもつレジンの開発は，1960年代の増原らのトリ-n-ブチルボラン（TBB）を用いたMMAのコラーゲンへのグラフト重合による接着[1]の研究が端緒である．これは後にパラカーフという歯冠修復用材料にまで発展したが，MMAを主成分とするため吸水性，耐摩耗性および機械的性質に欠点があり，ほとんど普及しなかった．一方Bowenは，歯質のカルシウムと反応するNPG-GMAを開発した[2]．さらに，1970年代では，増原，中林らによって歯質ならびに歯科用合金に接着する4-META/MMA-TBBレジンが開発され[3]，多くの注目を集めることとなった．また，これとは別に，リン酸エステル系モノマーを含む接着性レジンも開発された[4]．

　これらの接着成分を含むボンディング材はエナメル質に対しては高い接着力を示したが，象牙質の接着力に対しては十分とはいえなかった．しかし，1984年のMunkusgaadとAsmussenの報告[24]に端を発し，象牙質接着性プライマーの利用による象牙質接着力の向上がはかられている．

1. 組　　成

1） 歯質接着性モノマー

　増原らはきわめて活性が高く特異的なトリ-n-ブチルボラン（TBB）を重合開始剤に用いた場合，図3-6-1に示すような機構によってMMAが，コラーゲンにグラフト重合し[1]，レジンと歯質の化学結合による接着が可能であることを示唆した．その後，図3-6-2，図3-6-3に示すような種々の接着性モノマーが開発され，今日に至っている．NPG-GMAおよびNTG-GMAはアミノ酸系，Phenyl-P，MDPはリン酸塩系，4-META，4-AETA，MENTA-126，PMDM，p-VBA，MAC

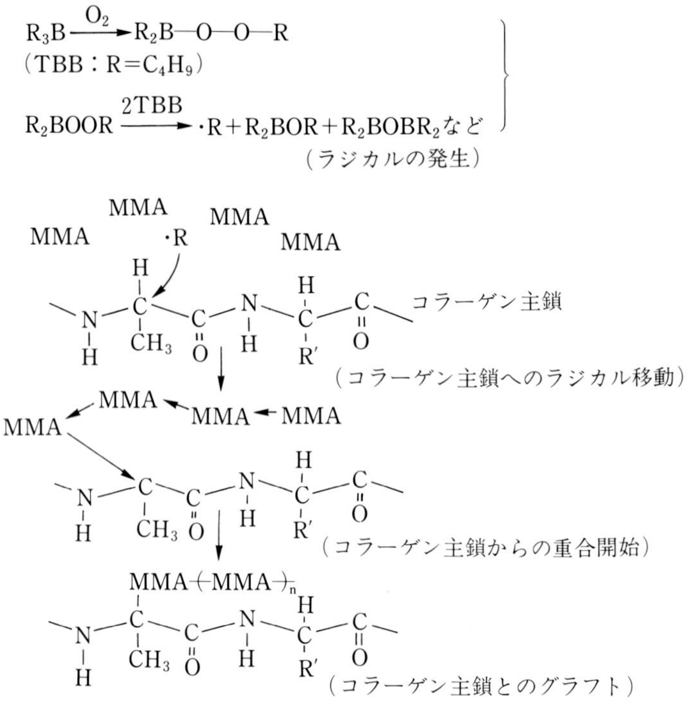

$$R_3B \xrightarrow{O_2} R_2B\text{—}O\text{—}O\text{—}R$$
$(TBB : R=C_4H_9)$

$$R_2BOOR \xrightarrow{2TBB} \cdot R + R_2BOR + R_2BOBR_2 \text{など}$$
（ラジカルの発生）

（コラーゲン主鎖へのラジカル移動）

（コラーゲン主鎖からの重合開始）

（コラーゲン主鎖とのグラフト）

図 3-6-1　TBB によるメチルメタクリレートのコラーゲンへのグラフト重合[1]

-10 はカルボン酸系，5-NMSA はサリチル酸系のモノマーと分類することができる．これらの歯質接着性モノマーはいずれも疎水性基と親水性基を有するメタクリレートであり，歯質中に取り込まれやすく，そこで重合すれば，歯牙とポリマーは一体化して接着する[5]．

　Bowen の開発した NPG-GMA は，歯質中のハイドロキシアパタイトに含まれるカルシウムと結合すると推論されている[2]．最近の Bowen の報告では，NTG-GMA と PMDM がより有効な接着性を有すると報告している[6],[7]．

　HNPM にはアパタイトやコラーゲンと反応する基は全くない．しかしながら HNPM を添加した MMA はエナメル質に拡散して硬化するため MMA 単独の場合よりも，臨床的によい接着性が得られる．Phenyl-P は第3編第4章でも述べたように，コンポジットレジン「クリアフィル」のボンディング材に添加されている接着性成分であるが，このリン酸基は反応性基ではなく親水性基として挙動すると考えられる[4],[5]．パナビア 21 には同種のリン酸エステル系モノマー（M-DP）が添加されている[8]．4-META は，2-ヒドロキシエチルメタクリレートと無水トリメリット酸クロリドにより合成されるもので，図 3-6-2 に示すように，同一化学構造内に親水性のカルボキシル基と疎水性のフェニル基を有するものであり，融点95〜95.8℃の白色の結晶モノマーである[3]．したがって，4-META をそのままの状態で接着材として用いることは困難であり，MMA に添加したりして用いられている．この 4-META は図 3-6-4 に示すように，エナメル質にも象牙質にも接着可能である接着性モノマーの一つである．MENTA-126，4-AETA は 4-META と類似構造を有する化合物として合成されたものである[9],[31]．

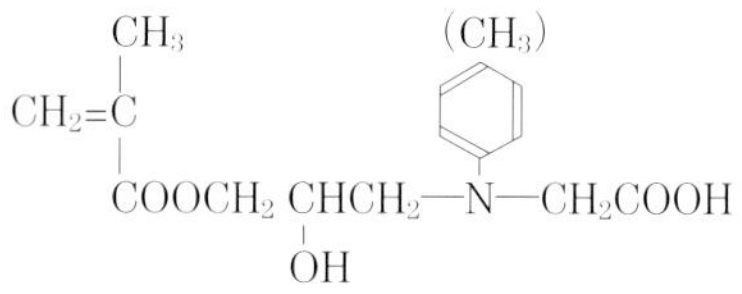

N-フェニル グリシン グリシジル メタクリレート [2] (NPG-GMA)
(N-トリル グリシン グリシジル メタクリレート) [6] (NTG-GMA)

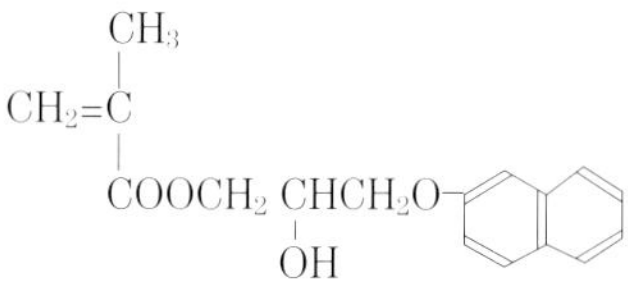

2-ヒドロキシ-3-(β-ナフトキシ)プロピル メタクリレート [4] (HNPM)

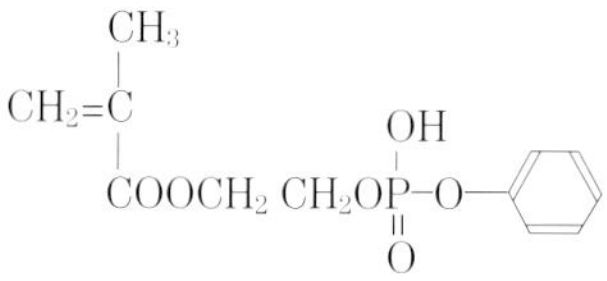

2-(フェニル ホスホリル)エチル メタクリレート [4] (Phenyl-P)

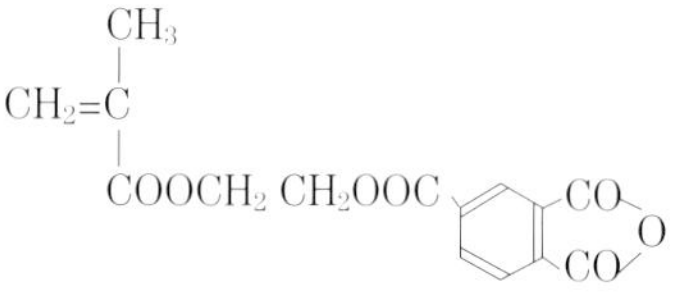

4-メタクリロキシ エチル トリメリテート酸無水物 [3] (4-META)

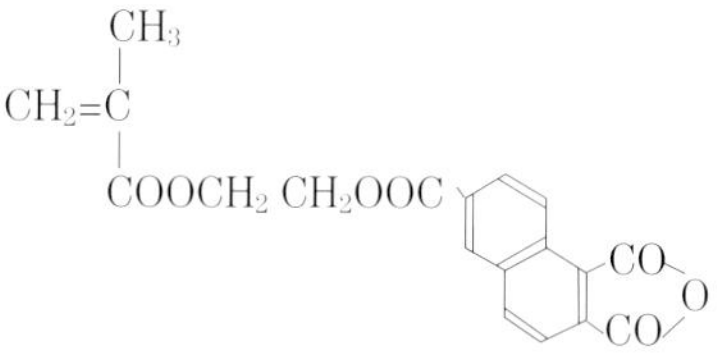

6-メタクリロキシエチルナフタレン1,2,6-トリカルボン酸無水物 [8] (MENTA-126)

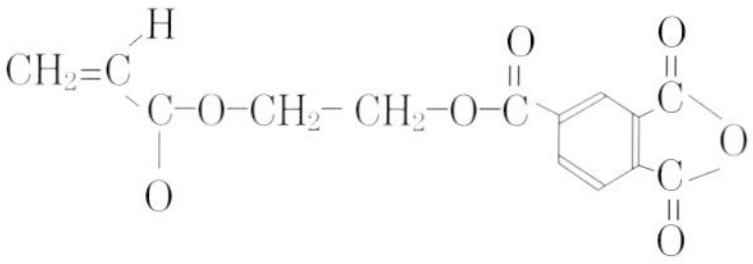

4-アクリロキシエチル トリメリテート酸無水物 (4-AETA)

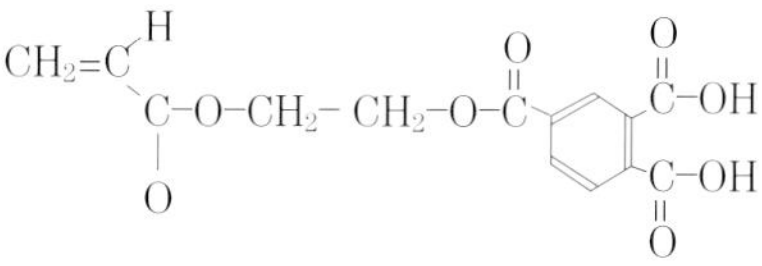

4-アクリロキシエチル トリメリテート酸 (4-AET)

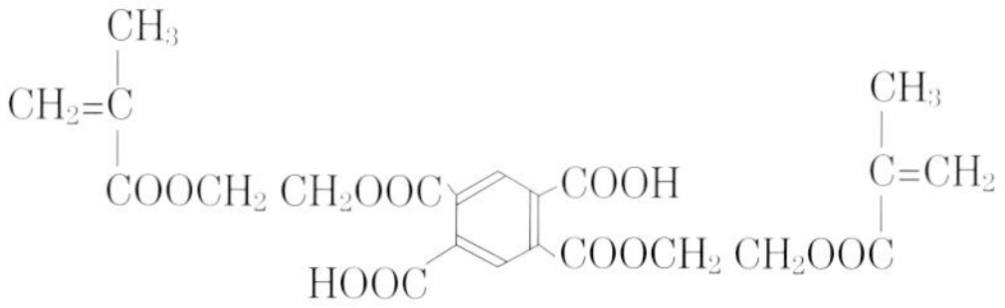

パイロメリティック ジアンハイドライド-2-ハイドロキシエチルメタクリレート付加反応物 [6] (PMDM)

図 3-6-2 歯質接着性モノマー

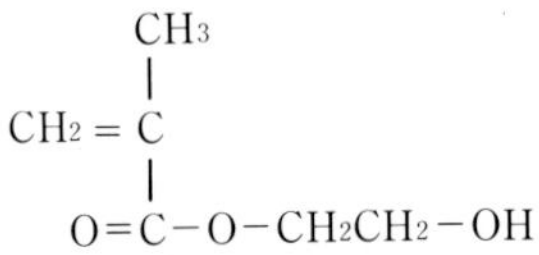

152　Ⅲ　各　論

ヒドロキシエチルメタクリレート
(HEMA)

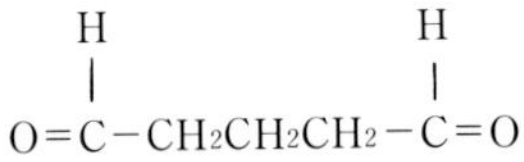

グルタルアルデヒド

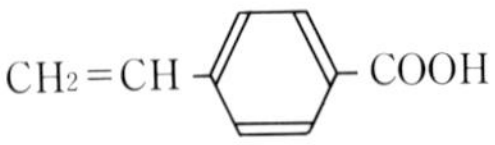

パラビニル安息香酸
(p-VBA)

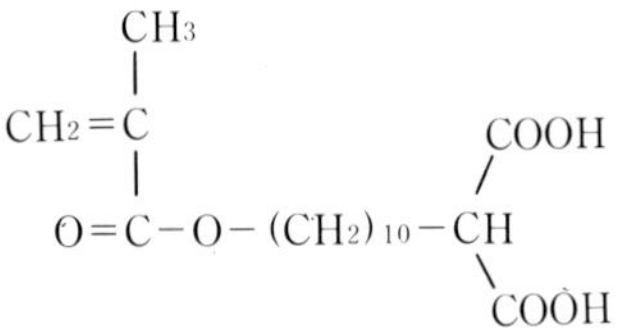

10-メタクリロキシ-1,1-アンデカンジカルボン酸
(MAC-10)

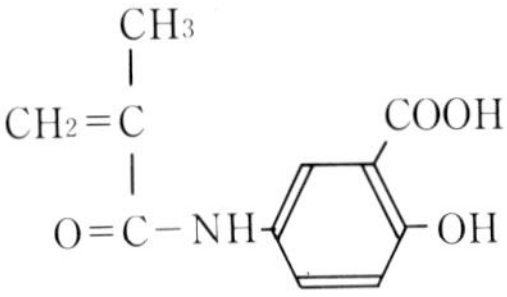

N-メタクリロイル-5-アミノサリチル酸
(5-NMSA)

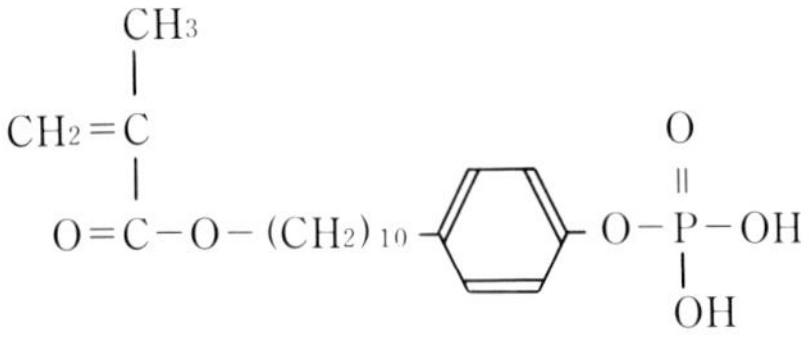

10-メタクリロキシロキシデシル-
ジハイドロゲン　フォスフェート
(MDP)

図 3-6-3　歯質接着性モノマー

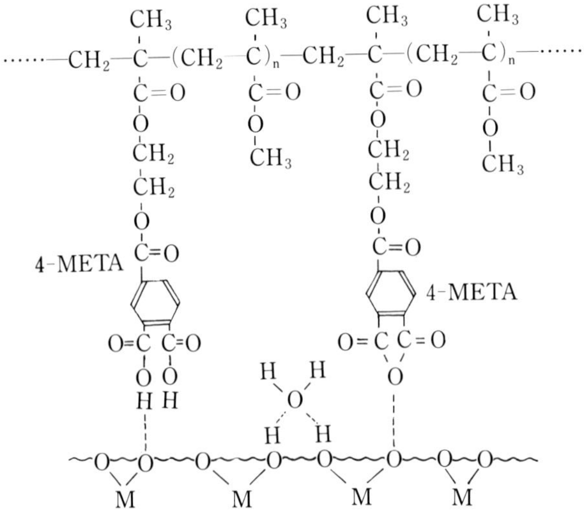

図 3-6-4　MMA＋4-META レジンの接着機構[10]

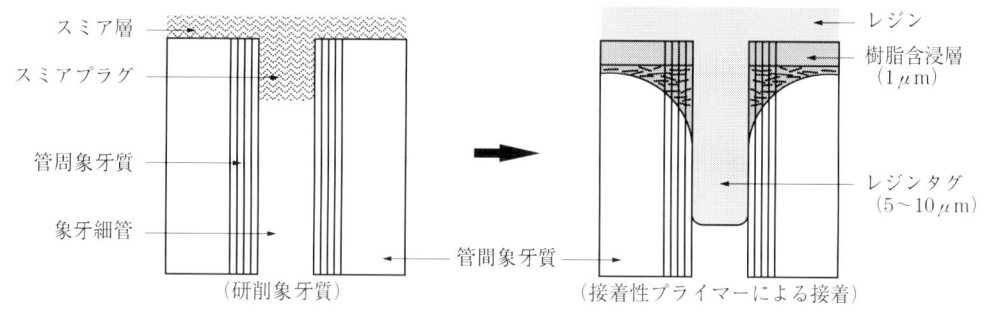

図3-6-5 象牙質との接着機構

2) 象牙質接着性プライマー

MunkusgaadとAsmussen[21]はGLUMA（35% HEMAと5% グルタルアルデヒドの水溶液）という水溶性モノマー類を象牙質に塗布した後，従来のボンディング材を結合させるという象牙質プライマーの概念を導入した．これはクレンザーすなわちEDTAによるスミア層の除去を前提とし，グルタルアルデヒドが象牙質コラーゲンとHEMAを化学的に結合させることと，グルタルアルデヒドが象牙質コラーゲンを架橋固定し，HEMAが固定されたコラーゲン繊維に浸透し機械的結合させることによる作用と考えられている．

この発表を契機に次々と新しいプライマーが提案され，第4章で述べたように多種多様の商品が，成形修復用コンポジットレジンのボンディング材としてシステム化して発売されている．基本的にはHEMA等の水溶性モノマーを主体にした親水性のプライマーを塗布し，水洗せずに乾燥し，ボンディング材を塗布するというシステムである．図3-6-5に示すように，樹脂含浸層とレジンタグの形成が基本となっている．HEMA水溶液は象牙質の知覚を瞬間的に鈍麻させる効果も認識されているが，接触性の皮膚炎を引き起こすという副作用も有しているため注意が必要である[28]．

3) レジン系接着材の種類

このような，接着性モノマーを応用した接着性材料には，成形修復用レジン，歯冠修復用硬質レジンおよび前装冠用オペークレジン，義歯床用レジン，レジンセメントなどがある．

本章では，歯質と金属の両者に対する接着性を応用して，補綴物を接着するために用いられるレジンセメント，すなわちレジン系接着剤を中心に述べる．

表3-6-1にレジン系接着材の種類および主成分を示すが，化学重合型，光・化学重合併用型，グラスポリアルケノエートセメント型の3種に大別される．

スーパーボンドC&BはMMA-TBB系レジンに4-METAモノマーが配合され，矯正治療のダイレクトボンディング用として開発されたものである[11]．パナビア21はジメタクリレートモノマーにリン酸エステルを配合したコンポジットレジンであり，クリアフィルボンディングエイジェントをさらに発展させたパナビアEX[12]の改良品である．従来の粉・液からペースト・ペース

表 3-6-1 レジン系接着材の種類と主成分[31)~33)]

分類	商品	メーカー（販売）	形態	接着成分 マトリックス	プライマー
化学重合	Super-Bond	サンメディカル（モリタ）	粉・液	4-META＋TBB MMA＋PMMA	D-liner plus Primer：HEMA
化学重合	Panavia 21	クラレ（モリタ）	ペースト・ペースト	MDP＋5-NMSA Bis-GMA＋TEDMA＋フィラー	ED Primer A：HEMA＋MDP＋5-NMSA＋水 B：5-NMSA＋促進剤＋水
光・化学重合	Imperva Dual	松風	粉・液	4-AET＋HEMA UDMA＋TEDMA＋フィラー	Primer 4-AET＋HEMA＋光増感剤＋水
光・化学重合	BistiteⅡ	トクヤマ（トーワ技研）	ペースト・ペースト	MAC-10 Bis-MPP*＋NPDMA**＋フィラー	Primer 1 A：促進剤＋エタノール B：MAC-10＋エタノール
光・化学重合	Scotch Bond Resin Cement	3 M	ペースト・ペースト	HEMA Bis-GMA＋TEDMA＋ジルコニア・シリカフィラー	Scotch Bond Multi-Purpose plus Primer：HEMA Adhesive：HEMA＋Bis-GMA＋ジメタクリレート変成モノマー
グラスポリアルケノエート	Fuji LUTE	GC	粉・液	HEMA＋ポリアクリル酸 フルオロアルミノシリケートガラス＋ポリアクリル酸	Conditioner：クエン酸＋塩化第2鉄
グラスポリアルケノエート	Vitremer Luting	3 M	粉・液	HEMA＋ポリアクリル酸 フルオロアルミノシリケートガラス＋ポリアクリル酸	なし

＊Bis-MPP：2,2-Bis〔4-(methacryloxy) phenyl〕propane　　＊＊NPDMA：neopentyldimetahcrylate

表 3-6-2 金属プライマーの種類と主成分[34)~35)]

分類	商品	メーカー（販売）	接着成分
貴金属用	V-Primer	サンメディカル（モリタ）	トリオジンチオール系モノマー（VTD）
貴金属用	Metaltite	トクヤマ（トーワ技研）	チオウラシル系モノマー（MTU-6）
非貴金属用	Metafast	サンメディカル（モリタ）	4-META
両用	Alloy Primer	クラレ（モリタ）	チオン系接着モノマー（VBATDT） リン酸エステル系接着モノマー（MDP）
両用	Metal PrimerⅡ	GC	チオリン酸系メタクリレート（MEPS）

トに変えて操作性が改善されている[33)]．インパーバ・デュアルおよびビスタイトは光・化学重合併用型の硬化型式をもつため，セラミックス修復などの審美性修復の接着材として特に有用である．フジリュートとビトレマー・ルーティングはグラスポリアルケノエートセメントにレジン成分を混入させた新しいタイプの接着材であり，従来型のグラスポリアルケノエートセメントの改良型とみなせる．

さらに，最近では表3-6-2に示すように，金属専用のプライマーが市販されている（157頁参照）．

2. 表面処理と接着

　コンポジットレジンやレジン系接着材などレジン系材料に共通する特色は良好は接着性を得るために，あらかじめ被着歯面を酸などで処理をしておくことである[15),16)]．この表面処理には次の三つの効果がある[16)]．被着歯面の清浄化，被着歯面の極性化，被着歯面の粗糙化．これらのことから歯面に接着材が良く濡れ，かつ浸透し，また極性基による化学結合の強化，さらには粗糙面での硬化した接着材の機械的嵌合抗力による接着力の増大が期待できる．

1) エナメル質との接着

　エナメル質の表面処理は1955年にBuonocoreがフィッシャーシーラントの歯面への接着性強化のために，85%のリン酸を用いたことが最初である．現在では30～50%のリン酸が広く用いられており，30～60秒間の塗布により，図3-6-6のような凹凸がエナメル質に作られる．酸処理されると研削くずが除去されるとともにエナメル小柱部分と小柱間質とは石灰化程度に差異があるため，酸で表面処理した場合脱灰程度が異なり，顕微鏡的オーダーで表面が著しく粗糙化する．この場合エナメル質表面での表面処理による深さは40～50μm程度まで及んでいる[16)]．

　レジン系接着材はこの微細な凹凸表面を濡らし細隙に浸透し，そのまま硬化して接着する．そして図3-6-7に示すようなレジンタグが形成され機械的嵌合抗力が発現する．この機械的嵌合抗力が接着強さに占める割合は大きく，また，接着性モノマーの添加されたMMAのエナメル質へ浸透するタグは，添加されていないものよりも長いということからも裏付けられる[4)]．しかし，リン酸のかわりに塩酸で処理するとレジンタグはできても接着強さは向上しない[17)]ことから，機械的嵌合抗力だけでなく，化学的相互作用の働きが大きく関与していると考えられる．

2) 象牙質との接着

　象牙質の場合，エナメル質とはやや異なり含水している有機質コラーゲンが20～25%含まれているため，リン酸液による酸処理は効果的ではない．また象牙質表面はスミア層と呼ばれるバーやポイントで削った後の象牙質の削屑で覆われている．スミア層の除去には塩化第2鉄や塩

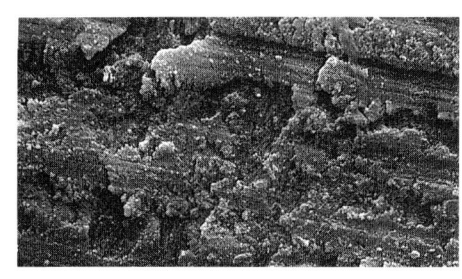

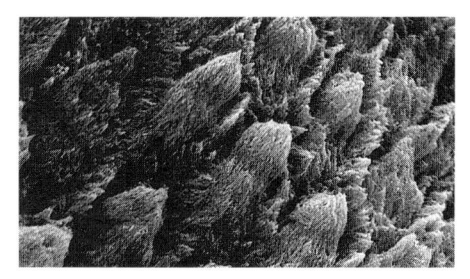

図3-6-6　窩洞形成したエナメル質面（左：酸処理前，
　　　　　右：40%リン酸で1分間処理したエナメル質面）

化カルシウムを含むクエン酸,シュウ酸鉄を含む硝酸,およびグリシンを含むピルビン酸などが有効であると報告されている.例えばクエン酸液に3%程度の塩化第2鉄を溶解しておくと,酸処理と洗浄の効果が向上し,図3-6-8に示すように象牙細管の開口部がきれいになり,レジンが象牙細管内へ浸透しやすくなる.塩化鉄の添加の効果はその酸化力によって酸処理効率が高められると同時に,酸処理により象牙質面に露出したコラーゲンの変性を防止する効果が大きいといわれている[5]).この表面処理された象牙質に親水基を有する接着性モノマーを含む接着性レジンが浸透し,図3-6-9に示すようなレジンタグを形成する.象牙質接着の場合のレジンタグはきわめて長く数百μmに及ぶものも観察される[16]).しかし,レジンタグが形成されるにもかかわらず,象牙質の酸処理の効果はパナビアEX,ケミエースの場合には有効ではなく,スーパーボンドの場合のみ酸処理の効果がみられる[14]).中林[13]は象牙質表層部内にレジンが5μm程度浸透し重合硬化した樹脂含浸層の存在を報告しており,この含浸層が象牙質と4-META—MMA系レジンの接着に大きく寄与しているとしている.しかし,最近の研究では酸処理によって拡大された象牙細管に侵入硬化したレジンタグを形成したり,象牙質表層にレジンの浸透を容易にするため,不用意に象牙質を脱灰軟化することは,必ずしも接着に寄与しないだけでなく,かえって接着力を劣化させてしまう危険性を示している[28),30)].

第4章で述べたように象牙質接着性プライマーが開発されたことにより,このスミア層の処理が争点になっている.現在,無処理,溶解,除去,変性,除去および置換の5つに分類される商品があり[29)],多種多様である.グルーマ2およびデンヒーシブで用いられるEDTAは脱灰の程度が低いため,エッチング剤とは呼ばれずクレンザーと呼称されている.また,一部のプライマーの中には,あらかじめマレイン酸や硝酸などの酸性物質を混入し,スミア層を溶解しながらモノマーを浸透させようとする,いわゆるセルフエッチングデンチンプライマーと分類されるものがある[28)].図3-6-10にエナメル質・象牙質に対するレジン系接着材の接着強さを示す[36)].

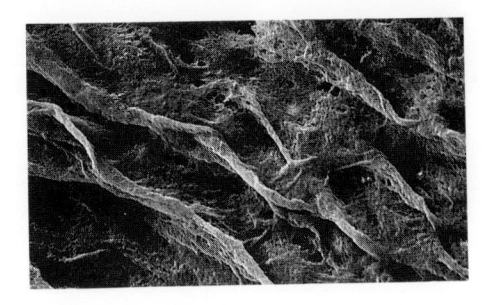

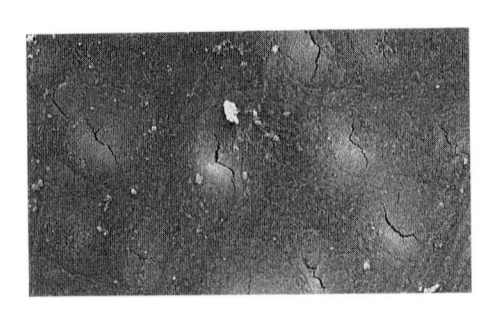

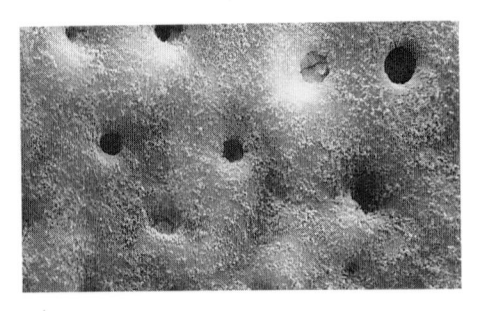

図3-6-7 酸処理エナメル質表面に対して形成されるレジンタグ

図3-6-8 窩洞形成した象牙質面(左:酸処理前,右:10%クエン酸+3%塩化第2鉄溶液で1分間処理した象牙質面)

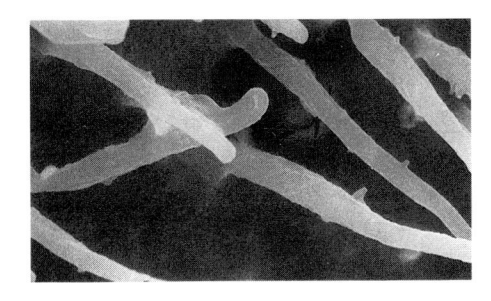

図 3-6-9 酸処理象牙質表面に対して形成される
レジンタグ

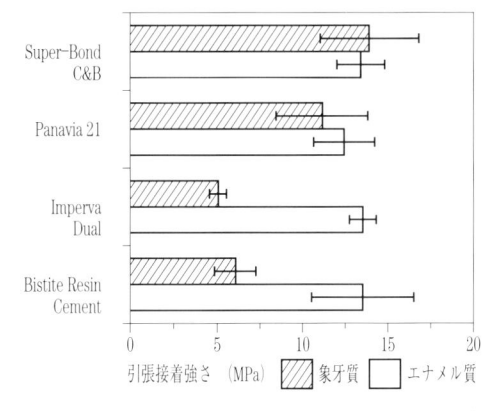

図 3-6-10 レジン系接着材と歯質との接着強さ[36]

3) 歯科用合金との接着

　レジン系接着材は金属にも接着する性質を有しているが，そのメカニズムには van der Waals 分子間力，機械的嵌合抗力，化学反応による化学結合によるとされている[9]．各接着性モノマーの親水性基の酸素が合金表面の酸化皮膜と水素結合し，強く結合するものと推定される．したがって，合金と強く接着させるためには，第1に金属表面にエナメル質と同様にレジンの投錨効果を発揮させるための凹凸をつくる必要があり，第2に母合金表面に緻密で強固に結合した酸化皮膜を生成させる必要がある．

　4-META 含有接着性レジンの純金属に対する接着はチタン，ニッケル，クロム，スズでは乾燥状態，冷熱サイクル処理後でも比較的安定した接着強さを示すが，銀，銅では冷熱サイクル処理後の接着強さの低下は著しい．金は最小の接着強さである[19]．これは酸化皮膜の生成量と生成した酸化皮膜の強さにより接着強さが大きく影響されることを示唆している．したがって，金属の種類により表面処理法は異なり，貴金属合金の場合は非貴金属合金と同様にサンドブラスト処理した上で，加熱処理[18]，酸処理，スズ電析[12]，シリコーター処理[23]などを施すことにより，接着強さの向上がはかられている．非貴金属合金は，合金表面に常に薄い酸化膜（不働態皮膜）が形成されているため，酸化処理ではなく，表面の効果的な凹凸を生じさせるための酸処理，陽極酸化，電解腐食などがなされている．

　このような処理を不要にし，塗布することによってのみ金属との接着性を向上させようとするのが表 3-6-2 に示す金属プライマーである．図 3-6-11 に金属プライマーに用いられる金属接着性モノマーを示すが，カルボン酸系およびリン酸系は非貴金属に有効，S を含むものは貴金属に有効と考えてよい．したがって，MEPS はこれらの両方の基を合わせ持っているので貴金属，非貴金属両用とみなされる[27),34),35),39]．図 3-6-12 に金属プライマー処理した貴金属系合金に対する接着強さを示す[36]．

図 3-6-11 金属接着性モノマー

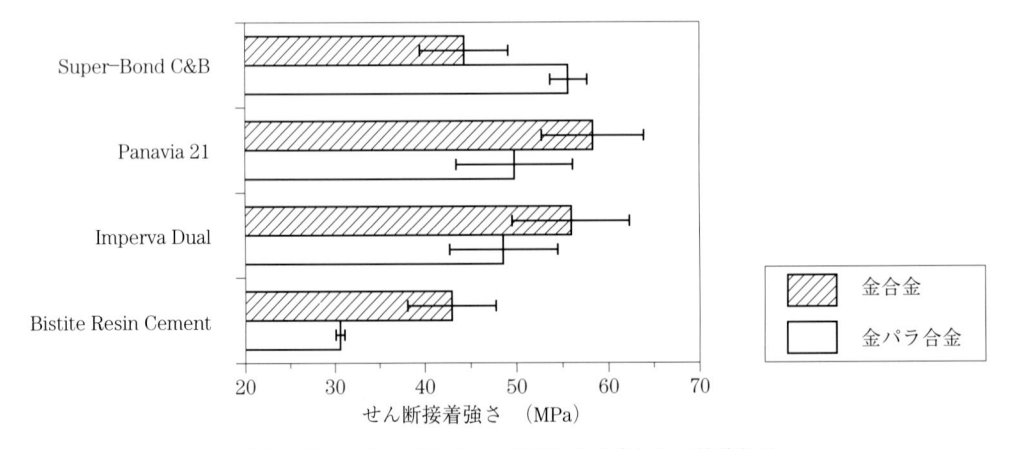

図 3-6-12 メタルプライマー処理した貴金属との接着強さ

4) セラミックスとの接着

レジン系接着材は市販陶材，アルミナ多結晶体などのセラミックスと接着することも可能である．しかし，純粋な石英ガラスに対する接着性はあまり良くない[20]．このことから，接着性モノマーの官能基は石英ガラスのような SiO_2 のみからなる素材に対しては有効ではないことがわかる．逆にオペーク陶材のように多くの金属酸化物を含む素材には乾燥時に強く接着するが，長期

水中浸漬するとオペーク自体が溶出し接着強さの低下が著しい[8]．

したがって，陶材用プライマーと称して，シランカップリング剤を塗布するのが一般的である．アルコールまたはアセトンに溶解したγ-メタクリロキシプロピルトリメトキシシラン（γ-MPTS）をフッ酸またはリン酸によりエッチングした陶材表面に塗布することにより，加水分解したシラノール（Si-OH）基が陶材表面のOH基と反応してシロキサン Si-O-Si 結合を生成する．その結果，陶材表面にはシランカップリング剤のメタクリロ基で覆われた状態になり，レジンとの化学的結合を生じさせることが可能となる[37]．図 3-6-13 に示すように，このシラン処理は陶材との結合強さの向上だけでなく持続性にも著しく貢献する[38]．

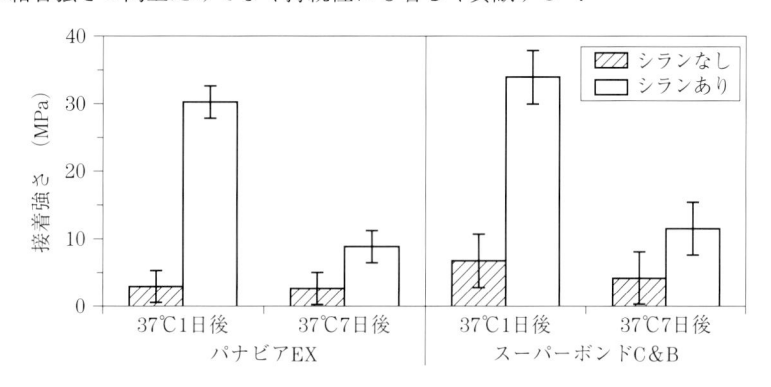

図 3-6-13 陶材にシランカップリング処理しパナビア EX とスーパーボンド C&B で接着した試料のせん断接着強さ

3. 接着強さの持続性

接着材は必然的に材質の異なる素材と接している．すなわち，熱膨張係数や弾性係数の異なる素材に接しているわけであり，繰り返しの熱刺激や応力によりその接着強さは低下する．

レジン系接着材の種類と被着材の組合せにより接着強さの持続性に大きな相異がみられる．したがって，各レジン系接着材の特性の相違[21),22)]を十分に考慮した上で臨床応用がはかられるべきである．

［参考文献］

1) Masuhara E.：Über die chemie eines neuen haftfähigen Kunststoff-Füllungs Materials Dtsch. Zahnärzt. Z, 24, 620-628, 1969.
2) Bowen R. L.：Adhesive bonding of various materials to hard tooth tissues Ⅱ. Bonding to dentine promoted by a surface active comonomer. J. Dent. Res., 44, 895-902, 1965.
3) 竹山守男ほか：歯科用即硬性レジンに関する研究（第17報）歯質および歯科用金属に接着するレジン．歯理工誌，19(47), 179-185, 1978.
4) 中林宣男：歯質との接着——接着セメントを目ざして——．歯科評論，468, 41-51, 1981.
5) 中林宣男：MMA系レジンの象牙質への接着．口病誌，51(2), 447〜454, 1984.

6) R. L. Bowen et al.: Adhesive bonding of various materials to hard tooth tissues: Improvement in bond strength to dentine. J. Dent. Res., 61(9), 1070-1096, 1982.
7) R. L. Bowen et al.: A method for bonding to dentine and enamel. J. Am. Dent. Assoc., 107, 734-736, 1983.
8) 増原英一：高分子接着材の性能とその臨床効果．歯医学誌，5，123-130，1986.
9) 原嶋郁郎ほか：6-メタクリロキシエチルナフタレン-1.2.6.-トリカルボン酸無水物の合成とその歯質接着性．歯材器，3(1)，64-70，1984.
10) 増原英一：歯質接着性レジンの基礎と臨床(上巻)．クインテッセンス出版(東京)，11-35，1982.
11) 中林宣男：レジン系接着材の特性(1)．デンタルダイヤ，9(14)，86-93，1985.
12) 和田 徹：レジン系接着材の特性(2)．デンタルダイヤ，9(14)，102-109，1985.
13) 中林宣男：接着界面の象牙質側に生成した樹脂含浸象牙質について．歯材器，1(1)，78-81，1982.
14) 野口八九重：最近の歯質接着性セメントをテストする．DE，69，18-29，1984.
15) 岩久正明：コンポジットレジン修復と象牙質のエッチング．DE，70，28-35，1985.
16) 山木昌雄ほか：歯質のエッチングと接着効果．DE，57，34-50，1981.
17) 山下 敦：補綴領域における接着性レジンの応用．歯医学誌，5，131-140，1986.
18) 野口八九重：歯質接着性セメントの問題点．歯界展望，66(4)，805-815，1985.
19) 茂木知治：メタクリルレジンと床用Co-Cr合金の接着に関する基礎的研究．4-メタクリロキシエチルトリメリット酸無水物の効果．補綴誌，23(4)，660-678，1979.
20) 窪田敏之：歯科用接着性レジンのセラミックスに対する接着挙動について(第2報)，歯材器，5(1)，162-172，1986.
21) 長谷川二郎：合着から接着へ．デンタルダイヤ増刊号，デンタルダイヤモンド社，10-17，1984.
22) 長谷川二郎：合着材・接着材—その選択の鍵と取り扱いの要点．デンタルダイヤ，12(2)，14-29，1987.
23) 長谷川二郎ほか：歯冠用硬質レジンと合金フレームとの接着強さをテストする，DE，86，22-32，1988.
24) E. C. Munkusgaad and E. Asmussen: Bond Strength between dentin and restorative resins mediated by mixture of HEMA and glutaraldehyde, J. Dent. Res. 63, 1087-1089, 1984.
25) 岡崎卓司：複合レジン接着材，デンタルダイヤモンド 10，88-91，1990.
26) 加藤丈晴ほか：新規ペーストパナビアについて．AD，9，85-88，1991.
27) 今井庸二：金属表面の新しい処理法，接着歯学の最前線（補綴臨床別冊），264-267，1991.
28) 伊藤和雄：コンポジットレジンと接着，接着歯学の最前線（補綴臨床別冊），87-96，1991.
29) R. B. Joynt et al: Dentin bonding agents and smear layer, Oper. Dent. 16, 186-191, 1991.
30) G. L. Dickinson et al: Comparison of shear bond strengths of some third-generation denitin bonding agents. Oper. Dent. 16, 223-230, 1991.
31) K. Ikenuma et al: Effect of 4-acryloxyethyltrimellitic acis in a self-etching primer on bonding to ground dentin, Dent Mater J 15(2): 132-143, 1996.
32) Y. Kitasako et al:Shear and tensile bond testing for resin cement evaluation, Dent Mater 11:298-304,1995.
33) 藤井弁次：接着性レジンセメントの進歩とその選択指針について，日本歯科医師会雑誌，48：1186-1195，1996.
34) 大野弘機：金属表面の化学的性状とレジンとの接着機構，歯界展望別冊/わかる・できる接着，46-53，1997.
35) 平 曜輔ほか：金属の種類と表面処理法，歯界展望別冊/わかる・できる接着，54-58，1997.
36) 吉田圭一ほか：市販接着性レジンセメントの機械的性質と歯質および貴金属合金との接着強さ，歯科材料・器械 13：529-536，1994.
37) 早川 徹：シランカップリング剤の接着機構，歯界展望別冊/わかる・できる接着，59-63，1997.
38) 新谷明喜：セラミック材料の違いによる接着強さ，歯界展望別冊/わかる・できる接着，65-68，1997.
39) 熱田 充ほか：メタルおよびポーセレンプライマーの接着，DE No.113：30-35，1995.

第7章
ワックス

ワックスは，一般的には脂肪酸と，高級一価または二価のアルコールとのエステルのうち，常温で固体または半固体の有機物であると定義されている[1]．また，脂肪，天然樹脂などのうち，常温でワックスのような性質を示すものを含めることが多い[2]．ワックスの語源はアングロサクソン語の weax すなわちミツバチの巣から採集した天然物質，蜜ろうであるという[1]．ワックスの歯科への応用はインレー，クラウン，義歯などの修復物を作製する過程で原型材料や仮床材料を始めとしてきわめて広く使用されている．

1. 歯科用ワックスの主な原料

1) パラフィンワックス

鉱物系ワックスであり，石油を分留して重油の留分を冷却するとパラフィンが凝固する．これを圧搾ろ過して集め，精製して得られる．主成分は構造の簡単な炭素数20～36の直鎖飽和炭化水素で，その他に少量の側鎖状飽和炭化水素，ナフテン，芳香族などを含む混合物である．白色で半透明のろう状固体であり，凝固中および冷却中に11～15%の体収縮を示す．比重は約0.9，融点は45～65℃，分子量は300～500程度である．

2) ビーズワックス(蜜ろう)

動物系ワックスであり，ミツバチの腹部にあるろう腺から分泌され，蜜ろうともよばれる．成分はパルミチン酸ミリシル($C_{15}H_{31}COOC_{30}H_{61}$)，飽和・不飽和炭化水素，有機酸などの混合物である．室温ではもろいが37℃付近では軟らかく，パラフィンワックスに添加するとしなやかさを与える．色調は淡黄色あるいは白色であり，比重は約0.96，37～40℃で軟化し，融点は62～65℃である．

3) カルナウバワックス

植物系ワックスであり，南米に生育するカルナウバヤシの葉の表面，特に裏側に粉の状態で存在する．成分はヒドロキシ酸エステルであり，パラフィンワックスに添加すると融点を上昇させ，固さを増す．また光沢を増す効果もある．色調は淡黄色および淡褐色であり，比重は約1.0，

融点は80～86℃である．

4) キャンデリラワックス

植物系ワックスであり，メキシコ北部，アメリカ南部に生育する野生の植物から得られる．植物を天日で乾燥し煮出してワックスを抽出する．成分は炭素数29～33個のパラフィン炭化水素の他に，アルコール，酸，エステルなどである．パラフィンワックスに添加するとカルナウバワックスと同様な性質を与えるが，その効果は小さい．色調は淡黄色および淡褐色であり，比重は約0.98，融点は66～71℃である．

5) セレシン

鉱物系ワックスであり，石炭，石油鉱床に産するオゾケライト（地ろう）を精製したものを，さらに濃硫酸処理と吸着ろ過を繰り返して精製した純粋の白色ワックスである．外観や性状はパラフィンワックスに似ているが，パラフィンワックスに比べて分子量，比重が大きく，かつ硬い．比重は約0.9，融点は61～95℃である．

6) ダマール

植物系ワックスであり，マレー半島に産するフタバガキ科属の植物から得られダンマーともいう．パラフィンワックスに添加すると粘り強さ，滑らかさを与える．比重は約1.0～1.1，75℃で軟化するが融点は150～180℃である．

2. ワックスの熱的性質

ワックスは修復物を作製するために不可欠な材料であるが，ワックスの特性を理解せずに使用すると適正な修復物を得ることは不可能である．ワックスは溶融あるいは軟化した状態で口腔内ならびに模型上で使用されることが多く，その熱的性質が特に重要である．

1) 融解温度範囲

ワックスは金あるいは銀などの純金属のように一定の融点を持たない．それは合金と同様にワックスが単一なものから成り立っておらず，分子量の異なる物質の混合物であるからである．そのためワックスは溶融して凝固するまでの温度に幅がある．ワックス原料であるパラフィンワックスとカルナウバワックスについて，その融解温度範囲をみると（図3-7-1），パラフィンワックス100％の場合の融解温度範囲は44～62℃である．このパラフィンワックスにカルナウバワックスを添加すると，融解温度範囲がその量を増すにしたがって増大する傾向を示す．特に10％添加では急激な増加が認められる（図中のa）．融解温度範囲の増大はワックスのフローならびに操作性に大きな影響を与える．したがって，パラフィンワックスに融解温度範囲の異なる

種々のワックス，あるいは天然樹脂を添加すれば用途に応じた必要な性質を得ることが可能となる．

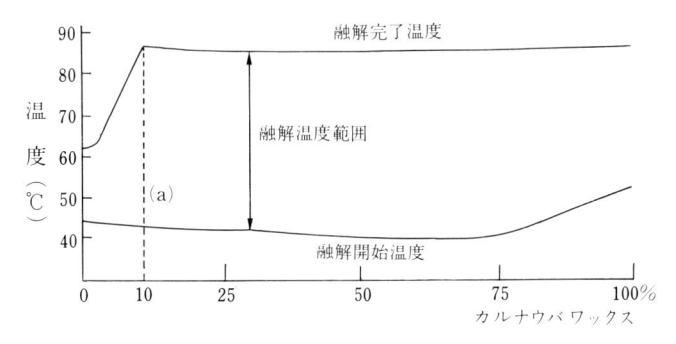

図 3-7-1 パラフィンワックスに対するカルナウバワックスの配合比と融解温度範囲[3]

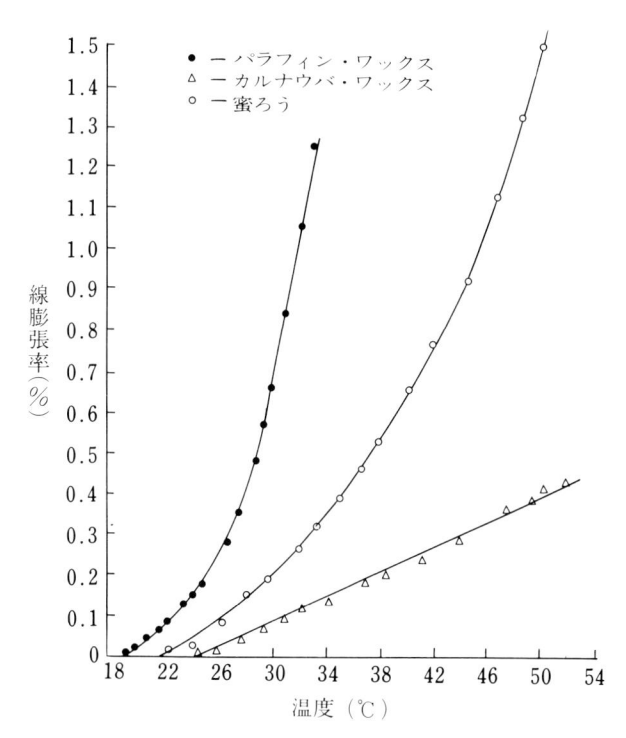

図 3-7-2 ワックスの熱膨張率[3]

2) 熱膨張

ワックスは温度の上昇に伴い膨張し，温度が下降すれば収縮する．パラフィンワックス，カルナウバワックス，蜜ろう（黄色）の熱膨張率を図 3-7-2に示した．カルナウバワックスは温度の上昇とともにほぼ直線的に増加しているが，熱膨張率はパラフィンワックス，蜜ろうと比較して小

さい．これはカルナウバワックスの融解開始温度が高いことと関連している．それに反して，パラフィンワックス，蜜ろうの熱膨張率は大きく，30～35℃付近から急激な膨張が認められる．良好な適合性を有する修復物を作製する際にワックスの熱膨張は重要な因子であり，その値が小さいことが望まれる．

3） 加圧短縮率

加圧短縮率は流動性物質や可塑性物質にみられる性質であり，フローともよばれる．ワックスのような無定形物質の加圧下あるいは自重による変形であり，温度，外力，時間などによって大きく左右される．加圧短縮率の測定は直径10 mm，高さ6 mmのワックスの円柱を作製し，一定の温度下で2 kg（パラフィンワックスの場合は1 kg）の荷重を10分間加え，その短縮率を求める．図3-7-3に各温度におけるワックスの加圧短縮率を示した．パラフィンワックスは35℃付近で急激な加圧短縮の増大が認められるが，カルナウバワックスは融解開始温度が高いために75℃付近までは加圧短縮率は小さい．一方，蜜ろうは40～45℃で加圧短縮率が急激に大きくなる．しかし，口腔内温度付近では小さく，このことは口腔内使用に適した性質を有することを示している．

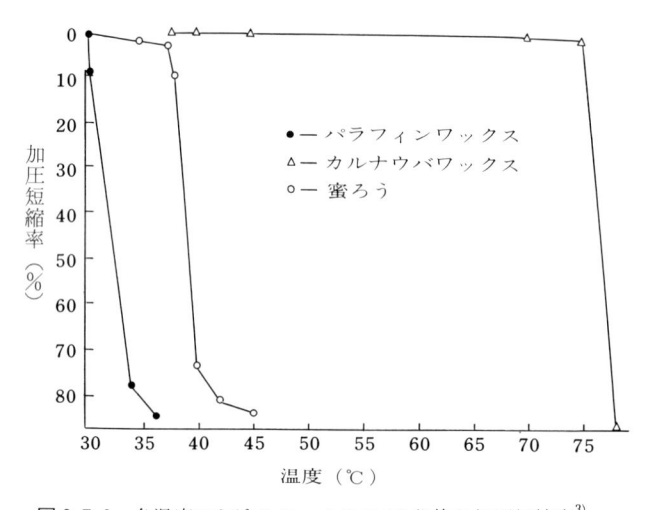

図3-7-3 各温度におけるワックスの10分後の加圧短縮率[3]

3. 歯科用ワックス

歯科用ワックスの種類およびその主な用途を表3-7-1に示すとともに，市販歯科用ワックスの一部を図3-7-4に示す．

表 3-7-1　歯科用ワックス

分　類	種　類	用　途
原型用ワックス	インレーワックス レディキャスティングワックス シートワックス ベースプレートワックス	インレー，クラウン，ブリッジ クラスプ 金属床 ろう堤
技工用ワックス	スティッキーワックス ボクシングワックス レディキャスティングワックス	ろう付，補綴物の固定 作業模型 スプルー，ベント
補助用ワックス	ユーティリティワックス	トレー辺縁の補塡
そ の 他	ビーズワックス バイトワックス	咬合採得 咬合調整

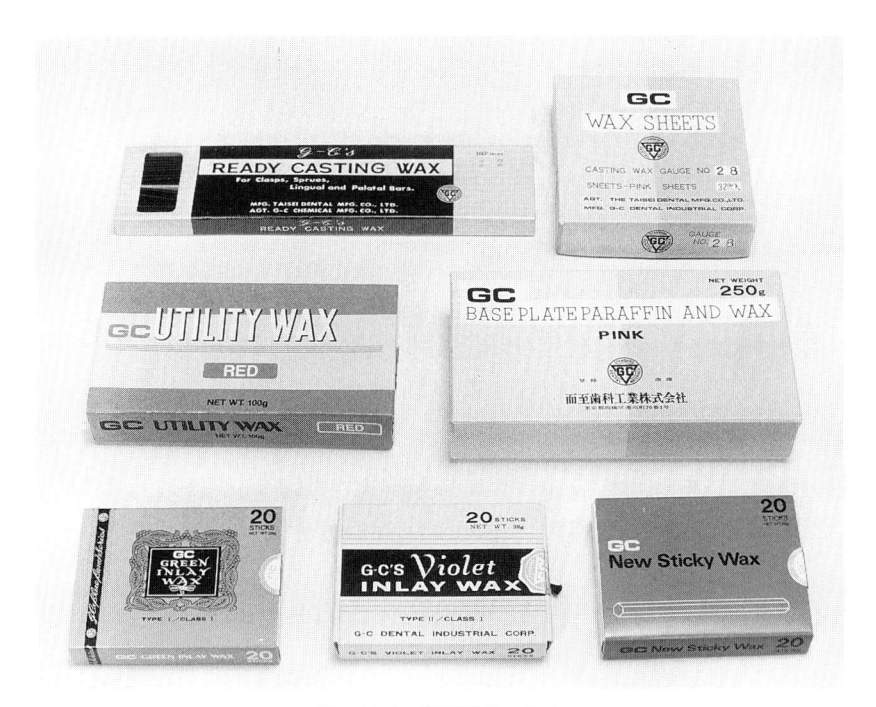

図 3-7-4　歯科用ワックス

1）インレーワックス

　インレーワックスはインレー，クラウンなどの歯冠修復物を作製する場合の原型用として使用される．ろう原型はさらに鋳造過程を経て合金に置き換えられ，インレー，クラウンなどとして口腔内に装着される．このろう原型を作製する場合に，インレーワックスを加熱軟化したのち，

口腔内窩洞または支台に直接圧接してろう原型を作製する方法を直接法と呼び，一方，印象材を用いて口腔内の印象採得を行い作業模型を作り，その模型上でろう原型を作製する方法を間接法という．インレーワックスはこれらの用途に応じ直接法用，間接法用の2種に分類される．ADA 規格 No.4 によると，A，B，C の三つのタイプに分類され，A タイプは間接法用で硬質かつ加圧短縮率が小さい．B タイプは従来は，第Ⅰ種直接法用と呼ばれていたもので硬質である．C タイプはこれまで第Ⅱ種間接法用と呼ばれていたもので軟質である．

(1) 所要性質

インレーワックスは主として鋳造修復物を作製するための原型材料として使用されるために，他の歯科用ワックスと比較して以下のようなきびしい条件が要求される．

(1) 均一に軟化できる．
(2) 歯髄あるいは口腔軟組織に熱的刺激を与えない温度で軟化圧接ができる．
(3) 口腔内温度あるいは室温よりもやや高い温度で可塑性を有し，細部の再現性が良好である．
(4) 口腔内温度あるいは室温で彫刻が可能であり，窩洞および支台から抜き取る際に変形しない．
(5) 熱膨張係数が比較的小さい．
(6) 焼却後，灰分が 0.1% 以下である．
(7) 歯や模型材と識別できるような色調である．

(2) 組成

インレーワックスの基本的な成分としてはパラフィンワックス，カルナウバワックス，ダマールであるが，その他にセレシン，蜜ろうが加えられている．次のような組成例がある．

(1) パラフィンワックス　　　72%
　　カルナウバワックス　　　14%
　　キャンデリラワックス　　 4%
　　石油系樹脂　　　　　　　10%
(2) パラフィンワックス　　　60%
　　カルナウバワックス　　　25%
　　セレシン　　　　　　　　10%
　　蜜ろう　　　　　　　　　 5%

(3) 一般的性質

a. 軟化温度

インレーワックスを加熱すると軟化し始める温度がある．これを軟化温度と呼ぶが，軟化温度には二つの意味があり，その一つはインレーワックスそのものの軟化温度であり，他の一つはインレーワックスを軟化して実際にろう原型を採得する場合の操作可能な範囲の最低温度である．後者は操作温度と呼ぶのが妥当であり，最適な熱可塑性を有する温度である．表 3-7-2 に市販インレーワックスの軟化温度，図 3-7-5 にはこれらの操作温度を示した．操作温度はろう原型の形状，大きさによって異なり，大きくかつ複雑なろう原型を作製する場合には，その温度は高くなる．軟化温度はろう原型採得時の印象能力および採得後のろう原型の寸法変化，変形に影響を及ぼす．

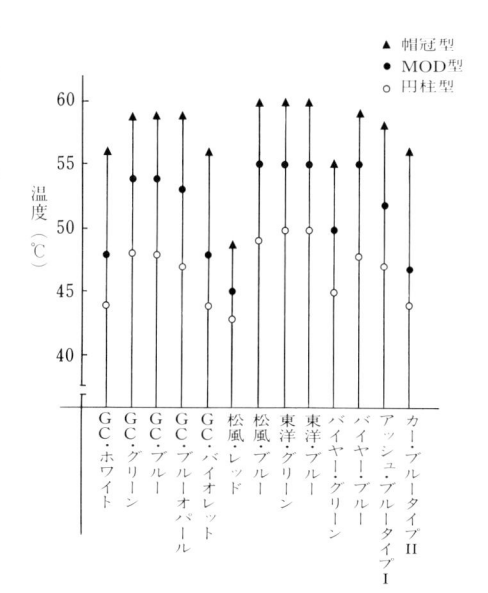

図 3-7-5 インレーワックスの操作温度[6]

表 3-7-2 市販インレーワックスの軟化温度[6]

商 品 名	軟化温度	商 品 名	軟化温度
GC・ブルー	46〜53	東洋・ブルー	48〜54
GC・グリーン	52〜55	東洋・グリーン	50〜56
GC・ホワイト	47〜52	コーク	53〜56
松風・ブルー	49〜52	アッシュ・ブルー	49〜53
松風・レッド	44〜48	カー・ブルー	47〜53

b. 凝固開始温度と凝固終了温度

溶融したインレーワックスをゆっくり冷却し，温度と時間との関係を測ると，図 3-7-6 のような曲線が得られる．この図は当然のことであるが，先に述べたインレーワックスの軟化温度と関連が深い．図中のa点は凝固開始温度，c点は凝固終了温度である．この図からわかることはa点とc点の間，すなわちb点の範囲でインレーワックスを取り扱い操作することが望ましい．この温度以下で無理に圧接してろう原型を作製すると，大きな応力を内部に残し，その結果ろう原型が変形する．

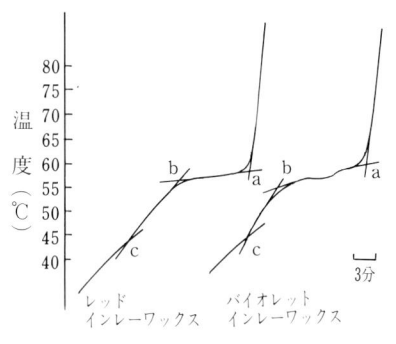

図 3-7-6 ワックスの熱分析曲線[7]

c．凝固時収縮

インレーワックスは凝固時に大きな収縮を示し，吉田ら[8]の報告では体収縮で17～18％（90℃～20℃）となっている．したがって，インレーワックスをあまり高温に加熱するのは望ましくなく，特殊な場合を除き，インレーワックスを溶融してろう原型を作製することは避けるべきである．その理由は溶融してろう原型を作製する場合，一般的には順次インレーワックスを盛り上げ，それによって収縮分を補いながらろう原型を作製する．しかし，この方法ではろう原型内部に収縮応力を蓄えることになり，時間の経過とともに応力が緩和し，ろう原型は変形する．

d．熱膨張

インレーワックスの熱膨張係数は $350 \times 10^{-6}/℃$ であり，歯科用合金（$15 \sim 16 \times 10^{-6}/℃$），陶材（$6 \sim 8 \times 10^{-6}/℃$），アクリルレジン（$80 \times 10^{-6}/℃$）などと比較してかなり大きい．そのため操作温度から室温にいたる寸法変化が大きく，宿命的な欠陥となっている．図 3-7-7 にインレーワックスのBタイプ（直接法用）およびCタイプ（間接法用）の線膨張率を示した．いずれのワックスも20℃から40℃の加熱により0.7％前後の値を示している．ADA規格ではBタイプのインレーワックスのみに対して最大線膨張率が規定され，25～30℃で0.2％，26～37℃で0.6％とされている．ろう原型を採得する場合，この寸法変化を防ぐ唯一の方法は低温でワックスを軟化することである．

e．加圧短縮率

インレーワックスの加圧短縮率は相反する二面性を有する．一つはインレー，クラウンなどのろう原型を作製する際に，口腔内あるいは模型上の窩洞に軟化したワックスを加圧圧接した場合，細部まで再現できるための適当な加圧短縮率であることが必要となる．それに反して，ろう原型を作製した後には口腔内温度および室温において加圧短縮率ができる限り小さいことが望ましい．表 3-7-3 に加圧短縮率についての値を参考のために示した．この表から

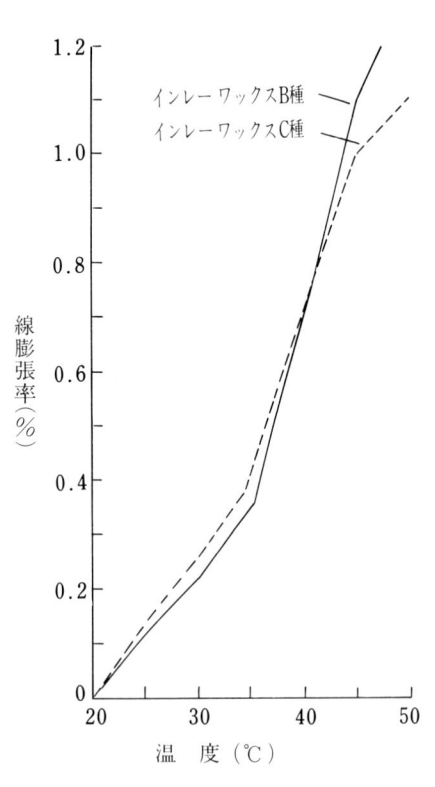

図 3-7-7 インレーワックスの20～50℃における線膨張率[3] 一部改正

表 3-7-3 インレーワックスの加圧短縮率値

加圧短縮率（％）		ワックスの温度（℃）		
最低	最大	タイプA	タイプB	タイプC
―	1	43	37	34
1	15	46	40	37
50	85	49	43	40
70	90	52	46	43

判るように，直接法用ワックスに属するタイプBでは完成したろう原型を窩洞内から取り出す際に変形を防ぐために37℃における加圧短縮率は最大1％と規定している．

f．応力緩和

インレーワックスに圧縮力あるいは曲げ力を加えると，インレーワックスは可塑性を持つために短縮されたり曲げられたりする．その際に，インレーワックス内に応力が生ずる．しかし，インレーワックスは粘弾性的な性質を併せて持つために，それらの力が除かれたのちに，応力が時間の経過に伴い緩和する．これを応力緩和という．図 3-7-8 にインレーワックスに曲げ力を加えた後の応力緩和に伴う変形を示した．A～E のように条件の差によって同じような力を加えてもその応力の緩和の程度が異なり，また，保存する温度が高い場合，応力緩和の速度，大きさも大きくなる．

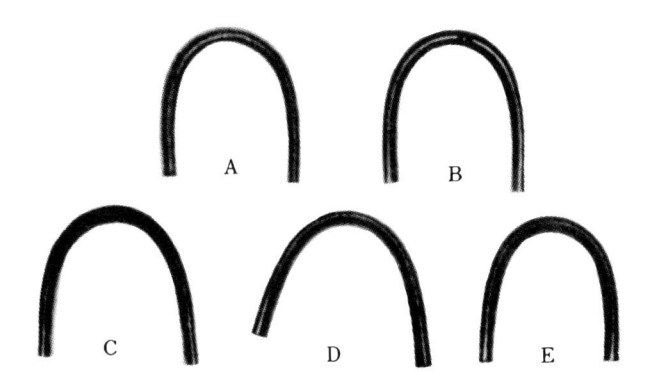

図 3-7-8 インレーワックスの応力緩和に伴う変形[9]
A：43℃で屈曲直後に0℃水中に保存．B：43℃で屈曲直後に20℃恒温槽中に24時間保存．C：43℃で屈曲直後に30℃恒温槽中に24時間保存．D：43℃で屈曲直後に37℃恒温槽中に24時間保存．E：43℃で屈曲．30分圧接後，37℃恒温槽中に24時間保存．

g．変　形

インレーワックスは応力緩和，温度変化，操作時の外力などにより変形するので，これらの諸因子の影響をできるかぎり小さくしなければならない．応力緩和に伴う変形は軟化圧接法によって得られたろう原型，または盛上げ法，浸漬法によって得られたろう原型のいずれの場合でも生じる．前者は圧縮応力，後者は収縮応力が生じる．前者のほうがより大きい．したがってろう原型採得時に生じた力が大きいほど，応力緩和は大きくなるから，当然実際の変形も大となる．したがって圧接する力は小さいほうがよい．しかし，圧接時の力を小さくしようとすると，軟化圧接法の場合，細部再現性を良好にするためには操作温度を高くする必要がある．

このように，操作温度を高くすればろう原型採得時から室温にいたる温度差による収縮が大きくなる．また，軟化温度の低い材料を使用すれば，圧縮力は小さくすることができるので緩和に伴う変形は小さくなるが，外力による変形が大きい．実際には変形は，軟化温度の低い材質の場合，高い材質のものより大きい．軟化温度の高い材料は圧縮力を大きくしなければ，ろう原型の採得は不可能である，したがって緩和に伴う変形は大きい．しかし，材質が強くて硬いため外力

による変形は小さい．応力の緩和に伴う変形を小さくするためにはろう原型を低温で保存すれば可能となる．温度変化による熱収縮と応力緩和に伴う変形がいずれも避けがたいものであるとするならば，どちらかを犠牲にするより方法がない．インレーワックスを用いたろう原型を作製するために加温は不可欠である．したがって温度的寸法変化は防ぎようがない．そのためにはすでに述べたとおり，インレーワックスはできる限り低温で操作すべきである．

　低温で操作するということは，種々のろう原型採得法のうち，軟化圧接法を採用し，しかも可能な限り低温でろう原型を作製することである．したがって圧接力は大きくなる．その結果，生ずる応力緩和に伴う変形はやむをえないものとして容認する．このため応力緩和に伴う変形を最小にすることを考えなければならない．

　この方法として二つのことが重要である．一つはインレーワックスを軟化し圧接した後，インレーワックスが完全に硬化するまで加圧をつづけることである．他の一つは，ろう原型採得後は室温水中に模型に圧接したままで数時間放置すること．このようにすると，圧接力が大きくても応力は緩和しにくく，また緩和するにしても模型上で緩和するので，それに伴う変形は比較的小さくなる．しかも室温水中で保管されていれば，ろう原型を埋没する際の鋳型材泥の温度と同一であり，温度変化による寸法変化も最小限にとどめることが可能となる．

2） ベースプレートワックス

　義歯作製時の基礎床に主として使用される．色調は淡紅色あるいは赤色であり，厚みが約 1.5 mm で長方形のシート状で市販されている．ADA 規格では硬さにより第Ⅰ種（軟質），第Ⅱ種（普通硬質），第Ⅲ種（硬質）の3種類に分類される．パラフィンワックス，蜜ろうが主成分であり，その他にカルナウバワックス，ダマール，セレシン，マイクロワックスなど数種のワックスから作られる．組成の1例を下記に示す[4]．

表 3-7-4　ベースプレートワックスに関する ADA 規格

	温度 (℃)	加圧短縮率(%)		実用上の必要条件
		最低	最高	
第Ⅰ種：軟質	23	—	1.0	・線膨張率：25～40℃にて 0.8% 未満
	37	5.0	90.0	・軟化した板材は，薄片状になったり指に付着することなく，容易に凝集塊となること
	45	—	—	・口腔内組織を刺激しないこと
第Ⅱ種：普通硬質	23	—	0.6	・23℃にて鋭利な器具で容易に外形トリミング可能
	37	—	10.0	・穏やかに火炎加熱後，表面平滑であること
	45	50.0	90.0	・陶歯やプラスティック歯に残渣物を残さないこと
第Ⅲ種：硬質	23	—	0.2	・操作中，着色剤が分離したり石こうに含浸されないこと
	37	—	1.2	
	45	5.0	50.0	・保管中，他のワックス材や隔離用紙に付着しないこと

パラフィンワックス	70%
蜜ろう	20%
カルナウバワックス	4%
ダマール	6%

ベースプレートワックスの各温度における加圧短縮率値，および実用上に必要な所要性質に関する ADA 規格を表 3-7-4 に示す．

3） レディキャスティングワックス

クラスプ，バーなどのろう原型用，あるいは鋳造時の湯道をつくるスプルー，その他にベント（通気孔）として使用される．形状は長さが 10cm 前後の円形，半円形，かまぼこ型の棒材や線材で，色調は一般に青色である．パラフィンワックス，蜜ろう，ダマールなどから作られる．

4） シートワックス

金属床を作製するためのろう原型用に主として使用される．形状はシート状であり，厚みをゲージ(No.)で表示している．色調は一般に淡紅色，青色および緑色である．このワックスは用途上，40～45℃で曲げが可能であることや，容易に模型面に適合できること，さらに23±1℃で破断しないこと，またワックスを焼却する際に，500℃で蒸発し，炭素以外の残渣が無いことなどが ADA 規格で定められている．この規定はレディキャスティングワックスに対しても同様である．

5） スティッキーワックス

スティッキーワックスは室温では硬く，粘着性がなく，きわめて脆い性質を有するが，溶融状態では粘着性がある．この性質を利用して補綴物をろう付する時の固定，あるいは模型の固定に用いられる．形状は棒状であり，色調は暗赤色系統である．このワックスの所要性質として，溶融時に粘着性があり密着力が大きいこと，焼却時の残渣物が 0.2% 以下であること，43℃ から 28℃ までの線収縮が 0.5% 以下であることなどが ADA 規格で定められている．蜜ろう，ロジンダマールなどから作られる．

6） ユーティリティワックス

このワックスは印象採得時におけるトレー辺縁の補填などのような補助的手段として用いられることが多い．形状は棒状であり，色調は淡紅色，赤色である．所要性質としては37℃付近で加圧短縮率がかなり大きいこと（65%以上80%以下）．21～24℃で曲げが可能であり，さらに同じ温度範囲で粘着性を持ち，重ね合わせるために必要な付着力を持つことが，ADA 規格で要求されている．

[参考文献]

1) 府瀬川健蔵ほか：ワックスの性質と応用．幸書房(東京)，1，1983．
2) 川上道夫：新歯科材料・器械．医歯薬出版(東京)，34〜39，1986．
3) 長谷川二郎監訳：修復材料の歯科理工学(下巻)．クインテッセンス出版(東京)，35〜37，1979．
4) Bennett, H.：Industrial waxes, vol II. Chemical Publishing Company, Inc. (New York), 224, 1963.
5) Coleman, R. L.：Physical Properties of dental materials (gold alloys and accessory materials). U. S. Bureau of Standards, Research Paper No. 32, T. Res., Nat. Bur, Stand., 1, 867, Dec., 1928.
6) 長谷川二郎：歯科鋳造学．医歯薬出版(東京)，43〜49，1987．
7) 吉田隆一：歯科用ワックスの基礎とワックス・アップ時の注意点．補綴臨床，5(3)，429〜434，1972．
8) 吉田隆一ほか：歯科用ワックスの種類と使用上の注意点．歯科評論，384，35〜44，1974．
9) 川上道夫：歯科材料・器械．医歯薬出版(東京)，41〜49，1979．

第8章
アマルガム

　アマルガムは水銀と他の一つ，または，それ以上の金属元素とからなる合金である．また，アマルガムの語源はギリシア語で柔らかいペーストを意味する．アマルガムに関わる歴史は古く，日本において歴史上，記録が残っているものの一つに奈良の大仏（西暦749年完成）がある．当時，大仏に金メッキを施すために約50tの水銀と約9tの金を混ぜ合わせてペースト状にし，鋳銅仏表面に塗りつけ大仏の内側から加熱し，水銀を蒸発させることにより金メッキを行ったと記されている[1]．アマルガムの歯科への応用については今から160年ほど前の1826年，フランスで銀－水銀を混ぜ合わせて使用されたという報告がある[2]．その後，G. V. Black の広範な研究により，以後，歯冠修復用材料として数多くの検討がなされ，今日に至っている．

1. 水　銀

　水銀の名称は水星の Mercury に由来し，元素記号 Hg は hydrargyrum，すなわち Liquid silver から由来している[3]．常温で液体の金属であり，まれに天然に遊離状態で見い出されるが，一般には辰砂（HgS）として産出されるものを精錬して得られる．水銀は原子番号80，原子量200.59，融点－38.87℃，沸点356.68℃，比重は20℃で13.546であり，銀，パラジウムよりも大きい．電気伝導度はよいが，熱伝導率は他の金属に比べて小さい．希塩酸，希硫酸には溶解しないが，硝酸，濃硫酸，王水には熱すると溶解する．水にわずかに溶解し，20～25℃における溶解度は 2×10^{-6} g である．また，蒸気圧は20℃で 1.2×10^{-3} mmHg と高く，温度の上昇とともに高くなる．多くの金属とアマルガムを生成するが，白金，コバルト，クロム，鉄，マンガンとは一般にアマルガムを生成しにくいとされている[4]．

2. アマルガム用合金（アマルガム母合金）

　歯科用アマルガムに用いられる金属は数種の金属元素を溶融して作製した，いわゆる合金であり，一般には粉末の形で使用されることが多い．この合金のことをアマルガム用合金またはアマルガム母合金と呼んでいる．歯冠修復用材料として用いる際には，この合金と水銀を練和し，適切な可塑性を有するペーストを直接，窩洞に填塞する．

174　Ⅲ　各　論

1）組　成

　アマルガム用合金の組成は ADA 規格 No.1 によると表 3-8-1 に示すように定められていたが，1970年代になると銅量の多い合金が開発され，この合金で作られたアマルガムは従来の合金から得られたものよりも歯科理工学的性質が優れていることがわかり[5]，1977年に合金組成の制限が修正された．その組成は本質的には銀，スズから成り，銅，亜鉛，金，水銀の合計量が銀，スズ量よりも少ないことと修正された．

　このため修正前のアマルガム用合金を低銅型，修正後，銅量の多い合金を高銅型と呼んでいる．表 3-8-2に市販アマルガム用合金の組成ならびに粉末の形状を示した．また，アマルガム用合金で亜鉛を0.01％以上含むものを亜鉛含有合金，0.01％以下のものを無亜鉛合金と呼んでいる．

表 3-8-1　アマルガム用合金の組成

成分	含有量（wt％）
Ag	65（最低）
Sn	29（最高）
Cu	6（最高）
Zn	2（最高）
Hg	3（最高）

表 3-8-2　市販アマルガム用合金の組成ならびに粉末形状

分類，合金名	組　成（wt％）				粉末形状
	Ag	Sn	Cu	その他	
低銅型合金					
Non Zinc Luna Alloy*	70	26.5	3.5		削片状
Hi Atomic M*	70	27	3		球状
高銅型合金					
（混合組成型）					
Dispersalloy[6]　（1/3 wt％）	72		28		球状
（2/3 wt％）	68〜69	27〜28	2〜4	0〜1	削片状
Lumi Alloy[7]	47	33	21		球状
	59	30	11		球状
（単一組成型）					
Spherical D*	60	22	13	5	球状
Tytin[8]	60	27	13		球状
Sybraloy[8]	40	30	30		球状
Lojic*	60.1	28.5	11.8	0.05	球状

　＊　メーカー表示組成

2）製造方法

アマルガム用合金は粉末の形状が削片状と球状の2種類があり製造方法により異なる．

（1）削片状合金

⑴　成分である Ag, Sn, Cu, Zn を酸化させないような環境下で完全に融解し，鋳型に流し込みゆっくり冷却を行い鋳塊を作る．

⑵　鋳塊の均質化をはかるために，400℃で6〜8時間再加熱する．

(3) 鋳塊を旋盤で切削し削片を得る．
(4) 削片を粉砕機でさらに細粉化し，均一化ならびに微細化した後，篩を用い所定の粒径の微粉末を得る．
(5) 微粉末には切削や粉砕により応力が残留しているため，その応力を取り除く目的で60〜100℃，1〜6時間加熱する．この操作を時効という．この時効は合金内の応力を解放させる工程をいい，アマルガメーションが起こる速度や硬化中の寸法変化に変化を生じさせないために行う．図3-8-1-1に削片状の合金粉末を示す．
示す．

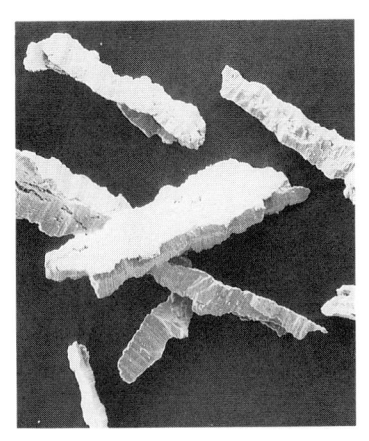

1　低銅型（削片状）　　　　　　2　低銅型（球状）

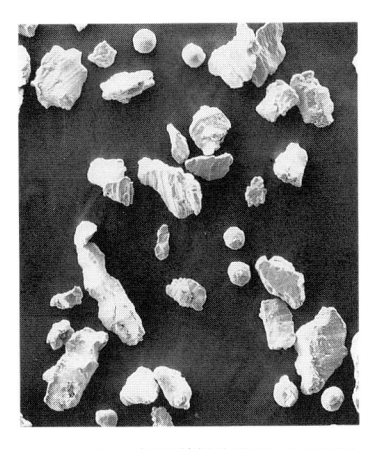

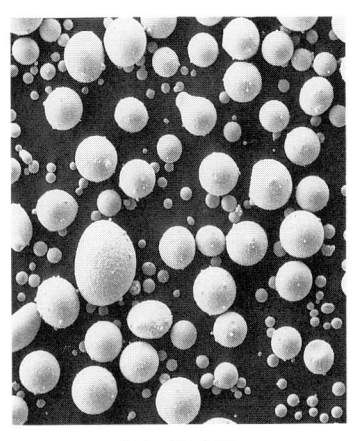

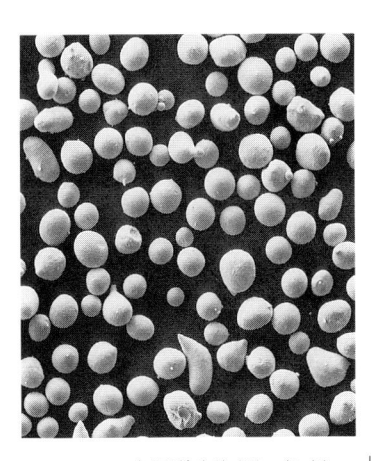

3　高銅型削片状（混合組成）　　　4　高銅型球状（単一組成）　$\overline{(20\,\mu m)}$

図3-8-1　アマルガム用合金の形状

(2) 球状合金
(1) 成分金属を酸化させないように溶融したものを冷却した不活性ガス雰囲気中に噴霧すると，容器の底に落下するまでに凝固し，その形状は球状になる．

(2) 削片粉末と同様に応力を取り除くために加熱する．

図 3-8-1-2,4 に球状合金を示す．写真からわかるように大小の粒子から成っており，粒子の大きさ 25～35μm の範囲である．

3) 分　類

アマルガム用合金を組成と粉末の形状から分類すると以下のようになる．

(1) 低銅型合金
　　a．削片状
　　b．球状

(2) 高銅型合金
　（混合組成型）
　　a．削片状（低銅型合金）＋球状（Ag－Cu 共晶合金）
　　b．削片状（低銅型合金）＋球状（高銅型合金）
　　c．球状（低銅型合金）＋球状（高銅型合金）
　（単一組成型）
　　d．削片状
　　e．球状

高銅型の場合，Dispersalloy (表 3-8-2) は重量比で削片状低銅合金 2/3 と球状の銀-銅共晶合金（銀 72 wt％, 銅 28 wt％）を 1/3 の割合で混合したものを合金として用いている．このように組成の異なる合金を混合させて用いる合金を混合組成型，これに反して，最初から銅量を多く入れ溶融して作製した合金を単一組成型と呼んでいる．

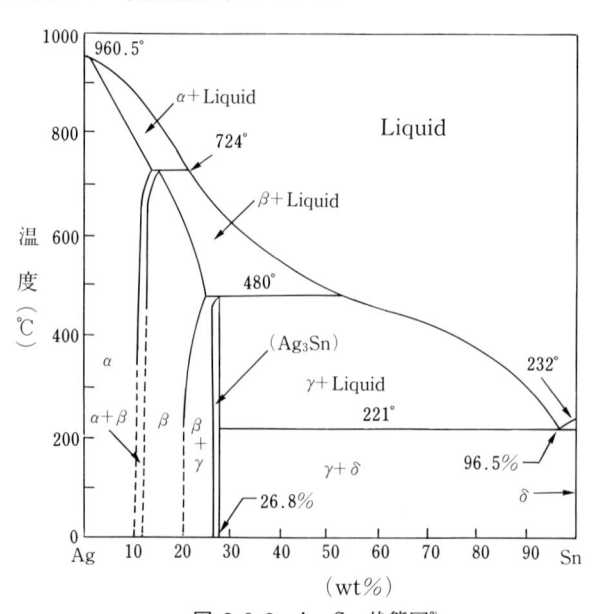

図 3-8-2　Ag-Sn 状態図[2]

4） 合金の微細構造

　アマルガム用合金は互いの金属が混り合い，単体金属になっているような固溶体合金ではなく，合金作成のために調合した金属が簡単な整数比で結合し，異なった性質の化合物をつくる，いわゆる金属間化合物から成り立っている．低銅型の場合，成分金属はほとんど銀とスズであり，これらの元素をそれぞれ重量％で，おおよそ銀73％，スズ27％の割合で調合した金属を溶融し，480℃から徐冷すると Ag_3Sn（理論値，73.2％ Ag, 26.8％ Sn）という構造式を持つ金属間化合物が得られる（図 3-8-2）．これをγ相と呼んでいる．このγ相（Ag_3Sn）は水銀と反応して銀スズアマルガムを生成するための重要な成分である．低銅型ではこの他に，組成の項で述べたように銅が数％添加されているために，銅とスズの金属間化合物である少量の Cu_3Sn が，Ag_3Sn と共存している．高銅型の場合，混合組成型では低銅型と同様に Ag_3Sn と微量の Cu_3Sn, Ag_3Cu_2 から成り立っている．一方，単一組成型では Ag_3Sn と Cu_3Sn から成り立っている[7,9,10]．

3．硬化反応

　適量のアマルガム用合金と水銀を練和すると常温で硬化反応が進行する．図 3-8-3に低銅型合金（球状）の硬化反応模式図を示した．

　合金の水銀に対する溶解度は銀が0.035％[11]，スズが0.6％[12]と小さいが，水銀中に銀，スズ原子が溶出し硬化反応が始まる（図3-8-3-(2)）．本来は水銀が合金粒子を溶かし込む．水銀と合金を練和するとまず，Ag-Hg, Sn-Hg のβと呼ばれる固溶体が存在する．硬化反応は水銀を消費しながら進行するが，溶解度が小さいために溶解度限を越えると二つの金属間化合物が晶出し始める．一つは体心立方の銀-水銀化合物の Ag_2Hg_3，他の一つは六方晶のスズ-水銀化合物の Sn_8Hg であり，Ag_2Hg_3 は$γ_1$相，Sn_8Hg は$γ_2$相と呼ばれている（図3-8-3(3)）．これらの金属間化合物の晶出は銀の溶解度がスズよりも小さいために $γ_1$ 相の方が早いといわれている．水銀がなくなるまでこの反応は進行し，最終的には硬化するが，Ag_3Sn（γ相）は硬化体中に残留する（図3-8-3(4)）．すなわちこの現象は，水銀との反応が合金表層に限局しているか，あるいは合金すべ

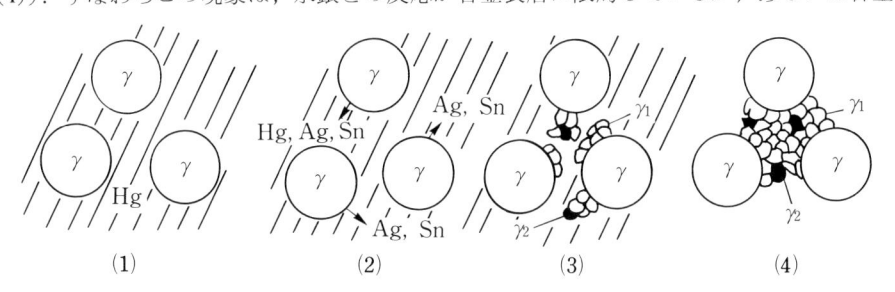

図 3-8-3　硬化反応模式図（低銅型，球状合金）
$γ：Ag_3Sn, γ_1：Ag_2Hg_3, γ_2：Sn_8Hg$

てが水銀と反応しても粒子の形状が破壊されずに保たれていることを示唆している．このためアマルガム硬化体の構造はセメントと同様に芯(core)：未反応合金粒子（γ 相）と素地（matrix）：γ_1 相，γ_2 相から成り立っている．

1) 低銅型

削片状，球状合金とも反応式は同じである．ただし合金中の銅，亜鉛の含有量が少ないために，硬化反応は Ag_3Sn（γ 相）で表現される．

合金組成　Ag(70 wt%)，Sn(27 wt%)，Cu(3 wt%)
　　　　　　$\underbrace{\qquad\qquad\qquad\qquad}_{Ag_3Sn(\gamma)}$

反応式　$Ag_3Sn(\gamma) + Hg \rightarrow Ag_2Hg_3(\gamma_1) + Sn_8Hg(\gamma_2) + Ag_3Sn(\gamma)$
　　　　　　　　　　　　　　　　　　　　　　　　　　　　　　　（未反応）

アマルガム硬化体中に占める各結晶相の割合は容積でおおよそ Ag_3Sn（γ 相）：32～35%，Ag_2Hg_3（γ_1 相）：44～56%，Sn_8Hg（γ_2 相）：11～13%である[2]．

2) 高銅型

(1) 混合組成型

合金組成
- 低銅型削片状

    Ag(68 wt %)，Sn(27 wt %)，Cu(4 wt %)，Zn(1 wt %)
    $\underbrace{\qquad\qquad}_{Ag_3Sn(\gamma)}$

- 銀-銅共晶球状

    Ag(72 wt %)，Cu(28 wt %)
    $\underbrace{\qquad\qquad\qquad}_{Ag-Cu(Ag\ 3原子,\ Cu\ 2原子)}$

反応式
1.　$Ag_3Sn(\gamma) + Ag-Cu + Hg \rightarrow Ag_2Hg_3(\gamma_1) + Sn_8Hg(\gamma_2) + Ag_3Sn(\gamma) + Ag-Cu$
　　　　　　　　　　　　　　　　　　　　　　　　　　　　　　　　　（未反応）　（未反応）
2.　$Sn_8Hg(\gamma_2) + Ag-Cu \rightarrow Cu_6Sn_5(\eta) + Ag_2Hg_3(\gamma_1)$

混合組成型では Ag_3Sn（γ 相）の周囲に生成された Sn_8Hg（γ_2 相）は Ag-Cu 共晶と反応し，六方晶の硬い金属間化合物である Cu_6Sn_5（η 相）が Ag_2Hg_3（γ_1 相）とともに Ag-Cu 共晶の周囲に生成され，Sn_8Hg（γ_2 相）が消失するといわれている[2]．

(2) 単一組成型

合金組成 　Ag(60 wt %), Sn(27 wt %), Cu(13 wt %)
　　　　　　　　　　└─────────┘
　　　　　　　　　　　(Ag_3Sn+Cu_3Sn)

反応式　$(Ag_3Sn+Cu_3Sn)+Hg \rightarrow Ag_2Hg_3(\gamma_1)+Cu_6Sn_5(\eta)+(Ag_3Sn+Cu_3Sn)$
　　　　　　　　　　　　　　　　　　　　　　　　　　　　　　　　　　　　　　（未反応）

　単一組成型では合金粒子中に Cu_3Sn が存在するために混合組成型とは異なり，始めから $Sn_8Hg(\gamma_2相)$ の存在は認められないと考えられている．このように高銅型の特徴は $Sn_8Hg(\gamma_2相)$ がほとんど生成されないことであり，$Sn_8Hg(\gamma_2相)$ の消失はアマルガム硬化体の耐食性の向上，硬さの増加，クリープ値が減少し，アマルガム硬化体の物性を向上させることに結びついた．

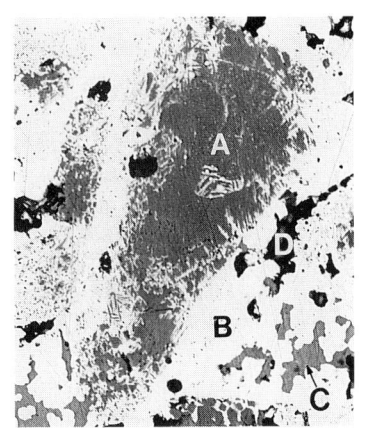

1　低銅型(削片状)	2　低銅型(球状)
3　高銅型，混合組成型(削片状＋球状)	4　高銅型，単一組成型(球状)　⊢──┤ $(10\mu m)$

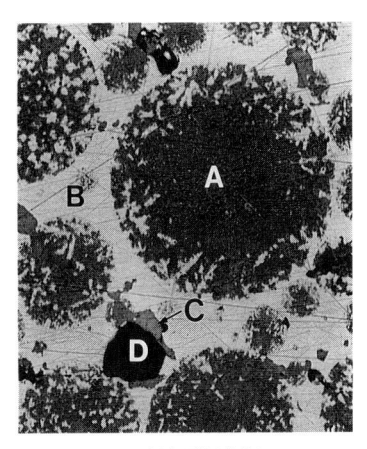

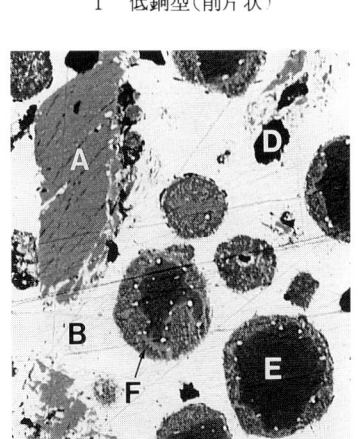

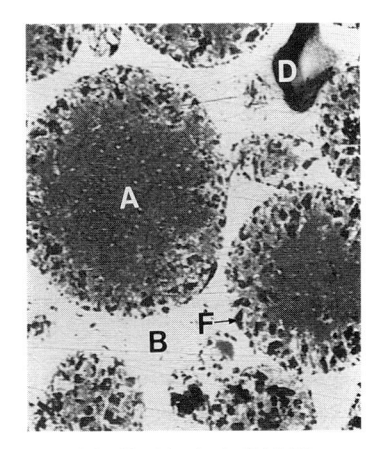

図 3-8-4　アマルガム硬化体の構造
　A：未反応合金粒子(γ ならびに Ag_3Sn+Cu_3Sn)，B：γ_1，C：γ_2，D：空孔，
　E：未反応 Ag–Cu 共晶合金粒子，F：$Cu_6Sn_5(\eta)$

4. アマルガム硬化体の金属組織

アマルガム硬化体の構造を図3-8-4に示した．低銅型（図3-8-4-1,2）では未反応の削片状，球状粒子が認められる A：$Ag_3Sn(\gamma)$ 合金粒子，$Ag_3Sn(\gamma)$ と Hg の反応生成物である B：$Ag_2Hg_3(\gamma_1)$，C：$Sn_8Hg(\gamma_2)$ ならびにD：空孔が存在する．高銅型の場合，混合組成型（図3-8-4-3）では未反応の A：$Ag_3Sn(\gamma)$，E：Ag-Cu 共晶合金粒子，これらの合金と Hg の反応生成物である B：$Ag_2Hg_3(\gamma_1)$ ならびにD：空孔が存在する．さらに Ag-Cu 共晶合金粒子と $Sn_8Hg(\gamma_2)$の反応生成物である F：$Cu_6Sn_5(\eta)$ が Ag-Cu 共晶合金粒子（E）の周囲に存在し，$Sn_8Hg(\gamma_2)$ はほとんど認められない．単一組成型（図3-8-4-4）では未反応の A：Ag_3Sn+Cu_3Sn，Hg との反応生成物である B：$Ag_2Hg_3(\gamma_1)$，F：$Cu_6Sn_5(\eta)$ が存在する．F：$Cu_6Sn_5(\eta)$ は未反応合金粒子の周囲に生成され小顆粒状に存在する．単一組成型も混合組成型と同様に C：$Sn_8Hg(\gamma_2)$ はほとんど認められない．またD：空孔も存在している．

5. アマルガム硬化体の性質

アマルガム硬化体は他の金属材料と異なった性質を持っている．これは水銀と合金の反応により性質の異なる金属間化合物が存在すること，また硬化反応が持続的であることなどが諸性質に影響を与える．

表 3-8-3　アマルガム硬化体の諸性質[14, 15]

分類，合金名	練和物中の水銀量(%)	圧縮強さ (MPa)		寸法変化(μm/cm)	クリープ(%)	硬さ (Hv)		
		1時間後	24時間後			2時間後	24時間後	7日後
低銅型合金								
Non Zinc Luna Alloy（削片状）	61.5	20	295	＋35	0.82	19	49	47
Hi Atomic M（球状）	42.8	72	399	－11	0.27	46	77	78
高銅型合金								
（混合組成型）								
Dispersalloy（削片状＋球状）	50.0	144	505	－ 6	0.12	91	136	142
Lumi Alloy（球状＋球状）	45.3	294	470	＋ 2	0.06	109	146	158
（単一組成型）								
Spherical D（球状）	45.6	178	449	－ 2	0.06	95	145	141
Tytin（球状）	42.5	242	501	－ 5	0.06	107	135	138
Sybraloy（球状）	45.0	195	393	－ 7	0.04	98	140	155

1) 圧縮強さ

アマルガム硬化体は硬くてもろい性質があり，過大な力が加わった場合，修復物の辺縁が破損することがある．この破損は修復した歯牙に2次う蝕の発生や，その部位から細菌の侵入をもたらす原因になることが考えられる．このため圧縮強さはアマルガムの評価に対して重要な因子となる．圧縮強さに影響する因子として，

(1) 硬化体中に存在する金属間化合物そのものの強さが当然のことながら考えられる．未反応合金粒子である Ag_3Sn（γ相），Ag-Cu 共晶合金がもっとも強く，Sn_8Hg（$γ_2$ 相）が弱い．Ag_2Hg_3（$γ_1$相）は両者の中間である．このことからアマルガム硬化体の強さは，金属間化合物の量比に影響されると考えられ，Sn_8Hg（$γ_2$相）を生成する低銅型の合金で得られたアマルガム硬化体は高銅型よりも強さが小さく，このことは表 3-8-3 からも明らかである．

(2) 練和時の水銀量も強さに影響し，水銀量が必要以上に多くなると合金粒子の消費が多くなり，結果的に Ag_2Hg_3（$γ_1$相），Sn_8Hg（$γ_2$相）の生成量が増加し強さが減少する[13]．

(3) 合金と水銀を練和して得られたアマルガムペーストを窩洞に填塞する際の充填圧も影響する．これは削片状の合金を用いる場合に著明であり，充填圧が高いほど，余剰の水銀がアマルガム表面に溢出し合金粒子間が密になり Ag_2Hg_3（$γ_1$相），Sn_8Hg（$γ_2$相）などの生成量が減少し強くなる．球状合金では合金粒子の形状が球形に近いため，軽い充填圧でも密に填塞される．また粒子の形状が球形のため表面積が小さく，練和時に必要な水銀量を少なくすることができるため強さに与える充填圧の影響は比較的小さい．また，アマルガム硬化体には空孔が存在し（図 3-8-4），この空孔も強さに影響するが，これは充填圧とも関係が深く，充填圧が高いほど，空孔は少なくなる結果，硬さが増大する[13]．

(4) アマルガムの硬化速度も強さに影響する．アマルガムの硬化反応は持続的であり，圧縮強さは硬化反応の進行にともない上昇する．圧縮強さの経時的変化はアマルガムの硬化速度の差異を示す一つの目安となる．表 3-8-3 の圧縮強さについてみると，すべての合金において圧縮強さは時間とともに増加している．低銅型の場合，球状合金は削片状合金よりも大きい．一方，高銅型は低銅型と比較して明らかに大きな値を示している．高銅型の場合，混合組成型と単一組成型は同程度の値である．

2） クリープ

アマルガム硬化体におけるクリープ測定の意義は，アマルガム修復物の辺縁破折がクリープと関連し，特に低銅型合金から得られたアマルガム硬化体のクリープ値が高銅型のものと比較して大きく，クリープ値の大きいものほど，辺縁に欠陥を生じやすくなるといわれている[16,17]．

ADA 規格ではクリープ値を 3％以下と定めている．表 3-8-3 のクリープ値をみると低銅型は高銅型と比較して大きい．クリープと辺縁封鎖については先にも述べたが，クリープ値が小さくなるほど辺縁破折が少なくなるといわれており，クリープ値はアマルガム用合金を選択する一つの目安となる．

3） 寸法変化

歯牙に填塞されたアマルガムペーストは口腔内で徐々に硬化する．しかしながらアマルガムは歯質との接着性がないために，硬化時に収縮が大きいと細菌の侵入により 2 次う蝕の発生，逆に過大に膨張すると術後の疼痛，歯牙の破折を引き起こす危険性がある．これらのことを考慮する

とアマルガムはわずかに膨張することが望ましい．表 3-8-3 に示した寸法変化量は ADA 規格と測定方法は異なるが，数値そのものは低銅型削片状を除いて規格内におさまっている．また寸法変化量は収縮傾向にあるが高銅型の方が小さい．図 3-8-5 に低銅型合金の寸法変化量を示した．

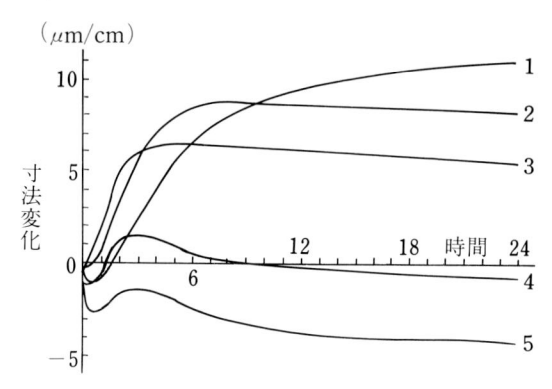

	水銀/合金比	充填圧 (kg/mm²)	練和時間 (sec)	硬化体中の水銀(%)
1	8/5	0.2	5	55.1
2	5/5	0.2	5	48.9
3	5/5	0.6	5	46.3
4	5/5	0.6	10	45.3
5	5/5	0.6	15	46.6

図 3-8-5　寸法変化曲線(低銅型合金)(一部改)[13]

　この図からわかるように混汞比が大きい場合，すなわち硬化体中の水銀量が多いと膨張量は大きくなる．同様に充填圧が小さいほど，膨張量は大きくなる．一方，練和時間を長くした場合には収縮する傾向にある．この結果からアマルガムの寸法変化は取扱い方に影響されるため，その扱いは適切に行う必要がある．また，アマルガムの寸法変化について特異的な現象がみられることがある．これはアマルガムを練和したり，充填する際にアマルガムペーストが水分に汚染されると異常な膨張を起こすことがある．この膨張は合金中に亜鉛が含まれている場合に起こり，亜鉛と水分との間に腐食が起こり水素が発生し，この水素がアマルガム内部に圧力を生じるために起こると考えられ，この膨張は一般に 3〜5 日後から起こり，数ヵ月後には 400 μm/mm 達するといわれている[18]．このような膨張を遅延膨張という．最近のアマルガム用合金は遅延膨張を防止するためほとんど亜鉛は含まれていない．水分の影響は練和あるいは歯牙に充填する際に限られ，充填後アマルガム表面が唾液と触れても寸法変化に及ぼす影響はほとんどない．

4）引張強さ

　アマルガム硬化体の引張強さは間接引張試験法で計測される．

　アマルガム硬化体の引張強さは，圧縮強さの 1/10 程度であり，圧縮応力に対して抵抗性が高いが，引張応力に対しては弱い性質を持っている．このため，アマルガムを修復した歯牙には少なくとも数時間（6〜8 時間）は，過大な咬合圧を加えないように注意する必要がある．

5）硬さ

　アマルガム硬化体は硬さの異なる金属間化合物（γ：256±30.5(Hv)，γ_1：148.3±25.8(Hv)，γ_2：45.4±11.5(Hv)）[19] から成り立っているため，その硬さは部位によって異なることが多い．

一般に硬さはアマルガム硬化体中に存在する水銀量によって影響を受け，水銀含有量の多い部位の硬さは小さい．アマルガム硬化体の硬さは表 3-8-3 からわかるように，24時間までは硬さの上昇が認められるが，それ以後は大きな変化はない．24時間後の硬さは低銅型で49～77(Hv)，高銅型では135～146(Hv)であり，高銅型の方が一般に硬い．これは Sn_8Hg(γ_2相)が存在しないことによると考えられる．また，低銅型において，球状は削片状よりも硬い．これは球状合金は練和時の水銀量が削片状よりも少ないため，結果的に硬化体中の水銀量も少なくなり硬くなっていると考えられる．一方，高銅型では混合組成型と単一組成型は同程度の硬さである．

6. アマルガム硬化体の性質に影響を及ぼす因子

1） 成分金属

(1) 銀：銀は耐変色性に寄与する．銀は水銀と反応し Ag_2Hg_3(γ_1)を生成するが，この量が多くなると早く硬化し硬化膨張，圧縮強さ，硬さが増加する．またクリープ値が減少する．

(2) スズ：スズは銀，銅よりも水銀に対してぬれが良いためアマルガム化を容易にする．スズは水銀と反応して Sn_8Hg(γ_2)を生成するが，この量が多くなると寸法変化は収縮性となり，圧縮強さ，硬さが減少する．クリープ値は逆に増加する．

(3) 銅：銅は機械的性質を向上させる効果を有する．そのため圧縮強さ，硬さが増加し，クリープ値が減少する．銅量が多い場合，スズと反応し Cu_6Sn_5(η)が生成されるため Sn_8Hg(γ_2)が相対的に減少する．高銅型では膨張量の増加をきたす．しかしながら銅量の増加は耐変色性を悪くする要因となる．

(4) 亜鉛：亜鉛は合金製造時の酸化を防止するための脱酸剤として加えられている．アマルガムの操作性をよくするが，遅延膨張の原因となる．また，添加量が多くなると寸法変化に対して収縮性を示すといわれている．

2） 粒子の大きさ

粒子の大きさは硬化時間，寸法変化，圧縮強さなどに影響する．同一条件で練和した場合，粒子が小さくなると水銀との反応速度が速くなるために硬化時間は短くなる．また，膨張量が小さくなるが圧縮強さは増加する．

3） 水銀/合金比（混汞比）

水銀/合金比は練和時の水銀量とアマルガム用合金量の比率を表わす．水銀/合金比が大きいということは，練和時の水銀量が多いことを意味する．水銀/合金比以外の練和条件および充塡圧を一定にした場合，水銀/合金比が大きいと寸法変化は水銀／合金比の小さいものと比較して大

きいが，圧縮強さは逆に小さくなる．また，水銀/合金比が小さい場合，アマルガムペーストを充填する際に空孔が発生しやすい．これはアマルガムの硬化が早くなるためである．球状合金は削片状合金と比較して水銀/合金比が小さいため硬化体中の水銀量が少なくなり，寸法変化は収縮傾向を示す．

4） 練和時間

水銀/合金比および充填圧を一定にした場合，練和時間を長くすると寸法変化は収縮傾向を示す(図 3-8-5)が，圧縮強さは増加する．しかしながら練和時間が必要以上に長くなると練和中にすでに硬化が始まり，充填荷重が小さいときは空孔や充塞不十分の部位を生じ，圧縮強さは減少する．一般に球状合金は表面積が小さいため削片状合金と比較して水銀との反応が速く，硬化が早いため，練和時間が同じでも練和過多になりやすい．

5） 充填圧

充填圧はアマルガム硬化体中の水銀量に影響を及ぼす．アマルガムペーストを歯牙に塡塞する際に充填圧を増大すると，余剰の水銀が表面に浮き出て搾出されるため，アマルガムペースト中の水銀量が減少する．この結果，膨張量は減少し，圧縮強さは増加するとともにクリープ値は減少する．充填圧の影響は水銀/合金比の大きい削片状合金に対して著明であるが，球状合金では水銀/合金比が小さいため，充填圧の違いによる寸法変化や圧縮強さに与える影響は削片状と比較して小さい．

7. アマルガム修復物の研磨と腐食

アマルガム修復物は口腔内で変色により曇りを生じたり腐食したりすることが多い．この主な原因はアマルガム硬化体が金属間化合物から成り立ち，しかもそれぞれの性質が異なるからである．金属間化合物の中でもっとも腐食されやすいのは $Sn_8Hg(\gamma_2)$ であり，$Cu_6Sn_5(\eta)$ がこれに次いでいる．逆に腐食されにくいものは $Ag_2Hg_3(\gamma_1)$ であり，$Ag_3Sn(\gamma)$ がこれらの中間に位置する[20]．アマルガム修復物はこの影響を受け，唾液を電解質として金属間化合物の組織の差異に基づく電位差により，電気化学的に腐食される．

一方，アマルガム修復物の表面は変色により生じた曇りが不動態皮膜を形成し，それ以上の腐食を防ぐことが電気化学的にわかっている．低銅型では $Sn_8Hg(\gamma_2)$ が網目状に生成されるため修復物の深部まで腐食が達し，スズの酸化物，塩化物などの腐食生成物が認められる．高銅型でも銅の腐食生成物が認められるが，腐食は通常アマルガム修復物の表層だけに限定される．アマルガム修復物の変色による曇りや腐食を最小限にとどめるためには，修復物の表面が均一であり，さらに滑沢にすることが必要である．このための一つの手段として研磨が行われる．

研磨操作は一般に充填後，24時間以上経過しほぼ硬化が完了した時期に行う．この研磨によっ

て局部電池の発生を防止することができ，表面一層を無構造な非晶質の層（ベルビー層）で覆うことになり，結果として電気的腐食を防止することができる．研磨する際に圧力が強すぎたり，熱を発生させることは良くない．研磨面が60℃以上になるとアマルガム硬化体中の水銀の遊離が起こり[21]，辺縁部は特に水銀が多くなるので腐食や破損を起こしやすくなる．

　また腐食に関して考慮すべきことの一つに，アマルガム修復物を金合金などと接触させないことがあげられる．これは口腔内で両者間の電極電位に大きな差があるためにアマルガム修復物の腐食を招く恐れがあり，また，腐食過程で遊離した水銀が，金合金の修復物と反応して金アマルガムを生成し，修復物を汚染したり弱くするためである．さらに金合金で作られた修復物が対合歯に存在すると，咬合接触した場合にこれらが電位差を生じ，電流が流れ疼痛を訴えることさえある．このことをガルバニックショックというが，これを防止するために修復する部位を考慮し両者を接触させないように十分気をつける必要がある．

8. アマルガム硬化体中の水銀の人体への影響

　水銀の人体への影響については，アマルガムが使用され始めた当初から，その有無が常に問題となっていた．水銀中毒に関しては，無機水銀の有機化によるメチル水銀が原因と考えられる水俣病はあまりにも有名である．アマルガムに用いられる水銀は無機水銀の一つであり，いわゆる金属水銀である．水銀の毒性はその酸化状態によって異なり，無機水銀は生体内で $Hg^0 \rightleftarrows Hg_2^{2+} \rightleftarrows Hg^{2+}$ の酸化状態で存在する．金属水銀（Hg^0）は中枢神経系障害，1価の無機イオン型水銀（Hg_2^{2+}）は主に局所刺激性，2価の無機イオン型水銀（Hg^{2+}）は胃腸管障害や腎障害を起こす．また吸収，排泄も酸化状態によって異なり，2価の水銀塩の消化管からの吸収は数％であり，1価の水銀塩ならびに金属水銀の吸収は2価の水銀塩よりもかなり低く，尿中や糞中へ排泄される[22]．

　金属水銀で特に問題となるのはその蒸気である．金属水銀は常温でも蒸発しやすいため，診療室内で誤って金属水銀をこぼすと診療従事者が水銀蒸気を吸入する恐れがある．水銀蒸気の肺からの吸収は約80％であり金属水銀の消化管吸収と比較するときわめて高い．水銀蒸気の生体への影響は高濃度短期曝露では肺，中等度で比較的長い曝露では腎臓，軽度長期曝露では脳であるといわれ，症状としては一般に食欲不振，体重減少，ふるえ，不眠などの中毒症状がみられる[23]．診療室内での水銀蒸気発生の危険性は高く，水銀の床へのこぼし，アマルガム修復物の研磨ならびに除去時，アマルガムペースト練和中などが考えられ，不注意によるこぼしの防止，研磨ならびに除去時の注水，アマルガムペースト練和時のカプセルの密封性などの対策が必要である．水銀蒸気曝露の危険性は患者よりも長時間，診療室内で従事している術者とその従事者の方が高い．このため先に述べた対策と当然のことながら診療室内の換気は十分に行うべきである．

　一方，アマルガム硬化体中に存在する水銀がどのような挙動を示すのかは大きな問題であり，このことについてその解明が急がれる．アマルガム硬化体中の水銀は Ag_2Hg_3（γ_1），Sn_8Hg（γ_2）のような金属間化合物の形で存在しているため，金属水銀そのものよりも安定であるが[24]，アマル

ガム修復物中の水銀が歯質内に侵入し，歯髄まで達することが認められている[25]．このことはアマルガム硬化体から水銀が溶出することを示唆している．

　このことを検討するためにアマルガム硬化体を種々の溶液に浸漬し，溶液中の水銀を測定するとその存在が認められる[26,27]．溶出量そのものは浸漬液，浸漬時間，浸漬方法によって異なるが，一般的に低銅型の方が高銅型よりも多い．また，水銀の溶出は浸漬初期には多く，浸漬時間の増加とともに減少する傾向にある[15,28]．さらにアマルガム硬化体粉末を大量にラットに経口投与し，臓器内分布ならびに病理学的観察を行った結果，アマルガム硬化体中の水銀は2価の無機イオン型水銀と類似した臓器内分布を示したが，明確な中毒症状は認められなかった[29,30]．

　アマルガム中の水銀に関する実験はその他にも数多くなされているが，アマルガムを歯牙に充填し，水銀の臓器内分布ならびに水銀の蓄積について検討した報告は少ない．その中で，Frykholmは[34] 1957年に8頭の犬と2匹の猿の歯牙に放射化水銀（^{203}Hg）で練和した銀アマルガムを充填し，2～19週間後の脳，肝臓，腎臓，脾臓および大腿筋中の水銀量を測定した結果，充填後2～9週間以内では4頭の犬の腎臓および肝臓に^{203}Hgが検出され，この水銀はアマルガムに由来するものであると述べている．この種の実験はFrykholm以後ほとんどなされていなかったが，1989年にHahnらは[35] 4才の牝羊の12本の大臼歯に^{203}Hgで練和したアマルガムを充填し29日間飼育した結果，29日以内では多くの臓器と組織に^{203}Hgが確認され，水銀の取り込みは肺，胃腸および顎組織からが考えられ，いったん吸収されると，アマルガムからの水銀が速やかに腎臓と肝臓に集中すると述べている．これらの実験と関連して著者らも，妊娠1日目のラット上顎臼歯4本に高銅型アマルガムを充填後，妊娠20日目に屠殺し母親とその胎児の各臓器中の総水銀量について検討した．図3-8-6は母親，図3-8-7が胎児の結果である．母親の場合，アマルガム充填処置を行なった実験群の各臓器中水銀濃度は，アマルガム充填処置を行なわなかった対照群と比較しして多く，脳，肝臓および脾臓ではそれぞれ約2倍，腎臓では約12倍である．また水銀の臓器への取り込みは腎臓が最も多く，次いで脾臓，肝臓，脳の順であり，Hahnらの報告と

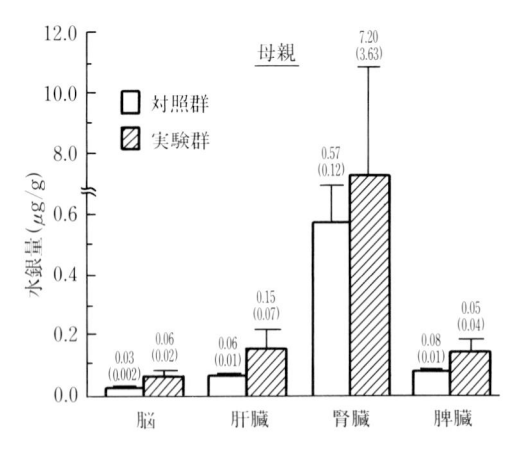

図3-8-6　ラット母親の各臓器中水銀濃度

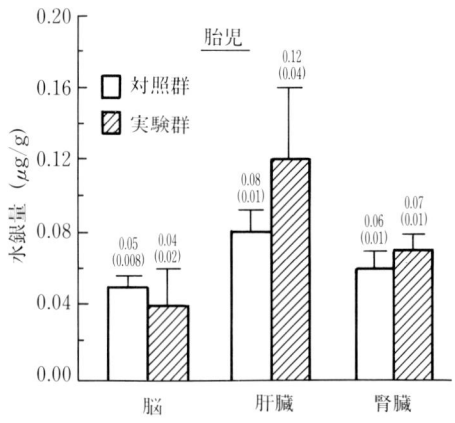

図3-8-7　ラット胎児の各臓器中水銀濃度

同じ結果が得られた．胎児の場合，脳，肝臓では対照群と実験群では差が認められず，肝臓において実験群が多い傾向を示した．母親へのアマルガム充填と胎児への水銀移行については，Vimyら[36]も肝臓に多く認めている．また実験群の各臓器について病理組織検索を行なったが，いずれも対照群と比較して特に組織学的な変化は認められなかった．これらの報告から，アマルガム硬化体に存在する水銀が安定した状態であるにもかかわらず，生体に取り込まれることは明らかにされたが，生体への影響の有無については不明な点が多く，このことについての解明が望まれる．アマルガム硬化体中に存在する水銀の生体に対する評価は古典的なものにとどまり，未だ定まっていないのが現状である．

また，水銀によるアレルギーについても考えなければならない．国外での調査によると[31,32]，1928年から1980年の間に水銀アレルギーと考えられる症例が64例報告されている．この報告によると水銀によるアレルギー症状の発現は遅発型であるため，アマルガム修復あるいはアマルガム修復物の除去後，2～3日から10日ぐらい後に現われることが多く，局所的に最も多くみられる症状は上肢の皮膚炎，次に目や口唇の周囲の浮腫．他の症状としては口内炎，ポリープ，倦怠感，じん麻疹などもみられることがある．アレルギーに対する予防法としては，水銀化合物や他の物質によりアレルギー症状の経験の有無についての既往歴を聞くこと，次にアレルギーを引き起こす危険性を少なくするために，アマルガムと粘膜との接触をできるだけ避けること．このためにはラバーダム防湿，バキューム，シリンジによる吸引除去，さらには適切な水銀を含むアマルガムペーストを使用して修復することが必要である．

9. アマルガム修復における注意点

実際にアマルガムペーストを填塞する方法や研磨などの手法については保存修復学の成書に譲り，ここでは材料の選択，合金および水銀の計量，アマルガムの練和法について述べる．

1) 材料の選択

アマルガム用合金はより良い修復物を得るためと，取扱いやすさなどの操作性を考慮し選択しなければならない．現在，アマルガム用合金は低銅型と高銅型の2種が市販されている．圧縮強さ，硬さなどの機械的性質，腐食などの化学的性質を考えると高銅型を選択するのが妥当であろう．しかしながら，操作性から考えると，高銅型は低銅型と比べて硬化が早く，取り扱いにくい点もあることも考えておかねばならない．

また，合金粒子の形状はアマルガムペーストを歯牙に填塞する際の操作性とも関連し，削片状合金は球状合金と比較して窩洞からの逃げが小さく，填塞しやすい利点を有する．球状合金の良さは，合金粒子の形状が球形に近いために練和時の水銀量が少なく，アマルガムペーストを填塞する際の充填圧の影響による機械的性質の低下が削片状合金ほど著明ではないことや，初期硬化が早いために咬合圧によるアマルガム修復物の破壊の危険性も低い．術者は合金の持つ特徴を理

188　Ⅲ　各　論

解し選択する必要がある．水銀に関してはその純度が問題であり，純度が劣るとアマルガムの諸性質に悪影響を及ぼすことになる．水銀に関しては規格が定められており，規格に合格した水銀を使用すれば問題はない．

2）　合金および水銀の計量

アマルガムペーストを得るための合金と水銀は，アマルガム硬化体の性質を左右するために，正しく計量し使用されなければならない．合金は粉末あるいは錠剤に成型したものが供給されている．粉末の場合，付属の計量器を用いることにより，一定量の合金が得られるようになっているが，取扱方によっては粉末の重量に差異がみられることがあり，正しい計量方法を習得する必要がある．計量器は長期間使用すると劣化する恐れがあるために新しいものと取り換える必要がある．この点，錠剤に成型した合金は安定した量を供給できる利点がある．水銀も専用の計量器を用いるが，粉末と比較して1回の採取量の変化は小さい．また，はじめから合金と水銀を計量しカプセル内に封入したものもある．この場合，計量の手間は省けるがカプセル内の合金と水銀を計量すると，各カプセル間の量的な変化は計量器で1回ずつ行う方法と比較してそれほど差異はない．

3）　取扱い法

合金と水銀の練和は先にも述べたようにアマルガム硬化体の諸性質に大きく影響するとともに，診療室内の水銀による汚染にも関連するため慎重に行う必要がある．アマルガムペーストを得る方法として，かつては乳鉢と乳棒，あるいは指サックを用いて行う手練和があったが，現在では機械による練和法がほとんどである．手練和は乳棒圧や練和回数が異なることが多く，一定のアマルガムペーストを得るのがむずかしい．一方，機械練和は合金および水銀が正しく計量さ

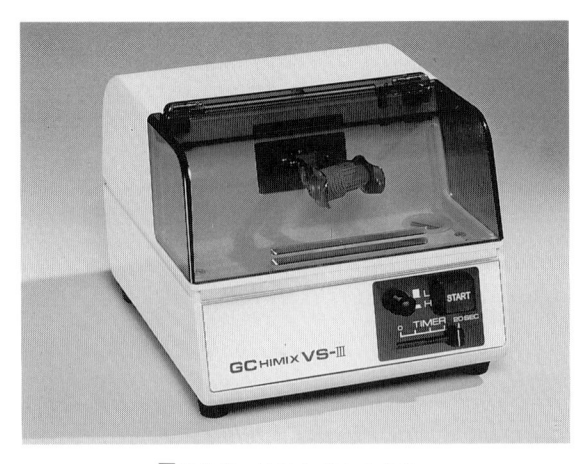

図 3-8-8　アマルガムミキサー

れていれば一定の性質を持つアマルガムペーストが得られる利点がある．また機械練和は手練和よりも少ない水銀量で合金との練和が可能である．練和時に水銀/合金比を小さくする方法は最小水銀法と呼ばれている[33]．

このように機械練和は練和時の水銀量が少なくてよいことや一定の練和物を得ることができるために，手練和と比較して機械的性質の良好なアマルガム修復物が得られる．しかしながら，練和機の種類により練和方法や練和能力が異なることがあり，適切なアマルガムペーストを得るためには，使用する合金とアマルガムミキサーは指定のものを使用することが望ましい．図3-8-8にアマルガムミキサーの1例を示した．

[参考文献]

1) 喜田村正次ほか：水銀．講談社（東京），3, 1977.
2) Craig, R. G.：Restorative Dental Materials(7 th ed.) The C. V. Mosby Co.（St. Louis, Tronto and Princeton），198〜222, 1985.
3) 日本化学会編：水銀．丸善（東京），3〜4, 1977.
4) 吉田隆一：小歯科理工学．学建書院（東京），163, 1985.
5) Mahler, D. B. et al.：Marginal fracture vs mechanical properties of amalgam. J. Dent. Res., 49(6), 1452〜1457, 1970.
6) 中村健吾：高銅アマルガム合金．DE, 58, 30〜37, 1981.
7) 高橋好文ほか：高銅型アマルガムのX線回析．XMAによる検討．歯材器，2(4), 471〜478, 1983.
8) Malhotra, M. L. et al.：X-ray diffraction analysis of γ_2(Sn-Hg) phase in high copper amalgams of varying mercury content. J. Dent. Res., 60(2), 149〜153, 1981.
9) Mahler, D. B. et al.：Microprobe analysis of high Cu amalgam alloy. J. Dent. Res., 56(4), 379〜384, 1977.
10) Okabe, T. et al.：A study of high copper amalgams. II. Amalgamation on a Hg-plated high copper alloy containing 30 wt% Cu. J. Dent. Res., 57(7〜8), 768〜771, 1978.
11) Hansen, M. et al.：Constitution of Binary Alloys. McGraw-Hill Book Co., Inc. (New York), 1958.
12) Fairhurst, C. W. et al.：The crystal structures of two compounds found in dental amalgam,: Ag_2Hg_3 and Ag_3Sn, Acta Cryst, B 28, 371, 1972.
13) 歯科理工学会編：歯科理工学3．医歯薬出版（東京），317〜333, 1983.
14) 土生博義：歯科用各種充填用アマルガム用合金（規格外）の理工学的試験．日歯医師会誌，36(7), 49〜55, 1983.
15) 長谷川二郎：歯科用アマルガムの歯科理工学的性質．日歯医師会誌，36(10), 67〜79, 1984.
16) Mahler, D. B. et al.：Relationship of creep to marginel fracture of amalgam. IADR Program and Abstracts, No. 553, 1975.
17) Letzel, H. et al.：Marginal breakdown of amalgam restorations versus creep. IADR Program and Abstracts, No. 245, 1977.
18) Philips, R. W.：Science of dental materials(8th ed.). W. B. Saunders Co. (Philadelphia), 317〜329, 1982.
19) Greener, E. H. et al.：High resolution microscopy of dental amalgam. Aust. Dent. J., 13(5),

363～374, 1968.
20) Sarkar, N. K. et al.：Electrochemistry of the saline corrosion of conventional amalgams. J. Oral. Rehabil., 2, 49～62, 1975.
21) Mitchell, J. A. et al.：X-ray diffraction studies of mercury diffusion and surface stability of dental amalgam. J. Dent. Res., 34, 744, 1955.
22) 児島昭次：有害性金属の生体内吸収と蓄積．薬局, 35(6), 25～31, 1984.
23) 和田　攻：金属とヒト．朝倉書店(東京), 264, 1985.
24) Takahashi, Y., et al.：Dissolution of metallic mercury in artificial saliva and eleven other solutions. Dent Mater, 5, 256～259, 1989.
25) Sörenmark R. et al.：Penetration of metalic ions from restorations into teeth. J. Prosthet. Dent., 20, 531～540, 1968.
26) 小山　肇：各種溶液中における歯科用アマルガム硬化体からの水銀の溶解に関する研究．愛院大歯誌, 12(3), 203～228, 1974.
27) 高橋好文ほか：人工唾液中における3種アマルガム硬化体からの溶出成分について．愛院大歯誌, 19(2), 107～118, 1981.
28) Takahashi, Y., et al.：Thermal effect on mercury dissolution and microstructure of amalgams. IADR Program and Abstracts, No. 34, 1986.
29) 高橋好文ほか：アマルガム粉末経口投与におけるラット体内での水銀分布．歯基礎誌, 27, 417～422, 1985.
30) Takahashi, Y., et al.：Mercury content in tissues of rats given diet containing dental amalgam powder. Dent. Mater. J., 5(2), 178～185, 1986.
31) Bauer, J. G.,：Action of mercury in dental exposures for mercury. Operative Dentistry, 10, 104～113, 1985.
32) Bauer, J. G., et al.：The toxicity of mercury in dental amalgam. CDA Journal, 10(6), 47～61, 1982.
33) Eames, W. B.：Preparation and condensation of amalgam with a low mercury-alloy ratio. J. Am. Dent. Assoc., 58(4), 78～83, 1959.
34) Frykholm, K. O.：Mercury from dental amalgam, its toxic and allergic effects and some comments on occupational hygine, Acta Odontol Scand., 15 (Supple. 22) ： 44-46, 1957.
35) Hahn, L. J., et al.,：Dental "silver" tooth fillings：a source of mercury exposure revealed by whole-body image scan and tissue analysis, FASEB J. 3：2641-2646, 1989.
36) Vimy, M. J., et al.,：Maternal-fetal distribution of mercury (^{203}Hg) released from dental amalgam fillings, Am. J. Physiol., 258 (Regulatory Integrative Comp. Physiol. 27)：R939-R945, 1990.
37) Takahashi. Y., et al.,：Mercury accumulation from dental amalgam in the tissues of rats, Biomedical research on Trace Elements, 1（2）：253～254, 1990.
38) Hasegawa. J., et. al.,：Mercury contents in the tissues of pregnant rats and their fetuses in dental amalgam, Proceeding of FDI, VII/139：139-142, 1991.

第9章
貴金属系合金

　金属およびその合金は，歯科材料としてきわめて広範に使用されている．純金属として使用されることもあるが，きわめて稀であり，ほとんどが合金として使用されている．
　その分類法は以下のように種々考えられる．

使用方法による分類
- 加工用合金
  - 線用合金
  - 板用合金
- 鋳造用合金
  - 通常融点合金
  - 高融点合金

用途による分類
- 歯冠修復用合金
  - インレー用合金
  - クラウン用合金
  - ブリッジ用合金
  - フレーム用合金
- 義歯用合金
  - 義歯床用合金
  - クラスプ用合金
  - バー用合金
- アタッチメント用合金
- インプラント用合金
- その他の合金

成分元素による分類
- 純金属
  - 金
  - 白金
  - チタン
- 貴金属合金
  - 金合金
  - 銀合金
- 非貴金属合金
  - ニッケル合金
  - コバルト合金
  - 鉄合金
  - チタン合金
  - 水銀合金

その他，色彩（白金色，黄金色），密度（重金属，軽金属），融点，機械的性質（硬さ，弾性，塑性，形状記憶）などによる分類があり，当然のことながら実際に使用する際には，これらの分類を組み合わせて合金の名称がおのおのに付与される．

例えば，クラウン鋳造用金合金，クラスプ加工用線用金合金などと称する．また，この他歯冠成形修復材料として，アマルガムや金箔，スポンジ状金なども使用される．アマルガムについては，第8章で述べられている．

1. 歯科用合金の用途と所要性質

歯科用合金の用途はその用途による分類から明らかなように，きわめて広範である．本章では歯科用合金を成分元素による分類にしたがって述べるが，それに先立って簡単に歯科用合金の用途とその所要性質を述べる．

歯科用合金の用途は加工用合金と鋳造用合金に大別されるが，その他歯冠成形修復用合金であるアマルガム用合金がある．歯科用合金の所要性質は，それらのほとんどが口腔内で使用されることから，

(1) 生物学的安全性
(2) 化学的安定性
(3) 物理的合目性
(4) 機械的合目性
(5) 審美性
(6) 経済性

が，いずれも程度の差はあるとしてもより優れていなければならない．臨床上とくに耐久性がよく加工性あるいは操作性がよい合金が特に望まれる．これは(2)(3)(4)の性質から総合的に評価される．

1) 加工用合金の用途と所要性質

歯科材料としての加工用合金は線状または板状で供給され，そのままでプライヤーなどを利用して成形加工し，クラスプやクラウン，バー，矯正用主線，外科結紮線，インプラント材などに使用する合金である．融解しないで使用するので合金の内部欠陥は少ないが，加工法が限定され，複雑な形状の成形加工は不可能でその用途は狭い．加工用合金は，歯科用合金としての所要性質を満足させていなければならないことは当然であるが特に，

(1) 常温において加工性が良好である．
(2) 用途に応じた機械的性質を有している．

ことが必要とされる．

クラスプ用合金は，弾性係数，耐力，レジリエンスが大きく，ろう付性良好でかつ熱処理性を

有することが望まれる．帯環クラウン用合金は，可塑性が大きく，加工しやすく，ろう付性が良好でなければならない．その他，結紮用合金は，可撓性，屈曲性の大きいことが望まれ，インプラント用合金は適度な強さに加えて組織内で，不溶解性，組織親和性がなければならない．

2） 鋳造用合金の用途と所要性質

歯科材料としての鋳造用合金は，粒状または棒状，板状で供給されるが，それを融解，鋳造して種々なる修復物を作製する．ろう原型を鋳型材で包埋し，乾燥，加熱し，そのろう原型を消失させて作られた鋳型に合金を融解し鋳込まれる．この方法によれば，複雑かつ精細な鋳造体が得られるのでその用途はきわめて広い．しかし，鋳造時の合金の収縮による寸法差，ガス吸収，酸化などに基づく，いわゆる鋳造による欠陥の生成が宿命的であり，それをより少なくする工夫が必要である．

鋳造用合金の所要性質は歯科用合金としての所要性質を満たしていなければならないことは当然であり，かつ利用する目的に応じた機械的性質が望まれるが，鋳造可能な合金であり，鋳造によって合金固有の性質が劣化しない合金であることが望まれる．

したがって以下の性質を有する必要がある．

(1) 鋳造性が良好である．
　a．液相点が低く融解しやすい．
　b．融解状態で粘性が小さく湯流れがよい．
　c．凝固温度範囲が比較的狭い．
(2) 融解中酸化されにくく，成分の揮散などによる組織の変動が小さく，かつガス吸収が少ない．
(3) 凝固時および凝固後の収縮が小さい．
(4) 偏析を起こさない．
(5) 鋳造後の処理が容易である．すなわち鋳型から鋳造体が離れやすくかつ研磨しやすい．

合金の液相点については，合金の融解，鋳造はその液相点によって熱源および鋳型材が大きく変わるので特に重要な因子である．その意味で1000℃は重要な境界温度である．

望まれる機械的性質はそれぞれの用途によって異なることはいうまでもないが，加工用合金と異なり，要望する形状が鋳造によって得られるので可塑性はそれほど大きくなくてもよい．

しかし，他の素材と異なり合金の最大の利点の一つは可塑性があるということであるから，少なくとも5～10％の伸びを有する合金が望まれる．この点，非貴金属系合金は一般に伸びが小さく貴金属系合金に劣る．

インレー，クラウン，ブリッジ，義歯床用合金の順に硬くて強い合金が望まれる．また，クラスプ用合金は弾性係数およびレジリエンスの大きい性質が望まれる．

3) 陶材溶着冠用合金の所要性質

これは鋳造用合金のうち，特殊な合金であるが鋳造用合金としての所要性質をまず満足させねばならない．加えて陶材溶着冠用合金としては，

(1) 陶材が溶着可能な合金である．
(2) 薄肉でも強い合金，すなわち，耐力，弾性係数が大きい．
(3) 陶材溶着時の加熱によって融解したり変形してはならない．
(4) 陶材を変質，変色させてはならない．
(5) 熱膨張係数が陶材と一致するか，またはやや大きい．

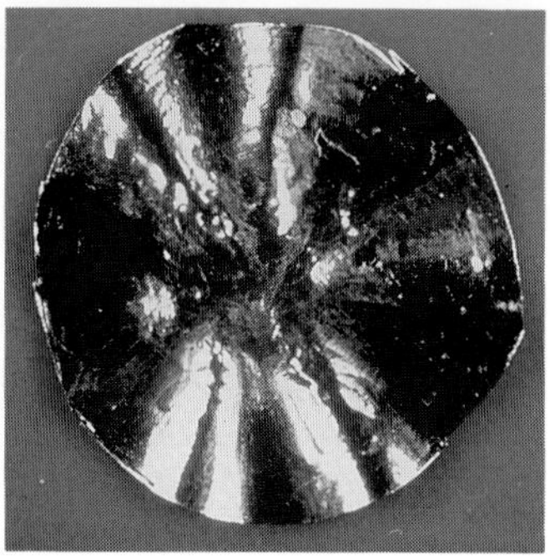

鋳造するので融点の低いことが望まれるが，一方陶材を溶着するので固相点は陶材焼成温度より高くなければならない．

図 3-9-1 金-白金箔層状加工用合金

最近，金，白金の箔を層状にした図 3-9-1に示すような形状の陶材溶着冠用の加工用合金が開発され使用されるようになった．強度的にはなお改良の余地はあるが，加工法の容易なことが利点とされる．

陶材の代りに硬質レジンを使用するところの硬質レジン前装冠がある．これに使用する合金は特定されていないが陶材溶着冠用合金と類似の性質が望まれる．

2. 貴金属系合金

金，白金，パラジウム，銀などを主成分とする合金を一般に貴金属系合金と呼んでいる．

貴金属系合金はその主なる用途は装飾品であるが，歯科材料としての用途もきわめて多く，かつてはもっとも多く歯科修復材料として使用されていた．工業用材料としての使用は過去においては少なかったが，通信機器，科学機器の進歩，発展に比例して，最近では白金，パラジウムを中心としてその用途が増大している．

歯科材料としては歯冠修復用，義歯床用，クラスプ用，バー用材料さらにはインプラント材料などとしてその応用範囲は広く，かつきわめて優れた性質を有している．

1) 金合金

金合金は金を主成分とし，これに銀，銅を加えた三元系合金が基本である．金は耐食性のもっとも優れた元素であり，展延性に富むが歯科用金属としては軟らかく，弱過ぎるので種々なる元素を添加して使用目的に応じた合金として使用する．金合金は優れた耐食性と加工性を有するため，もっとも古くから使用されている歯科用合金の一つである．当初は加工用合金である板材として，帯環クラウン作成に使用された．特にわが国ではその使用の歴史がきわめて長かった．

第9章 貴金属系合金

表 3-9-1 鋳造用金合金の規格（ADAS No. 5)[1]

タイプ	金および白金属元素 最低	硬さ (Hv) 軟化 最低	硬さ (Hv) 軟化 最高	引張強さ (MPa) 硬化 最低	引張強さ (MPa) 硬化 最低	伸び (%) 軟化 最低	伸び (%) 硬化 最低	融点* (℃) 最低
I	83%	50	90	—	—	18	—	930
II	78	90	120	—	—	12	—	900
III	78	120	150	—	—	12	—	900
IV	75	150	—	220	622.5	10	2	870

*：wire method と呼ばれる特殊な試験法で計測するもので，液相点，固相点の中間値に相当する．

表 3-9-2 鋳造用金合金の組成[2]

タイプ	金	銀	銅	パラジウム	白金	亜鉛
I	80.2～95.8	2.4～12.0	1.6～6.2	0～3.6	0～1.0	0～1.2
II	73.0～83.0	6.9～14.5	5.8～10.5	0～5.6	0～4.2	0～1.4
III	71.0～79.8	5.2～13.4	7.1～12.6	0～6.5	0～7.5	0～2.0
IV	62.4～71.9	8.0～17.4	8.6～15.4	0～10.1	0.2～8.2	0～2.7

表 3-9-3 鋳造用高カラット金合金の組成と機械的性質

商品名	成分 (wt%) Au	Pt	Pd	Ag	Cu	その他	融解温度 (℃) 液相点	融解温度 (℃) 固相点	硬さ (Hv) 軟化	硬さ (Hv) 硬化	引張強さ (MPa) 軟化	引張強さ (MPa) 硬化	伸び (%) 軟化	伸び (%) 硬化
《Type I》														
1. キャスティングゴールド	83.3	1.0	—	11.0	3.6	0.1	1015	960	80	—	265		32	—
2. マインゴールド	88.0	0.3	0.4	10.3	0.6	Zn 0.4	1060	1025	55	—	235		45	—
3. スーパーゴールド	83.5	—	—	10.5	5.0	1.0	980	940	80	—	230		40.7	—
4. キャスティングゴールド M.C.	83.0	—	—	10.0	7.0	—	980		85	—	245		34	—
《Type II》														
5. キャスティングゴールド	80.0	2.0	—	12.0	5.9	0.1	970	920	102	—	333		29	—
6. マインゴールド	78.5	1.0	1.5	10.0	7.0	Zn 1.5	970	920	100	155	353	461	51	34
7. スーパーゴールド	76.5	—	2.0	14.0	6.0	1.5	980	920	102	—	333		35.3	—
8. キャスティングゴールド M.C.	76.0	—	2.0	8.0	14.0	—	927		110	—	343		31	—
《Type III》														
9. キャスティングゴールド	74.0	3.0	2.0	10.0	9.9	1.1	955	895	137	220	422	588	22	12
10. マインゴールド	74.5	—	3.5	9.5	11.5	Zn 1.0	960	940	140	210	275	441	26	21
11. スーパーゴールド	74.0	1.0	4.0	10.0	10.0	1.0	960	915	146	210	397	500	30.8	26
12. キャスティングゴールド M.C.	75.0	—	3.0	7.0	15.0	—	940		145	245	392	725	34	10
《Type IV》														
13. キャスティングゴールド	67.3	4.2	3.5	10.9	12.0	2.1	945	875	170	255	539	814	26	11
14. マインゴールド	71.0	2.0	2.0	12.3	12.2	Zn 0.5	930	900	160	250	480	657	45	20
15. スーパーゴールド	70.0	1.0	4.0	10.0	13.0	2.0	950	870	160	262	588	782	27	8
16. キャスティングゴールド M.C.	70.0	3.0	3.0	10.0	14.0	—	945		160	290	588	814	25	7

表 3-9-4 鋳造用低カラット金合金の組成と機械的性質

商品名	成分 (wt %)							融解温度 (℃)		硬さ (Hv)		引張強さ (MPa)		伸び (%)	
	Au	Pt	Pd	Ag	Cu	In	その他	液相点	固相点	軟化	硬化	軟化	硬化	軟化	硬化
タイガーゴールド	45	1	6	25	21		2	885	820	166	276	559	824	24	4
KP エース 200S	45	1	5	24.5	24.5			870		160	310	804	1078	14	2
ルックス 50MC	40	1	9	22	17	8	3	825		168	270	529	745	30	4
デンタルゴールド40	40		10	40	5		5	960	870	150	200	490	686	15	6
ヘラ J	40		5.1	38	14.9		2	860	815	180	280	569	853	12	4
ワシゴールド47	39		8	38	12		3	890		148	258	485	760	21.5	7.5
ハイゴールド MG35	35	1	7	21	29		7	890		143	206	490	791	39	4
サンゴールド80	33.4		8	33<	10<	13	2.6<	790		165		539		5	
キンバレー26	26		20	32		19	3	990	825	145	215	510	686	8	4
キンバレー26H	26		22	35		15	2	985	934	195		637		7	
ニューキャストデュアー	20		20	36		20	4	1020	850	150	210	520	676	9	5

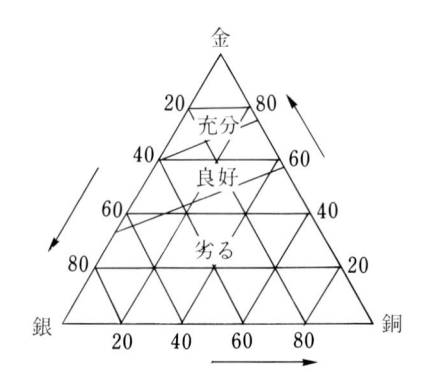

図 3-9-2 金・銀・銅三元系合金の耐食性

そして，このことがかえってわが国の鋳造用金合金を始めとする種々の合金の開発，改良を遅らせたことも事実である．

金・銀・銅三元系合金に，白金，パラジウム，インジウム，イリジウム，スズ，亜鉛など種々な元素を添加して加工用金合金あるいは鋳造用金合金，さらには鋳造用金合金の一種ではあるが，陶材溶着用金合金などとして，それぞれの目的に応じた金合金が作られる．

(1) 鋳造用金合金

a．鋳造用金合金の種類と組成

鋳造用金合金は金の含有量とその性質によって大別される．ADAS では 表 3-9-1 に示すよう

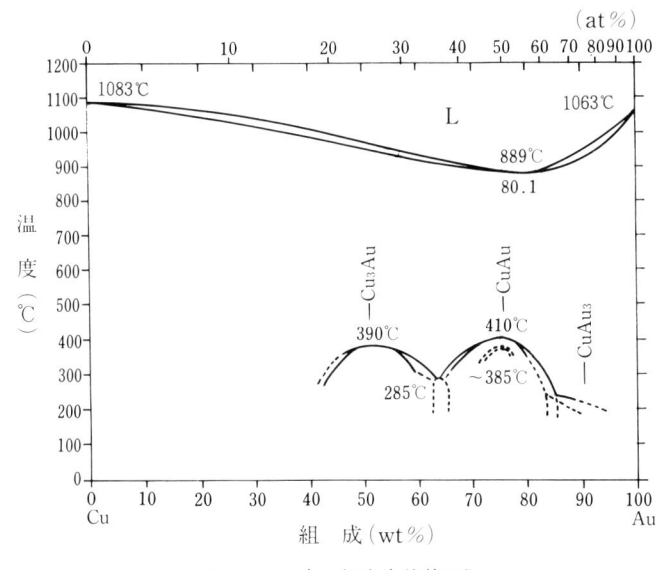

図 3-9-3 金—銅合金状態図[4]

に4種のタイプに分類している．表 3-9-2がその市販品の組成範囲を示したものである．これに加えて，金の含有量の多いものを高カラット金合金，少ないものを低カラット金合金という分類もあるが，その限度は明確ではない．わが国では歴史的に14カラット金合金を低カラット金合金の目安として今日に至っている．表 3-9-3に高カラット金合金，表 3-9-4に低カラット金合金の市販品の組成を示した．

一般的に金の含有量の多い合金は耐食性が良好である．図 3-9-2に示すように，金・銀・銅三元系合金においては75％以上の金を含む合金の耐食性は良好であり，それ以下になるとやや劣化する．58％以下になるとさらに容易に腐食されるようになる．したがって金合金としての最大の特長を失うことになるが，とくに銅の多い合金は耐食性が劣る．

また，金の量が多い合金は一般的に軟質である．これは相対的に銅の量が減少することにもよる．さらに金量の多い合金ほど融点も一般に高い．このことは図 3-9-3に示す金・銅合金の状態図からも明らかなように，銅を添加することの影響がきわめて大きい．

金に銅を添加すると，この融点への影響の他に硬さや強さを著しく増大させ，一方においてはわずかに伸びを減少させる．重要なことは状態図下方に見られるように規則格子を生成する合金であるので熱処理効果性が与えられることである．このことについては熱処理の項で述べられている．

金に銀を添加した場合は融点は下がるが銅のように著しくはない．また硬さ，強さに対してもほとんど影響がないが，合金の色はその量に応じて白色化する．

金に白金やパラジウムを添加すると融点が著しく上昇し，硬さ，耐力，引張強さが増大する．また，これらも銅と規則格子を生成するので熱処理効果性を与え，著しく合金を白色化する．

亜鉛が添加されると合金はわずかに硬さが増大するが、この元素は合金融解中の酸素と結合して自らは酸化亜鉛となり，合金の酸化を防ぐ，いわゆる脱酸効果が与えられる．

微量のイリジウム，コバルト，クロムなどの元素を添加することによって，合金の結晶粒を微細化し機械的性質の改良が期待される．

b．鋳造用金合金の用途と歯科理工学的性質

金合金の歯科理工学的性質はきわめて優れている．それに加えて組成を変えることによって，それぞれの使用目的に応じた機械的性質の合金が容易に得られる．表 3-9-3 に高カラット鋳造用金合金の歯科理工学的性質を示したが，その諸性質はきわめて多彩である．

ADAS のタイプ I に属する合金は，Hv が 55～85 と小さく軟質であり，単純インレーに使用される．色は黄金色を呈している．熱処理効果性は全くない合金であり用途は狭い．

ADAS のタイプ II に属する合金は，Hv 100～110，引張強さ 333～353 MPa であり，色彩も美しい黄金色を呈し，インレー，クラウン用として利用価値が大きい．

ADAS のタイプ III に属する合金は熱処理効果性のある合金であり，硬化熱処理でHv 220～245，引張強さ 441～725 MPa であり，クラウンのみでなくブリッジにも利用できる．実際の使用に際しては硬化熱処理を行う．ただし極端な場合，熱処理によって変形する恐れがあるので注意が必要である．きわめて用途の広い合金であり，熱処理することによってさらにその用途は広がる．

ADAS のタイプ IV に属する合金は熱処理効果性があり，Hv 250～290，引張強さ 657～814 MPa と大きくもっとも硬く強い金合金であり，クラスプ，バー，さらには義歯床用として使用できる．熱処理効果性があるので，とくにクラスプとして使用する際は硬化熱処理を行い，より優れた機能を発揮させることができる．

（2） 加工用金合金

加工用金合金は線用金合金と板用金合金に大別され，前者は主としてクラスプ用金合金として使用され，後者は帯環クラウン用金合金として使用される．

表 3-9-5 に示したのは加工用金合金の ADAS であり，クラスプ用金合金としての規格である．表 3-9-6 はそれらのわが国の市販合金の組成を示したものである．いずれも白金が添加されており，合金を白色化するが強さを増大し，しかも熱処理効果性がある．とくに硬化熱処理を行うことによって弾性係数が大きくなる．クラスプ用合金としてはもっとも優れた材料である．

表 3-9-7 は板用金合金の組成の変化と歯科理工学的性質を示した．クラウンを作成するためには加工性を最優先するので金，銀，銅の三元素のみで，他のいかなる元素も添加していないことに特徴がある．また，耐食性の良好なことを求めることから80％以上の高カラット金合金が使用される．

かつては前歯修復にも使用されたが，加工の困難性と不合理性から使用されなくなった．

表 3-9-5 加工用金合金線の規格 (ADAS. No. 7)[5]

タイプ	金および白金属元素 最低	耐力（炉冷）最低	引張強さ（炉冷）最低	伸び (50.8 mm 標点距離) 軟化（最低）	伸び (50.8 mm 標点距離) 硬化（最低）	融点* 最低
	%	MPa	MPa	%	%	℃
I	75	862	930.8	15	4	955
II	65	689.5	862	15	2	871

*：表 3-9-1の同項と同じく，特殊な試験法で計測された値であって，液相点，あるいは固相点を意味するものではない

表 3-9-6 加工用金合金線（白金加金）の組成[6]

タイプ	Au	Ag	Cu	Pd	Pt	Zn	Ni
				成 分 (wt %)			
I	56.3～63.2	8.5～12.4	10.2～15.2	0～8.2	6.8～17.6	0～0.6	0～1.9
II	60.0～67.1	8.4～21.4	10.2～19.6	0～10.3	0～6.5	0～1.7	0～6.2

表 3-9-7 金-銀-銅系合金の性質[7]

No	Au カラット	Au %	Ag (%)	Cu (%)	融解温度(℃) 液相点	融解温度(℃) 固相点	硬さ (HV)	引張強さ (MPa)	伸び (%)	比例限 (MPa)
1	24	100.0	0.0	0.0	1064		27	116.7	45.0	0.0
2		91.7	8.3	0.0			33	157.8	40.5	23.5
3		91.6	6.3	2.1	1035	1024	51	253.9	38.3	103.9
4	22	91.6	4.2	4.2	1003	971	61	290.2	34.5	110.8
5		91.6	2.1	6.3	979	954	68	314.7	34.9	129.4
6		91.7	0.0	8.3			70	373.5	40.6	176.5
7		83.3	16.7	0.0			34	184.3	38.8	1.0
8		83.3	12.5	4.2	1005	963	68	342.2	36.9	133.3
9	20	83.3	8.3	8.3	955	915	93	427.5	42.5	223.5
10		83.3	4.2	12.5	922	901	110	432.4	43.1	280.4
11		83.3	0.0	16.7			115	480.4	49.8	323.5
12		75.0	25.0	0.0			35	185.3	36.1	0.0
13		75.0	16.7	8.3	968	934	103	452.9	42.5	209.8
14	18	75.0	12.5	12.5	905	882	111	473.5	44.8	272.5
15		75.0	8.3	16.7	893	882	130	475.5	47.0	360.8
16		75.0	0.0	25.0			115	514.7	41.5	215.7

(3) 陶材溶着冠用金合金

陶材溶着冠用金合金は，表 3-9-8 に示すように，銅を含まないことに特徴がある．これは陶材焼成時に酸化または硫化などによって陶材を変色させないためである．白金は熱膨張係数を陶材にすこしでも近づけるためと強さを増すために加えられている．また，スズ，インジウムはその酸化物が陶材との溶着力を強化するために役立っている．

この合金は，きわめて薄肉なフレームとして利用されるので変形する恐れがあり，強さが大きく弾性係数の大きい合金が望まれる．また，焼成時に変形してはならない．そのため加熱によって硬さの変化のある合金，すなわち熱処理可能な合金はむしろよくない．

鋳造をしたままの状態で強く，弾性係数が大きい合金が理想的である．

また近年超低融陶材の開発にあわせて，融解温度が低く黄金色の金合金が市販された．同一口腔内のインレー，クラウンなども同じ一種類の合金で作製・修復できる利点がある．

表 3-9-8 陶材溶着冠用金合金の組成と性質

商品名	成分(wt%)					融解温度(℃)		硬さ(HV)		引張強さ(MPa)	伸び(%)
	Au	Pt	Pd	Ag	その他	液相点	固相点	鋳造時	焼成時	鋳造時	焼成時
KIK	86.5	4.0	8.0	0.6		1200			170		
KIK Hard II	73.0	13.0	9.7	2.8		1290	1240	180	210	431	13
ボンドゴールド MC	85.0	7.5	4.5	1.0	2.0	1200	—	—	170	333	14
セラミックゴールド	85.5	3.0	8.0	0.8	2.7	1210	1150	158	165	392	—
トクリキポーセラ W	85.0	8.0	5.0	1.0		1254	1111	175	250	353	13
ジェレンコ O	87.5	4.4	6.0		In 1.0	1177	1149	—	182	500	—
ポントスター	85.0	12.9	0.9		In, Sn, 1.0 B 1.5	1130	1070	145	180	412	13
ハラドール H	79.0	10.0	8.0			1200	1150	200	270	667	8
ハラドール GS	88.0	4.5	6.0	0.5		1170	1130	200	260	559	5
カラーラ PdF	75.0	9.3		12.5	Zn 2.0	1070	1000	225	210	760	6
マインボンド EH	70.0	8.5		13.4	Rh,Ta,Ir Cu 7.5 Zn 0.6	1010	895	260	260		

2) 銀合金

銀合金は銀を主成分として金，パラジウム，銅，スズ，インジウム，亜鉛などが添加されている．かつてはカドミウムも添加されたが，毒性元素であるとしてその使用を禁止されたので，現在は添加されていない．銀も金に次いで展延性に富む元素であるが，そのままでは歯科用材料としては軟らかくかつ強さが不足するので種々な元素を添加することによって，使用目的に応じた性質の合金とする．また，銀は耐食性の良い金属ではあるが硫黄と反応しやすい．すなわち硫化しやすい性質がある．したがって，これを硫化させないようにするために種々なる元素を添加する．そのためもっとも有効な元素がパラジウムであり，次いでインジウム，カドミウム，スズ，亜鉛である．金，白金の少量添加はその効果がない．ただし，パラジウムを除いたインジウム，

カドミウム，スズ，亜鉛の添加は機械的性質を著しく阻害する．すなわち，硫化を防ぐことはできるがもろい合金となる．このようなことから銀合金はパラジウムを添加した銀合金がもっとも優れた合金であることが理解できる．鋳造用銀合金としては鋳造用金合金と同様に，インレー用，クラウン用，ブリッジ用，クラスプ用，陶材溶着冠用などとしてきわめて広範な用途がある．

加工用銀合金はクラスプ用の線用銀合金として使用され，かつては帯環クラウンを作成するための板用銀合金としても使用されたが，今ではほとんど使用されない．

（1） 鋳造用銀合金

鋳造用銀合金の主体をなすものは表 3-9-9 に示すような，12％金・パラジウム・銀合金である．鋳造用金合金のようにタイプ分けはしていない．機械的性質から適宜，インレー，クラウン，ブリッジ用合金として利用するべきである．パラジウムは銀の硫化を防ぐのにもっとも効果のある元素であるが，融点を高くし鋳造性を損なう．添加量は少なくとも銀に対して25wt％以上が望ましい．銅は強さ，硬さを増大し融点を下げる．

スズ，インジウムも硫化を防ぎ，融点を下げる元素であるが，金・パラジウム合金にはあまり添加されない．カドミウムは硫化防止，融点降下，鋳造性改良のためによい元素であるが，現在では毒性元素としてその添加を禁じられている．

金の微量添加は銀の耐硫化性向上に効果はない．金を加えることによって銅の量を少なくして，機械的性質を調節し，融点を下げ，鋳造性を良好にする働きがあるが，パラジウムのように主役的な働きではない．表 3-9-10 に金量を変えた場合の金パラジウム銀合金の歯科理工学的性

表3-9-9 鋳造用12％金パラジウム銀合金の組成と性質

商品名	成分（wt％）						融解温度（℃）		硬さ（HV）		引張強さ（MPa）		伸び（％）	
	Au	Pt	Pd	Ag	Cu	その他	液相点	固相点	軟化	硬化	軟化	硬化	軟化	硬化
イシフク金パラS.12	12		20	51	14.5	2.5	960	860	145	270	539	882	19	4
キンパラエース 12	12		20	48	17		960	900	150	200	471	765	23	8
ニューパラゴールド TypeⅡ	12		20	53	12	3	990	920	166	247	510	765	13	2
パラトップ 12 TypeⅠ	12		20	55	10	3	1000	985	140	249	510	784	20	5
パラトップ 12 TypeⅡ	12		20	50	15	3	960	950	165	266	529	863	15	4
キャストパラジウム 12 TypeⅡ	12		20	50	15	3	975	900	148	259	529	766	18.5	4.5
キャストウェル M.C	12		20	45	18	5	930		146	280	500	804	28	3
12金パラ	12		20	50	12	6	985	850	129	252	490	824	24	7
ユニキャスト 12	12		20	49.5	17.5	1	960	900	146	266	449	645	30.2	5.7
アルバ SGJ	12	0.5	19.5	56	10	2	1000	940	150	250	500	784	24	9
MG-12	12		20	49.5	18.5		945	900	140	240	539	833	25	3

表3-9-10 金パラジウム銀合金の性質（金含有量の変化）[8]

	成分（wt％）					溶融点（℃）		硬さ（Hv）		引張強さ（MPa）		伸び（％）	
	Au	Pd	Ag	Cu	その他	液相点	固相点	軟化	硬化	軟化	硬化	軟化	硬化
1		25	59	14	2	1020	920	155	230	421.6	745.1	18	6
2	5	25	59	9	2	1060	950	128	234	470.6	725.5	15	6
3	12	20	57	10	1	1026	910	135	240	500.0	784.3	20	8
4	20	20	50	8	2	1090	940	150	250	539.2	803.9	18	6
5	25	25	49	8	2	1065	940	158	262	549.0	833.3	21	11

表 3-9-11 インジウム銀合金の公示組成 (wt %)

商品名	成分 (wt %)							融解温度 (℃)		硬さ(HV)	引張強さ (MPa)	伸び(%)
	Ag	Pd	In	Cu	Sn	Zn	その他	液相点	固相点	鋳造時	鋳造時	鋳造時
ハイディスク	66	10	20	—	—	2	—	820	720	115	38	18
ディスクアロイインレー	71	0.4	22	2	—	—	—	680	620	130	35	14
ディスクアロイクラウン	71	0.7	22	—	—	5	—	680	630	140	32	12
アロイシルバー	70	0.4	24	—	—	5	—	700	630	140	35	6
Pl シルバー	70	1	20	—	—	5	—	670	—	135	35	15
シルバロイ	72	—	8	—	6	10	4	645	—	135	36	8
ユニコム 7	67	0.7	24	—	—	—	8.3	680	—	150	42	8
キャスティングシルバーS	71	1	25	—	—	—	3	695	—	135	38	12
キャスティングシルバーコアー	71	—	24	—	—	—	5	690	—	115	34	15

質を示した．

表 3-9-11 に示すような貴金属を含まない鋳造用インジウム銀合金もあるが，インレー用，支台築造用合金としての価値しかない．有用な合金とはいえない．

これらの合金は，スズ，インジウム，亜鉛によって硫化を防ぎ，融点を低くし鋳造性を良好にするが，多量の添加は機械的性質の劣化，特に伸びの極端な減少を示し，もろくなり使用に耐えなくなる．

(2) 加工用銀合金

加工用銀合金としては金を含むパラジウム銀合金があり，帯環クラウン用合金としての板用合金とクラスプ用合金としての線用合金があるが，いずれも今日ではあまり実用されない．表 3-9-12 にその JIS を示した．

各元素の果たす役割は鋳造用銀合金の場合と変わるものではない．ただし，線用銀合金においては銅の含有量は弾性係数，耐力に影響を及ぼし，加えて熱処理効果性を与える意味からも特に重要である．

表 3-9-12 非鋳造用金銀パラジウム合金[9]
(JIS T 6105, 1974)

種類	引張強さ (MPa)	伸び (%)
線	588～980	2～15
板	245～343	30～60

金の含有量12%以上，パラジウム含有量25%以上，銀の含有量40%以上

3) パラジウム合金

陶材溶着冠用金合金は，ニッケル・クロム・モリブデン合金あるいはコバルト・クロム合金の操作性が劣ることが問題となり，その中庸をとった合金としてパラジウムを主成分とした陶材溶

着冠用パラジウム基合金が開発された．表 3-9-13 にその組成と歯科理工学的性質を示したが，銅は酸化被膜を生成し，陶材と金属の接着力を低下させるため多くの陶材溶着冠用パラジウム基合金には含まれていない．

銀は陶材を変色させることから一般に金・白金合金の場合には添加されないが，陶材溶着冠用パラジウム基合金にはパラジウムが多量に含まれているため，その影響は少ない．

液相点はパラジウムの添加によって高くなり，そのために鋳造性は劣る．しかし，陶材を溶着するのであるからやむを得ない．

表 3-9-13 陶材溶着冠用パラジウム基合金の組成と性質

商品名	成分（wt %）					融解温度（℃）		硬さ(HV)	引張強さ(MPa)	伸び（%）
	Au	Pd	Ag	Cu	その他	液相点	固相点	鋳造時	鋳造時	鋳造時
Pd 系										
KIK ウィング		81			Sb 9	1290	1150	250	794	23
E-B		86			14	1255	1215	290	990	8
ハイネス		79			In10Sn8	1200	1170	257	735	6
Pd-Cu 系										
オーロラ		81.9		8		1220	1180	300	961	5
アルバボンド E	1.6	78		11		1220	1100	270	667	27
Pd-Ag 系										
バイロン		55	36		9	1273	1187	260	490	12
ジェルスター		60	28		12	1304	1226	189	657	20

［参考文献］

1) ADAS No. 5 for Dental Casting Gold Alloy.
2) 歯科理工学会編：歯科理工学．医歯薬出版（東京），298, 1982.
3) 長谷川二郎ほか：低カラット金合金の理工学的性質．DE, 80, 14〜24, 1987.
4) Massalski, T. B. et al.: Binary Alloy Phase Diagrams. ASM(Ohio), 254, 1987.
5) ADAS No. 7 for Dental Wrought Gold Wire Alloy.
6) 歯科理工学会編：歯科理工学．医歯薬出版（東京），297, 1982.
7) 川上道夫：新歯科材料器械．医歯薬出版（東京），122, 1986.
8) 歯科理工学会編：歯科理工学．医歯薬出版（東京），313, 1982.
9) JIS T-6105, 1974.

第10章
非貴金属系合金

　金，白金，パラジウム，銀などいわゆる貴金属を主成分としない合金を一般に非貴金属系合金と呼んでいる．

　一般工業界では鉄合金がその主流を占めているが，その他非鉄合金としてはアルミニウム合金，銅合金なども多く利用されている．

　歯科では，ニッケル・クロム・鉄合金，コバルト・クロム合金，ニッケル・クロム合金，チタン合金が主たるものであり，銅・亜鉛合金もかつて使用されたことがある．

1. ニッケル・クロム・鉄合金

　ニッケル・クロム・鉄合金は，通常ステンレス鋼と呼ばれている合金である．鋼とは鉄に微量の炭素を含んだ合金のことであり，ステンレスとは錆びないことを意味する．

　一般工業界での利用はきわめて多いが，歯科では後述するコバルト・クロム合金やニッケル・クロム合金と異なり鋳造することはなく，矯正用線，クラスプ用線，金属床などの加工用合金，あるいはリーマー，ファイル，バーなどの器具の原材料として使用される．

　ステンレス鋼は，フェライト系合金，マルテンサイト系合金，オーステナイト系合金に大別される．

　このうち，歯科用合金としてはオーステナイト系合金がもっとも多く使用されている．その代表的な組成は，鉄を主成分としクロム18％，ニッケル8％，これに炭素0.08～0.20％，その他マンガン，ケイ素，モリブデンなどが加えられている．この合金は通称18-8ステンレス鋼と呼ばれているが，クロムの量は耐食性に決定的な影響を及ぼす因子であり，炭素はその量がきわめて微量であっても機械的性質，化学的性質に大きな影響を与え，またその他の添加元素は，炭素が合金の諸性質へ及ぼす影響を調節，安定させる効果を持っている．したがって当然，諸性質に微妙な影響を及ぼす．

　ステンレス鋼の機械的性質はその種類によってきわめて変化に富んでいるが，さらにこの合金は，線引き加工や圧延加工によって加工硬化する性質があり，また一方において，加熱することによって軟化する．

　18-8ステンレス鋼線と金合金線の代表的な機械的性質の1例を 表 3-10-1 に示した．

表中，硬化の値はステンレス鋼では加工硬化した場合であり，金合金では熱処理硬化した場合である．ステンレス鋼は一般には熱処理硬化ができない合金である．

表 3-10-1　18-8ステンレス鋼線，14K クラスプ線と白金加金線の性質

	引張強さ（MPa）		伸び（%）	
	軟化	硬化	軟化	硬化
18-8ステンレス鋼線	588<	882<	20<	1<
14K クラスプ線	627	882	25	5
白金加金合金線	627	882	27	14

ステンレス鋼の耐食性が良いのはクロムの存在による．純鉄に耐食性を与えるためにはクロムを10%以上添加する必要がある．炭素鋼の場合にはさらにクロム量を増加させねばならない．クロムは合金の表面に薄くてち密な酸化膜を生成し，これが化学的抵抗力を有しており耐食性を良好にする．このことを不働態化と呼んでいる．

オーステナイト系合金である18-8ステンレス鋼は最も耐食性が良好であるが，これは不働態化に加えクロムとニッケルが鉄と固溶体をつくることによる．

また近年磁性アタッチメント用にフェライト系合金が歯科でも使用されている．

2. コバルト・クロム合金

コバルト・クロム合金は，一般工業界で今世紀初頭に Elwood Haynes によって開発され，その優れた耐食性と機械的性質から航空機エンジンのタービンブレードなどにも使用されている．

歯科でも 1930 年頃から局部義歯床用鋳造用合金として使用されている．ステンレス鋼と異なり，鉄は微量含むのみであり，加工用合金としてでなく鋳造用合金として広く使用されている．また，コバルトの一部をニッケルや鉄に置き換えた合金を加工用合金として使用している．

1）鋳造用コバルト・クロム合金

コバルト・クロム合金の主体は耐熱合金であるステライト系合金であり，そのうち HS-21 が歯科用合金として使用されている組成に近い．現在では表 3-10-2 に示すような組成の合金が市販されている．

コバルト，クロム，ニッケルの総量が成分中90%以上を占めている．その他，炭素，モリブデン，ベリリウム，タングステンなどを含むが，この合金の機械的性質はこれら元素の微量添加によって大きく変化するが特に炭素の影響が大きい．

クロムは合金の耐食性を良好にするが，量が多くなると鋳造性が劣るようになる．また α 相の生成により脆化させる恐れがある．ニッケルはコバルトの代わりに加えられるが，弾性係数を小さくする．多く加えると耐食性が劣るようになる．

これらの三大成分元素よりその他の添加元素のほうが機械的性質に及ぼす影響は大きい．

表 3-10-2 コバルト・クロム・ニッケル合金の組成[1,2]

商品名	成分 (wt%)			
	Co	Cr	Ni	その他
サンコリウム H	61.5	22.3	5.9	Mn, Mo, Fe, Al
サンコリウム M	61.8	21.9	6.2	Mn, Mo, Fe, Al
スマロイチタン	43.5	22.6	26.5	Fe, Al, Ti
ワシリウム H	66.2	27.7	0.4	Mn, Mo, Fe, Al
ワシリウム M	61.5	28.5	3.1	Mn, Mo, Fe, Al
ワシリウム S	22.7	22.6	51.2	Mn, Mo, Al, Cu
ヤタコバリウム	55.0	24.5	17.4	Mn, Mo, Fe, Al
ヤタコバリウム S	2.4	12.4	67.2	Mn, Mo, Fe, Al
デンタリウム	68.0	28.4	1.9	Mn, Mo, Fe, Al
レガロイ♯2	65.1	27.2	1.5	Mn, Mo, Fe, Al
レガロイ♯3	65.3	27.4	2.6	Mn, Fe, Al
ドラリウム	68.7	27.2	0.1	Mo, Fe, Al
ノビリウム	69.6	29.8	0.1	Mn, Mo, Fe, Al
ウィロニット	64.0	28		Mo
ウィロニットエキストラハード	63.0	30		Mo
HS-21	62.0	25.0〜29.0	1.75〜3.75	Mn, Mo, Fe, Si, C

例えば,炭素の場合は 0.2% 程度の増量により硬く,かつもろくなり,逆に減量すれば降伏強さ,引張強さが小さくなる.

モリブデンも 3〜6% 添加により著しく強さ,硬さを増大する.タングステンも強さを増大させるが,伸びを極端に小さくするので現在はほとんど添加されない.

アルミニウムの添加により Ni_3Al を生成し,降伏強さ,引張強さを大きくする.ベリリウムは 1% 添加によって融解温度が 100℃ 低下する.しかし,現在では毒性のある元素としてその使用を制限されている.

シリコン,マンガンは鋳造性を良好にする.窒素は不純物として入り込み合金を脆化させる.したがって,合金融解時,鋳造時には特に雰囲気を制御するなどの注意をしなければならない.

コバルト・クロム合金と ADAS タイプⅣ型金合金の機械的性質を表 3-10-3 に示した.金合金は硬化熱処理した値が示されている.コバルト・クロム合金の硬さは全般的にきわめて硬いが組成によって大きく異なる.降伏強さ,引張強さはともに Type Ⅳ型金合金と同程度であり,クラスプ用材料として充分な性質を有する.

伸びは金合金に比べて一般的に小さくもろい合金である.伸びと引張強さを組み合わせてその合金の性質を評価することがよいが,両者の値が大きい合金は一般に耐久性が良好である.

弾性係数は金合金に比較して,きわめて大きく屈曲しにくい剛性の大きい合金である.鋳造体の性質はその鋳造方法,および鋳造条件によって大きく影響を受ける.

液相点は金合金に比較してきわめて高く,この合金の最大の欠点である.ニッケル・クロム合

表 3-10-3 鋳造用コバルト・クロム合金の機械的性質[3), 4)]

商品名	引張強さ（MPa）	伸び（%）	比例限（MPa）	弾性係数（GPa）
サンコリウム H	745.1±46.0	4.1±1.9	451.0±34.3	166.7±23.5
サンコリウム M	715.7±44.1	3.8±4.5	470.6±25.4	166.7±34.3
サンコリウム S	352.9±7.84	2.2±0.3	294.1±30.3	117.6±20.5
ワシリウム H	656.9±23.5	3.6±1.1	362.7±21.5	156.9±14.7
ワシリウム M	656.9±75.4	5.1±2.2	411.8±22.5	186.3±17.6
ワシリウム S	372.5±35.2	7.4±3.2	215.7±22.5	137.3±16.6
ヤタコバリウム	686.3±9.80	3.9±0.4	352.9±20.5	205.9±22.5
デンタリウム	794.1±15.6	1.7±0.2	500.0±23.5	166.7±31.3
ニラニウム	794.1±31.3	1.7±0.4	451.0±43.1	254.9±27.4
ノビリウム	833.3±40.1	1.6±0.3	470.6±12.7	215.7±53.9
レガロイ♯1	764.7±35.2	3.1±1.5	451.0±12.7	254.9±20.5
レガロイ♯2	715.7±38.2	1.1±0.4	519.6±76.4	215.7±7.84
レガロイ♯3	794.1±46.0	1.6±0.6	490.2±21.5	235.3±59.8
ドラリウム LG	647.1±18.6	4.0±0.4	392.2±15.6	225.5±37.2
ドラリウム R	598.0±79.4	1.3±0.2	333.3±63.7	215.7±23.5
金合金	676.5-808.8	3.0〜7.0		88.2

金も同様であるが，鋳造に際して鋳型材，熱源，融解雰囲気を始め融解条件などのすべてに考慮を払わねばならない．

もう一つの欠点は金合金に比較して鋳造収縮が2.1〜2.3%ときわめて大きいことである．このことは鋳造精度の良い，ひいては適合性のよい鋳造体を得ることを困難にしている．

金合金に比較して密度は平均8〜9g/cm³でありほぼ1/2の値である．このことは義歯床用合金として有利である．

2） 加工用コバルト・クロム合金

加工用コバルト・クロム合金の歯科理工学的性質は，組成が鋳造用コバルト・クロム合金とほとんど同様であるので大きな差異はない．しかし，本来この合金は加工性が劣るのでコバルトの一部をニッケルあるいは鉄に置き換えること，炭素量を一定限度内にすることによって加工性を良好にしている．加えて鋳造による欠陥がなく，そのため機械的性質も優れているので主としてクラスプ，バー，矯正用線として使用している．

表 3-10-4 コバルト・クロム合金線の組成および性質

商品名	成分（wt%）					引張強さ（MPa）		耐力（MPa）	伸び（%）	
	Co	Cr	Ni	Mo	W	軟化	硬化		軟化	硬化
サンコバルトクラスプ線	46	20	22	3<	2<	882<	980<	—	15<	1<
コバルタムクラスプ線	42	18	27			—	1176	873	—	20
コバルトクラスプ線	40	20	29	1.3						

表 3-10-4 にその組成と機械的性質を示した．この合金はいずれも，800℃程度の加熱であればほとんど軟化しないことが利点である．すなわち，ろう付操作などによって軟化しないので弾性を損なうことがなく，クラスプとして使用するのに有利である．

3） 陶材溶着冠用コバルト・クロム合金

陶材溶着冠用合金は当初，金-白金合金が開発されたが，経済性と強さの点からニッケル・クロム・モリブデン合金が使用されるようになった．近時，ニッケルの有害論もあることから，これを含まないコバルト・クロム合金が陶材溶着冠用合金として開発された．表 3-10-5 がその合金の1例で，組成と歯科理工学的性質を示した．ニッケル・クロム・モリブデン合金に比べ硬さがやや大きいことは欠点であるが，研削性は比較的良好である．また，耐熱性も良好であり，ろう付も専用ソルダーを利用することによって強固な補綴物を作ることができる．

表 3-10-5 陶材溶着冠用コバルト・クロム合金の公示組成と機械的性質

	成　　　分 (wt%)				液相点 (℃)	固相点 (℃)	硬さ (HV)	引張強さ (MPa)	伸び (%)
	Co	Cr	Mo	その他					
ウイロボンド	63	31	3	C, Mn, Ce	1380	1350	260	363*	11
メタキャスト	62	32	4	2	1270〜1295	—	290	617	5

* 0.2%耐力

3. ニッケル・クロム合金

ニッケル・クロム合金は加工性の良好なことと，比較的耐食性の良好なことから，わが国では古くから使用されてきた．主として帯環クラウン，圧印床，バー，クラスプおよび矯正用線として使用されてきた．

この合金は加工用合金，特に板用合金として使用した歴史は長いが，わが国では1983年以来これを鋳造冠用合金として健康保険用材料としても公認することになった．

また，それに先立って欧米では陶材溶着冠用合金として使用し，わが国でも1970年頃から漸次普及し今日に至っている．

1） 鋳造用ニッケル・クロム合金

鋳造用ニッケル・クロム合金は主として鋳造冠用材料として使用されるが，その組成と性質に一定の枠を設けて公認されている．それはクロム量が少なくとも10％以上で，しかもクロムとニッケルの総量が90％以上の合金が望ましいとされている．

数多い製品が市販されているが，その代表的な合金の組成と機械的性質を表 3-10-6 に示し

た．

　この合金は，融点が高く鋳造性が劣ること，鋳造精度が不良で適合性に劣ること，化学的に不安定でニッケル溶出の恐れがあることが問題とされる．合金の改良をさらに進めねばならないが，合金の融解，鋳造について特に合理的操作が強く望まれる．

表 3-10-6　鋳造冠用ニッケル・クロム合金の組成と性質[5]

商品名	成分 (wt%)								引張強さ (MPa)	伸び (%)	耐力 (MPa)	弾性係数 (GPa)
	Ni	Cr	Fe	Mn	Mo	Si	Cu	W				
ニロスター	69.6	20.2	1.4	0.1	2.4	6.8			617.6	1.33	552.9	133.6
タイクラウン	78.0	14.5	0.2	0.6		3.6		2.5	482.4	2.01	354.9	183.7
スマロイニッケル	77.1	12.0	1.0	0.6	5.8	0.6	1.0		309.8	1.59	264.7	172.4
サンコリウム	84.8	10.4				2.3			381.4	2.04	263.7	178.7
カメロイ	81.0	8.3		0.6		0.6	2.8		258.8	6.20	169.6	171.1
アルファロイ	88.9	8.1				1.9			386.3	1.25	245.1	178.7
スーパーソフト	91.9	8.0	0.3	0.2		1.3	0.2		176.5	7.57	102.0	154.4

2）加工用ニッケル・クロム合金

　加工用ニッケル・クロム合金はわが国では主として帯環クラウン用合金，すなわち板材として使用されてきたが，その加工が困難であることと，適合性，歯冠形状再現の不完全なことなどから最近ではほとんど使用されなくなった．またその他，圧印床用合金，クラスプ用合金，矯正線用合金として使用されるが，ろう付時など加熱によって軟化しやすい性質があるためその使用頻度も低い．

　表 3-10-7 はその組成と機械的性質を示したものである．

　鋳造冠用合金に比較してクロム量が少ないが，これは加工性を優先するため止むを得ない．しかしそのためニッケル溶出の危険は増大する．しかし，鋳造用合金と異なり鋳造欠陥はないので

表 3-10-7　ニッケル・クロム合金線の組成と性質

商品名	成分 (wt%)			引張強さ (MPa)	伸び (%)	硬さ (HBW)
	Ni	Cr	Ag			
サンプラチナ円線	83	15	1	980<	1<	
ニューサンプラチナ板	93	7		461〜490	40〜45	106〜116
サンプラチナ普及板	91	7	1	490〜529	36〜40	135〜137

クロム量が少なくても比較的性質の劣化を補っている．

3） 陶材溶着冠用ニッケル・クロム合金

鋳造冠用合金としてニッケル・クロム合金は種々問題があるにもかかわらず，陶材溶着冠用合金として使用されるのは，同目的のために使用する金・白金系合金が高価であることと，変形しやすい欠点を持つことによる．この合金は熱膨張係数も小さく，陶材の溶着に有利であり，陶材焼成時に変形する恐れもない．しかし，酸化しやすく，鋳造性，鋳造精度が劣る欠点があり，鋳造および陶材溶着の技法も含めて取扱いには十分注意しなければならない合金である．表 3-10-8 に陶材溶着冠用ニッケル・クロム合金の組成を示した．鋳造冠用合金と異なるのはいずれの合金もモリブデンを含有していることである．モリブデンは硬さを増大し陶材との溶着性を良好にする．

またベリリウムを添加した合金もあり，その添加により融点を下げ鋳造性を良好にするが，毒性があるとされることから添加量は 1～2 ％ 以内に制限されている．

表 3-10-8 陶材溶着冠用ニッケル・クロム合金の公示組成と機械的性質

商品名	成分（wt%）						融解温度(℃)		硬さ(HV)	引張強さ(MPa)	伸び(％)
	Ni	Cr	Mo	Pd	Co	その他	液相点	固相点	焼成時	焼成時	焼成時
ユニメタル	77	14.9				Be	1343	1315	s 303	967	7.9
ニクロムボンド	59	20	15				1290		300	539	2
シグマロイ	76	13.5	5		2.3		1290	1220	235	603	6.5
サイクロンG	63	16	9				1388	1293	258	775	5
ジェルスパン	39	18.6	1.73	24	10.9	Fe 4, Si 1 Be 1.2			310	777	3
マイクロボンド	77.2	12.0	3.6			Nb 3 Si 2.2	1320	1205	317	431	7.3
レキシリウムレックスⅢ	76	14	5		2	Be 1.5	1290	1150	s 280		5
ウイロン88	64	24	10			C, Ce	1310	1250	205	353	15

S：軟化時

4. チタン合金

チタンは優れた耐食性のある金属であり，比重が小さく組織親和性が良好であり，その加工用合金は古くからインプラント材料として使用されてきた．しかし，加工性はきわめて劣り技工室での加工は困難であった．また融点も高くかつ酸化しやすいため，鋳造用合金としての使用もできなかったが，最近になって合金の改良と相まって，鋳造熱源，雰囲気を始めとする融解技法の改良によって鋳造が可能になり，特にアルミニウム 6～8 ％ 加えた合金が歯科用合金として使用され，単にインプラント用材料としてのみでなく，鋳造冠さらには鋳造床用合金としても使用されるようになった．

チタンおよびチタン系合金の諸性質を表 3-10-9-1, 2 に示したが，歯科用合金として Ti-6Al-7Nb 合金のように生体に安全な元素を添加したこれらの改良品が使用されている．

表 3-10-9-1　純チタンの組成と性質[6]

記号	JIS	ASTM	成　分（wt %）						引張強さ (MPa)	耐力 (MPa)	伸び (%)	硬さ (HV)
			C	H	O	N	Fe	Ti				
ST—40(Soft)	1種	Grade 1	≦0.10	≦0.013	≦0.15	≦0.05	≦0.20	Bal	274.5-411.8	≧166.7	≧30	106
ST—50(Soft)	2種	Grade 2	≦0.10	≦0.013	≦0.20	≦0.05	≦0.20	Bal	343.1-509.8	≧215.7	≧25	116
ST—60(Medium)	3種	Grade 2	≦0.10	≦0.013	≦0.20	≦0.05	≦0.25	Bal	411.8-549.0	≧264.7	≧20	—
ST—70(Hard)	4種	Grade 3	≦0.10	≦0.013	≦0.30	≦0.07	≦0.30	Bal	480.4-617.6	≧343.1	≧18	158
ST—80(Hard)	—	Grade 4	≦0.10	≦0.013	≦0.40	≦0.07	≦0.50	Bal	≧549.0	≧392.2	≧15	241

表 3-10-9-2　工業用チタン合金の組成と性質[6]

記号	JIS	ASTM	成　分（wt %）									引張強さ (MPa)	耐力 (MPa)	伸び (%)	ブリネル硬さ (HBW)
			Al	Pd	その他の金属	C	H	O	N	Fe	Ti				
ST—A90	—	—	1.5〜2.5	—	Mn 1.0〜2.5	—	≦0.015	—	≦0.05	—	Bal	617.6≦	480.4≦	15≦	—
ST—A140	—	Grade 5	5.5〜6.75	—	V 3.5〜4.5	≦0.10	≦0.015	≦0.20	≦0.05	≦0.40	Bal	892.2≦	823.5≦	10≦	>314
—	—	Grade 6	4.0〜6.0	—	Sn 3.0〜3.0	≦0.10	≦0.020	≦0.20	≦0.05	≦0.50	Bal	823.5≦	784.3≦	10≦	>325
ST—40Pd	—	Grade 11	—	0.12〜0.20	—	≦0.10	≦0.013	≦0.15	≦0.05	≦0.20	Bal	274.5-411.8	166.7≦	35≦	>127
ST—50Pd	—	Grade 7	—	0.12〜0.20	—	≦0.10	≦0.013	≦0.20	≦0.05	≦0.20	Bal	343.1-509.8	215.7≦	25≦	—

このうち特異なものとしてニッケル・チタン合金があるが，これは形状記憶合金として最近開発され，インプラント用材料，矯正用材料として応用されようとしている．

5. その他の合金

歴史的な合金としてはスズ・アンチモン合金，アルミニウム合金もあるが，今日では使用されない．また，銅・亜鉛合金，銅・亜鉛・ニッケル合金があるが，前者は真鍮であり後者は洋銀である．いずれも耐食性の劣る合金であり[7]，現在ではほとんど使用されなくなっている．

ここには，銅合金の組成のみを表 3-10-10 に示す．

表 3-10-10 銅合金の組成[8]

試料／成分	Cu	Zn	Ni	Sn	Fe	Si	Al	他
A	70.01	26.5	3.0	—	—	—	—	—
D	42.8	44.8	11.2	—	0.5	—	—	—
E	38.1	42.7	15.3	—	2.5	0.5	—	—
J	42.25	32.8	18.7	4.3	0.5	—	—	—
C	53〜54	44〜46	0〜trace	—	—	0.1〜0.2	—	In 0.5〜0.6 Co 0.1 Te
Kメタル	67.0	20	—	—	—	1	—	Ag 12.0
ランドルフメタル	63.3〜65.0	34.2〜35.8	—	—	—	—	—	—
鋳造用ランドルフメタル	60.2	38.8	—	—	—	—	—	Fe, Al, Mn, Mg

[参考文献]

1) 高橋重雄ほか：鋳造用コバルトクロム合金をテストする．DE, 54, 30〜40, 1980.
2) 川原春幸ほか：コバルト・クロム合金鋳造法．医歯薬出版（東京），4, 1979.
3) 中村健吾ほか：鋳造用コバルトクロム合金について．歯界展望, 47(1), 40〜48, 1976.
4) 金竹哲也：歯科理工学通論．永末書店（京都），219, 1978.
5) 本多佳雅ほか：鋳造冠用 Ni-Cr 系合金の機械的性質と破壊様式について．歯材器, 3(4), 525〜536, 1984.
6) 井田一夫：歯科用チタン，その魅力と問題点を考える―チタンの過去・現在・未来―．QDT, 9(8), 910〜918, 1984.
7) 長谷川二郎：市販歯科用銅合金の理工学的検討．歯理工誌, 1(1), 8〜17, 1960.
8) 長谷川二郎：歯科鋳造学．医歯薬出版（東京），85, 1976.

第11章
鋳型材

歯科での修復物製作は鋳造法を利用することが多い．特にロストワックス法を利用している．このロストワックス法とはワックス原型を金属・合金に置き換えるためにワックス原型を鋳型材で埋没して，その後加熱，焼却して鋳型を作製する方法がある．この鋳型を作製する材料を鋳型材という．鋳造法についてはIV編第1章で詳述するが，ここでは鋳型材についてのみ記述する．

1. 鋳型材の所要性質

鋳型材は次のような所要性質を有することが必要である[1]．
1. 自硬性を有する．
2. 耐熱性を有する．
3. 合金の鋳造時収縮を補償できるだけの膨張率を有する．
4. 溶解合金と反応しない．
5. 鋳造中，鋳型空洞部内の空気などのガスを排出可能な多孔性を有する．
6. 鋳造圧に耐えられる強さを有する．
7. 加熱時にガスの発生がない．
8. ワックスの原型形状をよく再現する性質を有する．
9. 鋳造完了後の鋳造体を取り出すために破壊が容易である．

2. 鋳型材の種類

鋳型材の種類は耐熱材と結合材により表3-11-1に示したように分類されている．

表3-11-1 鋳型材の分類と種類

鋳型材	分類	結合材	耐火材	用途
石こう系鋳型材	石英鋳型材	半水石こう	石英	1000℃以下の融点をもつ合金
	クリストバライト鋳型材	半水石こう	クリストバライト	
	模型併用型毎鋳型材	半水石こう	石英，クリストバライト	

(続く)

216　Ⅲ　各　論

表 3-11-1　続き

鋳型材	分　類	結合材	耐火材	用　途
リン酸塩系鋳型材		第1リン酸アンモニウム・酸化マグネシウム	石英, クリストバライト	1000℃以上の融点をもつ合金
シリカゾル系鋳型材	エチルシリケート系鋳型材	エチルシリケート	シリカ	
	コロイダルシリカ系鋳型材	コロイダルシリカ	シリカ	

3. 石こう系鋳型材

　石こう系鋳型材は,石こうを結合材として耐熱材には石英,クリストバライトあるいはトリジマイトを単独あるいは混合して用いている．この鋳型材は合金の融点が1000℃までの鋳造の鋳型に応用されるのが一般的である．また模型併用型毎鋳型材は副模型および鋳型材として使用されるので,表面かたさが要求されるため結合材としての石こうの含有量が一般の鋳型材より多い．

1) 組　成

(1) 結合材：　結合材は一般的に α－半水石こうが使用されている．α－半水石こうは,重量比で25〜40％添加され,石こうの含有量が多いと硬化時間が早くなり硬化時膨張,圧縮強さが増大する．

表 3-11-2　シリカの変態

$$\alpha-\text{石英} \underset{573°C}{\longleftrightarrow} \beta-\text{石英} \underset{867°C}{\longleftrightarrow} \beta-\text{トリジマイト} \underset{1470°C}{\longleftrightarrow} \beta-\text{クリストバライト} \underset{1725°C}{\longleftrightarrow} \text{石英ガラス}$$

$$\updownarrow 117°C \qquad \updownarrow 200\sim275°C$$

$$\alpha-\text{トリジマイト} \qquad \alpha-\text{クリストバライト}$$

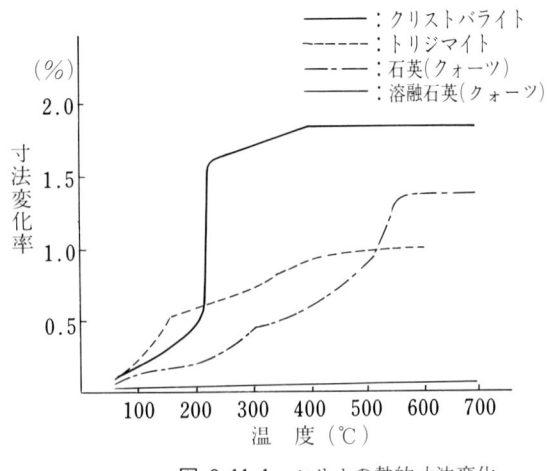

図 3-11-1　シリカの熱的寸法変化

(2) 耐火材： 石英，クリストバライトあるいはトリジマイトが使用されている．これらは表 3-11-2 に示したようにシリカ（SiO_2）の同素変態したものである．この石英，クリストバライトあるいはトリジマイトは加熱によって図 3-11-1 に示したように，それぞれ α 型（低温安定型）から β 型（高温安定型）に転移し，その際に大きな変態膨張を示す．鋳型材はこの変態膨張を利用することによって合金の収縮の一部を補償している．

鋳型材中のシリカの含有量を増大させると図 3-11-2，3-11-3，3-11-4 に示したように操作時間，硬化時間が長くなると共に，硬化時膨張，加熱時膨張が増大する．しかしながら圧縮強さは減少する[2]．

(3) その他の添加物： 硬化時間を調節するために塩化ナトリウム，硫酸カリウム，ほう砂，クエン酸ナトリウムなどが添加されている．また，鋳造体の酸化防止（還元剤）としてグラフ

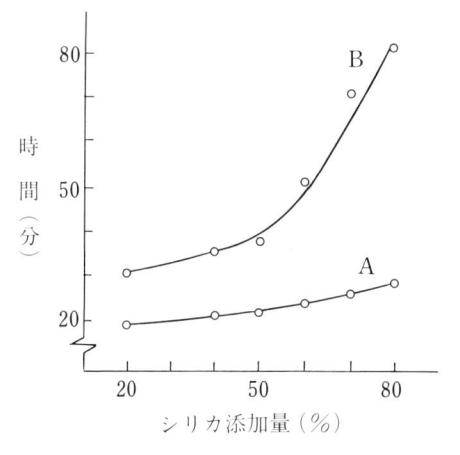

図 3-11-2　シリカ添加量と操作時間（A）および硬化時間（B）
W/P＝0.40

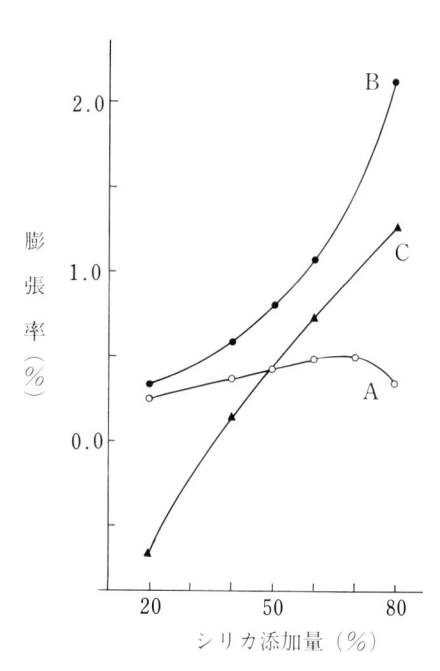

A：空気中硬化
B：水中硬化
C：加熱時膨張（700℃）

図 3-11-3　シリカ添加量と熱的寸法変化
W/P＝0.40

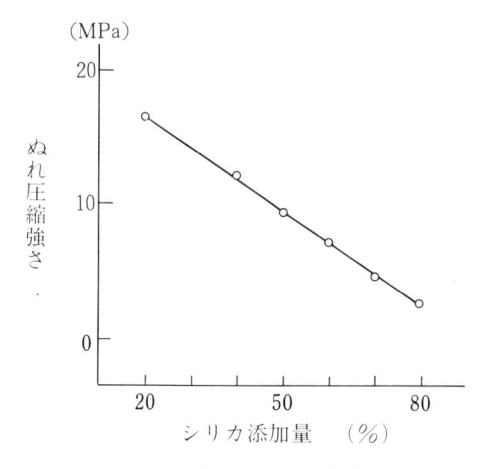

図 3-11-4　シリカ添加量とぬれ圧縮強さ
W/P＝0.40　2 時間後

ァイト，銅粉など添加されているものもある．

2) 粒度分布

鋳型材の粒径は鋳型表面の滑沢さや鋳型の通気性に影響を与える．このようなことから耐火材の粒径は重要である．表 3-11-3 に市販品の鋳型材の粒度分布を示した．石こう系鋳型材の場合は 15μm 以下の微粒子が 70% 以上を占めている．鋳造体の表面粗さは鋳造精度，ひいては適合精度に影響を及ぼすので鋳造体を滑沢にするためには，耐火材の粒径が細かいほどよい．しかしながら，鋳造する場合一般的に鋳型材中の空気は鋳型材硬化体間隙を通して排気されるので，あまり鋳型材の粒子が細かく，鋳型材が緻密であると，逆に容易に排気できない．このことは表面の滑沢さを求めることと相反することになる．したがって，一般的な鋳型材の粒径は鋳型表面の滑沢さと適当な通気性の両方を満足させるような粒度分布になっている．表 3-11-2 に示したように，鋳型材中のシリカは 50μm 以下になっている[1]．

表 3-11-3 粒度分布（%）

品　名	粒子径 (μm)									
	0〜5	5〜10	10〜15	15〜20	20〜25	25〜30	30〜35	35〜40	40〜45	45〜50	50以上
石こう系鋳型材										
クリストバライトミクロ	40	17	11	7	5	4	3	2	2	2	7
クリストクイックⅡ	32	20	12	8	7	6	4	3	1	2	5
クリストバライト埋没材	37	18	11	9	7	7	6	4	2	0	0
クリストバライト	42	20	13	11	6	4	2	1	1	0	0
クリストバライトP	47	16	10	7	6	3	3	3	2	2	1
リン酸塩系鋳型材										
タイベスト	10	7	5	4	4	3	3	2	2	2	58
ハイベストD	9	6	5	5	4	3	3	2	2	2	59

3) 性 質

(1) 硬化反応

石こう系鋳型材の硬化反応は石こうの硬化反応と全く同様であり，石こうの項，68ページを参照されたい．耐火材としてのシリカは硬化反応に関与しない．したがって，硬化した鋳型材は図 3-11-5 に示したようにシリカの粒子が石こうの結晶の中に埋め込まれた構造になっている．この図に示したように石こうの硬化体と同じような気孔が存在していることがわかる．

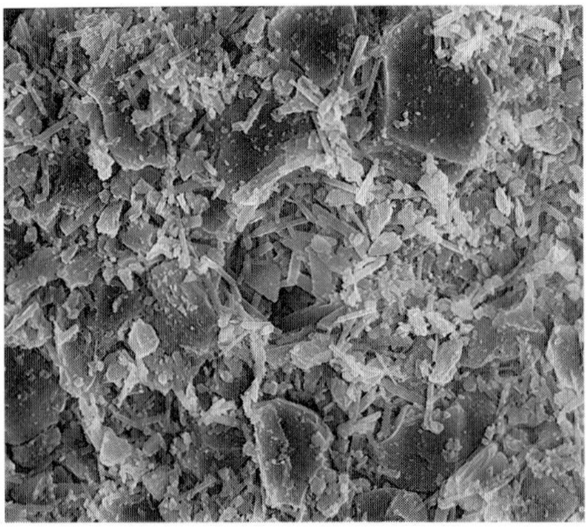

図 3-11-5　硬化した鋳型材の走査電顕像　(50μm)
W/P=0.35, 450 r.p.m.

第11章 鋳型材 219

（2） 硬化時間

ワックス原型の埋没は鋳型材が泥漿状の間に行う必要があり，この泥漿状の時間を操作時間といい，操作時間は鋳型材の表面光沢が失われ始めた時である．一方，硬化時間は通常ギルモア針あるいはビカー針で測定されるが，一般的に5～12分である．この硬化時間は石こうの硬化反応によって決定されるので，混水比が小さく，練和速度が速いと早くなる．また，図3-11-2に示したように石こうに対してシリカの添加量が多いと遅延する．表 3-11-4 に各種市販鋳型材の硬化時間を示した[3]．

表 3-11-4 混水比と硬化時間

商 品 名	メーカー指定 W/P(*L/P)	最小混水比	適正混水比	硬化時間 （分）
石こう系鋳型材				
クリストバライトミクロ	0.33	0.30	0.31	15
クリストクイックⅡ	0.33	0.30	0.32	12
クリストバライト埋没材	0.33	0.30	0.32	14
クリストバライト	0.35	0.30	0.33	18
クリストバライトP	0.35	0.30	0.33	16
リン酸塩系鋳型材				
ハイベスト	(0.13)	(0.12)	(0.13)	5
タイベストD	(0.14)	(0.13)	(0.14)	7

注）ただし硬化時間はメーカー指示混水（液）比による．

（3） 圧縮強さ

鋳型材は室温で円錐台を撤去する力，鋳造時の鋳造圧力およびその衝撃に十分耐えられる強さが必要である．一方，鋳造後の強さが大きすぎると鋳造体を取り出す時に鋳造体の変形をまねく

表 3-11-5 鋳型材の圧縮強さ　　　　　　　　　　（MPa）

種　　類		商　品　名	混水比 (混液比)	A (2時間後)	B (24時間後)	C (加熱冷却後)
石こう系	石英鋳型材	OKパウダー	0.33	3.4	4.0	2.8
		クオーツインベストメント	0.31	3.4	4.0	2.2
		デンタルインベストメント	0.32	2.4	3.5	1.5
	クリストバライト 鋳型材	クリストバライトミクロ	0.33	4.9	5.5	1.9
		クリストクイックⅡ	0.33	4.5	5.6	1.9
		クリストバライト埋没材	0.33	5.7	5.9	1.8
		クリストバライト	0.35	3.9	4.9	1.8
		クリストバライトP	0.33	4.1	5.0	2.4
		トクリークリストバライトF-1	0.35	5.9	—	—
		トクヤマクリストバライトニューF-1	0.35	5.9	—	—
リン酸塩系	陶材溶着焼付 合金用鋳型材	ユニベストシルキー	(0.20)	9.3	10.5	5.0
		ユニベスト	(0.20)	20.6	21.8	11.2
		セラベストG	(0.24)	11.0	12.1	7.0
		セラベストクイック	(0.24)	10.1	11.0	6.5
	鋳造床用鋳型材	ハイベストD	(0.14)	19.4	32.0	13.5
		タイベスト	(0.13)	18.6	33.1	14.0

おそれがある．表 3-11-5 に各種市販品の圧縮強さ[3] を示したが，ぬれ圧縮強さ（練和開始後2時間後）は 2.7～9.2 MPa で，乾燥圧縮強さ（24時間後）は 3.0～15.3 MPa で，練和24時間後700℃まで加熱冷却したものは 0.5～6.3 MPa となっている．乾燥強さは一般的に，ぬれ圧縮強さより大きいが，加熱後は極端にその圧縮強さが低下する[4]．石こう系鋳型材は鋳造に際して700℃まで加熱されるので特に加熱時の圧縮強さが重要である．この加熱時の圧縮強さは，ホウ酸の添加でぬれ圧縮強さより50％程度増強される．一方，アルカリ金属塩（NaCl, K_2SO_4）のアルカリ土類（$CaSO_4$, MgO）などを含有させると圧縮強さが50％程度減少するといわれている．また混水比が大きいと硬化体の空隙率が大きくなるので圧縮強さは減少するし[5),6)]，シリカの添加量が多いと図 3-11-4 に示したように減少する．

（4）膨　張

金属や合金は鋳造時に収縮する．歯科精密鋳造で計測される収縮は合金の液体から固体への変化時および固体の熱収縮がほとんどである．したがって，精密な鋳造体を得るためには鋳型の空洞が合金の熱収縮を補償するだけの膨張が必要である．この鋳型の膨張には硬化時膨張と吸水膨張および加熱時膨張がある．現在，使用されている鋳型材は埋没条件などによるが，表 3-11-6に示したように 1.2～2.1％ の総合膨張（硬化時および加熱時膨張の合計）が実験的に得られている．しかしながら，実際的な条件のもとで得られる鋳型の膨張は決して一定のものではない．ここでは鋳造体の収縮を補償するための膨張について説明する．

表 3-11-6　石こう系鋳型材の性質[3]

種　　類	混水比 （W/P）	硬化時間 （分）	硬化時膨張 （％）	加熱時膨張 （％）	総合膨張 （％）
石英鋳型材					
OK パウダー	0.33	18	0.35	0.90	1.25
クオーツインベストメント	0.31	11	0.35	0.82	1.17
デンタルインベストメント	0.32	11	0.15	0.90	1.05
クリストバライト鋳型材					
クリストバライトミクロ	0.33	15	0.40	1.45	1.85
クリストクイックⅡ	0.33	12	0.90	1.35	2.25
クリストバライト埋没材	0.33	14	0.40	1.47	1.87
クリストバライト	0.35	18	0.40	1.40	1.80
トクソークリストバライト F-1	0.35	12	0.65	1.20	1.85
トクヤマクリストバライトニューF-1	0.35	12	0.60	1.30	1.90
ノボキャスト	0.32	15	0.45	1.20	1.65
クリストバライト P	0.33	16	0.50	1.40	1.90
プレスト	0.30	16	0.50	1.25	1.75

a．硬化時膨張

石こう系鋳型材を大気中で硬化させると硬化中に石こうと同様に膨張し，この膨張は石こう単独の場合より大きく，0.16～0.6％ の線膨張を示す．これは結合材である半水石こうが水と反応して針状結晶の2水石こうを形成し，この針状結晶が互いに衝突して押し合う．その際シリカが存在すると，この針状結晶同士のからみ合いの間に入り込み，針状結晶を押し出す結果，膨張が大きく出る．したがって，図 3-11-3 に示されたようにシリカが 70％ まではシリカ量の増大に

従って硬化時膨張は増加する．しかしあまり多すぎると逆に減少する．また，この硬化時膨張は混水比が大きいと小さくなる．この硬化時膨張はワックスパターンを変形させるので可及的に小さいほうが望ましいが，合金の収縮を加熱時膨張のみで補償できないので，この膨張を利用しているのが現状である．この際，ワックスパターンの変形を防止する目的でセラミックライナーやカオールなどの緩衝材を鋳造リングに内張りする方法が応用される．

b．吸水膨張

鋳型材の硬化膨張中に水を添加したり，水中に浸漬すると大きな硬化膨張を得ることができる．これを吸水膨張あるいは水和膨張という．この現象は石こう単独でも観察されるが，鋳型材ではより大きい膨張値を示す．これは鋳型材中のシリカが水の通過を容易にするためといわれている．吸水膨張は混水比を小さくして水中に浸漬する時期あるいは水を注入する時期が早いほうが大きく，しかも注入する水量が多いほど膨張が大きい．すなわち，鋳型材の硬化が進行して膨張が発現する直後に水を与えるのが最も効果的である．したがって，混水比を大きくして練和するのとは意味が異なるので注意が必要である．硬化時膨張は結合材である2水石こうの結晶が水の表面張力で引きつけられながら，からみ合って膨張するので水分がなくなれば膨張が停止するのに対し，吸水膨張はこの時期に水分を与えられるので，結晶が引きつけられることがなく自由に膨張できる．したがって，硬化していない鋳型材に水を与えると混水比を大きくした結果と同様になり，膨張は逆に小さくなる．吸水膨張量が大きいとワックスパターンの変形，膨張の異方性の問題および加熱時膨張が相対的に小さくなるので現在ではあまり応用されない．この膨張量は表 3-11-7 に示したように2％程度と大きい．しかし，鋳造リングなどにより少しでもこの膨張を抑制する要因があるとその値が減少することが知られている[1]．

表 3-11-7　加熱時膨張型鋳型材の膨張
（W/P＝0.40　カー　クリストバライト埋没材）

	硬化時膨張 2時間値(％)	加熱時膨張 700℃(％)	総膨張(％)
A．大気中硬化	0.4	1.3	1.7
B．湿アスベスト裏装	1.3	1.1	2.4
C．水中浸漬による硬化	2.1	1.0	3.1

c．加熱時膨張

硬化後それぞれの指示に従って加熱されるが，この加熱の目的は鋳型の乾燥，ワックスの焼却，鋳型の加熱時膨張を得るためであり，かつ合金を鋳造した場合，肉薄および早期凝固を防ぎ完全な鋳造体を得るためである．鋳型材の加熱時膨張は耐火材としてのシリカの熱膨張，結合材としての石こうの熱収縮とが関係している．図 3-11-1にシリカの熱膨張曲線を示したが，石英およびクリストバライトは，それぞれα型→β型変態温度，すなわち石英は573℃，クリストバライトは200～275℃で急激な変態膨張を示す．図 3-11-6 に石こう系石英鋳型材および石こう系クリストバライト鋳型材の硬化時，加熱時の膨張曲線を示した[1]．この曲線で 200℃で膨張の停滞

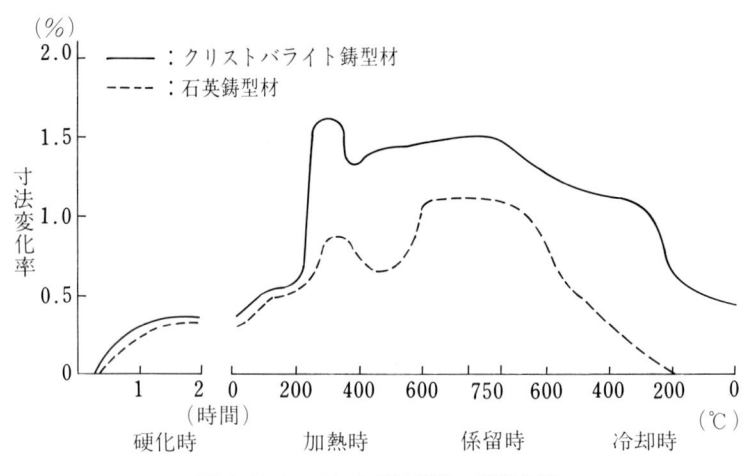

図 3-11-6 石こう系鋳型材の膨張曲線

を生じ，400℃ で大きく収縮している．これは 200℃ で結合材の石こうがⅢ型無水石こうを生成する時に起こる収縮によるもので，400℃ での収縮はⅢ型無水石こうがⅡ型無水石こうへの変態にともなう収縮である[7]．市販品の加熱時膨張を 表 3-11-6, 3-11-7 に示したが石英系鋳型材では0.8～1.1％，クリストバライト系鋳型材1.0～1.5％であるが，メーカーおよび測定者によってその値は異なる．また，表 3-11-7 に示したように硬化時膨張の大きいものは加熱膨張が小さい．

前述したようにクリストバライト系鋳型材は 200～275℃ 付近で大きな膨張を示す．この急激な変態膨張を出現させる温度付近の加熱は徐々に行い，決して急激に加熱してはいけない．これは鋳型の変態膨張による亀裂の発生を防ぐためである．

4) 膨張の調整

(1) 組　成：　耐火材の種類と結合材との相対的比率および添加剤が膨張に影響を及ぼす．石英よりクリストバライトのほうが加熱時膨張が大きい．また，シリカの含有量が多いと硬化時，加熱時膨張が大きくなるし，ホウ酸の添加によっても加熱時膨張は大きくなる．一方，アルカリ金属が添加されると硬化時膨張が減少する．

(2) 混水比：　混水比を小さくすると硬化時膨張および加熱時膨張が増加する．混水比は鋳型材および圧縮強さに大きく影響するので，正確に計量することが必要である．

(3) 吸水膨張法による水中浸漬の時間：　吸水膨張法においては硬化後の鋳型材を水中に浸漬する時期と時間および水分の添加量によって吸水膨張量が変化する．浸漬の時期が早いほどまた水分の添加量が多いほど吸水膨張量が大きい．

(4) セラミックライナー：　鋳造リングに吸水性のある乾いたセラミックライナーを内張りすると，硬化時膨張および加熱時膨張が大きくなる．硬化時膨張が大きくなるのは，鋳造リングによる鋳型材の膨張の抑制を減少させるのと鋳型材の硬化時に鋳型材中の水分をセラミックライナーが吸収し，混水比を下げ，さらに吸収されたセラミックライナーの水分が逆に硬

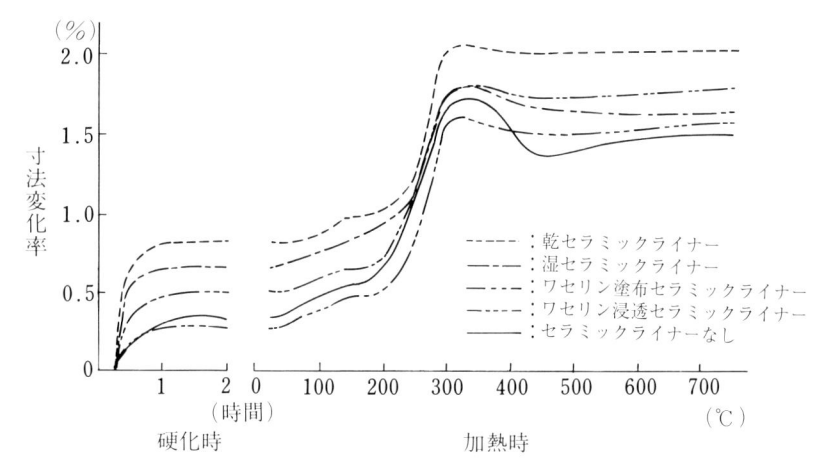

図 3-11-7 クリストバライト鋳型材のセラミックライナー（アスベスト）裏装の影響

化中の鋳型材に水分を補給する役割を果たす．いわゆる吸水膨張現象を引き起こすためである．さらに，加熱時膨張が大きくなるのは乾セラミックライナーの裏装によって，鋳型材の密度が大きくなり，かつシリカ粒子のからみ合いが密のため，シリカ自体の熱膨張が充分発現されるためである．一方，湿セラミックライナーの裏装は鋳型材の泥漿物からの水分の吸収を防ぎ，鋳型材の硬化中に吸水効果を発現させるために硬化時膨張は大きくなるが，実際的には鋳型材の混水比を大きくした結果となるため空隙が多くなる．したがって鋳型材の密度が小さくなり，加熱時膨張は乾セラミックライナーの場合より小さくなる．セラミックライナー（アスベスト）裏装については図 3-11-7 に示した．

5）通 気 性

鋳型材の通気性は，鋳造性に大きく影響する因子である．鋳造に際して溶湯が鋳型内の空気を押し出しながら鋳型を満たしていくので，この鋳型内の空気が排出できなければ，溶湯は鋳型内を満たすことができず，逆にこの空気によって溶湯が押しもどされる．これを背圧という．この背圧によって鋳造体に背圧多孔や，湯まわり不良などの鋳造欠陥を生じ，完全な鋳造体が作製できない．このように鋳型材の通気性の問題は重要である．この通気性は鋳型材の粒度分布と混水比に大きく影響される．鋳型材の粒度が均一であれば，粒子と粒子の間に必ず空隙ができ通気性が大きくなる．しかし，粒子と粒子の間の間隙を埋める小さな粒子が存在すると密度が大きくなり空隙は小さくなるので通気性は小さくなる[8]．

このように粒度分布は通気性に大きく影響を及ぼす．また，鋳型材中の結合材としての石こうが多い場合や混水比が小さい程，通気性は小さくなる．一般に高温に加熱されると空隙が生じやすくなるため通気性は増大する．通気性を増大させると鋳造性はよくなるが鋳造体表面の滑沢さが減少し，圧縮強さも弱くなるのでワックスパターンの埋没位置の工夫およびエアベントの付与によって通気性の改善を図るのがよい．

6) 耐熱性

鋳型材は高温で溶融された合金を鋳込む鋳型を作製する材料であるので,高温に対する衝撃抵抗性を有し,しかも合金との反応などを生じないことが必要である.一般に石こう系鋳型材は高温に加熱されると表 3-11-5に示したように熱間では圧縮強さが減少するが,通常の鋳造圧は最大でも 5 kg/cm² であるので,鋳型に亀裂などが生じていなければ十分の強さを有しているといえる.シリカは耐熱性を有しているので問題はないが,結合材の石こうの耐熱性が問題となる.石こうは 960°C 付近で次式のように分解される.

$$2CaSO_4 \longrightarrow 2CaO + 2SO_2 + O_2$$

しかし,ここにワックスの焼却によって生じた炭素が鋳型材中に存在することになるので,鋳型材中の石こうの分解温度はさらに低温となり,700°C 付近では次のような分解反応が起こると報告されている[1].

$$CaSO_4 + 4C \longrightarrow CaS + 4CO$$
$$\underline{CaS + 3CaSO_4 \longrightarrow 4CaO + 4SO_2}$$
$$4CaSO_4 + 4C \longrightarrow 4CaO + 4CO\uparrow + 4SO_2\uparrow$$

このように石こうが分解され,一酸化炭素や酸化イオウ等のガスが発生し,このガスが鋳巣の原因となる.ときどき鋳造した後の鋳型材が黄色に変化しているのがみられるが,これは石こうが硫化カルシウムに変化したためである.

7) 鋳型の加熱

鋳型材の加熱の目的は鋳型の乾燥,原型の焼却,鋳型材の熱膨張をさせるためである.この加熱に際して,加熱時期,加熱速度,加熱時間,加熱温度および再加熱などにより,鋳型材の表面

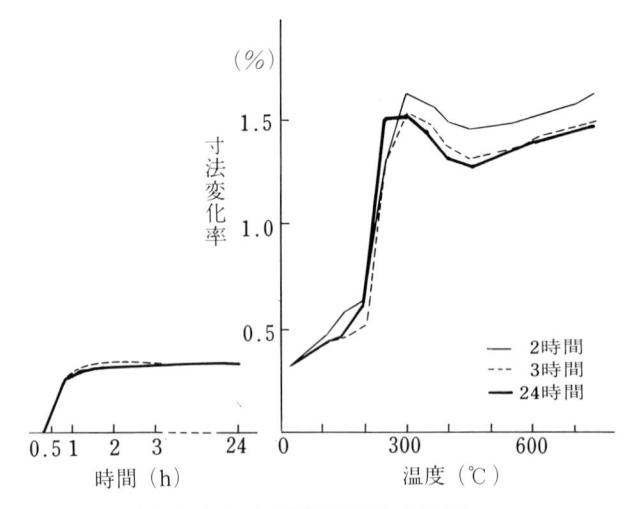

図 3-11-8 加熱開始時期と寸法変化

性状,強さ,膨張などに影響を与える.

　加熱時期が早すぎると鋳型材中の水分の蒸発にともなう圧力により,鋳型材に亀裂を生じ,表面性状の劣化や強さを減少させることがあるので,練和後3時間経過後に加熱するのが望ましい.図 3-11-8 に示したように加熱時期によって膨張値に影響を与えることはない[1].また,あまり急激な加熱速度で加熱すると水やワックスパターンが沸騰し,鋳型内部を粗くする原因となるし,大きな鋳型では内部と外部との間に温度差が生じ亀裂を発生させる.また耐火材の変態膨張温度における急加熱は,特に亀裂を発生しやすいので急激な加熱はさけなければならない.加熱時間は本質的な条件ではないので,鋳型全体が所定の温度に均一になるように係留すればよい.しかし,あまり長時間の係留は鋳型材の表面性状を劣化させるので注意を要する.石こう系鋳型材の加熱温度は一般的に 700°C を一応の目安にしている.この加熱温度は合金の種類,鋳型の形状,大きさによって決定されるが,鋳造時温度とは異なる.一般的に鋳造時温度は炉より取り出し鋳造する時の鋳型温度をいい,リングが冷却されるので加熱温度より一般に低い.

8) 鋳型の再加熱

　加熱した鋳型材を直ちに鋳造に供さず,都合でそのまま冷却され,再度の加熱によって鋳型として使用することがある.図 3-11-9 に再加熱による膨張曲線を示したが,この場合に加熱時の鋳型材の膨張曲線と冷却時の収縮曲線が一致せず収縮傾向を示す.これは加熱によって生成したⅡ型無水石こうが冷却によっても2水石こうにもどらず,体積収縮を起こしたためであり,その証拠に再加熱時では膨張曲線と収縮曲線が一致している.また,再加熱において,700°Cにおける膨張値は初加熱とほぼ同程度かやや大きくなるが,再加熱は鋳型材に亀裂を生じさせたり,強さを減少させたり,表面性状の劣化を引き起こすことがあるので注意が必要である.

9) 取扱い法

　鋳型材の性質は混水比によって膨張,強さ,通気性などに影響を及ぼすので正確に水量を計量して使用しなければならない.その際の水温はワックスパターンの変形を引き起こす原因となるので室温と同じ温度の水を使用することが必要である.石こう系鋳型材は石こうが結合材として使用されているので,石こうと同様に吸湿させると

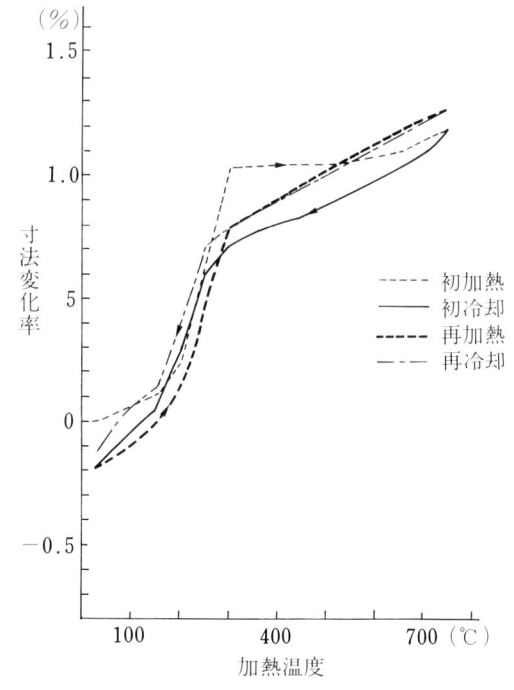

図 3-11-9　再加熱による寸法変化
　　　　　（石こう系クリストバライト鋳型材）

硬化時間や硬化時膨張に影響を与えるので密閉した容器で，しかも低温で乾燥した場所へ保管しておく．また，使用時にはよくかきまぜて，シリカと石こうを均一に混合させる必要がある．

4．リン酸塩系鋳型材

リン酸塩系鋳型材は陶材焼付用金合金，Ni-Cr 合金および Co-Cr 合金等の高融点合金鋳造用鋳型として開発されたもので，結合材が第 1 リン酸アンモニウムおよび酸化マグネシウムから成っており，耐火材は石こう系鋳型材と同じシリカである．

1） 組　成

(1) 結合材： 第 1 リン酸アンモニウム（$NH_4H_2PO_4$）と酸化マグネシウム（MgO）が一般的に用いられており，結合材の量は 10～20％ でこの両者の割合は重量比で 7：3 が一般的である．

(2) 耐火材： 石こう系鋳型材では石英やクリストバライトが耐火材として単独で含有されているが，リン酸塩系鋳型材では石英とクリストバライトの両者が混合した形で含有しており，その量は 80～90％ である．

(3) その他の添加剤： 炭素が含有されている製品もある．

このリン酸塩系鋳型材は，通常練和液としてコロイダルシリカの懸濁液（SiO_2 20-30％）が付属液として供給されている．

2） 粒度分布

リン酸塩系鋳型材は先の 表 3-11-3 に示したように，石こう系鋳型材に比べて粒度が粗く，50 μm 以上の粒子群の配合が 50％ 以上を占め，5 μm 以下の微粒子群の配合は 10％ 程度である．このことからリン酸塩系鋳型材を水で練和した場合，石こう系鋳型材に比較して表面あらさが粗く，通気性が良い．しかしながら，このリン酸塩系鋳型材はコロイダルシリカ溶液で練和することが多いので，通気性は水で練和した時より低下し，表面あらさが小さくなり，しかも膨張が大きくなる．

3） 性　質

(1) 硬化反応

リン酸塩系鋳型材の硬化反応は次のように説明されている[9),10)]．

$$NH_4H_2PO_4 + MgO + 6H_2O \rightarrow NH_4MgPO_4 \cdot 6H_2O + H_2O$$

このように反応によって水が生成する．そのため練和当初は練和しにくいが，反応が進むにつれて練和しやすくなる．また，この硬化反応は大量の発熱をともなう．リン酸塩系鋳型材の硬化体を加熱すると，リン酸マグネシウム・6 水塩が脱水され，順次，リン酸マグネシウム 1 水塩（$NH_4Mg\ PO_4 \cdot H_2O$），ピロリン酸マグネシウム（$Mg_2P_2O_7$）およびリン酸マグネシウム $Mg_2(PO_4)_2$

に変化し[11),12),13)]，その途中に多量のアンモニアガスや水蒸気を発生する．このアンモニアガスや水蒸気を十分に発生させるまで加熱を行うことが必要である．もし不十分であればこれらのガスが溶湯との接触時に発生する結果となり，このガスにより鋳肌あれなどの鋳造欠陥を引き起こすことがある[14)]．

（2） 硬化時間

リン酸塩系鋳型材の硬化時間は7～10分で石こう系鋳型材より若干短い．混液比および混水比が大きいほど硬化時間は長くなる．表3-11-8に代表的なリン酸塩系鋳型材の理工学的性質を示した．

（3） 圧縮強さ

リン酸塩系鋳型材の圧縮強さを表3-11-5および表3-11-8に示したが，石こう系鋳型材に比べてぬれ圧縮強さおよび乾燥圧縮強さが2倍～3倍大きい．しかも乾燥するにしたがって圧縮強さが増大する．また，800℃に加熱した時の圧縮強さは加熱前よりむしろ大きくなり，冷却すると低下する．これは混液比および混水比が0.12～0.18と小さいためである．また，水で練和するよりコロイダルシリカ溶液で練和したほうが圧縮強さは大きい．これは鋳型材の空隙をコロイダルシリカによって埋められたためである．このようにリン酸塩系鋳型材の強さは大きいので，リングレス鋳造が可能である．しかし，鋳造体の取り出しは困難で鋳造体の変形を招くことがある．

表3-11-8 リン酸塩系鋳型材の機械的性質 （メーカー値）

商品名	混水比(W/P)(混液比)	硬化時間(分)	硬化時膨張(％)	加熱時膨張(％)	圧縮強さ(焼却後2時間)(MPa)	圧縮強さ(2時間)(MPa)	圧縮強さ(24時間)(MPa)
セラベストG（専用液）	(0.24)	12.0	1.86	1.40	6.0	12.1	12.1
クイック20（専用液）	(0.20)	10.0	1.00	0.84	11.0	22.1	11.0
クイック（専用液）	(0.22)	14.0	1.32	1.13	14.6	13.0	8.6
タイベスト（専用液）	(0.13)	5.0	0.54	0.82	18.6	33.1	33.1
スノーホワイト（水）	0.18	7～8	0.20	0.70	7.8	7.8	19.1
スノーホワイト（専用液）	(0.15)	6～7	0.50	1.30	26.5	26.5	51.0
ユニベストフリー	(0.17)	12.0	1.10	1.20	14.4	9.2	38.7
ユニベストノンプレシャス	(0.17)	12.0	1.30	1.20	20.0	17.7	46.1
パワーキャスト	(0.23)	9.0	0.8	1.0	5.0	—	—
ニューファインベスト	(0.14)	6.0	0.1	0.9	12.3	—	—
ユニベストシルキー	(0.20)	7.5	1.10	1.20	11.8	9.3	23.0
クロムーインベストメント	(0.11)	4～5	0.41	1.09	20.0	—	—
ウイロベスト	(0.15)	5.0	0.70	1.15	15.0	—	—

（4） 膨　張

リン酸塩系鋳型材の硬化時膨張は水で練和した場合0.2～0.5％であり，コロイダルシリカ溶液で練和した場合は0.5～2.2％である．吸水膨張させると，これに0.35～1.2％の増加となる．800℃に加熱した時の加熱時膨張は0.8～1.4％であり，総合膨張値は1.7～3％と非常に大きい．この膨張は混水比，混液比およびコロイダルシリカ溶液の濃度によって異なる．図3-11-10にコロイダルシリカ濃度による膨張曲線を示した．

リン酸塩系鋳型材は寒天印象の中に注入して複模型すなわち，模型併用型鋳型材として使用さ

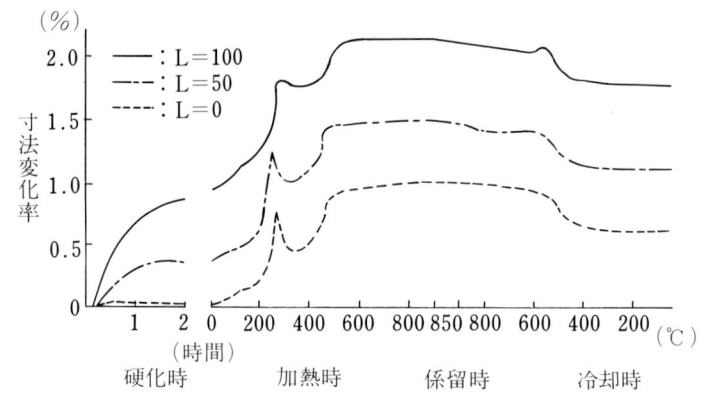

図 3-11-10　コロイダルシリカ濃度と寸法変化

れる．複模型を作製する場合に，寒天ゲル中への鋳型材の注入時期によって硬化時膨張値が著しく異なり，図 3-11-11 に示したように練和開始後なるべく遅く注入したほうが硬化時膨張が大きくなる[15]．これは石こう系鋳型材の吸水膨張効果と同じ現象で硬化直後に寒天から水が補給されるためである．このような注入時期による水和膨張の差は，複模型の寸法変化に大きく影響を生じるので，臨床上重要であるが変形をともなうので注意を要する[16]．

4） 膨張の調整

酸化マグネシウムを含有させると熱膨張が大きくなる．混液比が小さく，コロイダルシリカ溶液の濃度が高いほど，また，水和膨張法による水分を与える時期を硬化直前にすると硬化時，加熱時膨張値が大きくなる．

図 3-11-11　リン酸塩鋳型材の硬化時膨張（寒天印象材中への注入時期の影響について）

5） 通気性

リン酸塩系鋳型材の通気性は石こう系鋳型材に比べて著しく小さく，半分以下である．これは混液比が小さいためとコロイダルシリカ溶液で練和するためである．

6） 耐熱性

リン酸塩系鋳型材は 700°C 加熱によって下記の反応が起こる．

$$2NH_4MgPO_4 \cdot H_2O \rightarrow Mg_2P_2O_7 + 2NH_3 \uparrow + 3H_2O \uparrow$$

$$2NH_4H_2PO_4(未反応物) \rightarrow P_2O_5 + 2NH_3 \uparrow + 3H_2O \uparrow$$

この際アンモニアガスおよび水蒸気が発生するが，加熱による熱分解は 1200°C まで認められず安定している．しかし，鋳型材が完全に加熱されていないと，溶湯が鋳型に注入された時に，

反応が進行して上記のガスを発生させ鋳造欠陥を引き起こすことがあるので，十分時間をかけて鋳型を加熱することが重要である．

7) 取扱い法

硬化時間が比較的短いので，速やかに操作することが必要である．また，混液比および寒天印象材中への注入時期などの操作方法により膨張値が微妙に変化するので，常に定まった方法で操作することが重要である．リン酸塩系鋳型材中の第1リン酸アンモニウムは吸湿しやすいので，密閉した容器で，湿度の低い所に保存し3ヵ月以内に消費し終えることが望ましい．また，コロイダルシリカ溶液についても同様である．

5. その他の鋳造用鋳型材

石こう系鋳型材およびリン酸塩系鋳型材の他に，現在シリカゾル系鋳型材としてエチルシリケート鋳型材や耐火材を従来のシリカに変えてマグネシア(MgO)あるいはカルシヤ(CaO)を使用した鋳型材が近年研究されているので，これらについて若干触れておく．

1) エチルシリケート系鋳型材

エチルシリケート鋳型材は粉末と液から構成され，粉末にはシリカ，石英ガラスおよび酸化マグネシウムが含有されている．液はエチルシリケート，水，アルコール，コロイダルシリカおよび酸性物質より成る．硬化反応は，次のような2段階のステップにより起こる．

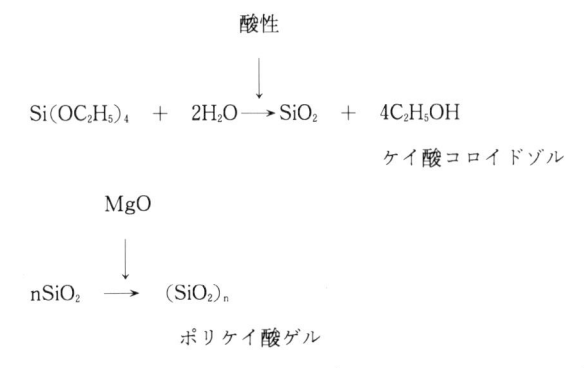

$$Si(OC_2H_5)_4 + 2H_2O \xrightarrow{酸性} SiO_2 + 4C_2H_5OH$$

ケイ酸コロイドゾル

$$nSiO_2 \xrightarrow{MgO} (SiO_2)_n$$

ポリケイ酸ゲル

このようにエチルシリケートの加水分解によりケイ酸ゾルになり，このケイ酸ゾルに酸化マグネシウムを含有したシリカ粉末を加えるとアルカリ性となり，ケイ酸ゾルがポリケイ酸ゲルとなり硬化する．このゲルはまだ軟らかいが168℃以下で乾燥するとアルコールと水分が失われて硬いゲルになる．

硬化時間は10〜30分程度であり，酸化マグネシウムの含有量が多いと早くなる．硬化中にゲルは収縮するが，耐火材，結合材ともシリカであるため熱膨張が大きいが，強さは弱い．しかも微粒子粉末よりなるため，空隙が少なく通気性は石こう系鋳型材より悪い．エチルシリケート鋳

型材は，耐熱性に優れているシリカで構成されているため，高融点合金との焼着現象を起こさず，強度も小さいため，鋳造体の取り出しは容易である．

2） チタン合金用鋳型材

チタン系合金は融点が高いのみでなく，高温で酸素を固溶しやすい性質を有している．そのため，チタン系合金のための鋳型材はチタン合金と高温で反応せず，鋳造精度に優れた鋳造体が得られる鋳型材が要求される．すなわち，鋳型材は熱力学的に安定でしかも鋳造欠陥の少ない鋳造体を得られる耐火材と結合材によらなければならない．チタンの酸化物チタニアより安定な酸化物，特にアルミナ，ジルコニア，カルシアあるいはマグネシアなどを耐火材としたものが主である．

チタン系合金用の鋳型材には表 3-11-9 に示したようなものがある．

a） リン酸塩系鋳型材

従来の高融点合金に使用されるものとほとんど同じである．

b） シリカ・アルミナ系鋳型材

シリカ・アルミナを耐火材としてマグネシア，リン酸塩，コロイダルシリカを結合材とした鋳型材で室温鋳型鋳造が可能といわれている[18]．

c） マグネシア系鋳型材

耐火材にマグネシア MgO を使用し，結合材にはエチルシリケート，シリカゲルや硬化促進剤に重炭酸ソーダを使用した鋳型材で[19),20),21)] 膨張を大きくするため，アルミニウム粉やジルコニウム粉が添加されている[22)]．この鋳型材は高温で安定し，良好なチタン鋳造体が得られる．

d） カルシア系鋳型材

耐火材に電融カルシア CaO を使用し，結合材にはメタノール，アルミナゾルあるいは第 1 リン酸アンモニウムなどを使用した鋳型材で，加熱時膨張を大きくするためジルコニウム粉が添加

表 3-11-9 チタン系合金鋳造用鋳型材

系	商品名	耐火材	結合材	添加剤
リン酸塩系鋳型材	T-インベスト T-インベスト C&B	シリカ	酸化マグネシウム 第 1 リン酸アンモニウム コロイダルシリカ溶液	
シリカ・アルミナ系鋳型材	チタニウムベスト	シリカ アルミナ	酸化マグネシウム 第 1 リン酸アンモニウム コロイダルシリカ溶液	
マグネシア系鋳型材	アサヒベスト チタベスト PS チタベスト PP チタベスト CB セレベスト	マグネシア	重炭酸ソーダ エチルシリケート シリカゾル	アルミニウム粉 （硬化時膨張剤） ジルコニウム粉 （加熱時膨張剤）
カルシア系鋳型材		電解カルシア	メタノールまたは アルミナゾル -------- メタノール 第 1 リン酸アンモン 半水石こう	ジルコニウム粉 （加熱時膨張剤）
ジルコニア系鋳型材		ジルコニア イットリア	水 ジルコニアゾル	カルシア （硬化時膨張剤）

されている．この鋳型材は耐火性に優れ[23)～27)]，純チタンの鋳造に使用されている．しかしカルシア系鋳型材は反応性が高いため，保管や硬化時の反応性に問題点があり，さらに今後の改良が必要である[28)]．

e) ジルコニア系鋳型材

耐火性としてジルコニアやイットリアを使用し，酢酸塩や硝酸塩系の媒液中に超微粒子ジルコニアを20％分散させたコロイド懸濁液のジルコニアゾルを結合材とした鋳型材である．硬化時膨張の増大のためにカルシアが添加されている[29)～33)]．

3) 模型併用鋳型材

インレーやクラウンなどの歯科鋳造修復物は形成された窩洞や支台歯を印象材によって印象採得し，これに石こう等の模型材を注入して，模型を作製する．この模型上でインレーワックス等を用いてろう型を作り，このろう型を模型より抜き取って埋没し鋳造体を作製する．

しかしながら，金属床，クラスプおよびバーなどは模型よりろう型を抜き取るとき変形をきたす．そこで石こう原模型をもう一度印象材で印象を採り鋳型材を注入してもう一つ模型を作製する．この模型を複模型という．このようにして作製された複模型上でろう型を作製して抜き取らずに，それをそのまま複模型作製のため使用した同じ鋳型材で埋没して鋳造体を作製する方法がある．このように模型と鋳型材の両方に使用されるので，鋳型材は模型材としての性質に加えて耐熱性や加熱膨張性など鋳型材としての性質を有していなければならない．このような鋳型材を模型併用鋳型材という．

模型併用鋳型材には，α石こうを結合材とする石こう系鋳型材とリン酸塩を結合材とするリン酸塩系鋳型材の2種類がある．一般的に模型併用鋳型材は通常の鋳型材より，結合材の量を多くして，強さを与えているのが特長である．また，複模型として使用する場合と鋳型材として使用する場合で混水比が異なる．複模型としての混水比は鋳型材より小さくして使用するのが一般的である．

複印象用の印象材として，ラバーベース印象材また寒天印象材が用いられるが，後者が多く用いられている．寒天印象材は，印象材の項で説明したように模型材の硬化時膨張に影響を与えるので，模型併用鋳型材を注入する時期に注意して，変形が起こらないようにすることが必要である．

[参考文献]

1) 長谷川二郎：歯科鋳造学．54～70，医歯薬出版（東京），1978．
2) O'Brien, W. J., and Ryge, G.: An Outline of Dental Materials and Their Selection. Saunders, Co. (Philadelphia), 259-268, 1978.
3) 吉田隆一ほか：埋没材をテストする．DE, (101), 17～28, 1992．
4) 歯科理工学会編：歯科理工学．医歯薬出版（東京），314～327, 1971．

5) 太田克子：各種鋳型材の熱間性状について（第1報）．愛院大歯誌, 8(4), 53～59, 1971.
6) Phillips, R. W.: Skinner's science of dental materials (7th ed) 449. W. B. Saunders Co. (Philadelphia), 1973.
7) 田崎洋子：石こう埋没材の熱的挙動（第1報）．歯理工誌, 20(50), 63～68, 1979.
8) 竹内正敏：埋没材の通気性に関する研究（第2報）．歯材器誌, 36(1), 11～16, 1979.
9) Allan, F. C. et al.: Reaction of cobalt-chromium castin alloy with investment. J. Dent. Res., 45(5), 1516～1528, 1966.
10) Nieman, R., et al.: Setting and thermal reactions of phosphate investment. J. Dent. Res., 59(9), 1478～1485, 1980.
11) 鈴木暎ほか：リン酸塩系埋没材の熱的挙動について．歯材器誌, 37(3), 309～321, 1980.
12) 武田昭二ほか：リン酸塩系埋没材の加熱変化について．歯科医学, 42(4), 429～436, 1979.
13) 鈴木　暎ほか：リン酸塩系埋没材の高温X線解析について．歯材器誌, 36(4), 535～548, 1980.
14) 福井壽男：鋳造用コバルト・クロム合金とリン酸塩系鋳型材との界面反応に関する研究．愛院大歯誌, 12(1), 31～51, 1974.
15) 太田克子：寒天印象材中におけるリン酸塩系埋没材の硬化時膨張について．愛院大歯誌, 11(4), 1～13, 1974.
16) 澤田武仁：コロイダルシリカ溶液で練和したリン酸塩系埋没材の硬化機序ならびに水和膨張について．歯材器誌, 32(1), 6～16, 1975.
17) 土居　寿ほか：NiTi系合金の歯科鋳造に関する研究（第7報）添加元素によるNiTiCu合金の耐食性の改良．歯材器, 6(特9)：158～159, 1987.
18) Greener, E. H. et al.: Dental castability of Ti and Ti-6Al-4V, J. Dent. Res., 65 (Special Issue)：301～307, 1986.
19) 德永邦博：マグネシアクリンカーを基材とする歯科鋳造用埋没材の研究．歯材器誌, 34(3)：205～220, 1977.
20) 中村雅彦ほか：チタン鋳造用マグネシア系鋳型材に関する研究—Al粉による鋳型の硬化時膨張の促進—．歯材器, 2(6)：783～790, 1983.
21) 都賀谷紀宏ほか：チタン合金の歯科鋳造に関する研究（第4報）．歯材器, 38(3)：460～467, 1981.
22) 都賀谷紀宏ほか：チタン鋳造用マグネシア系鋳型材に関する研究—添加Zn粉の酸化膨張による鋳造体の適合性の改善—．歯材器, 4(4)：344～349, 1985.
23) 宮崎　隆ほか：カルシア（CaO）の歯科用鋳型材への適用に関する基礎的研究．歯材器, 6(3)：334～339, 1987.
24) 宮崎　隆ほか：カルシア（CaO）の歯科用鋳型材への適用に関する基礎的研究．歯材器, 6(4)：437～440, 1987.
25) 宮崎　隆ほか：カルシア系鋳型材を用いたチタン鋳造に関する研究．歯材器, 6(4)：437～440, 1987.
26) 宮崎　隆ほか：カルシア系鋳型材を用いたチタン鋳造に関する研究（第2報）．鋳型の保存法及び鋳造体の適合性の改善．歯材器, 6(5)：633～638, 1987.
27) 宮崎　隆ほか：カルシア系鋳型材を用いたチタン鋳造に関する研究（第3報）．鋳型材の粒度配合が鋳造体表面性状に及ぼす影響．歯材器, 7(5)：736～740, 1988.
28) 西村文夫：カルシアの水和反応時にみられる硬化膨張の炭酸ガス制御法に関する研究．歯材器, 8(4)：559～566, 1989.
29) 亘理文夫ほか：チタンと酸化物耐熱材間の高温反応性に関する研究．歯材器, 7(2)：290～301, 1988.
30) 亘理文夫ほか：ジルコニア基—正リン酸塩系埋没材の試作．歯材器, 6(4)：551～554, 1987.
31) 亘理文夫ほか：新しく開発したジルコニア基鋳型材によるチタン床の鋳造．歯材器, 7(5)：792～800, 1988.
32) 亘理文夫ほか：ジルコニア基埋没材特性のカルシア添加量依存性．歯材器, 9(5)：734～740, 1990.
33) 西村文夫：ジルコニア基埋没材による中・小型チタン鋳造体の鋳造精度と鋳造収縮率．歯材器, 9(6)：850～857, 1990.

第12章
陶　材

　歯科用陶材は人工歯，陶材溶着金属冠，陶材インレー，オールセラミッククラウン，ラミネートベニアなどに用いられており，一般にポーセレンと総称されている．これらのものは基本的組成は同じものであるが，人工歯以外は歯科医や技工士が技工室で各個に焼成して作製するものである．

　歯科用陶材は，1774年 A. Duchâteau の陶製の義歯床への応用に始まるといわれているが，全体を成形して焼成するため焼成収縮による不適合が問題であった．この解決策として，1804年 D. Chemant は陶歯を一本ずつ焼成するという現在の人工歯を考案した．そして，1825年には S. W. Stockton により陶歯製造が工業化された．陶材冠の作製は1886年に C. H. Land によって考案されたことに始まるといわれている．

　一方，金属に陶材を溶着する技術は古代エジプトのツタンカーメンの黄金像にも見られ，日本では工芸品の七宝焼などもこれらに類似した技術の例である．歯科界で最初にこの技術が用いられたのは，1887年に Land が陶材ジャケット冠の製作中にプラチナ箔にポーセレンが溶着してしまい，両者の間に親和性のある結合が生じているのを発見した時といわれている．その後しばらくは技術的問題および材料的問題のため，この研究は進展しなかったが，1950年代に入ると多面的にわたる研究により発展し，例えば，1956年 J. F. Jhonston は金合金による陶材溶着金属冠を作製し，1962年には M. Weinstein らが溶着用金合金の使用特許を確保し一般的普及をみた[1),2)]．1963年には J. W. McLean と T. H. Hughes がアルミナス陶材を開発し，さらに1976年には薄い錫層を白金表面にメッキして，これにアルミナス陶材を強固に溶着するというツインフォイルテクニックに成功した．これが後の金属箔溶着陶材冠（フォイルテクニック）の基本となった[2)]．

　真空焼成法の導入によって陶材強度と審美性が著しく向上したが，1980年代にはいると，より高度な審美性への要求からオールセラミッククラウンに関する研究がさかんとなり，1983年 R. B. Sozio は強化アルミナセラミックスでコーピングするセレストアシステムを開発した[3),4)]．また，接着性セメントの性質向上とも相まってポーセレンラミネートの技法も行われるようになった．さらに，築盛焼成を行わず，鋳造法で陶材冠を作製するというキャスタブルセラミックスも市販されるようになってきた[5),6)]．

　このようなポーセレンは，硬さがエナメル質と同程度であり，耐摩耗性に富むという優れた機械的性質を有しているが，耐衝撃性が小さくもろいという欠点も有している．しかし，耐久性，

生物学的安全性，組織親和性にすぐれており，さらに審美性修復材料として今後さらに普及していくものと考えられる．

1. 組　成

歯科用陶材は焼成温度によって高溶融陶材 1,300〜1,400℃，中溶融陶材 1,100〜1,250℃，低溶融陶材 900〜1,100℃ の3種類に分類される．これらの陶材の原料は，基本的には，長石 80〜90%，石英 10〜15%，カオリン 0〜5%，顔料，フラックスから成っている．これら原料の比率と焼成温度を変えることによって種々の陶材を作成することができる．日常用いられている陶器の主成分はカオリンであるが，歯科用陶材は透明性を高くするため，カオリンを 5% 以下にし長石の量を多くしてある．

天然の長石は，カリ長石（$K_2O \cdot Al_2O_3 \cdot 6SiO_2$）とソーダ長石（$Na_2O \cdot Al_2O_3 \cdot 6SiO_2$）の混合物である．これを加熱すると 1100℃ 付近から溶けはじめ 1300℃ 以上では完全に融解し，粘稠性のガラス状になる．一般にカリ長石に比べソーダ長石が多くなると融点は低くなる．

長石のみでは焼成時の形状が不安定であり，強さも小さいので石英（SiO_2）が加えてある．石英の量が増加すると機械的強さが増大する一方，不透明性となる．長石の中に，石英を入れるかわりに多量のアルミナ（Al_2O_3）を入れたのがアルミナスポーセレンであり，強さがより大きくなる[7]．

カオリン（$Al_2O_3 \cdot 2SiO_2 \cdot 2H_2O$）は陶土と呼ばれる一種の粘土で，可塑性をもたせ成形を容易にする．しかし，透明性が著しく減少するため，カオリンの添加は 5% 以下にしてある．また，着色には種々の金属酸化物が用いられている．例えば，Co-Al 系酸化物（青色），V-Sn 系酸化物（黄色），Fe-Cr 系酸化物（茶色），Mn-Al 系酸化物（赤色），Sn-Ni 系酸化物（灰色）などが何種類か混合されており，単独で用いられることはない[34]．

さらに，中溶融，低溶融陶材には焼成温度を下げるために，炭酸ナトリウム，炭酸カルシウム，炭酸カリウム，ホウ砂などをフラックスとして加えてある．しかし，最近ガラスの網目構造の中に，水酸基が組み込まれた水和ガラスを用いた低溶陶材が市販されている．水酸基によりガラス転移温度が下げられるため，アルカリ金属やホウ素などを加える必要がなく，このため，化学的性質の劣化もなく，機械的性質の向上と熱膨張係数の増加がもたらされている．歯科用陶材はこれらの原料を一度融解してガラス状のフリットにし，粉砕したものである．表3-12-1は金属溶着冠用陶材の組成[8]を示したものである．メーカー，使用部位により，各々特徴的な組成となっており，表層の陶材になるに従い，透明性が高くなるよう工夫されている．

オペーク色陶材はチタン，ジルコニウム，スズ，インジウムの酸化物を含んでおり，金属とよく結合することや，金属色を遮蔽し，歯冠色の基礎となるように色彩的な工夫がなされており，焼成温度は 950〜1,000℃ とボディ陶材よりも 100℃ 程度高くなっている．表からはいずれも SiO_2-Al_2O_3-K_2O-Na_2O 系が主成分になっていることがわかり，その本質はリューサイト（$K_2O \cdot Al_2O_3 \cdot 4SiO_2$）を含むガラス—結晶複合体である[9]．リューサイトはきわめて大きな熱膨張係数を

表 3-12-1 金属溶着冠用陶材の組成[8]

商品名	成分	SiO_2	Al_2O_3	K_2O	Na_2O	CaO	SnO_2	In_2O_3	他
ユニボンド	オペーク	54.0	8.9	8.9	6.1	5.3	9.8	1.0	TiO_2 1.0
	ボディ	61.0	11.8	10.7	8.0	2.0	0.0	0.7	
	インサイザル	62.0	12.0	10.3	7.9	2.0	0.0	0.7	
	トランスパレント	62.0	12.0	10.1	7.4	2.0	0.0	0.7	
セラ8	オペーク	37.1	9.0	5.2	10.4	0.1	5.3	0.0	ZrO_2 27.0
	デンチン	57.5	14.1	8.8	14.4	0.1	0.5	0.8	
	エナメル	52.9	12.6	8.9	13.8	0.1	0.1	0.7	
	トランスパレント	51.6	12.5	8.5	14.4	0.1	0.1	0.8	
ビタ VMK68	オペーク	52.5	17.0	8.7	7.3	1.2	0.2	0.7	TiO_2 27.9
	デンチン	60.4	15.1	9.2	5.9	1.3	0.0	1.0	
	エナメル	62.6	15.6	9.5	6.2	1.3	0.0	1.1	
	インサイザル	61.2	15.2	9.4	5.8	1.4	0.0	1.1	

もつことから,ガラス中の析出量が少量でも全体の膨張係数を飛躍的に増大させることができる.

ガラスの熱膨張係数は $7～8×10^{-6}/℃$ であるが,製造工程で行われる熱処理によって析出するリューサイトは $20×10^{-6}/℃$ ときわめて大きな熱膨張係数をもち,ガラス中でのリューサイトの析出量が少量でも全体の熱膨張係数を $11.5～13.5×10^{-6}/℃$ と約2倍に増大させることができる.熱処理条件はメーカーにより異なるが,700～1,000℃で30分～2時間加熱される[27].また,リューサイトは屈折率が1.47でマトリックスガラスとほぼ同じ屈折率であるため,その析出により透明性を減少させることは少ない.さらに,強度向上を目的としてリューサイトを多量に析出させた商品(IPS エンプレス,オプテック HSP)も市販されている[28].

2. 焼　成

人工歯以外のものを技法により分類すると以下のようになる.

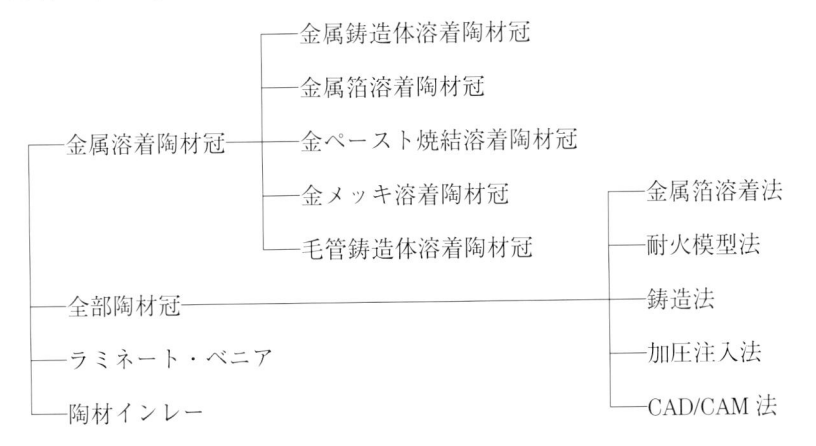

```
                ┌─ 金属鋳造体溶着陶材冠
                ├─ 金属箔溶着陶材冠
                ├─ 金ペースト焼結溶着陶材冠      ┌─ 金属箔溶着法
  ┌─ 金属溶着陶材冠 ─┼─ 金メッキ溶着陶材冠          ├─ 耐火模型法
  │             └─ 毛管鋳造体溶着陶材冠          ├─ 鋳造法
──┼─ 全部陶材冠 ───────────────────────────── ┼─ 加圧注入法
  ├─ ラミネート・ベニア                        └─ CAD/CAM 法
  └─ 陶材インレー
```

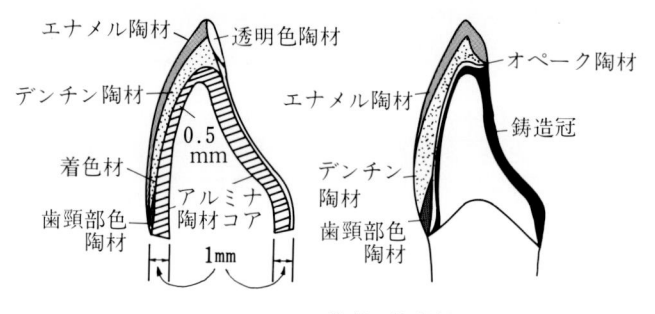

図3-12-1　陶材の築盛例

　陶材冠を作る場合は模型の上に白金かパラジウム箔を圧接してマトリックスを作る．陶材粉末を水で練和しペースト状にして，このマトリックスにスパチュラで築盛する．陶材溶着冠の場合は合金フレームに築盛する．色彩，透明度によってオペーク，デンチン，エナメル，インサイザルなどに分類された陶材を用い，図 3-12-1 に示すように各部位に盛り上げる．

　この際，焼成時の収縮を小さくし，強さや審美性を向上させるため振動を与え余剰の水を吸い取ったりしてできるだけ密に粉末粒子を築盛する．これをコンデンスという．このコンデンスは陶材粉末の粒度分布との関係が大きく，商品により，またオペーク用，デンチン用などの用途によってもコンデンスの最適条件が異なる．特にオペークは細かい粒子が多いため，薄い均一層にコンデンスすることに熟練を要する．ゆえに，ペイントタイプのもの，コンデンスが不必要なもの，また光重合硬化を応用したものなどが，現在では市販されている．

　焼成は通常，焼成物から気泡を抜くため，真空中で行われる．真空焼成すると透明度が増すため，不透明になりやすい石英やカオリンの量を増加することができ，着色も容易となるため，強くて審美性のよい焼成体を得ることができる．しかし，微妙な色彩，光沢を与えるために，仕上時には大気中焼成が行なわれる．

3. 人工歯用陶材

　義歯用の人工歯として，高溶融または中溶融陶材を焼成した陶歯が広く使用されている．前歯用の陶歯は義歯床(通常はアクリリックレジン)にしっかり固定するように金メッキされたニッケル製ピンが陶歯の中に焼き固めてある．ピンを用いず，基部表面にアンダーカットを設けて固定する方法のものもある．臼歯の場合は，下部中心に有孔アンダーカットを設けて固定される．

　陶歯を製造するには陶材に有機物と水を混ぜ，取扱いやすいペースト状混合物とし，型にこの混合物を注入して成形する．この際，収縮を考慮して20％程度大きく型が作られている．型は一般には青銅製の割型であり，色彩的に天然歯に近いように数層に分けて，色や透明度の異なる陶材を組み合わせて成形する．

　焼成は先に述べたように真空焼成により気泡の発生をおさえ，機械的性質および外観に優れた陶歯が製造されている．

4. 金属溶着冠用陶材

陶材自体は焼成後の化学安定性，耐摩耗性，審美性に優れているなどいくつかの長所があるが，一方では引張強さ，せん断強さ，衝撃強さに劣るという欠点を合わせ持っている．この欠点を補う手段としてあらかじめ作製した合金フレームに陶材を溶着し，両材料の利点を生かして作製する金属溶着陶材冠がある．メタルボンドと通称されている．これにより陶材は補強され脆性による破損が軽減される．このためには合金と陶材が強固に結合している必要があり，そのため合金と陶材のそれぞれに工夫がなされている．

1) 金属溶着冠用陶材の組成

溶着用陶材の組成的な特徴は，先に述べたように金属との結合をよくするために SnO_2 や In_2O_3 などが添加されていることである．また，熱膨張係数を大きくし，合金と同程度に近づけるために K_2O, Na_2O などのアルカリ金属の量が従来の人工歯用陶材に比べてかなり多くなっている．合金の熱膨張係数は通常，陶材の 2～3 倍であるため，合金の熱膨張係数を小さくし，陶材の熱膨張係数を大きくする必要がある．しかし，陶材にアルカリ金属の量を増加しすぎると，化学的耐食性が低下するので注意を要する．

このように金属溶着冠用陶材の熱膨張はきわめて重要であり，単に熱膨張係数ということだけではなく，各温度での熱膨張係数を表した熱膨張曲線で合金との熱膨張挙動の違いを考慮する必要がある．すなわち，合金の熱膨張曲線は直線的であり，急冷あるいは徐冷によっても熱膨張曲線はほとんど変わらない．しかし，陶材は一般的には直線的ではなく，次の二つのタイプに分類することができる．室温から転移点まではほぼ直線的に膨張していくタイプ，転移点付近で大きくへこみを生じるタイプがある[34]．

金属溶着冠用陶材にはオペーク，ボディー，エナメル，トランスルーセントなどのほかアドオンポーセレン，グレージングパウダー，ステインといったものが用意されている．グレージングパウダーやステインはリューサイト結晶が含まれていないガラスであるため，熱膨張係数は歯冠色陶材の約半分程度しかない．このため，グレージングパウダーやステインを厚く築盛すると剝離や亀裂を生じることがあるため，最小限の使用にとどめるべきである[34]．

また，築盛時に各層の築盛量が容易に見分けられるように，有機着色材が添加されている．一般的にはオペークは無色，ボディーはピンク色，エナメルは青色というように色分けされている．有機着色材は 500℃ 以下で十分に焼却し，カーボン残留のないものが使用される．

金属溶着冠用陶材は特に貴金属用あるいは非貴金属用と区別しては市販されていないが，適用可能な合金を例示している場合が多い．これは先に述べたように，熱膨張曲線が不適合な場合，また Ag を多く含む合金で変色（黄変）が生じる場合があるためである．チタン用だけは，専用の陶材が市販されている．これは，チタンの熱膨張係数が $8.8×10^{-6}/℃$ と比較的小さいこと，高

温加熱によって酸化が著しいため低温での焼成をする必要があることなど，従来の金属溶着冠用陶材では達成困難な必要条件があるためである[27]．オペークを焼成する前に，専用ボンディング材を焼成することにより良好な結合力を得るシステムも市販されている．

2) 陶材溶着冠用合金と溶着機構

陶材溶着冠用合金は，金・白金・パラジウム系合金と表3-12-3に示すパラジウム基合金を主体とする貴金属系合金と，表3-12-4に示すニッケル・クロム系合金とコバルトクロム系合金を主体とする非貴金属系合金とに大別される．
これらの合金の所要性質としては，

(1) 陶材の焼成温度以上の固相点を有する．
(2) 弾性係数，弾性限度が大きい．
(3) 熱膨張係数が陶材と同程度である．（$13.5 \sim 14.5 \times 10^{-6}/℃$）
(4) 陶材とよく結合する．

ことがあげられる．例えば，金・白金・パラジウム系合金の主成分は金であるが，合金の固相点を高くし，熱膨張係数を小さくしかも強くするため，白金とパラジウムが加えられている．銅は焼成中に CuO を生成して，その結合面で陶材を着色するため，この系の合金には添加されていない．また，陶材との結合性をよくするためにスズ，インジウムが貴金属系合金には添加してある．陶材中にも，表3-12-1に示したように SnO_2, In_2O_3 が添加されており，このスズとインジウムが結合に大きく寄与しているといわれている[13),14)]．

しかし，最近超低溶陶材を溶着可能にした，表3-12-2に示した低溶融の白金・金合金が市販されている．デグノームとデュセラゴールド DG/VO 8 は溶融温度が900から1000℃であるため，石こう系クリストバライト鋳型材の使用が可能である．この種の合金はカラーラHをのぞき，Pdを含まず，Ptを8〜9％含み，Cuを3〜7.5％含んでいる．従来の陶材溶着冠用白金・金合金では，Cuを含まないことが組成的な特徴であったが，この種の合金では融解温度を下げるためと機械的性質の向上のため敢えてCuが添加されていると考えられる．また，Inは陶材との結合に寄与するだけではなく，融解温度を下げるためにも効果があるため，従来の陶材溶着冠用白金・金合金よりも多量のInが添加されている．

パラジウム基合金はセミプレシャスと呼ばれており，Au-Pd系，Au-Pd-Ag系，Pd-Cu系，

表3-12-2 超低溶陶材溶着冠用白金・金合金（wt％）

商品名 成分	Au	Pd	Ag	Pt	Zn	In	Cu	他
カラーラ H	75	7	15.5	0.5	2			
デグノーム	74		9.2	9	2	1.5	4.4	Ir 0.1
デュセラゴールド DG/VO 8	70		13	9.4	2	1.9	3	
ポントール LFC	69		12	9.4	1.8	1.5	6	
マインボンド EH	70		13	8.5	0.6		7.5	

表 3-12-3 陶材溶着冠用パラジウム基合金[34]の組成（wt%）

分類	商品名	Au	Pt	Pd	Ag	Cu	In	Ga	他
Au―Pd系	KIK 40	40		47			9		1
	オリンピア	51.5		38.5			9		1
	KIK 20	10	10	50					Ni 28, 他 2
	スーパーメタル N-40	44		43	0.5		9		3.5
Au―Pd―Ag系	ハラボンドⅡ	39	1	35	19				Ir 0.1, 他 5.9
	E-E	50		25	19	4			1
	カメオゴールド	53		27	16	2			2
	スーパーメタル S-40	37	3	39	12			5	4
Pd―Cu系	オーロラ			81.9		8		7	3.1
	ボンドオン 4	1	1	79.7		5		6	7.3
	スーパーメタル P-N	2		78	0.5		8.5	10	1.0
	アルバボンド E	1.6		78		11	7.5		1.9
Pd―Ag系	バイロン			55	36				Sn 5, 他 4
	ジェルスター			60	28	6			6
	E-U			59	33		5		3
	アルバボンド			60.5	28		7		4.5
他	PTM 88			88				8	Co 4
	KIK ウイング			81		6			Sb 9, 他 4

表 3-12-4 陶材溶着冠用ニッケル・クロム系合金の組成[12] （wt%）

商品名	Ni	Cr	Mo	Si	Al	Be	Nb	Mg	他
ビクトリーⅡ	65.0	22.9	7.8	3.0	―	―	―	0.6	Co
ウイロン 77	63.4	22.4	8.1	0.6	―	―	3.3	0.5	Fe
ネイジウム	75.6	12.5	3.3	2.2	1.8	―	3.6	0.7	
バイオボンド C&B	78.5	11.6	3.0	1.4	―	―	2.8	―	Sn
タイコン	70.8	17.3	4.9	0.3	1.4	0.6	―	0.2	Mn
ユニメタル	79.1	12.5	4.7	―	1.2	2.1	―	0.2	
ウルトラテック	81.1	12.4	2.4	―	1.1	2.0	―	0.2	Co

Pd-Ag系，その他の Pd 系合金などに分類される．添加元素は金―白金―パラジウム系合金とほぼ同じものが添加されているが，Pd-Cu 系には Ga なども添加されている．Ga は，Pd が多いほど融点が高いため，融点を下げ，流動性を向上させるために添加されている．また，Cu の添加も融点を下げ機械的性質を向上させるが，多いと CuO が生成されるため，陶材の色調を黒変させるという問題がある[34]．Au-Pd-Ag 系，Pd-Ag 系合金にはコスト低下とろう付け性向上のため Ag が 10～30％含有されている．しかし，Ag が多いと陶材を黄変させるという問題がある．Sn および In は結合強さの向上に効果がある．

ニッケル・クロム系合金の場合は，貴金属系合金に比べて比重が 1/2，弾性係数は 2～2.5 倍，材料価格は 1/5 という利点があり，陶材溶着冠用合金としての使用が増加している．しかし，鋳造精度が劣るという欠点を有しているため注意を要する．この合金と陶材との結合に寄与するのは合金成分元素の酸化物層であるといわれており，図 3-12-2 に示すようにベリリウムの微量添加により，この酸化層の生成が大きく制御され陶材との結合強さが増強する[15),16)]．ベリリウムの添

焼成前

焼成後

|← 10μm　　　　　　　　　　　　　　　|← 10μm

ネイジウム　　　　　　　　　　　　　　ユニメタル

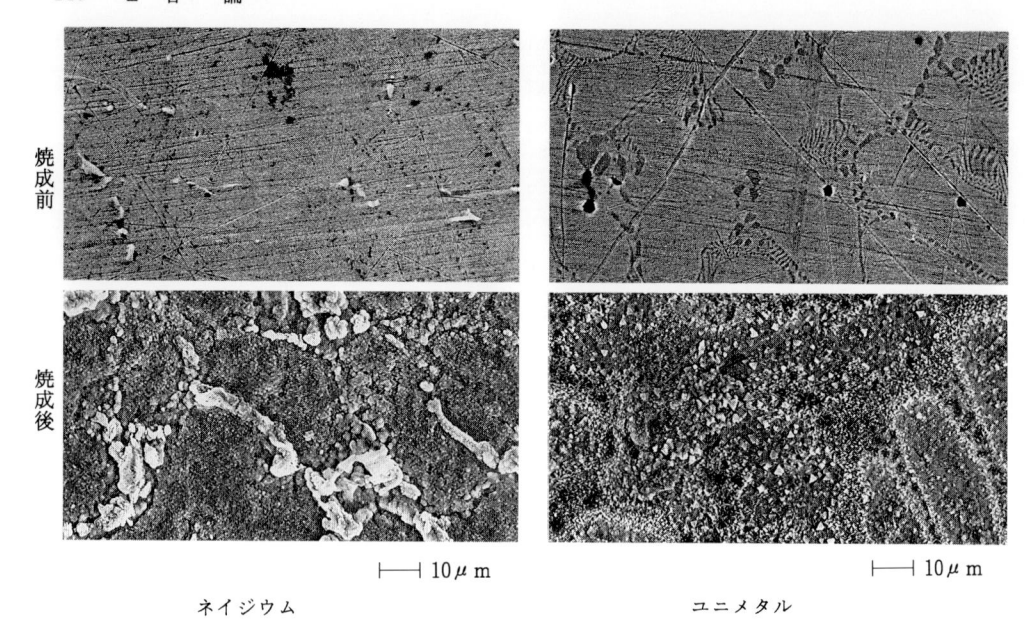

図 3-12-2　陶材溶着冠用ニッケル・クロム系合金の酸化皮膜

加はその他にも鋳造性の向上と，結晶粒の微細化にも有効であるが[17]，その毒性を考慮して，日本ではこれを含有する合金製造は規制されている．また，モリブデンの添加は熱膨張係数の低下に効果がある．

どの合金を選択するかは種々の因子を考慮する必要があるが，機械的性質としては非貴金属系合金が最も優れている．しかし，技工操作や咬合調整などは容易ではない．また，貴金属系合金では陶材焼成時に変形するものがある．また，ろう付け性も考慮する必要がある．たとえば，パラジウム基合金では，ろう付けをしない場合は Au-Pd 系または Pd-Cu 系合金，ろう付けをする場合は Au-Pd-Ag 系が適当である．

5.　金属箔溶着陶材冠

1976年，McLean はツインホイルテクニックを開発した．これは金属材料費と人件費の節約，金属カラーによる審美性の障害を除去し，セメント合着時の金属と陶材との境界に生ずる応力を軽減する目的で，0.025mm の白金箔を二重に圧接し，外側の箔はスズメッキして酸化皮膜をつくり，陶材との結合強化とマイクロクラックの発生を防ぎ内側の箔は装着時に除去してセメントの応力の減少を図るというものである．この方法の延長線上にあるのが現在の金属箔溶着陶材冠であり，金属箔を多層の合板にして金属の節約とメタルホイルコーピングの剛体化を図り，従来の金属溶着陶材冠の技法で焼成が出来るように改良したものである．本法は，金属箔の圧接，流ろう，結合材の溶着，オペーク材の焼成，歯冠色陶材の焼成の順で行われる[32]．本法の特徴である金属箔は Au, Pt, Pd 他の金属の割合を変えた4層構造のプリーツスカートのような折り目のついたものである．1枚の厚みは 40〜50μm であるが，通常はこの箔を3枚重ねて用い，圧接後加

熱によってAuは流れてろうの役割をし，メタルフォイルコーピングの剛体化に役立っている[24].

この金属箔溶着用陶材は基本的には金属溶着冠用陶材と同じ物が用いられている．ただし，中心部のコアは機械的強度が必要となるため，アルミナス陶材が用いられる．アルミナス陶材は石英の代わりにアルミナが多量に含まれているが，アルミナの粒子は石英に比べて弾性係数，降伏値とも大きいためひび割れの発達を阻止するうえにさらに有効である．また，アルミナは焼成中に変態せず，石英のような不連続な熱膨張係数の変化がないことも焼成体の強さの向上に貢献している．しかし，アルミナは屈折率が母材のガラスとかなり異なるため透明度は低くなる．ゆえに，アルミナス陶材はコアとしての用途にしか使用できない．

6. 全部陶材冠

金属溶着陶材冠は不自然な歯頸部色や不透明なボデー色という欠点を有しており，これを改善して深みのある自然な色調を得るには，金属を用いない全部陶材冠（オールセラミッククラウン）とすることが一つの解決策である．この全部陶材冠は陶材だけで構成されている冠であり，製作技法により，金属箔溶着法，耐火模型法，鋳造法，加圧注入法，CAD/CAM法の5つに分類される．全部陶材冠は審美的に優れることはいうまでもないが，機械的強度は金属溶着陶材冠に比較して劣り[31]，ブリッジには適用困難であるなどの問題があったが，破壊靱性の機械的強さの向上は著しく（表3-12-5），いずれ陶材修復の主流となっていくものと考えられる．

表3-12-5 オールセラミックスクラウン・コア用陶材の機械的性質[35]〜[37]

商品名	製造	組成および強化法	成型法	2軸曲強さ MPa	破壊靱性 MPa·m$^{1/2}$	弾性係数 GPa
Vitadur N	Vita	アルミナ分散	箔成形	110	1.75〜2.05	118
Dicor	Dentsply	マイカ分散	鋳造	152	1.31	70
OCC	オリンパス	マイカ・βスポジウメン分散	鋳造	220〜300	2.5〜3.0	53
Mark II	Vita	長石系	CAD/CAM	84〜86	1.07〜1.26	69〜74
Dicor MGC	Dentsply	マイカ分散	CAD/CAM	110	1.39〜1.62	73.5
Finesse All Ceramic	Dentsply	リューサイト分散	加圧成形	94〜130	1.23	70
IPS Empress	Ivoclar	リューサイト分散	加圧成形	93〜145	1.27〜1.74	67〜70
IPS Empress 2	Ivoclar	リチウム・二ケイ酸分散	加圧成形	204〜400	2.74〜3.3	96
In-Ceram Alumina	Vita	多孔質アルミナ＋ガラス浸潤	耐火模型法または CAD/CAM	264〜530	4.61〜6.01	251〜315
In-Ceram Zirconia	Vita	多孔質アルミナ・ジルコニア＋ガラス浸潤	耐火模型法または CAD/CAM	526〜800	6.13	250
Procera All Ceram	Nobel Biocare	アルミナ高密度焼結	CAD/CAM	472〜687	3.84〜4.48	370〜420
Cercon	Degussa	ジルコニア高密度焼結	CAD/CAM	900〜1200	9〜10	200〜220

1) 金属箔溶着法用陶材

金属箔溶着法では，まず支台歯に白金またはパラジウム箔を圧接し，マトリックスを作成する．このマトリックス上にコア用陶材を築盛焼成し，さらに変態と色を考慮して陶材を築盛焼成していく．最終焼成が完了した後，マトリックスを除去し，陶材だけからなる全部陶材冠が完成する．マトリックスを除去するという操作を除けば，先に述べた金属箔溶着陶材冠と基本的に同じであり，陶材もコアにはアルミナス陶材が用いられる．この手法によるものが最初の全部陶材冠であり，従来はポーセレンジャケットクラウンと呼ばれていた．しかし，箔圧接時の技術差により適合精度が支配され，また強度的にも劣ることから現在では用いられることは少ない．

2) 耐火模型法用陶材

耐火模型法は，箔を用いず耐火模型上で直接，築盛焼成する技法である．陶材は金属箔溶着陶材冠用と基本的に同じであり，陶材もコアにはアルミナス陶材が用いられる．例えば，セレストアではエポキシ歯型にアルミナス陶材を射出成型し，焼成後このコア上で歯冠色陶材を築盛焼成する．ハイセラムではリン酸塩系耐火模型上でアルミナス陶材をコアとして築盛し，焼成後コアは石こう歯型にもどして歯冠色陶材を築盛焼成する．インセラムは特殊石こう模型上でアルミナス陶材を築盛焼成し，その後低融ガラス粉末を塗布焼成してコア内の空隙を少なくして強度を向上させるという手法である．

3) 鋳造法用陶材

キャスタブルセラミックスと呼ばれ，一般的な鋳造クラウンを製作する技法と同様に，ワックス原型を鋳型に埋没し，ワックスを脱ろうあるいは加熱焼却後，ガラスを電気焼却あるいは，トーチで溶融し，鋳造してクラウンを製作するセラミックである．

製品としては，ダイコア，クリスタセラム，OCC，セラパールがある[28]．これらは鋳造後に，セラミングと呼ばれる加熱処理を行い，ガラス中に結晶を析出させ，強度向上がはかれる．セラミングにより，ダイコアではマイカ（雲母）の結晶が析出し，クリスタセラムではリン酸カルシウム系の結晶，OCC ではマイカ系結晶（$NaMg_3(Si_3AlO_{10})F_2$）および β-スポジウメン（$Li_2O \cdot Al_2O_3 \cdot 4SiO_2$），セラパールではハイドロキシアパタイトが析出する．

4) 加圧注入法用陶材

鋳造ではなく，加熱により軟化した陶材インゴットを，鋳型に加圧注入（約5気圧）するという方式である．エンプレスはこの方法を用いており，セラミング操作はなく，ガラスインゴット中にすでにリューサイト結晶を溶着用よりも多量に析出させてある[30]．

5) CAD/CAM 法用陶材

スキャナーにより支台歯模型の3次元形状を測定し，コンピューターで形状をデジタル化して画面上で補綴物の最終形状を決定したあと，すべてのデータを電話回線で製作所に送信し，CAD/CAM により工業的にフレームが作製される方式である．プロセラという商品があり，転送されたデータを元に高純度アルミナ圧縮物から機械研削されたあと，高密度に焼結したアルミナフレームが焼成される．フレームは各依頼者のもとに郵送され，専用陶材を用いて最終的に仕上げられる[36]．

7. ラミネートベニア陶材

ポーセレンラミネートベニア法とは厚さ0.5から0.8 mmの薄いシェル状の陶材を接着材を介

してエナメル質の範囲内で削除された歯面に接着するものである．この方法の最も大きな目的は健全な歯質をできるだけ削除することなく審美性を回復することである．このためテトラサイクリンなどによる変色歯に応用する場合は，マスキング材（オペーカー）と呼ばれるものや，マージンポーセレンを薄く焼成して変色歯の色調を遮蔽し，その上に歯冠色陶材を築盛する[33]．箔を用いず耐火模型上で直接，築盛焼成するため，良好な適合性が得られる．強度不足が最大の欠点であったが，接着性レジンセメントの進歩に伴い，臨床応用が可能となった．ラミネートベニア専用陶材がシステム化されて市販されているが，基本的には金属溶着冠用陶材と同じである．金属溶着冠用陶材としてだけでなく，ラミネートベニア用材としても応用可能であると表示されているものが多い．

8. 性　質

陶材は表3-12-6に示すように歯質と同程度の機械的，物理的性質を有している．例えば，圧縮強さが強く，審美性，組織親和性，耐摩耗性も良好である．しかしながら引張応力，せん断応力，衝撃力に対しては弱いという欠点を有している．陶材の機械的性質はその組成，表面の傷，内部組織に関係が深く，焼成によって生じた間隙や気泡によっても変化する．また焼成温度も強さに大きく影響し，完全にガラス化しないと焼結が不十分なために弱い．しかし過熱するとコアがマトリックスに過剰に溶解し，透明度は増すが，強さも審美性も低下してしまう．各陶材に最適なコアとマトリックスの比率が定まっていて，その際にもっとも強い性質のものとなる[22]．

表 3-12-6　陶材と歯質の性質[5],[20],[21]

性　質	金属溶着冠用陶材	人工歯用陶材	アルミナス陶材	キャスタブルセラミックス（ダイコア）	エナメル質	象牙質
圧縮強さ（MPa）	590～990	690～990	990～1180	828	270～400	240～350
曲げ強さ（MPa）	60～100	70～110	140	152	10	51
硬さ（HK）	400～500	400～500	540	362	300～400	50～98
熱膨張係数（$\times 10^{-6}$/℃）	14～16	6～8	6～8	7.2	12	8
熱伝導率（cal/m.s.℃）	0.2	0.2	0.3～0.5	6.4	0.47	0.19
比　重	2.3	2.4	2.9	2.7	3.0	2.2
光透過率（％）2mm板	60	50	5	56	48	—

陶材は組織親和性に優れ，口腔液により変化したという報告はないが，ナトリウム，カリウムが比較的多量に含まれるので，酸性溶液よりもアルカリ性溶液のほうが，それらのアルカリイオンが溶解するため，溶解性が大きいと報告されている[23]．

[参考文献]

1) 保母須弥也：金属とポーセレンの溶着．歯界展望，29(6)，1137～1145，1967．
2) 筒井英明：金属焼付ポーセレンについて．医材研報，5，1～11，1971．
3) B. A. Josephson : A Compressive strength study of an all-ceramic crown. J. Prosthet. Dent, 53 (3), 301～303, 1985.

4) 八川昌人：セレストアクラウン―臨床に応用した16ヶ月を追跡して―. QDT, 10(7), 49～58, 1985.
5) 住井俊夫：ガラス，セラミックス鋳造物の歯科への応用. DE, 65, 32～36, 1983.
6) 田村勝美：アパタイト質キャスタブルセラミックスの組成と物質. 歯科技工, 13(12), 1455～1458, 1985.
7) J. W. McLean : The alumina reinforced porcelain jacket crown. J. Am. Dent. Assoc., 75, 621～628, 1967.
8) Okamoto et al. : Physical properties and color analysis of dental porcelain. Dent. Mat. J., 3(2), 148～162, 1984.
9) 星川 武：歯科用セラミックスの現状と最近の発展. ファインセラミックス, 6(4), 163～169, 1985.
10) 青木秀希：歯冠修復材料，新しい歯科材料. 第10章, CMC 出版(東京), 130～136, 1984.
11) 長山克也：金属焼付ポーセレンに関する研究――陶材焼付用金合金の表面が焼付界面に及ぼす影響――. 歯材器誌, 38, 359～389, 1981.
12) 堀部 隆ほか：陶材焼付用およびクラウン=ブリッジ用ノンプレシャス合金の組成分析. DE, 68, 31～35, 1984.
13) 塩川延洋ほか：金属と陶材の焼付機構研究の現状と問題点. 新潟歯学会誌, 14(2), 1～11, 1984.
14) 三浦維四ほか：陶材と金属の結合理論. DE, 30, 36～40, 1974.
15) 磯村通和：陶材溶着用 Ni-Cr 系合金の酸化傾向について――主成分および添加元素の影響――. 愛院大歯誌, 21(4), 615～630, 1983.
16) 河村勝之ほか：陶材焼付用非貴金属合金の表面解析. 歯材器, 4(4), 315～333, 1985.
17) 太田 守ほか：焼付用金属の分類. 補綴臨床別冊, 金属焼付ポーセレン, 医歯薬出版(東京), 40～51, 1976.
18) 小田 豊ほか：メタルボンド界面の気泡と強度. DE, 64, 33～38, 1983.
19) 野口八九重：金属焼付ポーセレンの表面処理. 補綴臨床別冊, 金属焼付ポーセレン, 医歯薬出版(東京), 25～29, 1976.
20) 桑山則彦：陶材, 歯科理工学2. 医歯薬出版(東京), 185～193, 1982.
21) 渡辺 明ほか：生体材料としての人工歯冠の展望3. QE, 4(2), 91～100, 1985.
22) 三浦維四ほか：スキンナー歯科材料学. 医歯薬出版(東京), 494～520, 1974.
23) 高見沢信：金属焼付用エナメル色陶材の溶解性に関する基礎的研究. 歯材器, 2(5), 586～593, 1983.
24) 森脇 豊：陶材, 歯科ジャーナル, 34(4), 435-444, 1991.
25) G. Cobien：材料学アトラス4. 陶歯, QDT, 15, 1654-1656, 1990.
26) 新谷明喜ほか：市販ポーセレン，キャスタブルセラミックスを評価する, QDT, 17, 828-854, 1992.
27) 坂 清子：材料学アトラス10. ポーセレン, QDT, 17, 348-356, 1992.
28) 山下 敦, 今井 誠：ポーセレンの強度, 歯科技工別冊オールセラミックレストレーション, 33-40, 1991.
29) 飯島 浩ほか：オリンパスキャスタブルセラミックス（OCC）システムの現況, 歯科技工, 20(1), 69-75, 1992.
30) 吉田周平：ニューセラミックテクノロジー―IPS EMPRESS の特徴と使用方法, 歯科技工, 20(3), 263-283, 1992.
31) B. A. Josephson et al : A compressive strength study of complete ceramic crowns, Part II, J. Prosthet. Dent. 65(3). 385-391, 1991.
32) 山下 敦ほか：金属箔焼付ポーセレン・クラウンの臨床とその補綴学的位置, QDT 別冊デンタル・ファイン・セラミックスの現況を探る, 27-35, 1986.
33) 岩田健男：ポーセレン・ラミネートベニア法, QDT 別冊デンタル・ファイン・セラミックスの現況を探る, 45-51, 1986.
34) 坂 清子：Q&A セラモメタル・サイエンス, 医歯薬出版（東京）, 6-27 および 74-85, 1989.
35) R. R. Seghi, I. L. Denry, S. F. Rosenstiel：Relative fracture toughness and hardness of new dental ceramics, J. Prosth. Dent. 74：145-150, 1995.
36) M. Andersson, M. E. Razzoog, A. Oden, E. A. Hegenbarth, B. R. Lang : PROCERA : A new way to achieve an all-ceramic crown, Quintessence Int. 29：285-296, 1998.
37) W. C. Wagner, T. M. Chu : Biaxial flexural strength and indentation fracture toughness of three new dental core ceramics, J. Prosth. Dent. 76：140-144, 1996.

第13章
覆髄材,裏層材,根管充塡材

1. 覆髄材,裏層材

覆髄や裏層は,覆とうや裏装とも呼ばれている.本来歯髄は,エナメル質や象牙質によって保護されているが,う蝕や窩洞形成などにより,これらの保護層が消失したり,または薄くなると,適当な材料によって歯髄を保護する必要がある.したがってこれらの材料は,歯髄を保護する目的や,歯質の欠損を補修するために使用されるが,具体的には以下のようにまとめられる[1),2)].

(1) 化学的刺激の遮断
(2) 熱的刺激遮断
(3) 薬理的効果(鎮静,殺菌,第2象牙質形成)
(4) 象牙質の代替層をつくり,抵抗形態や保持形態を付与,または覆髄部や断髄部周辺の補強や構築

1) 種 類

主として薬理的効果を期待することを覆髄,歯髄への物理化学的刺激の遮断や窩洞に保持・抵抗・便宜形態を付与することを裏層と呼んでいる.しかし,両者をかね備えた材料も開発,市販されているので,材料面からの覆髄材と裏層材の区別は明確ではない[3)].藤井ら[2)]は別の視点から,図3-13-1に示すように窩洞内面に薄い被膜をつくり,修復材の化学的刺激遮断の目的で,ときに覆髄的な意味を持つものをライニング材,窩洞内に一定の厚みを持って使用され,覆髄や,裏層の目的で使用されるものをベース材と呼ぶことを提案している.本編ではそれに基づいて説明するがその分類は以下のとおりである.

1. ライニング材
   (1) 樹脂系ライナー
   (2) 水酸化カルシウム系ライナー
   (3) リン酸亜鉛セメント ┐
   (4) カルボキシレートセメント ├ 歯科用セメント
   (5) グラスポリアルケノエートセメント ┘

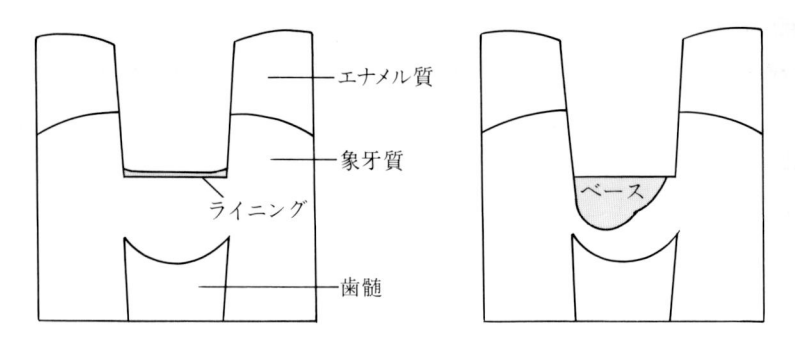

図 3-13-1 ライニング材とベース材

エナメル質
象牙質
ライニング
歯髄
ベース

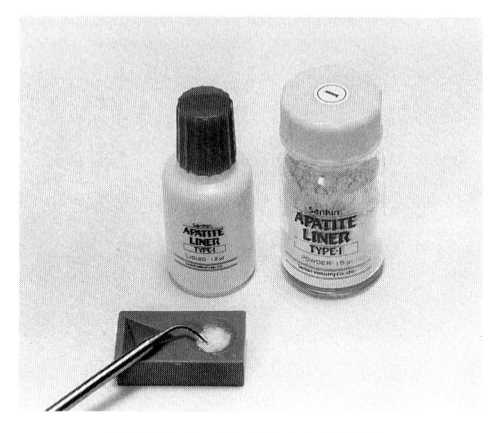

図 3-13-2 アパタイト系材料
（アパタイトライナー）

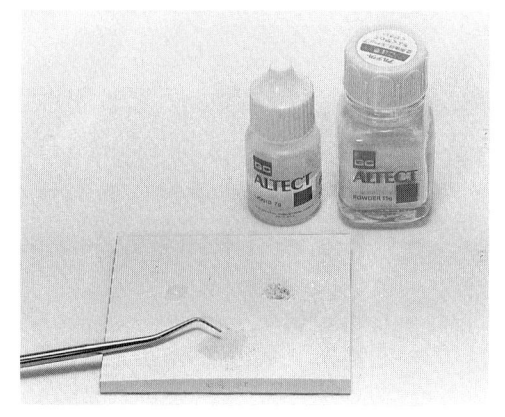

図 3-13-3 アルミン酸セメント
（アルテクト）

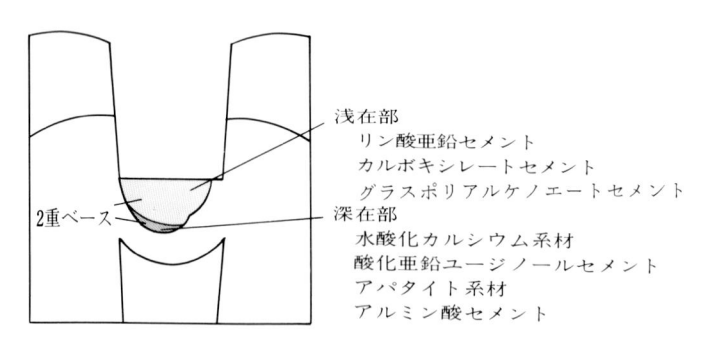

図 3-13-4 2重ベース

2重ベース
浅在部
　リン酸亜鉛セメント
　カルボキシレートセメント
　グラスポリアルケノエートセメント
深在部
　水酸化カルシウム系材
　酸化亜鉛ユージノールセメント
　アパタイト系材料
　アルミン酸セメント

(6) 接着性ライナー
(7) アパタイト系材料
(8) アルミン酸セメント

2．ベース材
(1) 水酸化カルシウム系ベース材

(2) 酸化亜鉛ユージノールセメント ┐
(3) リン酸亜鉛セメント   │
(4) カルボキシレートセメント   ├ 歯科用セメント
(5) グラスポリアルケノエートセメント ┘
(6) アパタイト系材料
(7) アルミン酸セメント

　各セメント類は，その使われ方によってライニング材，ベース材に分類される．この他に近年，アパタイト系材料やアルミン酸セメントなどの新しいライニング・ベース両用の材料も市販されている[4]．（図3-13-2, 3-13-3）

　また，窩底部の構築のため，ベース材を深在部と浅在部の2種類を使用し，深在部には，酸化亜鉛ユージノールセメントや水酸化カルシウム系材などの薬効的なベース材を使用することがある[5),6)]（図3-13-4）．この場合，深在部をサブベースといって区別する分類があり，上記の分類以外に，①バーニッシュ，②ライナー，③サブベース，④ベースと分類されることがある[7]．

2) 性　質

(1) 樹脂系ライナー

　一般にキャビティバーニッシュ，バーニッシュと呼ばれている．

　コーパル，ロジンのような天然樹脂あるいは合成樹脂を，アセトン，クロロホルム，エーテルなどの有機溶媒に溶かしたものである[8),9)]．これらの樹脂はレジンのモノマーによって溶解するため，レジン修復への利用は不適当である[2]が，アマルガム充填の際に利用すると，辺縁漏洩をふせぐという報告がある[8),9)]．商品としてはコーパライト，キャビティシーラーなどが市販されている．（図3-13-5）

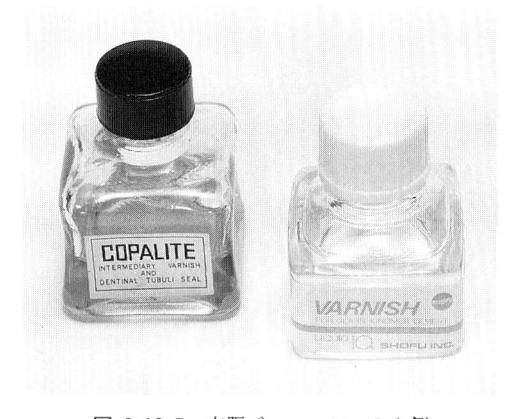

図3-13-5　市販バーニッシュの1例

(2) 水酸化カルシウム系ライナー

　水酸化カルシウム，酸化亜鉛をメチルセルロースやレジンなどの天然樹脂か合成樹脂の溶液に懸濁させたものである[8),9)]．有機溶媒を使用しているものは，被膜は速やかに形成するが，多少刺激がある[2]．商品としてハイポキャル，ハイドロキシリンなどが市販されている．

(3) 接着性ライナー

　現在市販されている商品の成分は明らかにされていないが，ほとんどが芳香族モノカルボン酸誘導体やカルボキシル基を有した高分子系ライナーであると考えられ，歯質に対し強い接着力が

ありきわめて薄い被膜をつくる[10)～13)]．商品として，パナグラフスーパーライナー，パルフィークライナーなどが市販されている．

(4) 歯科用セメント

取扱方法や詳細な説明は，第Ⅲ編，第5章 歯科用セメント の項に述べられている．

現在ライニングやベースにはリン酸亜鉛セメント，カルボキシレートセメント，グラスポリアルケノエートセメントなどが利用されている．粉液比を変えて使用されることが多いが，これらのセメントとアルミン酸セメント，酸化亜鉛ユージノールセメントなどの材料の標準粉液比での機械的性質を表 3-13-1 に示す．リン酸亜鉛セメントは圧縮強さは大きいが，硬化時間が比較的長く，歯質と接着しない．また，リン酸による歯髄刺激が問題となる．カルボキシレートセメントは圧縮強さがリン酸亜鉛セメントに比較して劣るが，硬化時間が比較的短く，歯質との接着性に優れている．グラスポリアルケノエートセメントは圧縮強さが大きく，歯質との接着性を有するが，最終的な硬化には長時間必要であり，練和後30分における圧縮強さは，24時間後の1/2以下[15)]で

表 3-13-1 ライニングやベースとして使用するセメントの性質

商品名	硬化時間 （分・秒）	圧縮強さ （24時間後，MPa）	象牙質との接着強さ （MPa）
リン酸亜鉛セメント			
プロテクトセメント	7.20	147.0	—
リブェリート	7.00	140.0	—
ハイボンドジンクセメント	8.00	142.0	0.8
カルボキシレートセメント			
リブカーボ	6.15	79.4	2.9
ハイボンドカルボセメント	7.00	76.0	4.8
ハイボンドカルボプラス	5.00	78.0	—
グラスポリアルケノエートセメント			
フジⅠ	4.30	207.0	4.6
ハイボンドグラスアイオノマーC	5.00	185.0	2.5
ハイボンドグラスアイオノマーF	4.00	226.0	2.3
ライニングセメント	4.00	73.5	6.5
ハイボンドライナー	4.00	64.0	2.5
デンチンセメント	3.45	184.0	4.0
ベースセメント	4.00	225.0	2.3
サービカルセメント	2.30	184.3	2.2
フジリュート	5.15	144.0	14.1
フジアイオノマータイプⅡLC	光照射 20 秒	213.7	6.8
フジライニングLC	光照射 30 秒	128.0	6.0
ビトラボンド	光照射 30 秒	82.4	12.3
アルミン酸セメント			
アルテクト	4.00	40.2	—
酸化亜鉛ユージノールセメント			
ネオダイン*	6.30	7.6	—
ハイユージノールセメント	5.00	8.9	—
その他			
ダイカル*	4.00	2.5	—
アパタイトライナータイプⅡ	1.20	77.0	—

各メーカー公示値と* 藤沢ら (1974)[14)]

第13章 覆髄材，裏層材，根管充填材

ある（図3-13-6）．また，エックス線造影性を有しない．そのため，硬化時間を促進させ，エックス線造影性を有したライニング専用セメント（図3-13-7）やベース専用セメント（図3-13-8）がグラスポリアルケノエートセメントをもとに開発，市販されている[16]．近年，レジン成分を配合したセメントが各種開発・市販された．光重合型のセメントはグラスポリアルケノエートセメントの欠点を補うように光照射により初期硬化するため，照射直後より圧縮強さが大きい．

酸化亜鉛ユージノールセメントや次項に述べる水酸化カルシウム系ベース材は，圧縮強さが小さいので，咬合圧や充填圧の影響を受けない部位に使用される．したがって直接のベースとして使用せず，覆髄の目的で使用されることが多い．

これらのセメントの熱伝導率は$2.2 \sim 3.98 \times 10^{-4} cal/sec/cm^2$[17],[18]と小さく，熱の遮断材としても優れている．しかし，レジン修復の際に前処置液として用いられるリン酸への溶解性は図 3-13-

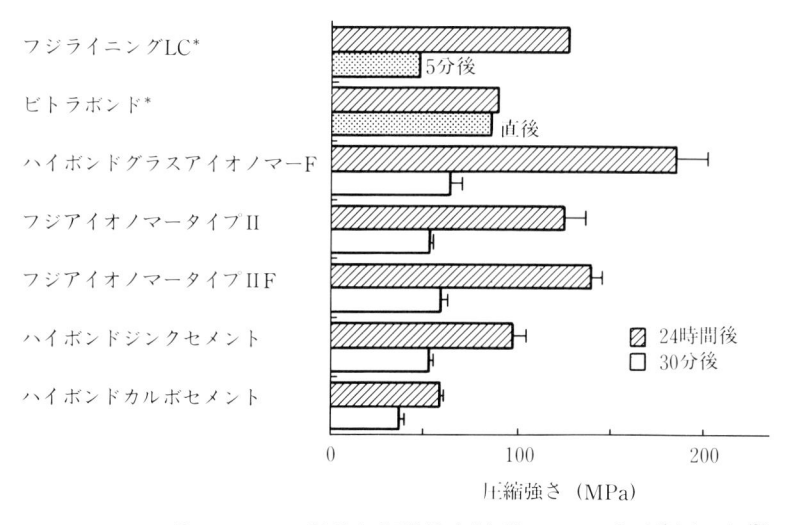

図3-13-6 各種セメントの圧縮強さ（標準粉液比）（各メーカー公示値＊と田辺[15]）

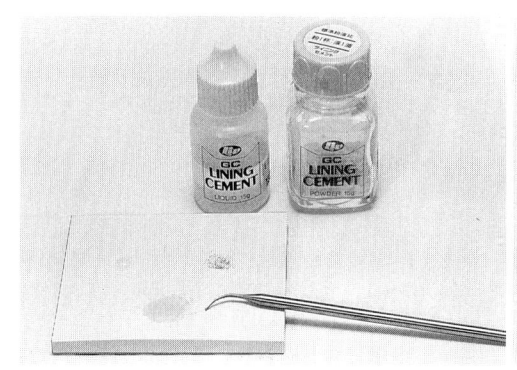

図3-13-7 ライニング専用セメント（ライニングセメント）

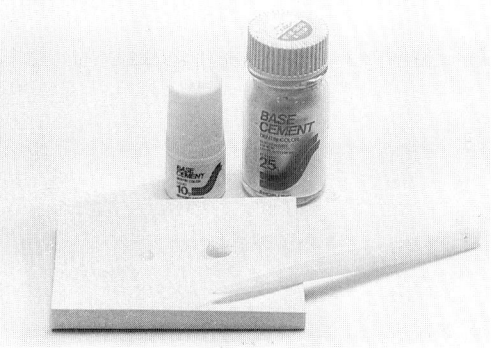

図3-13-8 ベース専用セメント（ベースセメント）

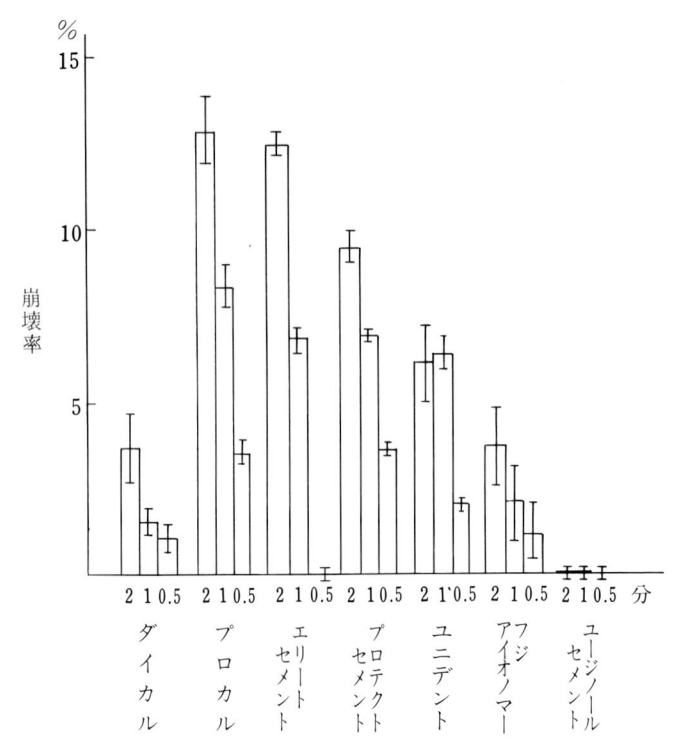

図 3-13-9　50%リン酸溶液に対する裏層・覆髄材の崩壊率[19]

9[19]に示したように，商品によりかなり異なり，しかも溶解性が大きいものもあるので注意を要する．

(5) 水酸化カルシウム系ベース材

先に述べたように，この材料は，圧縮強さは大きくないが，覆髄材としての薬効が期待できる．この材料の組成の1例としてダイカル(図 3-13-10)の組成[3]を表 3-13-2 に示す．

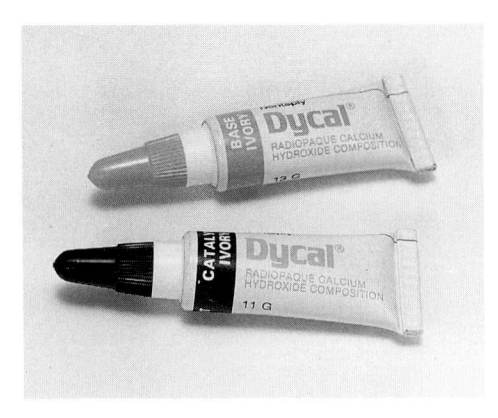

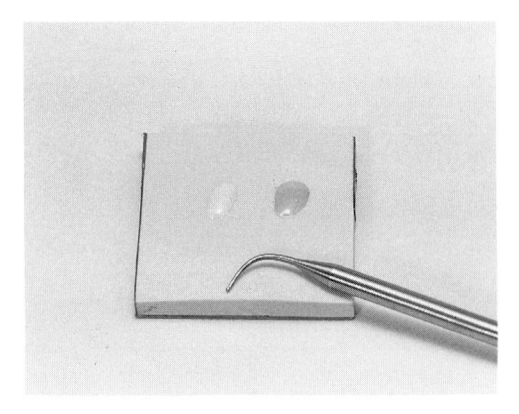

図 3-13-10　ダイカルと専用アプリケーター

表 3-13-2　ダイカルの組成（wt％）

〈ベース〉		〈キャタリスト〉	
酸化チタン	45.1	水酸化カルシウム	51.0
タングステン酸カルシウム	15.2	酸化亜鉛	9.23
水酸化カルシウム	0.6	ステアリン酸亜鉛	0.29
グリコールサルシレート	39.1	エチルトルエンスルファミド	34.48（wt ％）

ダイカルはグリコールサルシレート（サリチル酸のグリコールエステル）と水酸化カルシウムとのキレート結合によって硬化し[3]，湿度，温度が高いと硬化が速い[6]．その他の商品として，カルビタール（図3-13-11），プロカル，ライフなど数多くの製品が市販されている．この中で，メチルセルロースを含む製品は酸化亜鉛ユージノールセメントにより硬化が阻害されるので併用できない[5]．

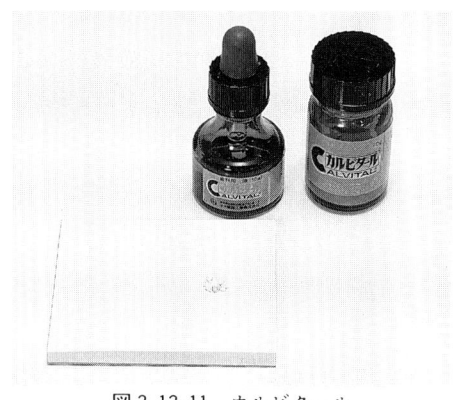

図 3-13-11　カルビタール

2．根管充填材

根管充填材とは抜髄後あるいは感染根管治療後の根管腔を埋める材料をさす．死腔のない根管の充填と，根尖孔の封鎖が歯牙や歯周組織の創傷や病巣の治癒に必要なことである[20),21)]．

1）種　類

過去には紙や木材を充填材として使用したこともあったが[20)]，現在使用されている根管充填材は，固形であるか糊剤であるかによって以下のように2種に大別されている[22)]．

(1) 固形根管充填材

　　ガッタパーチャ系
　　金属系
　　樹脂系

(2) 糊剤根管充填材

　a．硬化性根管充填材

　　酸化亜鉛ユージノール系
　　樹脂系

　b．非硬化性根管充填材

　　ホルマリン系
　　ヨードホルム系
　　水酸化カルシウム系

アパタイト系

糊剤根管充填材の種類は多く,商品も多様である.なかには水酸化カルシウムとヨードホルムの薬効を併せもつ商品もある.実際の使用には固形根管充填材のガッタパーチャポイントと糊剤根管充填材の酸化亜鉛ユージノール系充填材を併用し使用されることが多い.固形根管充填材のみでは,根管壁に密着した充填や,根管側枝の充填は難しいので,単独で使用されない[23),24),25)].近年屈曲した根管にも適合しやすいポリプロピレン製ポイントも市販されている.

2) 性 質

(1) ガッタパーチャ系充填材(図 3-13-12)

現在広く利用されている充填材の一つである.その組成は各市販品によって特徴はあるが,概略は以下の通りである[26)].

表 3-13-3

ガッタパーチャ	10.3〜20.1
酸化亜鉛	56.7〜82.2
重金属硫酸塩	4.7〜22.9
ワックス・レジン	0.5〜 3.3(wt%)

ガッタパーチャはイソプレンの重合体であり,クロロホルムなどの有機溶媒に溶解し,40℃以上の熱によって軟化し可塑性を増す[26)].重金属硫酸塩はエックス線造影材として添加され,ワックス・レジンは可塑材として添加されている.酸化亜鉛とガッタパーチャの量は相反関係にあり,酸化亜鉛の量が増加すると,弾性係数は上昇するが,伸び,引張強さは減少する[26)].市販ガッタパーチャポイントの機械的性質を表 3-13-4 に示す.操作性の面からは,破断時の応力や伸び率,破断までの総エネルギー(じん性)が大きい方が優れている[27)].また,ガッタパーチャポイントの組織親和性は良好であるが,体内のマクロファージにより,わずかに異物として認められ貪

表 3-13-4 ♯40 ガッタパーチャポイントの引張試験成績[27)]

会 社 名	弾性率(MPa)	耐 力 点		最大荷重時(破断面)		じん性(N・mm)
		応 力(MPa)	伸び率(%)	応 力(MPa)	伸び率(%)	
ジッペラー	36.0± 2.2	3.92±2.06	11.4±5.6	16.9±5.8	631.0± 25.3	104.5± 6.5
ピアス	45.6±10.7	3.53±2.45	9.0±5.9	9.1±0.9	43.0± 22.2	9.1± 2.5
ピーディー	47.6± 3.8	2.06±0.29	5.3±0.8	17.4±3.9	517.7±163.9	93.3±33.5
メルファー	53.8± 7.1	5.00±2.65	9.7±4.6	18.7±1.1	686.7± 41.7	123.4±10.4
カー	47.5± 9.7	4.41±2.25	10.4±4.4	13.2±2.8	489.2±209.0	71.1±31.5
而至	45.4± 0.7	3.43±2.25	8.8±4.8	9.6±0.6	36.2± 7.5	4.6± 1.0

平均±標準偏差

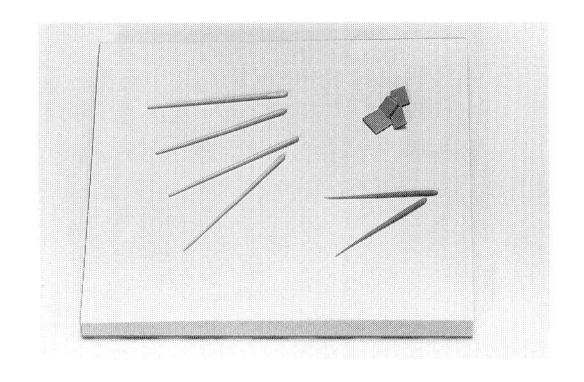

第13章　覆髄材，裏層材，根管充填材　253

ガッタパーチャ｜ガッタパーチャ
ポイント　　　｜プレート
　　　　　　　｜
　　　　　　　｜アクセサリー
　　　　　　　｜ポイント

糊剤根管充填材(キャナルス)の
　　液　｜　粉末
　　　────
　　　練和体
　　　　と
　　ガッタパーチャ
　　　ポイント

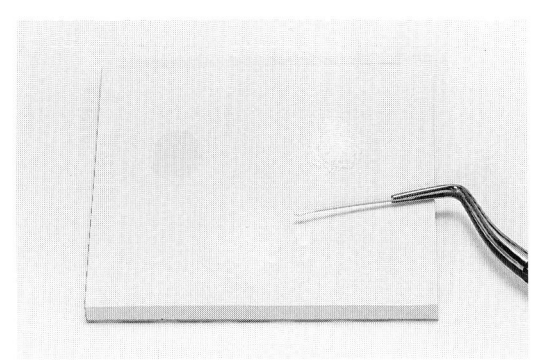

図 3-13-12　ガッタパーチャポイント

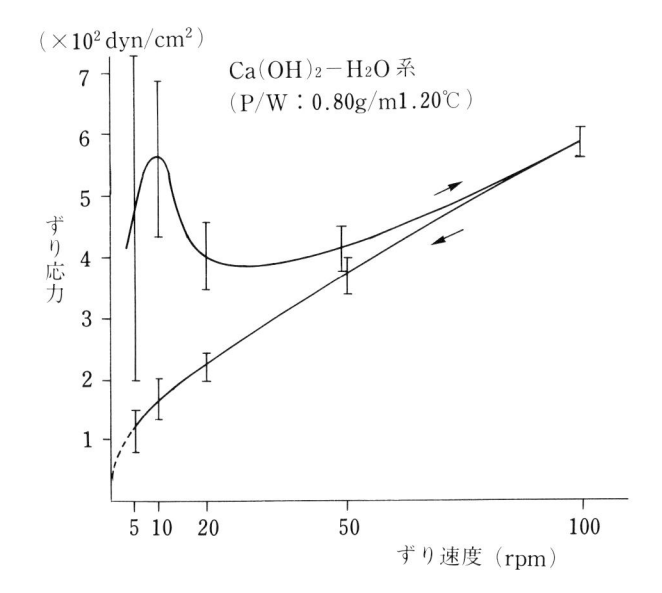

$Ca(OH)_2-H_2O$ 系
(P/W：0.80g/m1.20℃)

ずり応力 ($\times 10^2$ dyn/cm^2)
ずり速度 (rpm)

図 3-13-13　水酸化カルシウム系材の流動特性[29]

食されるという報告[28]がある．

（2） 酸化亜鉛ユージノール系充填材

次項で述べる水酸化カルシウム系材と同じく，このような糊剤根管充填材は充填時の加圧状態では流れがよく，圧を除去すると流れにくくなるというチクソトロピーを有する[29),30)]（図3-13-13）．このため根管外に糊剤を押し出すことが多いため注意を要し，またユージノールは組織刺激性があり，歯周組織に悪影響を及ぼすことが知られている[31),32)]．**酸化亜鉛ユージノール系充填材**の1例としてキャナルス（図3-13-14）の組成を表3-13-5に示す．

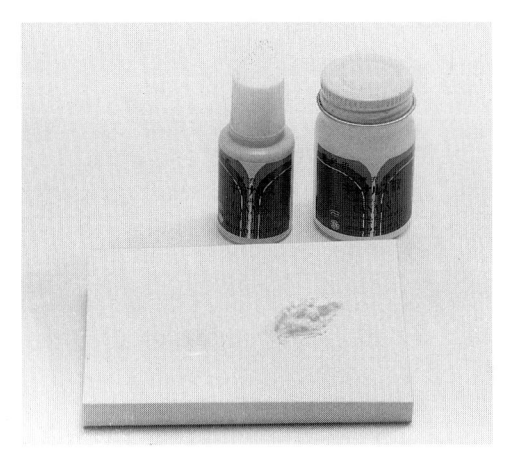

図 3-13-14 キャナルス

表 3-13-5 キャナルスの組成

〈粉末〉	酸化亜鉛	40	〈液〉	ちょうじ油	83
	ロジン	30		落花生油	17
	硫酸バリウム	15			(wt%)
	次炭酸ビスマス	15			（メーカー公示）

キャナルスの硬化時間は約20分であり[33)]，ガッタパーチャポイントを併用するとポイントの届かない側枝にも充填可能という報告[34)]がある．

（3） 水酸化カルシウム系充填材

この材料は水酸化カルシウムの薬効によって積極的に根尖孔を封鎖しようとするものである[35)]．1例としてビタペックス（図3-13-15）の組成を表3-13-6に示す．

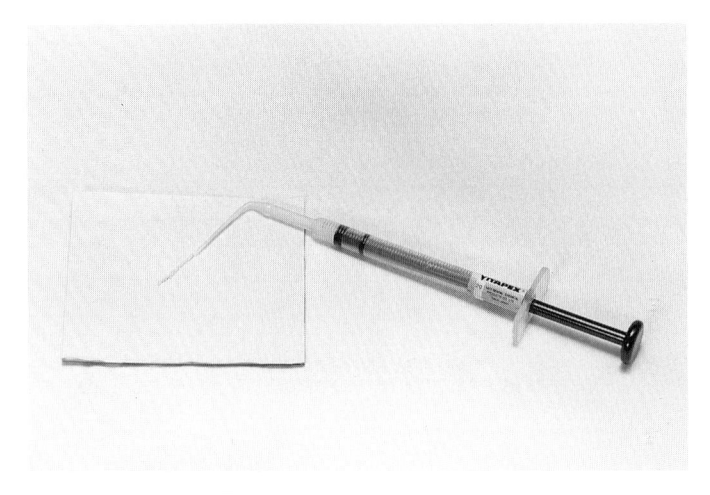

図 3-13-15 ビタペックス

表 3-13-6　ビタペックスの組成（wt%）

ヨードホルム	40.4
水酸化カルシウム	30.3
シリコーンオイル	22.4
その他	6.9

（メーカー公示）

ビタペックスはヨードホルムの薬効も併せもち，その乳歯に充填された場合，歯根の吸収とともに吸収されると報告[36]されている．

また最近市販されているアパタイト系充填材のアパタイトルートシーラー（図 3-13-16）も，水酸化カルシウム系充填材と同じく積極的に根尖孔を封鎖しようとするものである．

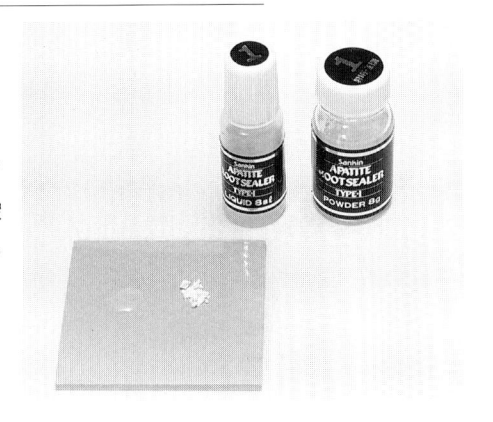

図 3-13-16　アパタイトルートシーラー

[参考文献]

1) 原　学郎：保存修復学．愛知学院大学，75-77，1982．
2) 藤井弁次ほか：裏層．而至歯科工業（東京），1-40，1983．
3) 富岡健太郎：裏装（層），覆髄（罩）用材料．新しい歯科材料，CMC（東京），182-186，1984．
4) 長谷川二郎：話題の器材，生体組織との親和性にすぐれたα-TCP．デンタルダイヤ，12(4)，164-167，1987．
5) Going Robert E.: Clinical Dentistry revised ed., Happer & Row (Philadelphia), Vol 4, Chap 20, Intermediary Bases and Liners, 1981.
6) Marzouk M. A. et al.: Operative Dentistry Modern Theory and Practice 1st ed., Ishiyaku Euro America Inc. (St. Louis), 259-274, 1985.
7) 渡邊富士夫ほか編：保存修復学第2版．医歯薬出版（東京），106-110，1985．
8) 三浦維四ほか訳：スキンナー歯科材料学，8th ed，下．医歯薬出版（東京），484-493，1986．
9) 川原春幸ほか訳：臨床家のための歯科材料学．医歯薬出版（東京），17-37，1971．
10) 長谷川二郎：話題の器材，一液性の接着性キャッピングライナー，パナグラフスーパーライナー．デンタルダイヤ，11(5)，94-97，1986．
11) 藤井弁次：コンポジットレジン修復と歯髄保護．紫耀，32(8)，270-274，1984．
12) 谷　嘉明：新コンポジットレジン「パルフィーク」の特徴と臨床への応用．展望，62(5)，887-896，1983．
13) 中村友美ほか：芳香族モノカルボン酸誘導体を含有する接着性ライナーの乳歯応用に関する臨床成績．歯科学報，85(10)，1439-1443，1985．
14) 藤沢盛一郎ほか：覆髄材と窩洞裏装材．DE，28，36-40，1974．
15) 田辺雅啓：ベース材に関する基礎的研究．日歯保誌，29(5)，1314-1333，1986．
16) 長谷川二郎：話題の器材，象牙質の代役を果たすベースセメント．デンタルダイヤ，11(6)，92-95，1986．
17) 小山内惺：各種歯科用修復材の熱伝導性に関する研究．日歯保誌，24(2)，363-380，1981．

18) 三浦維四ほか訳：スキンナー歯科材料学．8th ed，医歯薬出版（東京），449，1986．
19) 本間信策ほか：裏層・覆髄材に及ぼす酸処理の影響．日歯保誌，21(1)，102-109，1978．
20) 鈴木賢策監訳：グロスマンエンドドンテックス．10th ed，医歯薬出版（東京），249-285，1983．
21) 石橋真澄：歯内療法学．永末書店（京都），251-275，1986．
22) 長谷川二郎，河合達志：根管充填用材料．新しい歯科材料，CMC，201-205，1984．
23) 佐藤忠明ほか：Lateral Condensation Method と Vertical Condensation Method の比較．日歯保誌，29(5)，1499-1511，1986．
24) 島　秀一ほか：各種根管充填用シーラーの封鎖効果に関する基礎的検討，第1報，亜鉛華ユージノール系製材(剤)について．歯科学報，80(3)，473-485，1980．
25) 同上　第二報，非ユージノール系製材(剤)について．歯科学報，80(10)，1471-1485，1980．
26) 平嶺勝嗣：GUTTA-PERCHA POINT の検討．日歯保誌，26(3)，741-754，1986．
27) 小木曽文内：ガッタパーチャポイントの物性と臨床使用感について．日歯保誌，29(6)，1725-1737，1986．
28) 松本恭明ほか：ガッタパーチャポイントの吸収に関する研究．日歯保誌，29(1)，297-302，1986．
29) 河合達志ほか：糊剤根管充填材の流動特性．歯材器，2(6)，797-804．1983．
30) Uhrich J. M.: The Rheology of Selected Root Canal Sealer Cements, J. of Endod., 4(12), 373-379, 1978.
31) 山之内美恵子ほか：各種根管シーラーに関する実験的研究——特に組織反応の比較について——．歯科学報，85(9)，1321-1327，1985．
32) 吉川　伸ほか：根管用シーラーの根尖歯周組織への影響についての実験的研究．日歯保誌，29(5)，1512-1521，1986．
33) 林　宏行ほか：各種根管充填剤の象牙質透過性およびその細胞毒性についての実験的研究．日歯保誌，20(1)，71-84，1977．
34) 岡村平八郎ほか：根管充填状態に関する実験的研究——lateral condensation method について——．歯学，63(2)，177-183，1975．
35) 東　富恵ほか：水酸化カルシウム系根管充填剤の検討，第三報，直接抜髄即時根管充填後の根端組織反応．広大歯誌，15(1)，50-59，1983．
36) 例えば　渕野智弘ほか：Vitapex による乳歯根管充填に関する臨床X線的研究．小児歯誌，16，447-456，1978．

第14章
インプラント材料

　インプラントあるいはトランスプラントという語には移植という同じ訳語が与えられているが，正確には，インプラントという語は生体以外の物質を生体内に埋入する場合のすべてに用いられる．

　人間の生体内に生体組織とは異なった物質を埋め込むことは，比較的古くから行われており，初期には木片，石などを骨の欠損部分に埋めることが行われている．現在は生体親和性の良い材料がつぎつぎと開発され，種々の用途に用いられており，その安全評価法も徐々に定まりつつある[1]．

　最近では，歯牙欠損部の補綴処置として，代用歯牙の移植が注目をあびており，インプラント材料すなわち人工歯根と考えがちであるが，実際には生体内に各種材料を移植した場合には，すべてインプラントと呼ばれる．

1. インプラント材料の生体親和性

　歯科用材料のほとんどすべてが生体と接して用いられているため，どの歯科用材料も生体親和性が良好であることが望まれるが，なかでもインプラント材料は生体組織内に長く残留するため，その生体親和性がとりわけ問題となってくる．組織為害性をもち，早期に炎症反応を起こすような物質がインプラント材料として適当でないことはもちろんであるが，初期に生体内において安定であっても，のちに生体に機能障害を引き起こしたり，アレルギー反応の抗原となったり[4]，あるいは悪性腫瘍を誘発するような物質も適当でない[5]．このようなインプラント材料は，大きく金属材料，セラミック材料，有機材料に分けられる．

2. インプラント用金属材料

　金属材料は強度を必要とし，生体の構造体の一部分の補綴を目的とした場合に，特に有効である．例えば，顎骨の欠損部に移植を行う場合には，咬合力など，強大な機能能力がインプラント材料に加わることになるが，このような時，金属材料は十分な強度を有すると共に，加工が容易であるので，適正な形状をあたえることができる[6]．しかし，生体組織との親和性を考えた場合には，金属は組織内で溶出しイオン化することがあるので[7]，合金によっては，アレルギー反応を引き起こしたり，悪性腫瘍を誘発する場合も報告されており，問題点を残している[8]．

1） チタンおよびチタン合金

生体親和性の点で問題がある金属材料のなかで，チタンおよびチタン合金は比較的親和性が良好であるとされている[9]．特に純チタンの製法が改良され，純度の高いチタンが得られるようになってからは，その良好な物性と共に注目をあびている（図 3-14-1）．

チタンは 25℃で 4.505 g/cm^3 の密度を有し，きわめて軽量な金属である．純チタンは製造過程で容易に酸素と結合し，微量の酸素の存在によって大きく物性が変化する．純度の高いチタンは大きな伸びを持ち，比較的やわらかい金属であるが，微量の酸素であっても，これを含有すると硬く伸びの小さい性質に変化してしまう[10]．したがって，鋳造によって目的の形状を得ようとする場合には，高温での雰囲気を厳密に調整することが

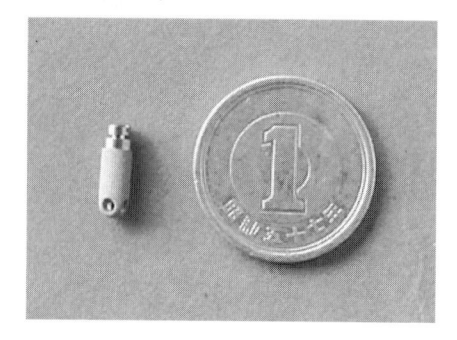

図 3-14-1　純チタン歯根インプラント

重要であり，技術的に困難な面を残している．純チタンは金属のなかでも腐蝕抵抗性が大きく，生体内での溶出量も少ない．

in vivo の実験ではチタンが繊維性結合組織に被包され生体にとって異物ではあるが，安定な状態であることを示している．また，細胞培養の結果からも細胞活性を阻害しないことが証明されている[11]．

チタン合金としては Ti-Al-V が代表的で Al 6％，V 4％程度を含有し，機械的性質は純チタンよりも硬く強く，コバルト・クロム合金の値に匹敵している．

（付）　形状記憶合金

Ni-Ti 合金がこの種の合金として有名であるが，純チタンの組織親和性が良好であるのに比較して，ニッケルの組織親和性は不良であり，その大量の存在は好ましいとはいえない．in vivo の実験では組織学的に Co-Cr 系合金との差は認められないが，細胞培養による実験では，より毒性を示し，この合金が生体内で不活性ではないことを示している[14]．しかし，臨床ではこの合金の形状変化を利用して，通常の金属とは違う応用法をしている．例えば，骨内インプラントでは，顎骨内に埋入した後，合金の形状変化により，より強力な骨内維持力を求めることが試みられている[15]．（図 3-14-2，3-14-3）

2） ステンレススチール

ステンレススチールは比較的古くから臨床に用いられており，臨床成績の蓄積があることと成形性が良好なことから，従来使用頻度の多かった合金であるが，耐食性に劣ること，また Co-Cr 系合金と比較して機械的性質についても劣るため，現在では Co-Cr 系合金のほうがよく

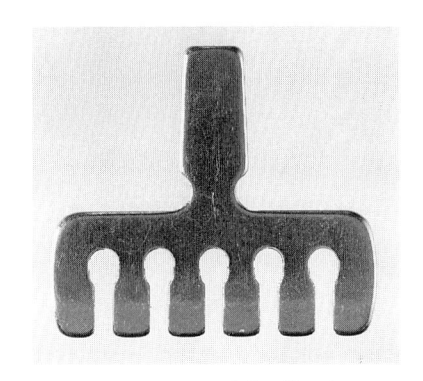

図 3-14-2 形状記憶合金を用いた歯根インプラント

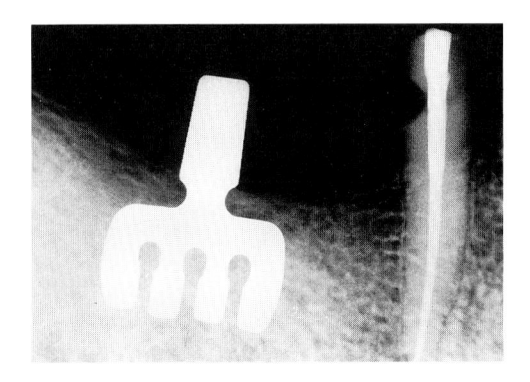

図 3-14-3 歯根インプラントのエックス線像

用いられている.ステンレススチールには様々な種類があるが,これらのうちインプラントに用いられるのは,AISI Type 316, 317 あるいは BSI Type 316 S 16, 316 S 12, 317 S 16 等で,いずれもオーステナイト型である.これらの合金は,耐食性を有するとされているが,生体組織内においてイオン化し,Cr, Ni, Fe の溶出が認められるため,これら重金属類の生体為害作用は無視できない.特に,Ni には細胞培養において細胞活性を低下させる作用があること,あるいは悪性腫瘍誘発性が疑われること[12]など注意を要する.また,Fe は生体組織内で周囲組織へ溶出するのみならず,肝臓,腎臓,ひ臓などにも移行することが知られている.

3) コバルト・クロム合金

この合金は,金属床用の合金として広く用いられているが,インプラント材料としても強靭であること,軽量であること,あるいは鋳造が可能なことなどから多用されている.引張強さが大きく,硬い金属であり,加工にはやや技術を要するが,鋳造により望みの形状を得ることが容易にできるので比較的扱いやすい金属である.組成は主として Co-Cr の 2 元合金に Ni あるいは Mo が添加されたものであるが,その種類はきわめて多い.表3-14-1に代表的なインプラント用 Co-Cr 合金であるバイタリウム組成を示す[13].生体親和性に関しては良好な臨床報告が多いが,ステンレススチールと同様に Ni, Cr, Mo 等の溶出を無視することはできない.また,Co は大量に摂取しないかぎり特に毒性を示す金属ではないが,細胞培養では為害作用を示すことが知られている[11],[13].

表 3-14-1 Vitalium の組成(wt%)

	Co	Cr	Mo	C	Mn	Si
Vitalium	62.5	30	5	0.5	0.5	0.2

4) 白金加金合金

白金加金合金は Co-Cr 系合金と同様大きな引張強さと靭性,耐摩耗性を有する金属であり,生

体内で十分な強度を保つことが可能である．鋳造性はインプラント用金属材料の中でもっとも良好で，望んだ形状を得ることができる．この金属の構成元素は主として Au, Ag, Cu, Pt であるので，良好な生体親和性が期待でき，さらに耐腐食性も良好であることから，長期間の生体内での使用に耐えることができる．一方，この金属の短所としては，比重が大きく，製作物が重くなること，そして高価格の点から，大型の製作物を作りにくいことなどがあげられる．

臨床上の使用頻度は多くないが，機械的性質，加工成形性，鋳造性，生体親和性などの条件をすべて満たす唯一の合金といえる．

3. インプラント用セラミック材料

セラミック材料の長所としては，金属材料，有機材料と比較して，生体親和性がきわめて良好なことがあげられる．動物実験，組織培養，臨床成績から，この材料は長期間安定な状態で組織中にとどまることが証明されている．一方，理工学的な性質としては，硬く圧縮強さも大きい半面，耐衝撃性に乏しいため，衝撃によって容易に割れてしまう短所を有する[16]．また，展延性に乏しいため，加工性は著しく悪い．最近のセラミックス技術の長足の進歩により，純度の高い良質の製品が生産されるようになったが，セラミック材料のこれら欠点を改良するには，まだ時間が必要である．これらセラミック材料は第2編2章で述べた定義によれば，膨大な種類の物質が該当するが，これらのうち臨床上比較的使用頻度の高い物質に対して説明を加える．

インプラント用のセラミック材料は大きく分けて，①生体内で不活性で安定（バイオイナート）なセラミックと，②生体内で活性で骨と癒合あるいは骨を増生するセラミックに分けられる．①に該当するものにはアルミナ，カーボン，ジルコニアなどがあり，②に該当するものにはリン酸カルシウム，バイオグラスなどがあげられる．

1) アルミナ系材料

アルミナは単結晶あるいは多結晶の形でインプラント材料として用いられている．単結晶体は人工歯根として用いられることが多く（図 3-14-4），多結晶と比較して強度は大であるが，表面に傷を有した場合，容易に破折する性質を有する．一方，多結晶アルミナは，顎骨骨折部の補綴，人工関節頭あるいは人工歯根として幅広い用途に用いられている．生体親和性は，金属材料，有機材料と比較して良好であるが，組織学的所見ではインプラント材料の周囲に繊維細胞層による被包を認め，組織が異物反応を示していることが認められる．またリン酸カルシウム系のインプラント材料のような骨との癒合は認められず，組織親和性はリン酸カルシウム系と比較した場合低いといえる．

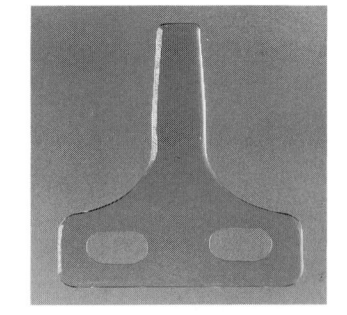

図 3-14-4 アルミナ系歯根インプラント（バイオセラム）

2) カーボン系材料

カーボンの結晶型としては，ダイアモンドとグラファイトが有名であるが，1960年代より核リアクター用の材料として準結晶型のカーボンの開発が進み，弾性係数が大きく加工性の良好な材料が作られるようになった．さらにカーボンと Si の化合物(Si-C)の開発が進み，強度の増加と耐摩耗性が向上するようになった．また，複雑な形状を要求される場合，芯材として金属材料を用いて，表面にカーボンを蒸着させる手法も取られている．カーボンの組織親和性は良好であり[15]，炎症反応を生じず，Si-C の in vivo の実験によってもきわめて小部分が繊維性結合組織に被包されるだけにとどまっている．

臨床応用としては，10％程度の Si を含む Si-C が歯根インプラントとして応用されている．また，人工心臓弁への応用例は多く，良好な臨床成績を得ている．

3) リン酸カルシウム系材料

数多いインプラント材料の中でもリン酸カルシウム系のインプラント材料はもっとも生体親和性が良好であるとの報告が多く，その組成が歯牙，骨と類似していることから古くから研究がなされてきた．この系の代表的な物質としては $CaHPO_4・2H_2O$(brushite)，$Ca_3(PO_4)_2$(tricalcium phosphate, TCP)，$Ca_8H_2(PO_4)_6・5H_2O$(octa-calciumphosphate)，$Ca_{10}(PO_4)_6(OH)_2$(hydroxyapatite, HAP)などがあげられる．これらの物質のうち Ca/P 比が1から1.5までの物質は溶解度が大きく，臨床上も骨欠損部の充塡材として用いられ，後に生体に吸収され，骨と置換する目的で用いられている．しかし，臨床上は Ca/P 比が1.5以上の溶解度の低いリン酸カルシウムがもっとも多く使用されており，特にリン酸3カルシウム(TCP)とハイドロキシアパタイト(HAP)の使用頻度は多い[13]．

TCP に関しては HAP と比較して溶解度が大きく，上記のような組織内における吸収を期待して用いられることが多いが，焼結体が人工歯根として用いられる場合もある．

HAP は生体用材料として現在もっとも注目を浴びている物質の一つであり，骨の組成が HAP であることから，骨の代用材料として用いられることが多い．圧縮強さは約 500 MPa とアルミナと比較した場合やや小さく，高純度の物質を高温加圧成形しなければ応力の加わる部分への応用は不適当である．

これらリン酸カルシウム系の材料の歯科臨床への応用としては，組織内吸収性のものが歯槽骨欠損部へ用いられ[18]，また，HAP も同様に粒状のものが使用されている(図3-14-5)．HAP，TCP は人工歯根，顎骨の代用骨として用いられており，セラミック技法の進歩と共に今後さらに良質の材料が開発されることになろう．

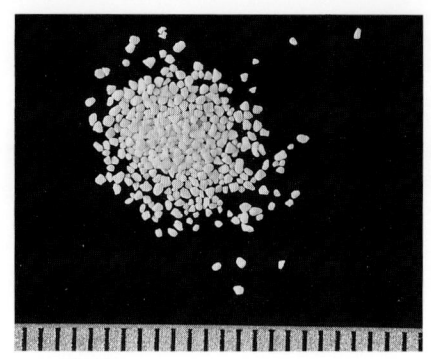

図 3-14-5 顆粒状のハイドロキシアパタイト（アパセラム）

4) チタニア系材料

チタニア（TiO_2）は生体親和性の良好な材料として，顔料，化粧品の賦形材などに用いられている．しかしながら，焼結体の強度は，アルミナなどと比較して脆弱であるとされていた．しかし，最近セラミックスの精製技術の向上と共に，高純度のチタニアを得ることが可能となり，高温加圧成形法により，5 GPa 近い強さを有する焼結体を得ることが可能となってきた．このため，焼結体を人工骨として利用する，あるいは他の材料の表面コーティング材料として用いるなどの利用が模索され始めている．

4. インプラント用有機材料

有機材料は加工成形性がよく，望む形状を容易に得られるが，一方，強度の面では金属材料，セラミック材料に劣り，また，吸水性を有するため歯科領域でのインプラント材料としての応用は少ない．しかし，心臓血管系あるいは形成外科領域でのインプラントには非常に多くの臨床例を持っている．

1) アクリルレジン系材料

第Ⅱ編3章で述べたようにアクリルレジンは義歯床用レジンとして多く用いられているが，歯根インプラントなどの臨床例は少なく，結果も不良である．しかし整形外科領域では，骨セメントと呼ばれて常温重合のアクリルレジンが整復固定用に用いられている．残留モノマーが生体に対して刺激性を有するのは言うまでもないが，過酸化ベンゾイル，3級アミンなども同様に刺激性を有する．したがって，移植直後には急性炎症反応を引き起こすことが多く，また，抗原性を有するためアレルギー反応を生じることもある．さらに，重合熱によって組織がえ死を起こすことがあるので，使用には注意を要する．長期間の使用においては組織え死の報告例も多く，無機材料と比較して生体親和性は不良である．

2) ポリエチレン，ポリプロピレン，ポリウレタン系材料

強度的に歯根インプラントあるいは顎骨の補綴に用いることが難しく，歯科での応用は少ない．血液と接触して血栓を生じることが少ないので，心臓血管系の分野に多く用いられる材料である．ポリウレタンは他に形成外科用の材料としても用いられる．

3) シリコーン系材料

シリコーンラバーは比較的古くより（1940年代）軟組織形成用のインプラント材料として用いられてきた．金属材料，セラミック材料が主として硬組織の代用として用いられるのに対し，有機材料のうちでもとりわけシリコーンラバーはその柔軟性を生かして形成外科領域で多用されている．シリコーンラバーそのものの生体親和性は良好であるとの文献が多いが，含有されるdichlorobenzoic acid など添加材あるいはキャタリストが為害作用を有すると考えられる．in vivo の実験でインプラント体は繊維性結合組織に被覆され，生体内で安定な状態を保つことが報告されている．実際の臨床例でも良好な結果を有するものが多いが，長期の使用によりシリコーンラバーの一部が崩壊脱落したり，インプラント材料周囲に石灰化を生じて交換を余儀なくされる場合も少なくない．

形成外科領域以外では心臓血管系の代用物として広く用いられている．歯科では顎補綴用の材料として用いられるが，インプラント材料としてよりも，もっぱら印象採得用材料として用いられている（第Ⅱ編2章参照）．

5. インプラント用のその他の材料

1) 材料の複合化

最近では以上の材料をそれぞれの長所を利用して2種類以上を適宜使用したり，さらには複合化してより良い性質を望むインプラント材料が開発されている．例えば，金属材料表面に生体親和性の良好なリン酸カリシウム系のセラミックを複合化することなどもその1例である．

2) サイトカイン類の応用

細胞の受容器に働きかけ，生理作用を生じる物質をサイトカインと称する．EGF（上皮細胞遊走因子）あるいはインターロイキンなど多くのサイトカインが分離され，その生理活性が研究されている．これらのサイトカインの中で，BMP（Bone Morphogenetic Protein）は骨形成因子として知られ，本来骨の無い組織においても，新生骨を誘導することが可能である．この因子を利用すれば，顎堤の再形成，歯周疾患治療，人工歯根との複合化など，新生骨の誘導を望むあらゆる疾患の治療に応用されると考えられる．現在，BMP は BMP 2 から BMP 12 までが遺伝子レベ

ルで分離され，その数種に対して人工合成が行われている．このような生体内において生理活性を示す因子と生体材料との複合化により，より新しい治療術式が展開されると予想される．

[参考文献]

1) 佐藤温重ほか1名編：医・歯科用バイオマテリアルの安全評価法．サイエンスフォーラム（東京），1987.
2) ISO 740 S：1997 Dentistry–Preclinical evaluation of medical devices used in dentistry–Test methods for dental materials.
3) ISO 10993–3〜12：〜1996 Biological evaluation of medical devices.
4) William A. Nolte：Oral Microbiology, 650–669, The C. V. Mosby Company(St. Louis), 1982.
5) 秋山太一郎：医用高分子と生体との適合性の条件．人工臓器，3, 289, 1974.
6) 長谷川二郎編：新しい歯科材料．96, CMC （東京），1984.
7) Murakami, H. et. al.：Element solubility from dental implants, Dent. Mat. J., 5(2), 172–177, 1986.
8) 柳沢定勝監修：インプラント．539, The Dental Clinics of North America，書林（東京），1980.
9) 井田一夫：チタンの歯科領域における利用．クインテッセンス，2(11), 114–127, 1983.
10) 中小企業事業団 中小企業研究所編：新金属材料．日刊工業新聞社（東京），32, 1986.
11) Rae. T.,：A study of the effect of particulate metal of orthopaedic interest on murine macrophages in vitro, J. Bone UJt. Surg. Br. Vol., 57, 444, 1975.
12) Heath, J. C. et al.：The production of malignant tumors by nickel in the rat, Br. J. Cancer, 18, 261, 1964.
13) David F. Williams：Biocompatibility of clinical implant materials, CRC Press Inc., Boca Raton (Florida), Vol. 1, 107, 199–222, 1981.
14) Castleman, et al.：Biocompatibility of nitinol as an implant material, J. Biomed. Mater. Res., 10, 695, 1976.
15) 鈴木和夫ほか3名：形状記憶効果を持つ骨内インプラント．日本歯科評論，506, 14–20, 1984.
16) 青木秀希ほか1名編著：バイオセラミックスの開発と臨床．10, クインテッセンス出版（東京），1987.
17) P. Christel, et al.：Development of a carbon–carbon hip prosthesis, J. Biomed. Mater. Res.,21(A2), 191–218, 1987.
18) 青野正男ほか1名編：歯科における生体新素材の応用．127–139, クインテッセンス出版（東京），1987.

IV 歯科技工技術

第1章
鋳　　造

　鋳造とは鋳型を製作し，その鋳型空洞内に，溶解し流動性をもった合金を流し込み，製作物を得る方法をいう．古くは，紀元前5000年頃エジプトで銅合金を用いて装飾品が作られていたことが知られている．歯科における鋳造法はロストワックス法であるが，この方法は，まずワックスによって製作物の形を作り，これを鋳型材によって埋没し，ワックスを焼却して鋳型空洞を得る．この後鋳型空洞内に歯科鋳造用の合金を流し込み，鋳造体を得る．この方法は，製作手順が込み入ってはいるが精密な鋳造を行うことができるため，歯科修復物におけるような小型かつ精

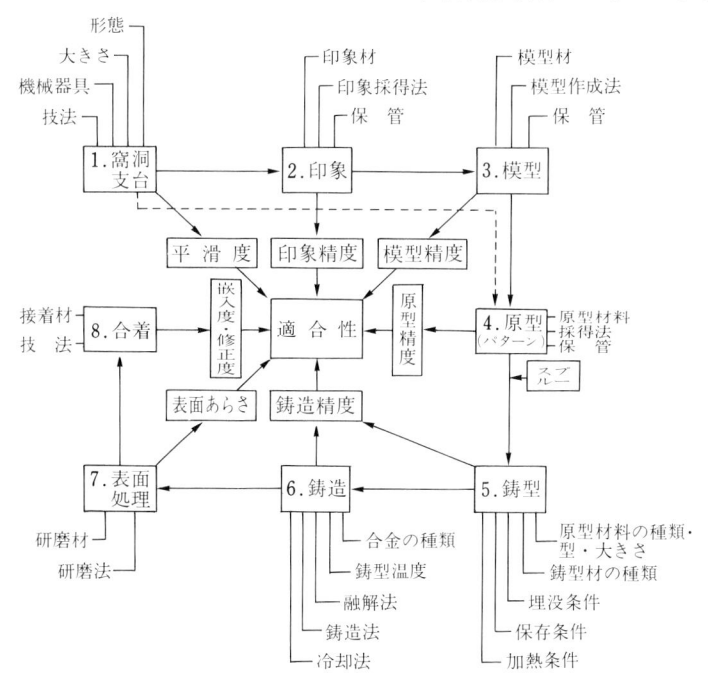

図 4-1-1　適合性に影響を及ぼす因子[4]

度を要求される鋳造に適している．

［鋳造精度の定義］

理想的には，得られたろう原型と同形同大の鋳造体を作製することができた場合，鋳造精度は100％であるとする．ここで注意しなければならない点は，鋳造精度は口腔内に鋳造体をセットする際の適合性とははっきりと区別されるべきであるということである．仮に鋳造精度が100％であっても，他の因子，例えば歯型自体がすでに変形あるいは不正確であるなどの場合には適合性は不良となる．すなわち鋳造精度という定義は，ワックスパターンを採得してから鋳造体が完成するまでの過程を問題にしているのである．

図 4-1-1 は適合性に影響を与える種々の因子をまとめたものである．良い鋳造修復物を得るうえで特に影響の大きい鋳造精度に関して，実際の鋳造操作にしたがって以下に説明する．

1. 鋳造の過程

図 4-1-2 は鋳造操作の一連の過程を模式化したものである．鋳造過程にしたがって使用材料，機械器具，操作上の説明を順次行う．

1） 模型材料

良い模型材料の具備すべき条件は以下のとおりである．
(1) 印象表面状態の再現性良好（精細さ）
(2) 印象寸法の再現性良好
(3) 印象形状の再現性良好
(4) 機械的性質良好（強さ，硬さ，耐摩耗性）
(5) 化学的，物理的安定性（保存性，変質，寸法変化）

これらの条件を満たす模型材として，通常第3編1章で述べた硬石こう・超硬石こうが用いられるが，特殊な場合にはアマルガム，レジンを用いたり，表面に金属を電着したりする．

ワックス原型を模型上で作製する場合に，しばしば模型材ごと埋没を行う場合がある．この場合に用いられる模型材は模型併用鋳型材(型毎鋳型材)と呼ばれ，模型材としての性質のほかに，鋳型材としての性質も併せ持っている（鋳型材の項を参照）．模型併用鋳型材は通常の鋳型材と比較して膨張値が小さく，結合材の量が多く含まれている．

2） 原型材料

原型材料には，主としてワックスが用いられるが，場合によってレジンが使用されることもある．原型の作製には，口腔内から直接ワックスパターンを採る直接法と，模型上でワックスパターンを製作する間接法とに分けられる．チェアータイムの減少，あるいは技工操作によって細かい作業が可能なことから，通常間接法によってワックスパターンは作製される（ワックスの種

第1章 鋳造　267

| 模　型 | ろう型採得 | 円すい台植立と
エアー・ベント設定 |

| 埋　没 | スプルー線の除去 | ワックスの焼却と加熱 |

押し湯

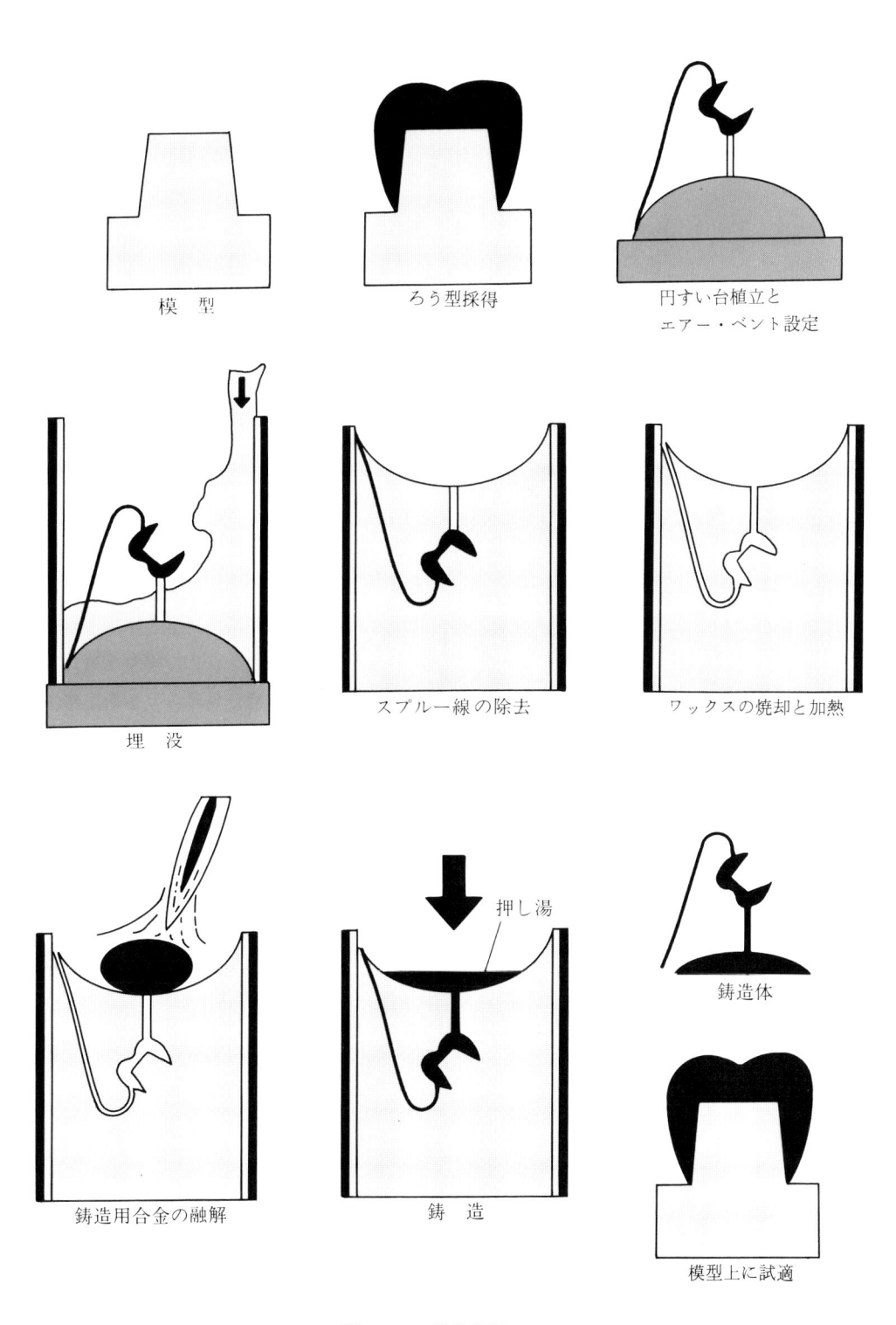

| 鋳造用合金の融解 | 鋳　造 | 鋳造体 |

模型上に試適

図 4-1-2　鋳造過程

類については，第Ⅲ編7章参照）．

　ワックスパターンは模型より取り外した場合には，熱変化により容易に変形するため，操作を迅速に行うと共に環境温度を一定とし，極力熱的変化を避けねばならない．また，ワックス内部に応力が残留していた場合には，模型より取り外された時点で応力が開放され，変形を招くことになる（図4-1-3）ので，完全にワックス内部の応力を解放させてから模型よりワックスパターンを撤去することが望ましい．

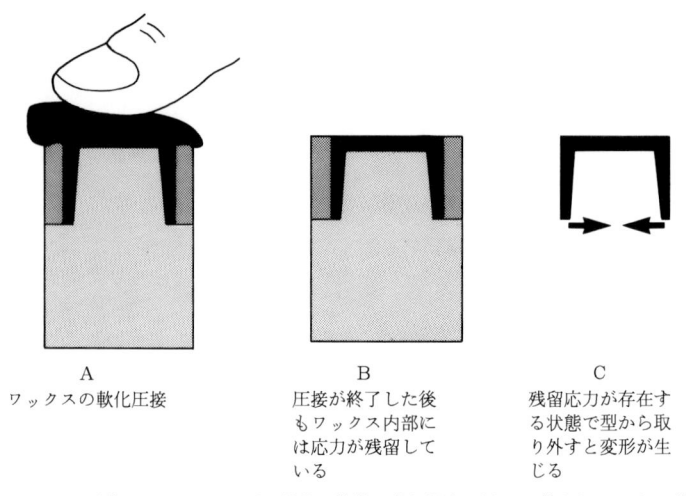

　　　　A　　　　　　　　B　　　　　　　　C
　ワックスの軟化圧接　　圧接が終了した後　　残留応力が存在す
　　　　　　　　　　　もワックス内部に　　る状態で型から取
　　　　　　　　　　　は応力が残留して　　り外すと変形が生
　　　　　　　　　　　いる　　　　　　　　じる

Crown形態のワックスアップを軟化圧接法で行う場合は図Aに見られるように大きな圧縮応力が加えられる．ワックスを成形した後もワックス内部には残留応力が存在し（図B）型から取り外すと図Cのように変形してしまう．

図4-1-3　ワックスの残留応力

　原型作製（ワックスアップ）には，軟化圧接法，浸漬法，盛上げ法などがあるが，ワックスを低温で操作し，圧接を行う軟化圧接法が収縮応力を減少させ，良好な表面性状を得るうえで一般的な方法である．ただしこの場合，圧縮応力は他の方法よりも大きいことに留意しなければならない．ワックスを高温で取り扱うことは，内部成分の揮散を招き，収縮応力も大きいので低温でワックスを操作することが大切である．

3）スプルー線植立

　スプルーは，鋳造時に金属が流入する導入路（湯道）を形成するために植立される．このためスプルーの位置，方向，長さ，太さ並びに本数は，鋳込みの際の湯流れを左右する重要な因子である．すなわち，湯の流れが急激に方向を変えることなく滑らかに流れ，かつ湯同士が衝突せず，最終凝固部位が修復物本体部になるのを避けるなどのことを考慮せねばならない．一般的にはスプルーは最も肉厚な部分に太く短いものを植立するのが望ましく，方向は鋳込みの際に湯が鋳型面に直角に衝突しないように角度をつけるとともに，鋳込みの方向に逆らわないようにすることが必要である[1]（図4-1-4）．細いスプルーは鋳込み時に乱流をつくり，また，金属の凝固の際に鋳造体よりも先に凝固し，湯の補給を遮断したり，引け巣をつくる可能性がある[2]．ただし，るつぼと鋳型

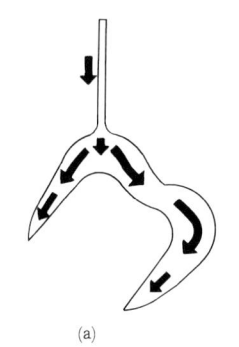

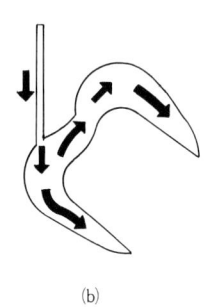

(a) 湯の流れの方向が急激に変化しないようにする
(b) 鋳込方向と湯の流れが一致していない場合

図 4-1-4 鋳造時の湯流れ

が兼用の場合には，あまりに太いスプルーは鋳込み前に金属が鋳型空洞内に落下してしまう．このため表面張力が小さく，密度が大きい金合金などの場合には，径を1～1.5mm程度以内にする必要がある．また鋳造体の体積(V)と表面積(S)の比(V/S)と適正なスプルー線径(ϕ)との間には$\phi = A + k(V/S)$の関係があり，定数 A, k は合金の種類によって異なることが知られている[3]．例えばKメタルの場合には A＝－5.62，k＝7.62 であり，クラウン型では(V/S)は1.0であるので，スプルー径は 2.0 mm と算出される．

4) 鋳型材

第Ⅲ編11章ですでに述べたように，鋳型材は結合材の種類によって，
　　　石こう系鋳型材
　　　　　石英鋳型材
　　　　　クリストバライト鋳型材
　　　リン酸塩系鋳型材
　　　シリカゾル系鋳型材

に大きく分類される．このうち石こう系—クリストバライト鋳型材とリン酸塩系鋳型材が実際の鋳造では最も多く用いられており，金合金，銀合金など約1000℃までの融点を有する合金の鋳造には石こう系鋳型材が用いられ，1000℃以上の融点を有する合金の鋳造にはリン酸塩系鋳型材等の高融点合金用鋳型材が用いられる．

鋳型材の種類と性質については第Ⅲ編11章を参照されたい．

ろう原型を埋没する際，鋳型材の通気性を考慮しなければならない．

鋳型の通気性は，鋳型材の粉末粒子の大きさ（表 3-11-2[4]），混水比，結合材の量あるいは種類，鋳型の温度などによって異なる[5]．粒子が大きいほど通気性は良好となるが，粒子の均一性も大きな影響を与え，大小の粒子の混合物よりも均一な粒子の鋳型材のほうが通気性はよくなる．石こう系鋳型材はリン酸塩系鋳型材よりも通気性はよく，混水比が大きいほど，また温度が高いほど通気性は良好である[6]．

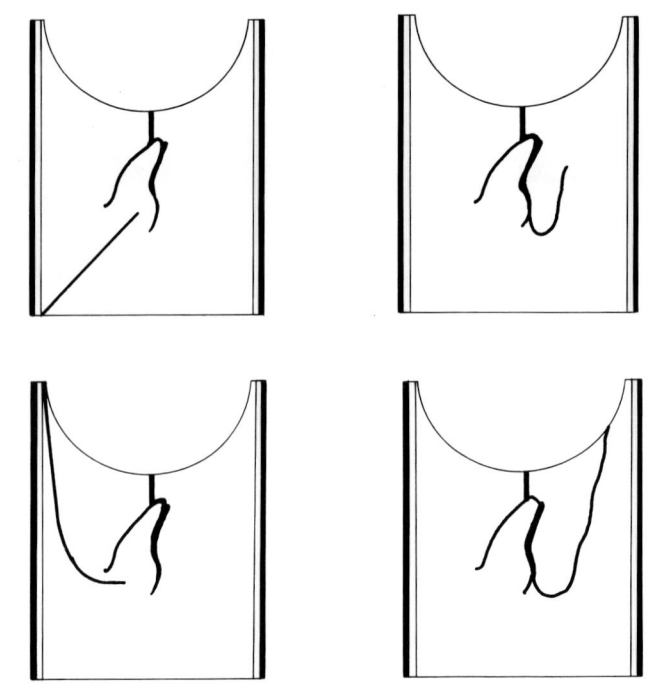

図 4-1-5　エアーベントの種類

　鋳型の通気性が悪い場合には，鋳型空洞内の空気が排出されず，背圧を生じ，湯を押し戻し，鋳造欠陥をつくってしまう．このような場合，図 4-1-5 に示すような様々な形のベントを設けて対策をする．

5) セラミックライナー

　鋳型を作る際の外枠として，鋳造リングが用いられるが，通常内側にはセラミックライナーが内張りされる．この目的は，
(1) 鋳型材の混水比を小さくする．
(2) 吸水膨張を望むことができる．
(3) 鋳型が膨張する際に緩衝材となる．
(4) 鋳造後鋳造体を容易に取り出すことができる．
である．

　さらに，(a)ワセリンを塗布したセラミックライナー，(b)乾セラミックライナー，(c)湿セラミックライナーを使用することにより，(1)，(2)の条件を変化させることができる．(a)の場合は単なるクッションとして用いられ，(b)の場合は鋳型材の混水比を低下させ，硬化膨張を大きくすると共に，硬化の際に水を鋳型材に補給して吸水膨張させる（図 4-1-6）．(c)の場合は，鋳型材の混水比を低下させることはないが，硬化時に水を鋳型材に補給して吸水膨張を発現させる[7,8]．図 3-11-7 は，(a)—(c)の異なる条件において測定した硬化時膨張値を示している[9]．

(A) 乾セラミック
ライナー法

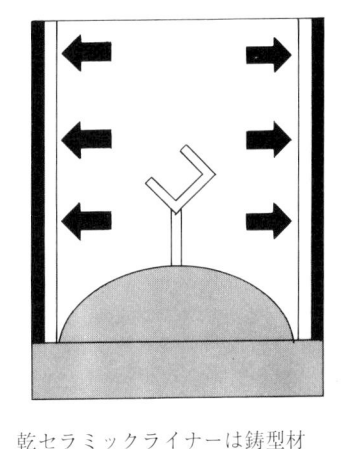

乾セラミックライナーは鋳型材から水分を吸収する

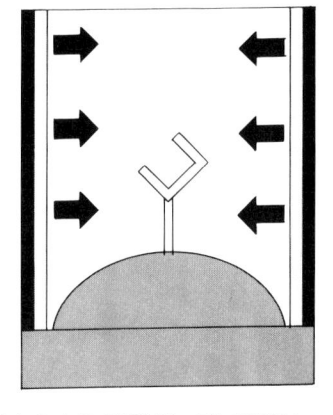

吸収された水分は硬化時に再び鋳型材に放出される

(B) 湿セラミック
ライナー法

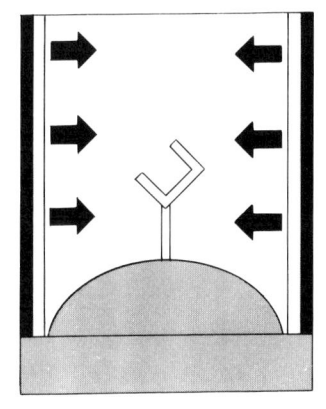

湿セラミックライナー法では硬化時に鋳型材に水分を放出する

図 4-1-6

6) 埋　没

適正に鋳造リングを調整した後,水あるいは専用液によって鋳型材を混和し,鋳造リング内に注ぎ込む.この場合気泡あるいは死腔を鋳型内部に形成しないように,①小筆による塗布法,②バイブレーター法,③挿入法,④減圧法,⑤遠心力法,⑥加圧埋没法,⑦2段階埋没法などの方法を用いる.

7) 加　熱

室温で最低1時間程度乾燥した鋳型は,さらに十分な乾燥を行い,ワックスを焼却し鋳型空洞を作成することと,合金の鋳造時収縮を補うための加熱膨張を得るために昇温される．1例とし

ては，乾燥のために100℃1時間，ワックス焼却のために400℃1時間，加熱膨張のため700℃1時間のような昇温スケジュールが考えられる．昇温に際しては，鋳型中の残留水分並びにワックスを焼却前に沸騰させないこと，耐火材の変態点付近はゆっくりと昇温すること，あるいは鋳型材を熱分解させないこと等を考慮しなければならない．

図 4-1-7 は JIS[11] で定められた熱膨張試験における石こう系鋳型材の加熱速度と加熱時間を表わしている．どのような昇温スケジュールを設定するにしても，急激な昇温は避け，十分にワックスを焼却した後に，望む加熱膨張値を得たならば必要以上に長く係留せず，速やかに鋳造することが必要である．また，鋳造は高温であるほど鋳造はしやすいが，一方，合金と鋳型材との反応による表面荒れも起きやすいので，必要な加熱膨張を得られる最低温度で鋳造を行うことが望ましい．

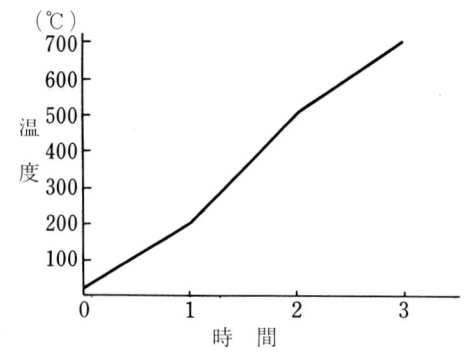

図 4-1-7　鋳造用鋳型材の昇温速度

8）鋳　造

（1）鋳造用合金

鋳造用合金は大きく貴金属系合金と非貴金属系合金に分けられる（詳細は第Ⅲ編9章参照）．貴金属系合金は金合金が主体であるが，一部銀合金として金パラジウム銀合金も用いられている．これら貴金属系の合金は融点も低く（表 3-9-7, p.199）鋳造性もよいので，比較的取り扱いやすい合金である．ただし銀合金に関しては含有成分の Ag, Pd がきわめて酸素，水素を吸蔵しやすく鋳造欠陥を生じやすいので注意を要する．また，陶材溶着冠用合金は融点がやや高く（表 3-9-8, 3-9-13, 3-10-8, p. 200, p. 203, p. 211）融解に高温の熱源が必要となる．一方，非貴金属系の合金には，代表的なものとして，Co-Cr, Ni-Cr 系合金があげられるが，いずれも融点は1300℃程度と高く（表 4-1-1）[12),13)]酸化物の生成も速くかつ多く，熱源，鋳型材共に高温用のものを用いなくてはならない．最近ではチタンあるいはチタン合金が脚光を浴びているが，酸化速度はきわめて速く

表 4-1-1　非貴金属系合金の組成，溶融温度

商品名	Co	Cr	Ni	Mo	Cu	その他	溶融温度
Co-Cr 系合金							
ドラリアム LG（ジェレンコ）	53	26	14	4		3	1380-1405℃
レボクローム（バイエル日本歯科）	63	27		5		5	1400℃
松風スマロイコバルト（松風）	61	26		7		6	1350℃
メタキャスト（サンメディカル）	62	32		4		2	1275-1295℃
Ni-Cr 系合金							
ニッケルライト（トーワ技研）		10	82.4		3.5	4.1	1350-1365℃
アドキャスト（日本歯研）	15	5	53			7	1065℃
松風スマロイニッケル（レギュラー）（松風）		12	78	7	20	3	1330℃

[14)],厳密に雰囲気を調整するとともに,Ti との反応性のない鋳型材を開発することが必要である.
鋳造用合金の所要性質をまとめると,

(1) 鋳造性が良好である.
(2) 酸化されにくく,成分元素の揮散が少なく,ガス吸収が少ない.
(3) 鋳造収縮が小さい.
(4) 偏析を起こさない.
(5) 鋳造後加工がしやすい.

等である.また歯科材料の一般的な性質として毒性がなく,化学的に安定しており,目的に応じた機械的性質を有することはそれに先立って重要であることはいうまでもない.

(2) 合金の融解

鋳造用熱源は大きく,①ガスを用いるもの,②電気を用いるものとに分けられる(表 4-1-2).熱源は主に合金の融点の差異によって使い分けされるが,雰囲気調整を特に必要とするような場合には,ガスを用いるよりは,高周波,アークあるいは電気抵抗加熱を熱源として用いたほうが有利である.

表 4-1-2

	融解熱源		通常利用温度
ガスを利用したもの	都市ガス+空気		800~1100℃
	プロパンガス+空気		800~1200℃
	都市ガス+酸素		1100~1600℃
	プロパンガス+酸素		1100~1700℃
	酸素+アセチレン		1200~2500℃
	酸素+水素		1200~2500℃
電気を利用したもの	高周波誘導		1100~2500℃
	アーク		1100~2500℃
	電気抵抗	ニクロム	800~1100℃
		白金	800~1400℃
		シリコニット	800~1400℃
		炭素	1000~2000℃

a. ガス

トーチを用いて火焔を熱源とする方法である.装置が簡単であり利用頻度も多いが,合金が酸素,窒素などを吸い込む可能性が高く,温度のコントロールに熟練を要する.

b. 高周波誘導

図 4-1-8 に示すように誘導コイルの発生する渦電流により金属を融解する.一般工業界では 500~3000Hz くらいの周波数を用いており,ときには 50~60Hz の低周波で融解を行う場合もある.しかし,歯科鋳造の場合は融解金属量が少ないため,100k-10M Hz の高周波を用いて誘導加熱を行っている.Ni-Cr, Co-Cr 系合金など高融点金属の鋳造が可能である.

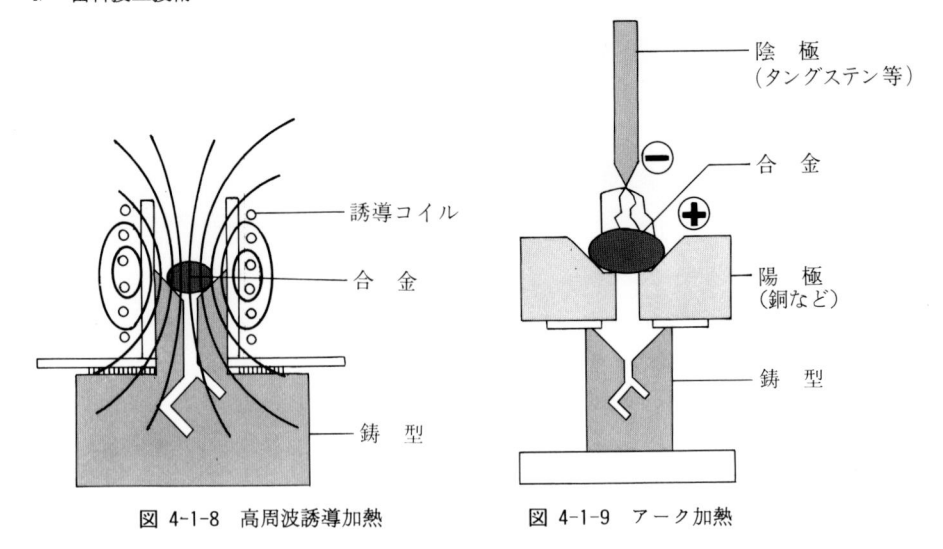

図 4-1-8 高周波誘導加熱　　図 4-1-9 アーク加熱

c. アーク加熱

　不活性ガス雰囲気中でアークを発生させ，合金を融解するものである（図 4-1-9）．アーク自体は 7-15V，200A 程度の容量で維持できるが，陰極，陽極の移動機構がない場合は初期放電に高圧が必要となる．高融点金属を短時間で融解することが可能であり，特に酸化を嫌う合金の場合には有利である．また，雰囲気調整も構造上比較的容易である．しかし，るつぼ兼用の陽極が合金と界面反応を生じることも考えられるので，合金種によってはるつぼの選択をしなければならない．

d. 電気抵抗加熱

　ニッケル・クロム線，白金線，カンタル線，シリコニットなどを用いて 100-200V，40A 程度の電気容量で融解を行うもの（図 4-1-10）と，炭素のような比抵抗の小さい電極を用いた 10-20V，

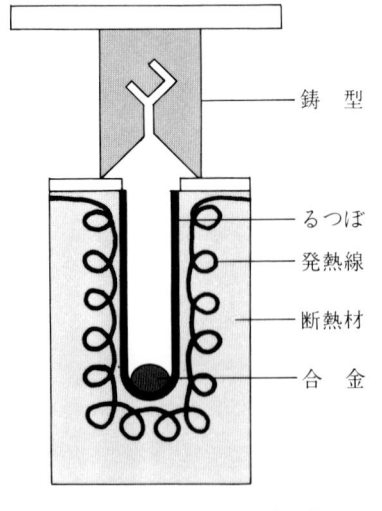

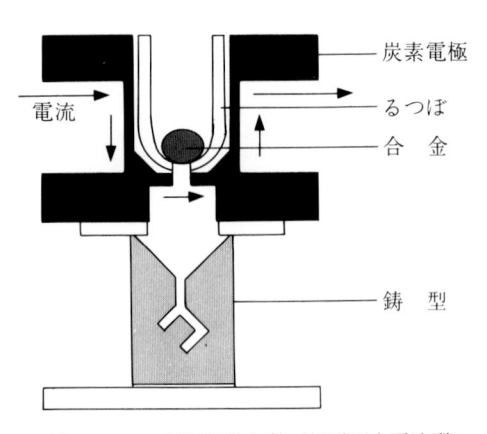

図 4-1-10 電気抵抗加熱　　図 4-1-11 電気抵抗加熱（低電圧大電流型）

200-400A 程度の低電圧大電流型の形式(図 4-1-11)とがある．前者は金合金を中心とした比較的融点の低い金属に用いられる．後者は電源容量が大きければ，2000℃に近い温度まで加熱が可能である．

（3） 測 温

鋳造時に合金の温度を知ることは過熱による成分金属の揮散，酸化などを防止するうえで重要である．鋳造性に支障がないかぎり，融点に近い温度で鋳造すると，機械的性質のよい鋳造体を得ることができる[15]．高温の温度測定には PR, CA 熱電対あるいは放射式温度計が用いられる．液体金属のもっとも確実な測温方法は，熱電対を直接溶湯の中に挿入して計ることである（図 4-1-12）．しかし実際の鋳造時に熱電対を溶湯に接触させることは操作上煩雑な面を有するので非接触式の測温法が採られることが多い．放射式温度計は離れた場所から測温ができるので便利ではあるが，酸化被膜等が生成した場合には測定値が狂う可能性が大きい（図 4-1-13）．測定値が狂う可能性が大きい(図 4-1-13)．

（4） る つ ぼ

合金を融解する際には，合金を支えるるつぼが必要となる．るつぼの材質としてはアルミナ，マグネシア，シリカ，黒鉛等が用いられるが，鋳型材そのものをるつぼとする場合も多い．炭素るつぼは，金属の融解中に還元雰囲気を保つことができるとされ，金合金系の融解に用いられるが Co-Cr, Ni-Cr 系合金の場合には界面反応を生じることから使用されない．

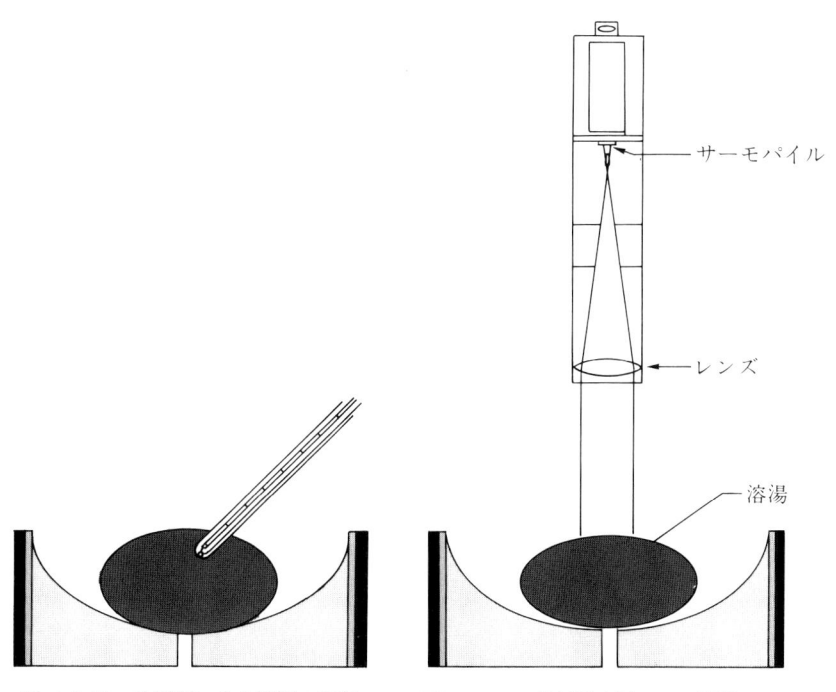

図 4-1-12　熱電対による溶湯の測温　　図 4-1-13　放射温度計による溶湯の測温

(5) 鋳造圧

鋳造圧は通常 20～400 kPa の範囲で用いられている．圧力の種類には，

(1) 水蒸気圧
(2) 圧縮空気圧
(3) 圧縮ガス圧
(4) 真空減圧
(5) 遠心力

がある．

図 4-1-14 は種々の方法による鋳造圧の大きさと時間変化を示したものである．鋳造圧は大き

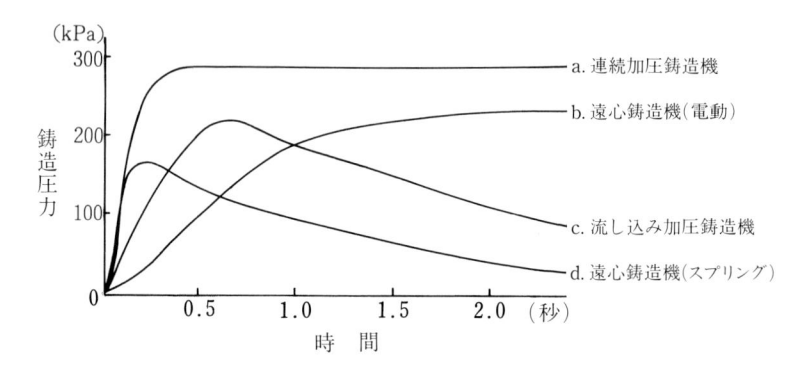

図 4-1-14 鋳造圧力の大きさと持続時間

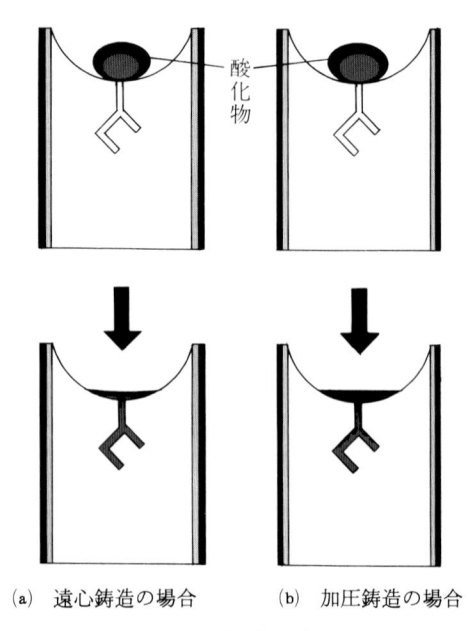

図 4-1-15 酸化物の巻き込み

な初期圧が瞬間的にかけられ，また湯もどりがないよう持続的に圧がかけられることが必要である．その点では空気圧，ガス圧による鋳造が有利であるが，これはともするとガス空気の巻き込みを招き，鋳造体内部に鋳巣を生じてしまう(図 4-1-15-b)．これに対して遠心力を用いた場合には大きな鋳造圧は望めないが，酸化物は殻として残し，融解金属の比重の大きな部分すなわち酸化生成物のない部分のみを鋳造して，良好な鋳造物を得ることが可能であるとされている(図 4-1-15-a)．ただし遠心力を用いた場合には，鋳込みの方向と遠心力のかかる方向とが一致しないと，鋳込みの不十分な部分が生じるので注意する必要がある．

(6) 表面張力

液体金属の表面張力は，鋳造性に影響を与え，表面張力の大きな金属は一般に鋳造性に劣る．また，るつぼに湯道の流入孔が開口している場合，鋳造する合金の表面張力が小さい時には，太い湯道を選択すると，鋳型内部に溶融金属が落下し，いわゆる先走りが生じる．

表 4-1-3 に各種金属の表面張力を示した．ニッケル・クロム合金の表面張力は金合金と比較して大きく，またその比重が小さいことを考え合わせると，遠心鋳造あるいは自由落下による鋳造法では鋳造性に劣ることが予想される．

表 4-1-3 各種金属・合金の融点直上における表面張力（単位：dyn/cm）

金	1,150
銀	960
銅	1,370
水銀	480
75％金－25％銀合金	1,000
イシフク金パラS12	970
スマロイ・ニッケル	1,500

(7) 鋳造機

熱源，鋳造圧，測温法などの異なる種々の組み合わせから多種の鋳造機が考案されている．

例えば，約1000℃までの融点を有する合金の鋳造には，都市ガス＋空気を熱源として遠心力を利用した鋳造機を用いることが多い(図 4-1-16)．

図 4-1-17は，白金抵抗炉を熱源として遠心力で鋳造し，測温は熱電対によるもので，主として金合金など比較的融点が低いものに用いられる．陶材溶着用金合金などを鋳造する場合には1200℃程度までの昇温が可能である．

図 4-1-18 は白金を発熱体として，鋳造は真空中で鋳型を転倒させて金属を鋳込む加圧鋳造機である．

図 4-1-19 は発熱体にカーボンを用いて低電圧大電流により金属を融解し，不活性ガスによって圧迫鋳造を行う鋳造機である．金合金から高融点金属までの鋳造が可能である．

他に高融点金属用の鋳造機としては，高周波を熱源として鋳造するものがある．最近では，高

周波熱源の出力をコントロールして，不活性ガスによる加圧鋳造により Ni-Cr, Co-Cr 系合金など高融点合金から金合金系の鋳造までできるようにしたものもある（図 4-1-20）．

図 4-1-21 はアークを熱源として不活性ガスにより圧迫鋳造を行う鋳造機であり，Ni-Cr, Co-Cr など高融点金属あるいは Ti の鋳造にも有効だとされている．

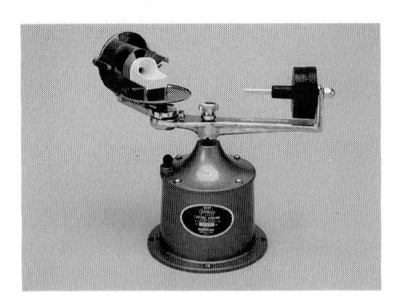

図 4-1-16 遠心力鋳造機

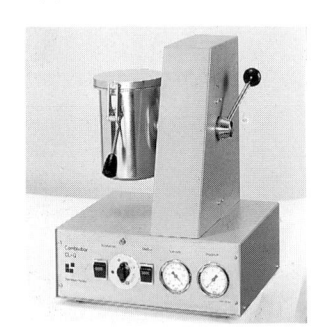

図 4-1-18 流し込み鋳造機

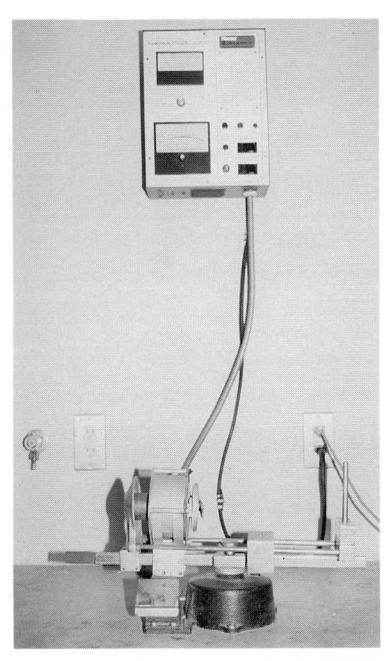

図 4-1-17 抵抗炉を用いた遠心力鋳造機

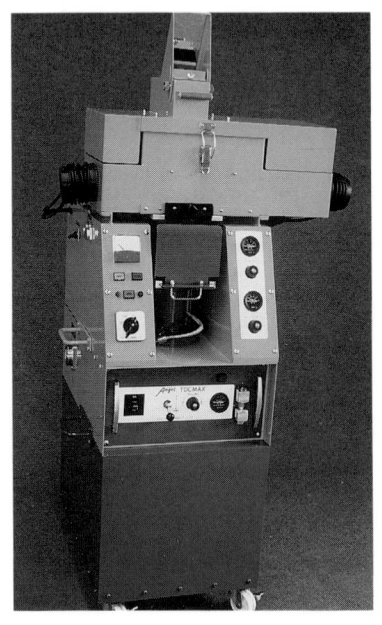

図 4-1-19 カーボンヒーターを用いた加圧鋳造機

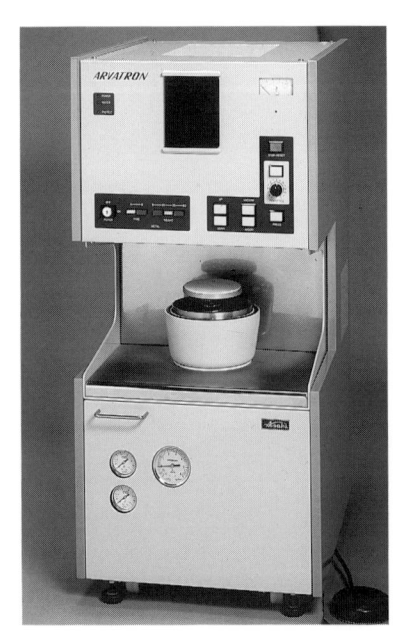

図 4-1-20 高周波誘導加熱方式の加圧鋳造機

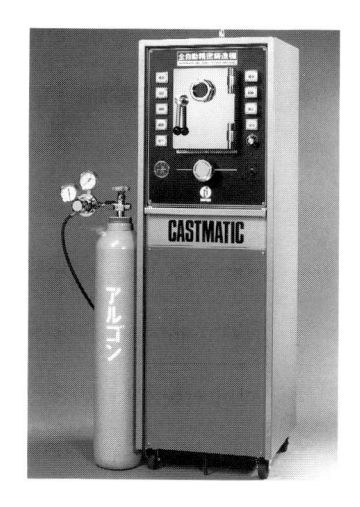

図 4-1-21 アークを熱源とした加圧鋳造機

7) 後処理

鋳造後，鋳型を徐々に冷却した後，鋳造体を取り出すことが重要で，急冷は応力を内在させたり，変形させたりする．

鋳型より取り出された鋳造体は表面に酸化生成物あるいは，微細な鋳型材が付着しているためこれを除去せねばならない．物理的にはサンドブラスター，高圧スチームあるいは超音波洗浄器を用いる．化学的にはいわゆる酸処理を行う．金合金，金パラジウム銀合金には稀塩酸や稀硫酸が用いられることが多く，金属表面の酸化物，硫化物を取り去ることができる．フッ化水素酸も用いられることがあるが，生体に対する為害性がきわめて強いため使用に際しては厳重な管理が必要である．

さらに鋳造体は光沢，審美性，舌感の向上，耐腐食性を増すために，研磨が行われる（第Ⅳ編7章参照）．

2. 鋳造欠陥

鋳造体は大小様々な欠陥を有し，これらを完全に防止することは容易ではない．以下にその種類をあげ発生原因を述べる．

1) ろう原型形状を再現していない

原型の形を全くとどめず湯だまりとスプルーだけを残しただけのものから，辺縁あるいは偶角の一部欠損まで（図 4-1-22），種々の段階のものがある．全く原型の形をとどめないものは主として，①湯道が異物でふさがれていた，②埋没時にスプルー線から原型が離脱していた，③合金の融解が十分でなかった，④湯流れ不良などの原因が考えられる（図 4-1-23）．

図 4-1-22 鋳造体がろう型形状を再現していない場合

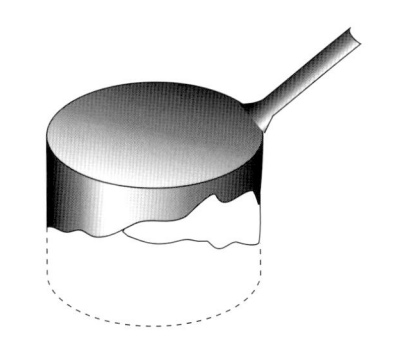

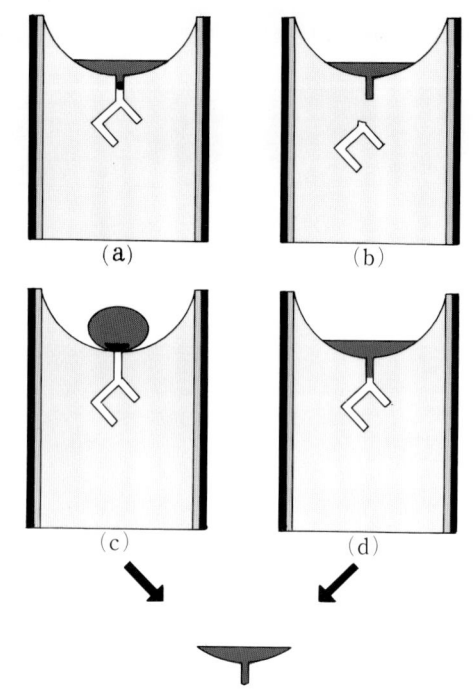

figure 4-1-23 鋳造体が全くろう型形状を再現していない場合
(a) 異物で湯道がふさがれていた場合
(b) 原型がスプルー線から離脱していた場合
(c) 合金の融解不足
(d) 湯流れ不良

2） 変形している

鋳造リングは鋳型の等方的な膨張を抑制するものであり，硬化時には，リングのない上下方向と水平方向では，膨張量に差異を生じる(図 4-1-24)．このような鋳型材の硬化時膨張，吸水膨張

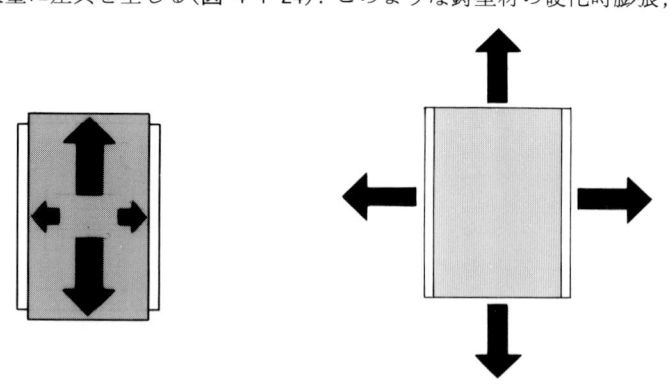

硬化時膨張の時は鋳型材は鋳造リングに抑制され，異方的に膨張する　　　　加熱時膨張はリングも膨張するので等方的に生じる

図 4-1-24　鋳型の膨張

第1章 鋳　造　*281*

などの影響でワックスパターンが変形することもあり，この結果鋳造体の変形の一因となりうる．また，Ni-Cr, Co-Cr などの合金を用いた場合には，その鋳造収縮は大きく，最終凝固部位に他の部位が引っ張られたり，中子が存在した場合には割り出しの時，残留応力による変形も生じてくる．特にリン酸塩系の鋳型材など強さの大きい鋳型材を使用した場合には，残留応力による変形は生じやすい．しかし，実際にはワックスパターンが最初から変形している場合も多く，原型作成方法の改善とよい原型材料の開発が望まれる．

3) 突起，バリがある

球状の突起はワックスパターンに付着した気泡がその主たる原因で(図 4-1-25)，バリは主に

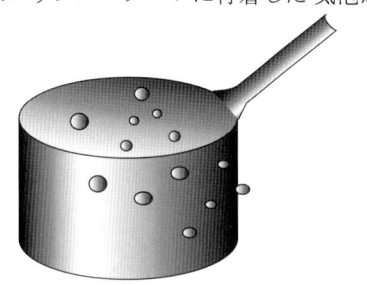

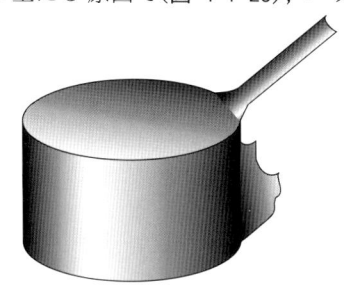

図 4-1-25　球状の突起　　　　図 4-1-26　針状や板状の突起（バリ）

鋳型の亀裂によって起きる(図 4-1-26)．

鋳型に衝撃を与えたりした場合，あるいは埋没後の急加熱，過加熱した場合などに生じる．また 2 回の埋没法を行った場合に 1 回目と 2 回目の境目にバリを生じることがある．

ワックスの表面は水に対してぬれが悪く，鋳型材がワックス表面になじまず水の膜を生じることがある．このような場合にはしわ模様の突起物が鋳造体の表面に生じる．

4) 表面が粗糙である

鋳造体の表面があれる原因には，鋳型表面があれている場合，金属そのものが粗糙である場合，鋳型と金属が反応した場合，等が考えられる．鋳型があれる原因としては，鋳型の急加熱，鋳型の過加熱，長時間の加熱炉内での係留，混水比の大きい場合などが考えられる．金属を過加熱させた場合には高温の溶湯が鋳型壁に衝突して，鋳型表面をあらす場合も多い．また鋳型の強さに対して，あまりに過大な鋳造圧をかけた場合にも鋳造体表面は粗糙となる．

鋳造用合金の種類によっては酸化生成物を作りやすかったり，偏析を生じやすいものなど合金自体が粗造となりやすいものがある．Ni-Cr あるいは Co-Cr 系の合金は鋳肌あれが大きい傾向を示す．ほかにワックス自体の表面があらかった場合にも鋳肌あれを生じる．

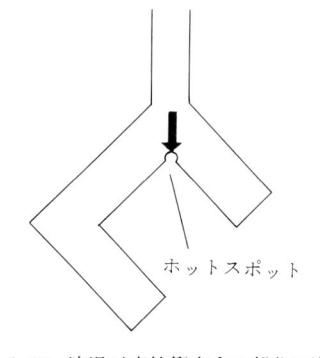

図 4-1-27　溶湯が直接衝突する部分は過加熱され凝固が遅れ，鋳造体にくぼみが生じる．これをホットスポットという．

5） 表面にくぼみがある

　鋳型材の通気性が悪いために背圧が生じたり，鋳造圧が不足した場合，表面にくぼみが生じる（図 4-1-27, 28）．また，合金の融点に比較して鋳型の温度が高すぎると，一度満たされた溶湯が引き戻され（湯戻り），くぼみができる．このような場合には鋳造圧が持続するような方案をとるか，あるいはエアーベントを設けたり，鋳型内でのワックスパターンの位置を変える，あるいは鋳型温度を低くするなど対策を立てる必要がある．

6） 表面に着色がある

　鋳造用合金は，酸素，窒素を吸蔵したり，鋳型材などと反応して表面に着色を生じることがある（図 4-1-29）．着色自体は研磨によって除去できる場合が多いが，着色が生じたことは何らかの化学的な反応があったことを意味するもので，鋳造体の機械的性質，耐食性に影響を与えることに留意しなければならない．

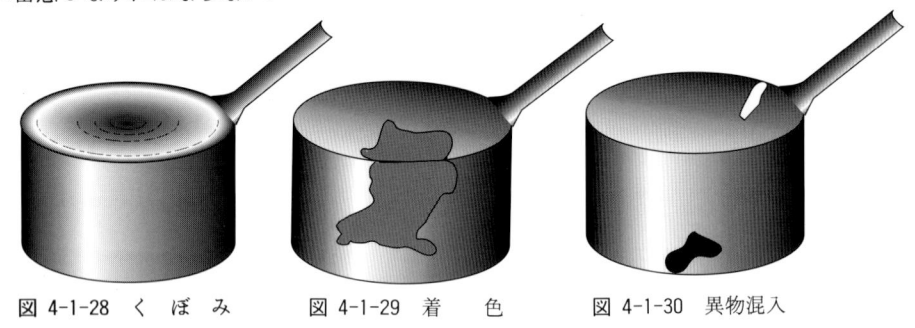

図 4-1-28　くぼみ　　図 4-1-29　着　色　　図 4-1-30　異物混入

7） 異物の混入がある

　鋳型材の巻き込み，あるいはスプルー孔からの異物の落下によって，鋳造体中に異物が存在することがある（図 4-1-30）．異物が金属の場合は鋳造用合金と反応し合金自体の特性を変化させることが考えられる．

8） 亀裂がある

　大型の鋳造体に複数のスプルーを立てた場合に，湯境いを生じ，凝固の際にそこから亀裂を生ずる場合があり，特に肉厚に変化のある場合に生じやすい（図 4-1-31）．また鋳造用合金と鋳型材の膨張係数に大きな差があり，しかも鋳型材が強い場合には，鋳造体に応力が集中して亀裂を生じる場合もある．このような傾向は鋳造体を急冷した場合に生じやすいので，鋳造後鋳型は徐冷しなければならない．

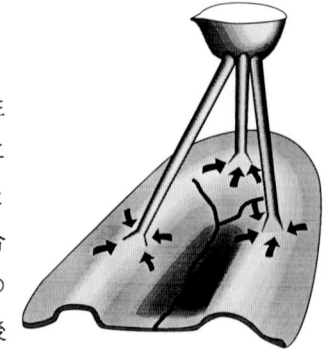

図 4-1-31　亀　裂

9) 巣または亀裂がある

図 4-1-32 のように鋳造体に巣(鋳巣)または亀裂を生じる原因としては，圧迫鋳造の場合に，①物理的なガス，空気の巻き込み，②吸蔵ガスの凝固時における放出，③凝固時収縮にともなう引け巣，④背圧多孔等が考えられる．①に関してはあまりにガス空気圧を高くして鋳造をした場合，あるいはスプルーの方向が悪かった場合に生じ，②は特にパラジウムを含む合金などガス吸収が顕著な時に生じる．③は鋳造においては宿命的に生じるが，湯だまり，押し湯などを効果的に用いることによって防止できる．④はエアーベントを設けたり，鋳型内でのワックスパターンの位置を変えるなどの対策を講じるとよい．

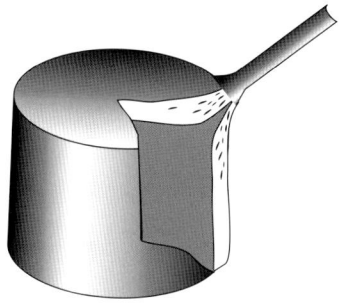

図 4-1-32 鋳　巣

10) 偏析がある

金属の比重の差や，凝固時の冷却速度の違いにより合金の特定成分が部分的に析出してくる場合を意味する．歯科用合金の中では，Pd, Pt を多く含むと生じやすい．

重力による偏析は遠心力鋳造の場合に現われることがある．偏析が生じた場合は機械的性質，耐食性を低下させる．

11) 鋳造精度が不良である

鋳造精度の定義から考えれば，1)から10)までの欠陥のどれが存在しても鋳造精度は不良であるといえる．そしてさらに，鋳造体の内部的にも外部的にも欠陥変形がなくても，寸法が原型と一致していない場合がある．この一因としては鋳造用合金の鋳造収縮が考えられる．

実際問題として，現在の歯科鋳造では，貴金属系合金による鋳造冠の製作に関してはほぼ満足できる補正を行っているが，高融点合金を用いた場合あるいはブリッジ，鋳造床など大型の鋳造体の場合には精度はいまだ十分とはいえない．加熱膨張値のさらに大きい鋳型材の開発がもっとも現実的な対策ではある．

3. 鋳造収縮の補正

金属が液体の状態から室温で固体の状態になるまでに，以下の収縮を示す．

(1) 液相での収縮
(2) 凝固時の収縮
(3) 固相での収縮

図 4-1-33 に 1 例として純金の高温における液体状態から室温までの密度変化を示した[17]．

(1)の収縮は実際の鋳造時には影響を与えないと考えられるが，(2), (3)の収縮に対しては対策を立てなければならない．いま仮に図 4-1-34 のように鋳型が四角の形状をしていて余分の金属な

284　Ⅳ　歯科技工技術

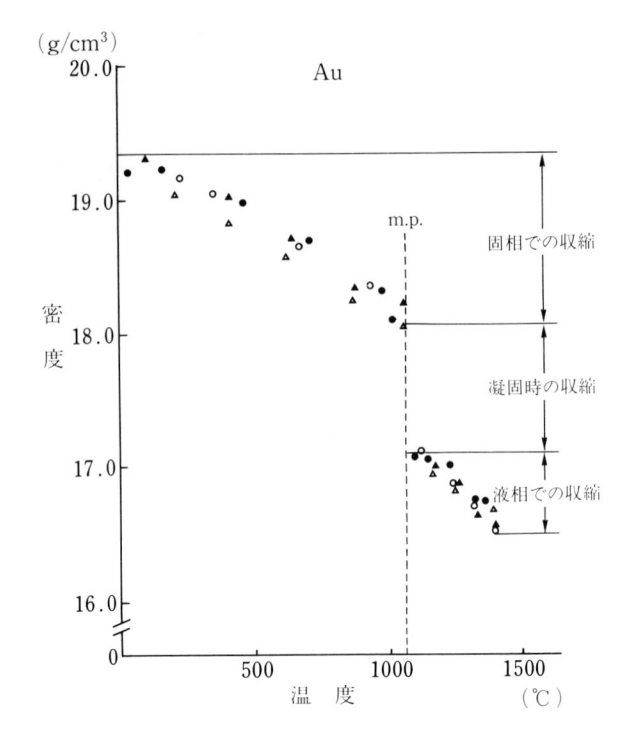

図 4-1-33　金の密度の温度依存性

縦軸は密度を表わしているので，重量変化がなければ，密度の増加は体積の減少を意味している

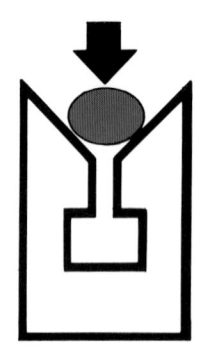

(a) 鋳型空洞と同体積の金属が鋳込まれたとする

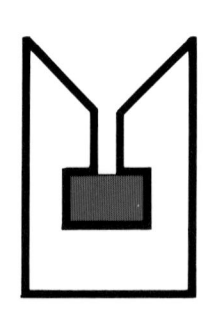

(b) 鋳込みが終了してまだ金属が凝固していない状態

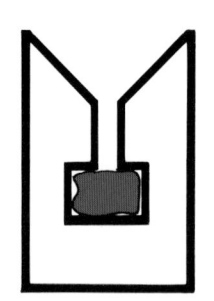

(c) 金属が鋳型から離れて凝固収縮が生じた時

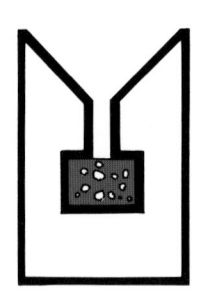

(d) 凝固収縮がポロシティの状態であらわれた時

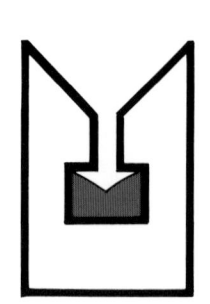

(e) 湯口の付近に凝固収縮が集中した場合

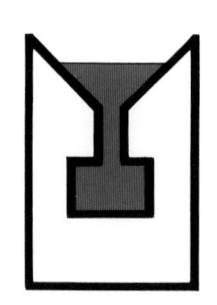

(f) 押し湯を十分たして鋳込んだ場合

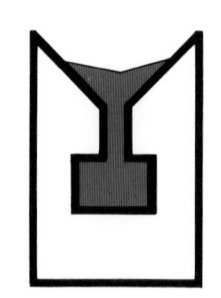

(g) 凝固収縮は押し湯の部分に現われ，鋳造体に寸法変化は生じない

図 4-1-34　金属の凝固形式

しに鋳造を行ったとすると，液体金属から固体になった際には凝固時収縮が(c), (d), (e)のように発現する[18]．このような凝固時収縮を補うには溶湯を補給するための押し湯（同図(f),(g)）が必要となり，また湯だまりを付ける場合もある．歯科精密鋳造では通常押し湯部分を最後に凝固させ，鋳造体に収縮の影響を与えないために鋳造体の1.5倍以上の量を設定し，この効果がよく発揮するように，太く短いスプルーを用いる．このことによって押し湯に湯だまりの効果も併せ持たせている[3]．凝固時収縮（**表4-1-4**）[12]は金属によって異なるが，上記の鋳造法案によって補正されていると考えられる．一方(3)の固相域での収縮は，収縮量をあらかじめ見越して鋳型を大き目に作る必要がある．このためには鋳型の加熱時膨張，硬化時膨張，吸水膨張を用いることができるが，鋳型空洞を等方的に膨張させるためには加熱膨張を利用することが望ましい（**図4-1-24**）．しかし実際には石こう系鋳型材をその適正使用最高温度700℃まで昇温しても，加熱膨張だけでは1.0%程度の膨張しか望めない．表4-1-4に示すように合金の種類によっては固相域での収縮が1.4%を越えるものもあり，鋳型材の硬化膨張を合わせて収縮の補正が行われることになる．

表 4-1-4 合金の熱収縮率　　　　(%)

Au	Ag	Cu	凝固収縮率	固相点→室温 収縮率
100	—	—	1.73	1.83
70	—	30	1.38	1.93
75	12.5	12.5	0.75	1.71
75	16.25	16.25	0.93	1.65
75	18	7	0.96	1.81
58.5	20.75	20.75	0.90	1.48
金パラジウム銀合金			0.69	1.64

Ni	Cr	Si	Cu	Mo	Mn	凝固収縮率	固相点→室温 収縮率
100	—	—	—	—	—	1.64	2.60
92.4	5.1	1.6	—	—	—	1.41	2.62
89.8	4.9	4.1	—	—	—	1.22	2.33
85.8	4.7	7.9	—	—	—	0.90	2.13
77.6	20.3	1.5	—	—	—	1.19	2.54
92.2	5.1	—	1.9	—	—	1.41	2.27
86.0	4.7	—	9.1	—	—	1.56	2.50
75.6	19.6	—	4.6	—	—	1.40	2.73
87.9	4.8	—	—	7.8	—	1.76	2.57
73.9	20.5	—	—	1.8	—	1.82	2.40
72.6	19.0	—	—	8.2	—	1.48	2.33
92.8	5.2	—	—	—	2.1	1.25	2.74
77.8	20.4	—	—	—	1.9	1.51	2.78

［参考文献］

1) 幸田洋一：スプルーイングと内部鋳造欠陥発生に関する実験的研究—とくにコバルトクロム系合金について．歯科医学，43(5)，618-632，1980．
2) 植平滋太：歯科精密鋳造に関する研究—スプルーの直径変化が鋳造体の外面的欠陥に及ぼす影響について．歯材器誌，30(2)，81-109，1973．
3) 中村健吾ほか：歯科鋳造における押し湯(湯だまり)の実験式—収縮孔を生じせしめない最小のスプルー線径—．歯理工誌，5(9)，144-151，1964．
4) 長谷川二郎：歯科鋳造学．医歯薬出版（東京），70，1976．
5) 伊藤充雄ほか：鋳造精度に関する研究—その 7. Co-Cr-Ni 系合金を低温鋳型で作成する鋳造体の精度に関する改善方法について．松本歯学，4(1)，9-18，1978．
6) 竹内正敏ほか：埋没材の通気性に関する研究，第一報 埋没材の通気率に影響を与える因子について．歯材器誌，34(2)，156-161，1977．
7) 長谷川二郎：インレーの鋳造精度に関する実験的研究．歯科学報，63(5)，415-440，1963．
8) 大野弘機ほか：鋳造リング内における埋没材の硬化膨張(第3報)，アスベストと埋没材との間の水分の授受および埋没材の吸水性について．歯理工誌，12(25)，225-233，1971．
9) 長谷川二郎：歯科鋳造学．医歯薬出版（東京），66，1976．
10) 高橋重雄：鋳造リングの緩衝材．DE，48，28-31，1971．
11) 日本工業規格，歯科鋳造用埋没材，JIS T 6601．
12) 久田和明ほか：歯科用高融点金属の密度測定装置．歯材器，3(5)，614-621，1984．
13) 日本金属学会編：金属データブック．丸善（東京），81，1974．
14) 奥嶋良英：鋳込温度が鋳造体の機械的性質に及ぼす影響．愛院大歯誌，27(1)，37-59，1989．
15) 河合達志：温度に依存する金，銀，銅の密度変化と凝固収縮率．歯材器，1(3)，286-298，1982．
16) Charmers, B.(岡本平，鈴木章訳)：金属の凝固．丸善（東京），265，1971．

第2章
ろう付け

　補綴物や修復物の中には，鋳造あるいは加工された各々を単独で実用するのではなく，それらを連結して一つの補綴物や修復物を作製する場合がある．この際，種々の接合方法が用いられるが，ブリッジにおけるクラウンとポンティック，あるいはパーシャルデンチャーにおけるパラタルバーとクラスプのように，金属同士の連結はほとんどがろう付けによって行われる．

　ろう付け技術の歴史は古く，わが国へは古墳時代に大陸方面から，渡来，帰化した人々によって伝えられ，奈良時代以降多くの仏具，装身具，刀装具にろう付けが使用されていた．その技術は現在とほとんど変わるところがない[1]．

1. ろう付けと溶接，鋳接

　ろう付けとは連結しようとする合金(母材)を溶融させることなく，その境界面の間隙に母材よりも融点の低い合金(ろう)を溶融，流入させ，その間隙でろうが凝固することにより接合させる方法のことである[2]．JISではろう付けは溶接の一種として考えられている．溶接とは原子間の結合により二つ以上の母材を局部的に一体化することであり[3]，ろう付けは異種金属の接合ができることが大きな特徴である．

表 4-2-1　溶接法の種類[1]

```
                    ┌─ 圧　接 ──┬─ 鍛　接
                    │           └─ 抵抗溶接　など
金属の溶接 ─────────┼─ 融　接 ──┬─ 被覆アーク溶接
                    │           └─ レーザー溶接　など
                    └─ ろう付け ─┬─ 軟ろう付け(はんだ付け)
                                 └─ 硬ろう付け
```

　歯科ではろう付けだけではなく，その他の接合方法も利用される．例えば，矯正における帯環装置はスポット溶接が用いられ，また，金箔充塡は金箔の常温での鍛接によって原子間の結合が可能なことを利用している[4]．この他に鋳造と同時に接合する鋳接という方法が用いられる．これはすでに作成した金属体と新たに作成しようとするワックス原型とを通例にしたがい埋没し鋳造する方法である．パーシャルデンチャーにおける既製アタッチメントとクラウンの接合などに利用される．その利点を以下に示した[5]．

(1) 接合操作が容易である．
(2) 母材と電位差の異なるろう材を用いないので，接合部の腐食や変色を生じない．
(3) 多数箇所の接合を同時に1回の技工操作で行うことが可能である．
(4) ろう付けでは困難な小さな部分の接合にも適用が可能である．

しかし，金属の種類によっては完全な鋳接は難しく，白金箔を介在させて結合を確実にする方法が研究されている[6),7)]．

2. ろう付けの機構

1) ぬ れ

ろう付けや鋳接において，母材と単なる付着や機械的接着ではなく，界面において原子間の結合が行われること，例えば，ろうと母材が合金化することが望ましい[4),8)]．そのためには液体の合金と固体の合金のなじみがよいこと，すなわち，ぬれがよいことが必要である．図4-2-1の液滴の接触角 θ が小さいほどぬれがよく，θ が大きいほどぬれが劣ることになる．このぬれは液体の合金と固体の合金の組成を始めとして，表面の状態や両者の温度や酸化物の生成などに影響される[2)]．一般に温度が高く，酸化物の生成が少ないほどぬれはよい．したがって，フラックスの使用や不活性ガス下でのろう付けによりぬれをよくすることができる[9)]．

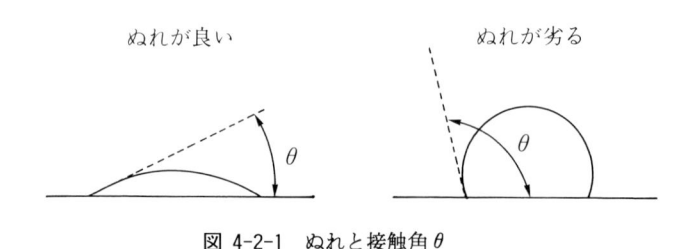

図4-2-1 ぬれと接触角 θ

2) 毛管現象

母材間隙内へのろうの侵入は便宜的に毛管現象で説明できる[2),10),11)]．ここで，

h ＝毛管内の液体の上昇高さ　　d ＝毛管の直径
σ ＝表面張力　　　　　　　　ρ ＝液体の密度
g ＝重力加速度　　　　　　　　θ ＝液面と毛管壁の接触角

とすると，液柱に働く重力と表面張力の垂直成分とつり合わなければならないから，

$$\pi \left(\frac{d}{2}\right)^2 \times \rho g h = \pi d \times \sigma \cos \theta$$

ここで毛管圧 P を $P=\rho gh$ とすると,

$$P=\frac{4\sigma\cos\theta}{d}$$

したがって毛管圧 P は毛管の直径 d に反比例し,d が小さいほど大きくなる.図 4-2-2 のように直径がそれぞれ $d_1<d_2<d_3<d_4$ であると,液柱の上昇高さは $h_1>h_2>h_3>h_4$ となる.また,ろうの母材に対するぬれがよいと θ は小さくなり,毛管圧 P は大きくなる.しかし間隙があまり小さすぎても,かえってろうと母材との摩擦が大きくなりろうは流れない.また,広すぎても,ろうの流れが乱流となるため,ろう切れを起こすことがある.この間隙の適切な大きさはろうや母材の種類によって異なり,銀ろうでは図 4-2-3 のように 0.05～0.15mm が適当であるといわれている[2),11),12)].金合金と金ろうの組み合わせでは,0.3mm 以上の間隙があったほうがろう切れが少ないという報告[13)]があり,陶材溶着冠用ニッケルクロム合金と前ろうの組み合わせでは 0.5～0.8mm の間隙が一般的であるといわれている[14)].

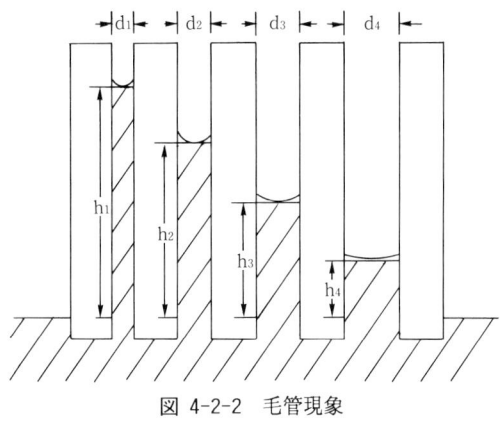

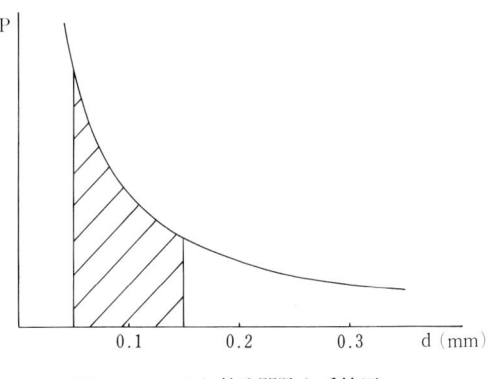

図 4-2-2 毛管現象

図 4-2-3 ろう付け間隙と毛管圧

3. ろう付け部の組織

すでに述べたように,ろう付けにおいてはろうと母材がその界面で合金化することが望ましい.その場合ろうと母材の間に構成元素のやりとりすなわち拡散が生じる場合がある.以下に1例として,銅板を銀―銅共晶組成のろうでろう付けした場合の組織と元素の拡散について説明する.

図 4-2-4 はそのろう付けした試料の走査電顕像である.ろうをはさんだ両側は純銅の均一組織であり,中央のろう部分に細かい共晶組織と島状に暗い領域が見られる.銅板とろうの境界には層状に暗い領域がみられる.線分析の結果,この層状の領域で銀と銅の濃度が逆転している.

界面部分の強拡大像を図 4-2-5 に示す.微小エックス線分析を行うと,暗い領域には銅が多く含まれ,明るい領域には銀が多く含まれていることがわかる.また,層状の暗い領域と島状の暗い領域の組成はほとんど同じである.本来ならば,ろうは共晶組成であるので,冷却されたろう中には微細な共晶組織のみがみられるはずであるが,実際には異なった組織像が観察される.こ

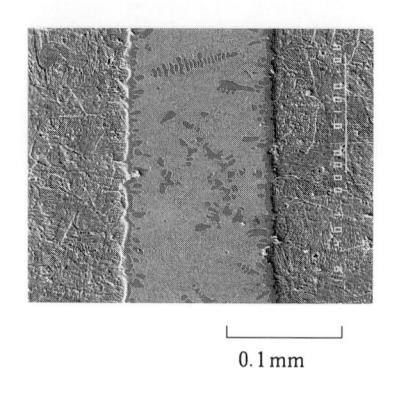

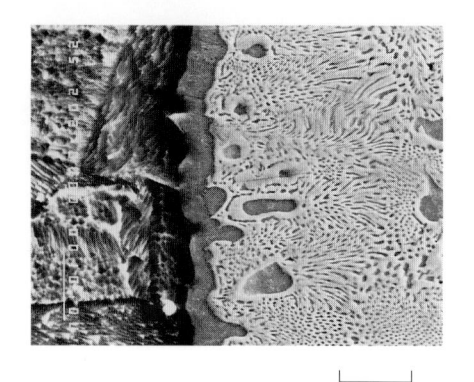

図 4-2-5 ろうと母材の界面の強拡大像

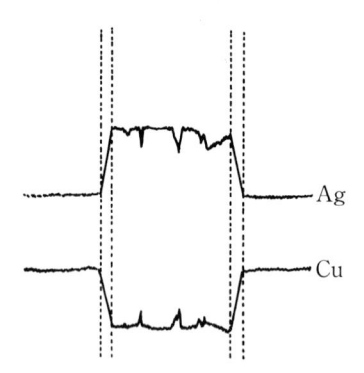

図 4-2-4 銅板と銀-銅共晶ろうのろう付けの走査電顕像と元素濃度

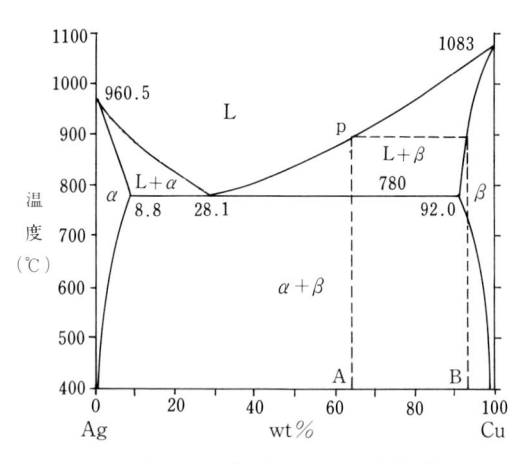

図 4-2-6 銀-銅2元合金状態図[15]

の組織像は以下の理由[16]による．

(1) 図 4-2-6 に銀-銅の2元合金状態図[15]を示す．共晶ろうの組成は銀71.8%，銅28.1%である．

(2) ろう付け操作中，液体となったろうと銅板が接触すると，銅板中の銅原子がろう中に拡散し，ろう中の銀原子が銅板中に拡散する相互拡散が始まる．このため銅板表面に銅側の固溶体（β相）が形成され，また，ろう中の銅濃度が上昇する．すなわち，ろうの組成が銅側に移動する（組成 A）．

(3) この組成で冷却されると，液相線との交点（点 P）以下の温度ではβ相＋L相であるので，固相線に沿った組成 B に相当する初晶が晶出する．

(4) さらに冷却されると，固相線に沿った組成の固溶体が次々と晶出し，液相の組成は液相線に沿って移動する．液相の組成が共晶点に戻ったところで共晶反応が起こる．

以上のことから，ろう中に観察された島状の暗い領域と銅板とろうの境界にみられる層状の領

域は，銅側の固溶体(β相)である．また，この層状の領域は中間層とも呼ばれている．

図4-2-7に低カラット金合金を高カラット金ろうでろう付けした試料の走査電顕像を示す．この場合，中間層の生成は明瞭ではない．しかし，ろうと合金の境界には間隙はみられず，元素の濃度は移行的であり，良好なろう付け状態を示している．

合金中や，ろう中への元素の拡散は，合金とろうの組み合わせによって異なり，例えば，16カラットの白金加金合金を16カラットの金ろうでろう付けした場合は，20〜25μmにわたって，また，12%金パラジウム銀合金を金パラジウム銀ろうでろう付けした場合は，10〜20μmにわたって各元素の拡散がみられたという報告[17]がある．コバルトクロム合金を金ろうでろう付けした場合は15〜20μmの範囲に銀，銅両元素の拡散がみられたという報告[18]があるが，18-8ステンレス鋼やコバルトクロム合金を銀ろうでろう付けした場合は，全く拡散はみられなかったという報告[19]もある．

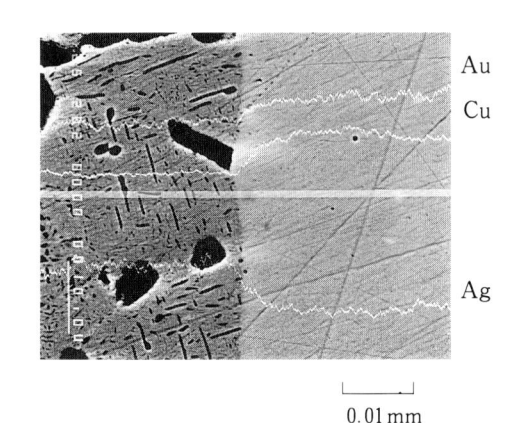

図 4-2-7 低カラット金合金(左)と高カラット金ろう(右)のろう付け

4. ろう付け用材料および熱源

1) ろう

JIS ではろうの融点が 450℃ 以上の場合を硬ろう，あるいは単にろうと称し，450℃ 以下の場合を軟ろう，あるいは，はんだと称している．

表4-2-2-1, 2に市販鋳造用金合金と金ろうの組成の1例を示す．金を主成分とするろうを金ろう，銀を主成分とするろうを銀ろうという．

同じカラット，すなわち，金量が同じである金合金と金ろうの組成を比較してみると，金ろうでは脱酸剤である亜鉛の量が多く，融点の高いパラジウムの量を少なくして，融点を下げるよう調節している．同様に陶材溶着冠用金合金の前ろうでは，パラジウム，白金の量を少なくして，また銀合金と銀ろうを比較すると，銀ろうではインジウムやスズの量を増やして融点を調節している．陶材溶着冠用ニッケル・クロム合金と前ろうの組成の1例を表4-2-3に示す．この種合金は，各種ごとに多様であり，ニッケルろう，金ろうが使用されている．

このように，ろうの組成は基本となる合金の融点を下げるように調節されている．陶材溶着冠

表 4-2-2-1　鋳造用金合金の組成

商　品　名	成　　分（wt %）					
	Au	Ag	Cu	Pd	In	Pt
高カラット金合金						
オルトップタイプ I	88	7<	2<			
〃　　18K	75	4	14<	6		
〃　　16K	66.7	14	12<	6		
〃　　14K	58.4	22	12<	6		
低カラット金合金						
ルックス50 MC	40	22	17	9	8	1
サンゴールド80	33.4	33	10<	8	13	
キンバレイ26	26	32		20	19	
12%金パラジウム銀合金						
キャストパラジウム12	12	50	15	20		
陶材溶着冠用金合金						
KIK	86.5	0.6		8		4
トクリキポーセラW	85	1		5		8

表 4-2-2-2　金ろうの組成

商　品　名	成　　分（wt %）						
	Au	Ag	Cu	Zn	Pd	In	Pt
20K　金ろう	83.4	5<	7			1<	
18K　〃	75	8	9	4			
16K　〃	66.7	11	13	5			
14K　〃	58<	13	18	< 8			
ルックス 50 ソルダー	50	24	8	15			
サンゴールドソルダー	33.4	31<	20			10	
キンバレイロウ	50	22	15	9			
金パラジウムSろう	18	36	28	5	12		
KIK 前ろう	88	2.8			5		3
TPW 用前ろう	58	32			8		

用合金に用いられるろうでは，陶材の焼成温度によってさらにきびしい制約を受ける．図4-2-8に示したように，陶材焼成前にろう付けする場合は陶材焼成温度より高い融点のろうを使用し，これを前ろうと称している．陶材焼成後にろう付けをする場合には陶材焼成温度より低い融点のろうを使用し，これを後ろうと称している．

これらのろうは融点を下げたために歯科理工学的性質が劣るようでは，ろうとして使用できな

表 4-2-3-1 陶材溶着冠用ニッケルクロム合金の組成

商品名	成分 (wt%)		
	Ni	Cr	その他 (Be等)
ユニメタル	77	14.9	8.1

表 4-2-3-2 陶材溶着冠用ろうの組成

商品名	成分 (wt%)		
	Ni	Si	その他
ユニメタルプレソルダー	94.5	3.5	2

い.したがって,ろうの一般的な所要性質は以下のとおりである[20].

(1) ろうの融点は,少なくとも母材の合金の融点よりも100〜200℃低い.
(2) 組成が母材合金組成に近似している.
(3) ろうと母材との間の電位差が小さく,電気化学的腐食を生じさせない.
(4) 凝固時に多孔質となってはならない.
(5) もろく,弱いものであってはならない.
(6) ろうの色彩は母材と近似していなければならない.
(7) 口腔内で変色,腐食しない.

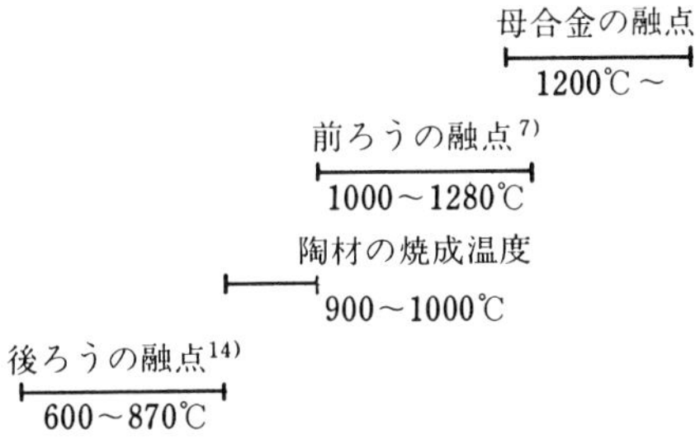

母合金の融点 1200℃〜
前ろうの融点[7] 1000〜1280℃
陶材の焼成温度 900〜1000℃
後ろうの融点[14] 600〜870℃

図 4-2-8 前ろう・後ろうの融点

2) フラックス

フラックスは,ろう付けや鋳造の場合のように合金の融解に際し,酸化物を溶解,除去し,また融解した金属を酸化させないように防止したり,ガスの吸収を防止する効果を有している.また,ろう付け時における母材表面の酸化を防ぎ,合金表面へのろうのぬれを向上させる性質も兼ね備えている[21].

代表的なフラックスとして,ホウ砂($Na_2B_4O_7 \cdot 10H_2O$)があげられる.ホウ砂は320℃以上で脱水し,融点が741℃,分解温度が1575℃[22]と溶融状態の温度範囲が広く,ほとんどのろうに使用でき,フッ化ナトリウム,塩化ナトリウム,塩化カリウムなどの塩類を添加して種々の性質のフラックスが得られる[4),8),21)].

一般に歯科用貴金属系合金の酸化は,非貴金属成分である銅,亜鉛,スズ,インジウムが選択的に酸化されることによる.これらの酸化物の生成は加熱温度の上昇にともない増加していく[23].

例えば,酸化銅(CuO)をホウ砂で除去する場合は,

$$Na_2B_4O_7 + CuO \longrightarrow Na_2B_2O_4 + B_2O_3 + CuO \longrightarrow 2NaBO_2 + Cu(BO_2)_2$$

となり,酸化物が溶解する[24].

ニッケル・クロム合金や,18-8ステンレス鋼線のように酸化被膜の安定した合金ほど,酸化物の除去は他の合金と比較して困難である.このような場合は,塩化物やフッ化物を含んだフラックスを使用して酸化物を溶解除去する[4),8),11),21)].

酸化物, 炭素, 油脂などがろう付け面に存在すると, ろう付けが十分にできない. また, 逆にろうを流さないようにする目的で, ルージュや炭素をあらかじめ塗布することもあり, これらをアンチフラックスという.

3) ろう付け用埋没材

ろう付け体の固定方法には, 図 4-2-9[14] に示したように各種あり, 陶材溶着冠用合金の前ろう付けでは, 1000℃ 以上の高温に耐え得る埋没材が少ない[25]ため, 金属製またはセラミック製のスタンドを使用する方法がとられることがあるが, その他の場合は石こう系埋没材による固定が一般的である.

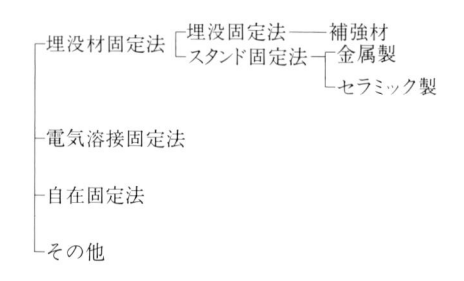

```
─埋没材固定法─┬─埋没固定法──補強材
              └─スタンド固定法─┬─金属製
                                └─セラミック製
─電気溶接固定法
─自在固定法
─その他
```

図 4-2-9 被ろう付け体固定法の分類

表 4-2-4 ろう付け用埋没材と鋳造用鋳型材の比較

	而至社製 ろう付け用埋没材	而至社製 鋳造用鋳型材
混水比	0.24	0.33
硬化時間 (分)	10	12
硬化時膨張 (%)	0.21	0.40
加熱時膨張 (700℃) (%)	1.12	1.47
圧縮強さ(2時間後)(MPa)	10.8	4.7

(メーカー公示値)

表4-2-4に石こう系ろう付け用埋没材と石こう系鋳造用鋳型材の物性を示す. ろう付け用埋没材は混水比が小さく, 硬化時間が短い. 硬化時膨張と加熱時膨張が小さく, 圧縮強さはかなり大きい. 理想的には精度の点から硬化時膨張がなく, 加熱時の膨張が母材合金の熱膨張と一致することが望ましい[26]. 図4-2-10に両者の加熱-膨張曲線を示す. ろう付け用埋没材は 200～300℃ の間の膨張量が小さく, 500℃ 付近から膨張する. この 200～300℃ の温度域はクリストバライトの変態にあたる温度であり, 500℃ 付近は石英の変態にあたる温度である[27]. したがって, ろう付け用埋没材の耐火材は石英が主であり, クリストバライトを若干含むことにより合金の熱膨張と一致させている.

このように市販されている一般的なろう付け用埋没材の組成は結合材が石こうであり, 耐火材

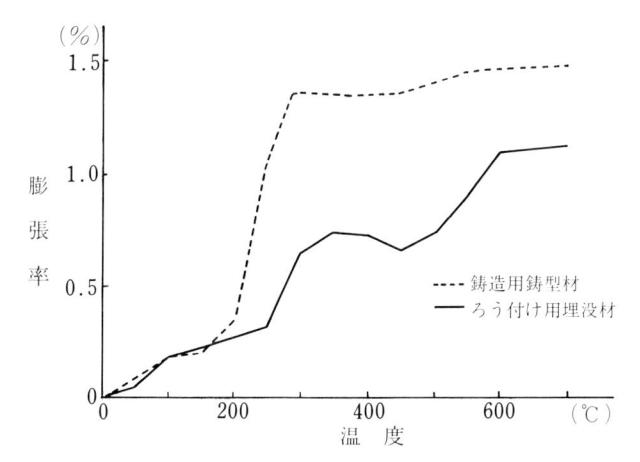

図 4-2-10 ろう付け用埋没材と鋳造用鋳型材の加熱時寸法変化

は石英である．鋳造用鋳型材と比較すると硬化時膨張はあまり変わらないが，加熱時膨張がやや小さくなっている．現在この硬化時膨張を 0 にするため，結合材の石こう量を少なくし，耐火材にマグネシアを用いた研究がなされている[28, 29]．

一般的なろう付け用埋没材の所要性質は以下のものがあげられる[26]．
(1) 常温，高温において各技工操作に耐えうる程度の強さを有する．
(2) 硬化時の収縮および膨張が小さい．
(3) ろう付け操作温度で，加熱-膨張曲線がなだらかである．
(4) 母材と等しい熱膨張を有する．
(5) ワックスの流ろう操作による影響が小さい．
(6) 合金と反応しない．
(7) 硬化時間が適切で，かつ取り扱いやすい．

4) 熱源

ろう付けの際の熱源は，工業的なものを含めて次のようなものが使用されている．
(1) 都市ガス＋空気，都市ガス＋酸素，水素＋酸素等
(2) 電気抵抗
 a．各種発熱体（白金線，カンタル線等）に通電
 b．ろう付け体に直接通電
 c．ろう付け体に間接通電（高周波誘導）
(3) 塩浴
(4) アーク，レーザー，テルミット等

この中で歯科において一般的なものは，都市ガス＋空気によるバーナーと，電気抵抗による炉を使用するものである．また，この際，大気中のほかに還元性ガス中や，不活性ガス中，真空，減圧下の雰囲気中でのろう付けが行われる．これはろう付け部分の酸化防止や，ガスの巻き込み

を防ぐことに効果があり，特に高融点合金のろう付けに使用される．チタンおよびチタン合金のろう付けには，赤外線を利用したろう付け器が市販されている[30]．

5．ろう付けの方法

1）固定ろう付け

ろう付けには埋没材やスタンドによってろう付け体を固定する固定ろう付けと，手指によって固定する自在ろう付けに大別できる．固定ろう付けはブリッジやバーなどの精度を要求される補綴物のろう付けに利用される．このような補綴物の作製にあたっては，母材やろうの種類によって，ろう付け熱源や温度，ろう付け間隙が異なる．以下手順に沿って要点を述べる．

（1）母材の清掃

表面の汚れを取り除く．ろう付けされる部分にアンチフラックスとなるものがないようにする．

（2）母材の適合

ろう付け間隙をろうと母材に適した間隙になるように仮着し固定する．この場合，間隙が均一な幅となるようにしたほうがろうは流れやすい．仮着にはスティッキーワックスとパラフィンワックスを使用し，固定する．

（3）埋　没

固定時の埋没材ブロックはなるべく小さくしたほうが，ろう付けの際，熱を奪われない．しかし，あまり薄い部分ができると，加熱時や流ろう時に埋没材の強さが減少する[25]ため，亀裂や破折を生じることがある．

（4）埋没材ブロックのトリミング

完全に硬化すると強さを増すので，15分位経過したらトリミングしたほうがよい．図4-2-11に示したように炎の通過路ができるようにする．

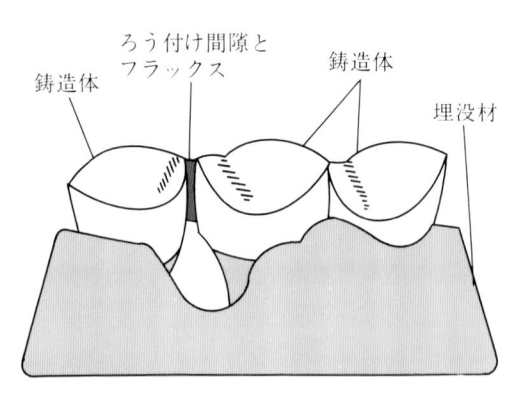

図 4-2-11　陶材溶着金属冠のろう付け

（5）流ろう

熱湯によってワックスや削り粉を除去する．その際，固定に用いたスティッキーワックスは融

点が高く，粘着力が強いので流し去るのが難しく注意を要する．流ろう時の温度が保たれているうちにフラックスを母材表面に塗布し，母材表面の酸化を防ぐ．この時点でろう付けの間隙が正しく保たれ，また母材同士が接触していないことを確認する．

（6） 埋没材ブロック，ろう付け部の加熱

炉内においてろう付け温度より 200℃ 位低い温度まで加熱する．次に炉より取り出し，適当なアスベストブロックのようなろう付け用台上で，バーナーにより埋没材ブロックを周囲から均一に加熱した後，ろう付け部分を加熱する．

バーナーの炎は必ず還元炎を用い，不要な部分の加熱は避けたほうがよく，ろう付け時点ではできる限り細い炎を使用するのがよい．都市ガスと空気のバーナーの炎によるろう付け模式図を図 4-2-12 に示す．還元炎であるかどうかを知るためには，銅板を加熱した場合に還元炎であれば，銅板が輝くようになるので容易に判別できる．

（7） ろう付け

母材の加熱温度がろうの液相点に近くなったならば，適量のろうをろう付け部分に運ぶ．ろうは清浄なところへ，また高温のところへ流れる．

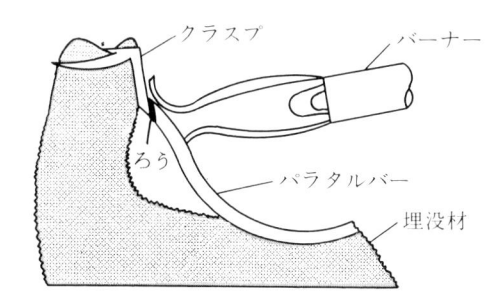

図 4-2-12　都市ガスと空気のバーナーによるろう付け

（8） 冷　却

ろうが充分に母材に流れたならば，それ以上の加熱は不要である．加熱により，母材とろうの合金化や拡散が必要以上に広範囲にわたると，母材をもろくする[8]．冷却は徐冷するほうがよい．

2） 自在ろう付け

自在ろう付け法の要点は，固定ろう付けとほとんど同一である．異なる点は，手指による固定であり，これは手軽であることと，細かい点のろう付けを可能にし手指の感覚によって過熱が回避できる利点を有する．そのため矯正用ワイヤーのろう付けによく利用される．ステンレス鋼線やコバルト・クロム線をろう付けする場合は，加熱は短時間で，焼きなましが起こらないようにつづいて急冷することが必要である[31]．

[参考文献]

1) 進藤俊爾：鑞付けと溶接の話．論創社(東京)，53～55，1983．
2) 中部溶接談話会編：ろう付け．日刊工業社(東京)，4～21，1957．
3) 国際科学振興財団編：科学大辞典．丸善(東京)，1408，1985．
4) 岡田　正：鑞と鑞着について．歯界展望，14(6)，600～603，1957．
5) 柄　俊彦ほか：歯科における鋳接．歯科評論，416，87～94，1977．
6) 中村元弘ほか：異種合金の鋳接法に関する研究　第一報　組織像の観察．歯材器，2(5)，578～585，1983．
7) 三宅宗次ほか：白金箔を鑞付部に鋳接することによる Ni-Cr 使用陶材焼付冠の後鑞付．歯科技工，11(3)，239～254，1983．
8) 神沢康夫：鑞と鑞着について．日歯医師会誌，8(16)，430～432，1956．
9) 川勝一郎ほか：銀ろうの炭素鋼へのぬれ性について．金属学会誌，37(8)，828～833，1973．
10) フランツ　スペルナー：ろう付け．松下電器(大阪)，6～10，1985．
11) 中村健吾：金属の接合．歯科理工学，医歯薬出版(東京)，141～148，1978．
12) 鈴木春義：改訂最新溶接工学．標準金属工学講座10，コロナ社(東京)，379～393，1968．
13) 柄　俊彦ほか：歯科用金合金のろう付間隙が引張強さにおよぼす影響について．広大歯誌，9，139～143，1977．
14) 湯田雅士：歯科技工における鑞付の現状と歯界展望（上）．歯科技工，11(6)，657～668，1983．
15) Hansen, M., et al.: Constitution of Binary Alloys, 2nd ed, McGrawhill, (N. Y.), 18, 1958.
16) 北田正弘：初級金属学．アグネ(東京)，219～220，1978．
17) 中野義基ほか：白金加金および鋳造用金パラジウム合金のろう付けに関する研究．歯理工誌，15(31)，86～95，1974．
18) 山口幸夫：異種合金間のろう付け強さに関する研究．歯理工誌，15(32)，126～141，1974．
19) 織田紘太郎：銀ろう付けに関する研究．日燐歯誌，31，175～200，1972．
20) 金竹哲也：歯科理工学通論．永末書店(京都)，249～251，1978．
21) 佐藤敏治：歯科用金属材料溶解時におけるフラックスの効果について．日歯医師会誌，29(10)，1093～1096，1979．
22) 日本化学会編：化学便覧基礎編改訂3版．丸善(東京)，I -163，1984．
23) 大野弘機：歯科用貴金属合金の高温酸化に関する研究．歯理工誌，17(40)，297～312，1976．
24) 三浦維四ほか：最新歯科金属学．アグネ(東京)，118，1959．
25) 富田　豊ほか：歯科ろう着に関する研究第2報　ろう着専用埋没材の理工学的性質．補綴誌，27(4)，171～180，1983．
26) 松葉　久：鑞接用埋没材の研究．歯材器誌，3，47～59，1959．
27) 金竹哲也：歯科理工学通論．永末書店(京都)，168～169，1978．
28) 高木敏政：マグネシア系埋没材による真空ろう付けに関する研究．歯材器誌，37(1)，1～12，1980．
29) 丹羽正勝：ろう付け専用埋没材の試作に関する研究．歯材器誌，36(2)，187～201，1979．
30) 都賀谷紀宏，薮上雅彦：赤外線鑞付器による鈍チタンおよびチタン合金の鑞付．歯科技工，18，724～729，1990．
31) 野口八九重：ステンレス鉤用線に対するいわゆる歯科用銀ろうのろう付強さの一考察．歯理工誌，4(6)，39～44，1963．

第3章
合金の熱処理

　合金の機械的性質はその組成によって異なるが，同じ合金であってもこれを加工したり鋳造すると異なった性質になる．また，ある種の合金は熱処理，すなわち合金に熱を与えたり奪ったりすることによって，合金の機械的性質を目的に応じた性質に変えることができる．合金の融解，ろう付け，溶接などは加熱する処理ではあるが熱処理とはいわない．これとは別に加工ひずみや鋳造体の偏析を取り除くための加熱処理は，組織の均質化のための熱処理と考えてよい．

　一般工業界では炭素鋼の熱処理がきわめてよく知られ，これにより炭素鋼の用途を高度かつ多岐なものとしている．

　歯科用合金では主として ADAS のタイプⅢ・タイプⅣの金合金，金パラジウム銀合金および低カラット金合金が熱処理の可能な合金である．

1. 炭素鋼の熱処理

　炭素鋼は鉄中に少量の炭素が添加された合金であるが，通常 0.03％～2.1％ の炭素を含有している．図 4-3-1 は鉄と炭素の平衡状態図である．

　炭素鋼は硬くて強さが大きい合金であるが，炭素の含有量によってその性質は大きく変わる．最も硬いのは炭素約 0.8％ の共析鋼である．重要なことはこの炭素鋼の機械的性質は熱処理の方法によって大きく変えることができることである．表 4-3-1 はその熱処理の種類とその加熱温度と冷却の方法をまとめたものである．

　炭素鋼の熱処理のうち，もっとも重要な焼入れをする場合にはまず炭素鋼を A_1 変態点（約 730℃）以上に加熱しなければならない．その後急冷すれば硬化する．表中で 250℃ 以下は徐冷するように示されているのは，この間の温度をもし急冷すると合金に熱的な容積変化が生じ，亀裂が生じてしまうことがあるのでそれをさけるためである．焼入れ効果のみからいえば A_1 変態温度以上からそのまま水中急冷してもよい．この温度より低い温度で加熱した場合は，焼入れのため急冷しても熱処理による効果は現れない．

　また，焼入れをした後に合金に靱性を与えるために焼戻し熱処理を行うが，この場合に A_1 変態点以上に加熱してはならない．もしその温度以上に加熱すれば，焼戻しによる機械的性質の変化を期待できない．したがって，焼戻し温度は A_1 変態点以下であり，通常は 200℃～650℃ の範

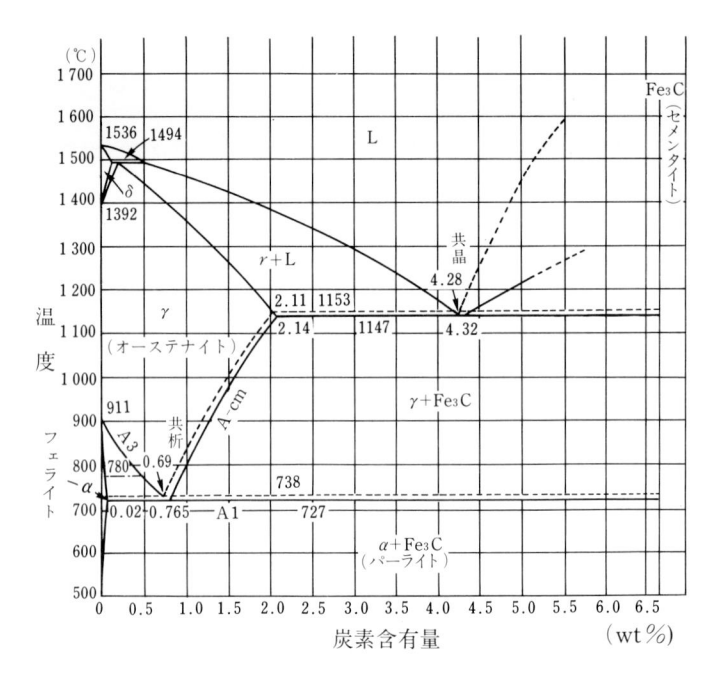

図 4-3-1 鉄と炭素の平衡状態図[1)]

表 4-3-1 熱処理の種類およびその加熱温度と冷却の方法

焼なまし	（軟化）	A_1変態点以上	→	550°C	極端な徐冷
		550°C	→	室温	空冷でもよい
焼ならし	（強化）	A_1変態点以上	→	550°C	空中放冷
		550°C	→	室温	徐冷
焼入れ	（硬化）	A_1変態点以上	→	550°C	急冷
		250°C	→	室温	徐冷
焼戻し	（軟化）	A_1変態点以下	→		急冷
（靱性）	（硬化）	A_1変態点以下	→		徐冷

囲である．

　熱処理に際し加熱する場合，その加熱速度は徐々に加熱する場合と急速に加熱する場合があるが，徐々に加熱するのが一般的である．加熱は速度より温度が重要である．

　一方，冷却速度と方法はきわめて複雑かつ変化に富んでおり，それぞれ目的とする機械的性質が得られるような方法を選択する．原則的には徐冷すれば軟化し，急冷すれば硬化する．

　さらに，冷却には水，油のみではなくその液の種類や温度を変化させたり，噴水，噴霧なども利用される．その冷却法によって機械的性質は微妙に変化する．

1) 炭素鋼の金属組織

炭素鋼は炭素量によって結晶粒度が異なる．すなわち，炭素量が少なければ結晶粒は大きい．また，加熱によって結晶粒は大きくなり，焼入れすれば結晶粒は小さくなる．

一般に結晶粒度が微細であれば硬くて強い合金となる．さらに炭素鋼の金属組織はその組成と熱処理の方法によって以下に述べる様々な組織となる[2]．

（1） オーステナイト

金属組織の形状が田園に似ていることから大洲田という当て字が使用されている．これは炭素を固溶しているγ鉄のことであり，その性質は軟らかく粘性がある．鋼を A_1 変態点以上に加熱した場合に得られる組織である．

炭素鋼を焼入れする場合はまずこの組織にすることが必要である．このことをオーステナイト化するという．

（2） マルテンサイト

金属組織の形状が麻の葉に似ていることから麻留田という当て字が使用されている．炭素を固溶しているα鉄のことであり，もっとも硬くてもろい性質を有している．

オーステナイトを急冷した場合，すなわち焼入れした場合に得られる組織である．

（3） トルスタイト

α鉄とセメンタイトの微粒子が混合した組織であり，マルテンサイトを約400℃で焼戻し熱処理をした場合に得られる．マルテンサイトに次ぐ硬さを有し高級刃物の素材として利用される．

（4） ソルバイト

マルテンサイトを500℃〜600℃で焼戻し熱処理した場合に得られる組織であり，セメンタイトの粒子がトルスタイトに比較してやや粗い．トルスタイトより軟らかくスプリングなどの素材として利用される．

（5） フェライト

α鉄のことであり，純鉄と同様に軟らかく，展延性も大きく，その組織は白色を呈している．

（6） セメンタイト

炭化鉄 Fe_3C のことをいうが金属光沢を有し，硬くてもろい．その組織は層状，球状，網状，針状など様々な形状であり，白色を呈する．

（7） パーライト

フェライトとセメンタイトが層状になっており，真珠貝のような色合いを呈する．この組織は波打際の砂模様に似ているので波来土という当て字が使われる．

オーステナイトを焼きなまし処理して得られる組織であるが，硬さも強さもそれほど大きくない．

2. 歯科用合金の熱処理

ある種の歯科用合金は加熱したり冷却したり，また，その際の冷却速度を調節することによって機械的性質を変えることができる．この現象は，いずれも合金の固相における相の変化，析出に基づくものである．

歯科用合金のうち，熱処理の可能な合金は ADAS のタイプⅢ，Ⅳの金合金[5]，低カラット金合金[6]，金パラジウム銀合金[7]である．

その基本成分である図 4-3-2 に示す金-銅合金，図 4-3-3 に示す銀-銅合金の状態図によって，これらの合金が熱処理可能であること，およびその熱処理温度について知ることができる．

すなわち，金-銅合金の場合は熱処理によって規則格子，不規則格子の変態が生じ機械的性質を変えることができる．したがって，金44％から88％までの範囲内が変態相の生成範囲であり，熱処理可能な組成範囲である．熱処理温度は規則格子を生成する温度であるから，350℃から450℃の範囲が最も重要である．急冷すれば不規則格子から規則格子への変態ができないため軟化し，徐冷すれば規則格子が生成するので硬化する．金-銅合金に白金，パラジウムが添加されれば熱処理可能な組成範囲はさらに増大する．

銀-銅合金の場合は析出型である．銀-銅合金は固溶限のある共晶型合金であるがα固溶体，β固溶体をそれぞれ加熱後，徐冷する対側の固溶体を析出し硬化する．反対に加熱後急冷すれば対側固溶体は析出しないので軟化する．

図 4-3-4 は熱処理法を模式図で示したものであるが，高温で安定な状態からこれを急冷した場合3種の状態が得られる．このうちAの場合，すなわち，高温で安定状態が急冷によってそのまま室温まで持ち越されてしまうので，軟らかい合金が得られるのである．これに反しCは急冷

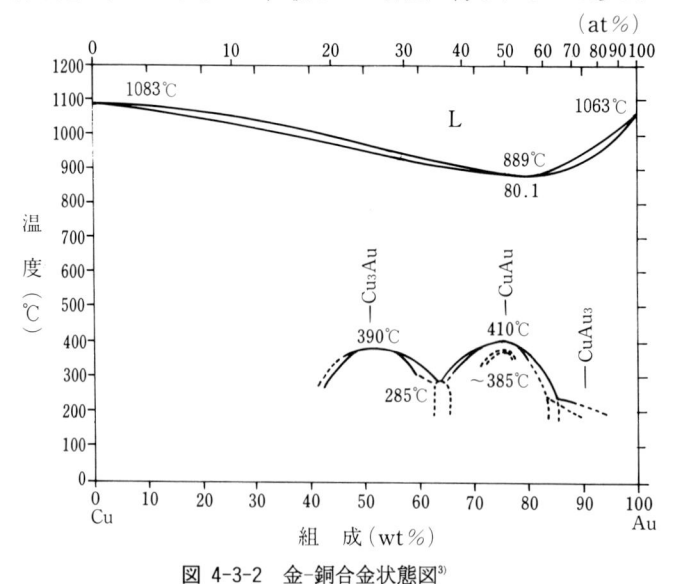

図 4-3-2 金-銅合金状態図[3]

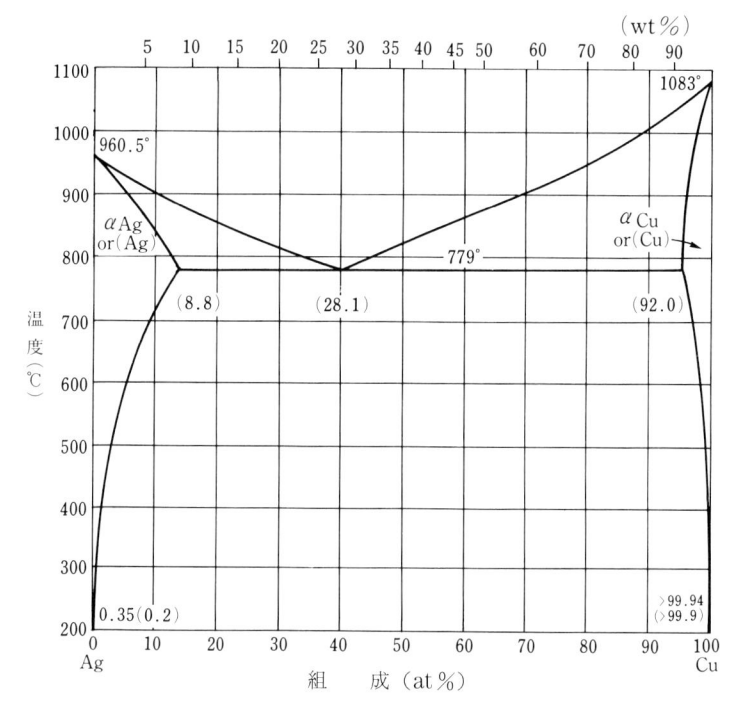

図 4-3-3 銀-銅合金状態図[4]

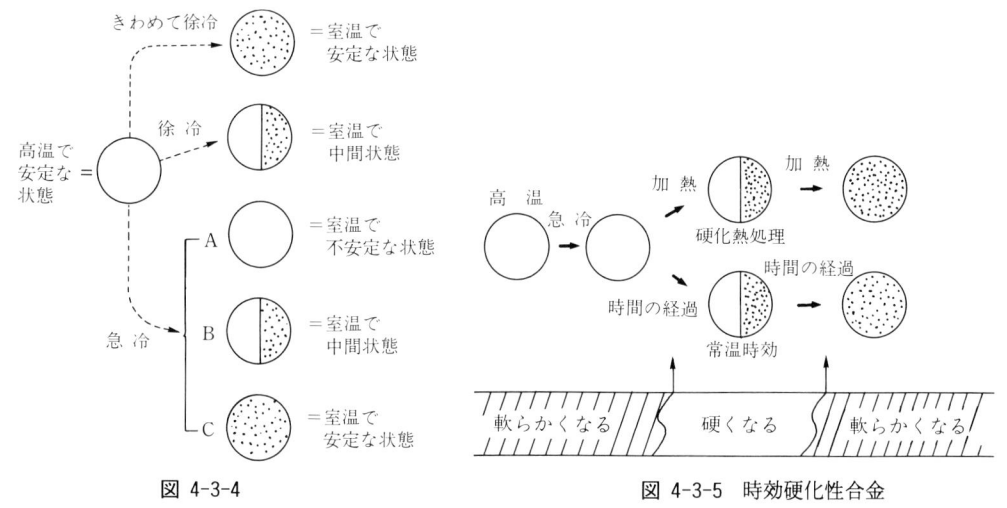

図 4-3-4
A：時効硬化性合金　　B：炭素鋼の場合
C：Ni-Cr 合金，Co-Cr 合金

図 4-3-5 時効硬化性合金

により室温で安定な状態となるので，熱処理による効果が得られない合金であり，Bは高温状態が急冷によって室温で中間状態となり，硬くなる．これは炭素鋼の場合である．Aは一般的な熱処理効果を有する歯科用合金の場合である．

図 4-3-5 からわかるように高温から急冷すれば軟化し，これを再び200〜400℃に数分間加熱すれば硬化する．さらに加熱を続ければ軟化傾向を示す．これを過時効という．

この加熱によって，室温で不安定な状態を室温で安定な状態に戻すのであるが，その過程で合金は硬化する．この加熱をしなくても時間が経過すれば，やがて不安定状態は安定状態となる．その代表的な合金には工業界で繁用されるアルミニウム-銅合金であるジュラルミンがある．このように加熱しなくても時間の経過によって硬化することから，これらの合金を時効硬化性合金ともいう．

3. 歯科用合金の熱処理法

歯科用合金の熱処理は一般には電気炉を利用して行うが，温度表示のある炉が便利である．また，炭素鋼の熱処理とは異なるので，その熱処理法も比較的単純である[8),9)]．ただし，注意しなければならないことは，熱処理可能な歯科用合金の場合は加熱後，急冷すれば軟化するということである．炭素鋼の場合は急冷すれば硬化するのに対して全く正反対である．焼入れするということは炭素鋼については硬化することであるので，歯科用合金の場合も同様に焼入れすれば，すなわち急冷すれば硬化すると誤解することがある．このように日本語の語句から考えると誤解する．本来焼入れという語は Quenched ということで，状態の変化を阻止するという意味である．歯科用合金については焼入れという言葉を使わないほうがよい．歯科用合金の具体的な熱処理法はそれぞれの合金によって多少異なるが一般的には次のようにすればよい．

1) 軟化熱処理

合金を700℃〜800℃に加熱し，1〜2分係留した後に水中へ入れ急冷する．ただし，鋳造体を鋳造直後に水中急冷して軟化熱処理することはさけねばならない．鋳型材の熱伝導率から考えてもわかることであるが，急冷したことと不均一に冷却されるために鋳造体に大きな内部歪みを生じさせる危険があるからである．

2) 硬化熱処理

硬化熱処理法は原則的には徐冷するのであるが，多少異なった方法もある．また，重要なことは硬化熱処理に先立って，先ず700℃〜800℃に数分間加熱した後放冷し，鋳造歪みや加工歪みを取り除く均質化処理を行うことが必要である．通常は以下のような方法で硬化熱処理が行われる．

(1) 700℃〜800℃まで加熱した後，350℃〜450℃の温度までの冷却を10数分間かけて徐冷する．
(2) 700〜800℃まで加熱した後数分間係留した後350℃〜450℃まで徐冷する．
(3) 室温から350℃〜450℃まで徐々に加熱し数分間係留後徐冷する．

このようにして硬化熱処理を行うが，歯科用合金はそれぞれ組成が異なり，その熱的影響も異なるのでメーカーの指示する熱処理温度で行うほうがよい．

[参考文献]

1) 日本金属学会編：金属データブック．丸善（東京），422, 1974.
2) 金属術語辞典編集委員会編：金属術語辞典．アグネ（東京），43-44, 296, 217, 175, 262, 168-169, 236-237, 1976.
3) Massalski, T. B. et al.: Binary Alloy Phase Diagrams, ASM (Ohio), 254, 1987.
4) Hansen M. et al.: Constitution of Binary Alloys. McGrawhill (USA), 18, 1958.
5) Leinfelder, K. F. et al.: Hardening of gold-based alloys, J. Dent. Res., 56(3), 335〜345, 1977.
6) 長谷川二郎他：低カラット金合金の歯科理工学的性質の評価．DE, 80, 14〜24, 1987.
7) Suoninen, E: Phase Equilibrium in Ag-Pd-Cu dental alloys, Acta Odont Scand, 41, 363〜368, 1983.
8) Yasuda, K. et al.: Difference in age-hardening mechaism in dental gold alloys., J. Dent. Res., 61(3), 473〜479, 1982.
9) Yasuda, K. et al.: High resolution election microscopie study of age-hardening in a commercial dental gold alloy,

第4章
金属および合金の加工

　合金の塑性加工法は一般には鋳造加工法に対比するものであり，機械的加工法あるいは単に加工法と称している．塑性加工法には熱間加工と冷間加工があるが，いずれも鋳造加工した合金に比較して気孔がなく均質であり，材質は常に一定である．したがって，同一組成の合金であれば，塑性加工した合金のほうが，その諸性質はすべての点において優れている．塑性加工法には種々な方法があるが，それらを以下に述べる[1]．

1. 合金の塑性加工法

1) 鍛造加工法

　合金を加熱してハンマなどを使用して，金敷上で加工成形する．一般的には鍛造プレスで板材や棒材が作成される．

2) 圧延加工法

　最も一般的な加工法であり，圧延機を使用して板材を作製する．合金の種類と形状によって，冷間加工，熱間加工が適宜行われる．

3) その他の加工法

　合金をダイスを通して押し出し，棒状あるいは線状に加工する押出し加工やチューブなどを作製する引抜き加工法がある．一般的には熱間加工で行う．その他小さい板や薄い板などを型に合わせて作製する打抜き加工法などもある．

2. 合金の塑性加工と機械的性質

1) 加工硬化

　合金はその塑性を利用して加工するが，その加工法および加工の程度によって同一合金であっ

てもその機械的性質は異なる．加工の程度は加工度と呼ばれ断面積の減少率で表わされる．特に加熱時の温度条件はその性質に大きな影響を及ぼす．それは，合金に塑性があっても冷間の加工ではその成形性に限度があることによる．

すなわち合金は冷間加工した場合弾性限度を越えると，金属結晶内の転位（図 2-2-20）が移動し，かつ転位の増殖が始まり，合金は塑性変形する．加工が進むにつれて，転位の衝突が生じ，転位の移動が困難になり，衝突した転位を乗り越えるにはさらに大きな力が必要になり，その分

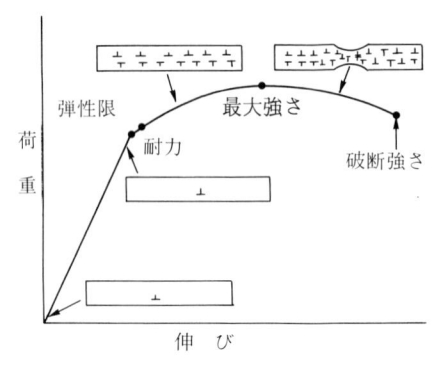

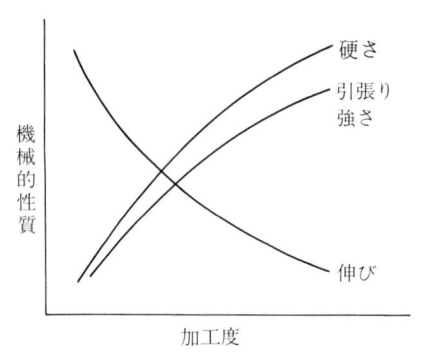

図 4-4-1　荷重-伸び曲線と転位の移動[2]　　図 4-4-2　加工度と機械的性質の変化[3]

だけ硬くなる．この現象を合金の加工硬化といっている．図 4-4-1 に金属棒が引張り変形した場合の荷重-伸び曲線と転位の移動を模式的に示す．加工硬化によって合金の機械的性質は，硬さが増大するばかりでなく一般に弾性限，耐力，引張強さ，曲げ強さなどが大きくなる．一方，伸びは減少する．図 4-4-2 に加工度と機械的性質の変化を示す．

2）焼なましと再結晶

加工硬化すると当然，塑性加工がしにくくなるので，さらに加工成形したい場合には塑性を回復させるために，加工硬化した合金を加熱して，その元の諸性質に戻すことができる．この加熱処理のことを焼なましといっている．これは内部ひずみを生じている結晶が，加熱することによってそのひずみがとれるので，元の合金の性質に戻すことができるからである．また，内部ひずみのない結晶の場合は，新しい結晶核を生成して，それがさらに成長していく．この現象を再結晶といっている．このように加工硬化した合金は加熱することによって，結晶の回復と再結晶によって加工硬化前の元の性質に戻すことができる．

ただし，必要以上の高温に加熱したり，長時間加熱すると再結晶によって生成した結晶粒が隣接の結晶と併合して結晶の過大な成長を引き起こし，機械的性質を劣化させる．再結晶温度は加工度が高いほど，すなわち，内部ひずみが大きいほど低くなるので，加熱温度はきわめて重要である．表 4-4-1 に各種金属の再結晶温度を示した．絶対温度で換算した再結晶温度（Tr）とその金属の融点（Tm）に対する比 Tr/Tm は大体 0.4 となる[4]．また，図 4-4-3 に合金の再結晶の組織変化を示した．

合金の冷間加工には限度があるので，鋳塊から薄い板や細い線を得たい場合などは再結晶温度

表 4-4-1 再結晶温度

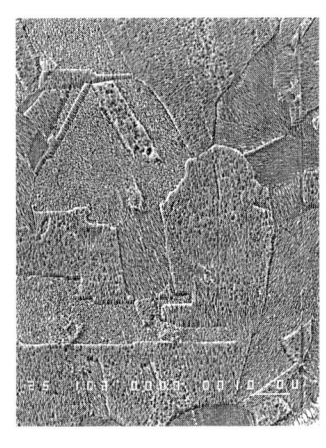

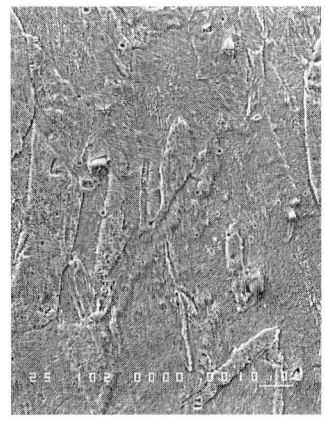

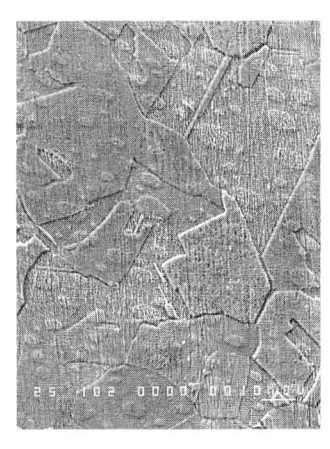

金 属	再結晶温度（℃）	融点（℃）	Tr/Tm
Au	～200	1063	～0.35
Ag	～200	961	～0.38
Cu	200～230	1083	0.35～0.37
Fe	350～450	1536	0.35～0.40
Ni	530～660	1453	0.46～0.54
Zn	7～75	419	0.40～0.50
Sn	−7～25	232	0.53～0.59
Mg	～150	650	～0.45
Al	150～240	660	0.45～0.55
Pt	～450	1769	～0.35
Mo	～900	2610	～0.42

処 理 前　　　　　　　　加 工 後　　　　　　　　焼なまし後

図 4-4-3　再結晶による結晶粒変化

以上に加熱して加工をする．このようにすれば一時的に加工硬化が生じても，ただちに再結晶して軟化するので加工しやすい．これを熱間加工という．実際には熱間加工した後に冷間加工を行うので得られた線や板は加工硬化した状態で得られる．

塑性加工した合金は鋳造によって得られた合金に比べて，機械的性質は優れている．それは鋳造で得られた合金は内部に巣やその他の欠陥をもっているが，塑性加工した合金は加工することによってそれらが押し潰されてち密な合金となるからである[5]．

3. 歯科用合金の加工

歯科における合金の加工は主として板材あるいは線材として供給された合金をプライヤーなどを用いて曲げたり，伸ばしたりすることによって行われている．また，合わせ金型を使用して圧印成形する場合もある．

これによって帯環クラウン，線クラスプ，矯正装置，圧印床などが作成される．これらの加工に際しては高度な技術が必要であり，そのために塑性の大きい，加工しやすい合金が要求される．一方，塑性が大きければ，その機械的性質が目的に適合しない場合もありうる．例えば，クラスプなどは加工時には曲げやすさを要求する反面，口腔内装着後は強さ，弾性係数が大きくなければならないことなどはその好例である．

したがって，このような場合には合金の加工硬化，熱処理硬化によって強さ，弾性係数などの増大をはかりその性質を改善する．

また，加工硬化によって加工がしにくくなった場合は，加熱によって即ち焼なましによる合金の軟化を繰り返しながら成形加工する．

最近では，超塑性(例えば 4V-6Al-Ti 合金が示す数百％から 1000 ％ にも及ぶ異常に大きな伸びの現象をいう)を利用した特殊な金属加工技術が義歯床に応用されはじめている[6),7)]．

[参考文献]

1) 木村　宏訳　A. H. コットレル：コットレルの金属学(下)．アグネ(東京)，213〜241，1970．
2) 北田正弘：初級金属学，アグネ(東京)，81，1978．
3) 川上道夫：新歯科材料器械，医歯薬出版(東京)，87，1986．
4) 河上益夫：金属材料理工学(上)．鳳山社(東京)，45〜54，1965．
5) 加藤健三：金属塑性加工学．丸善(東京)，21〜25，1971．
6) 奥野　攻：チタンの超塑性を利用する．DE，85，28〜31，1988．
7) 村上　仁：チタン系金属床製作における超塑性成形法の検討．愛院大歯誌，27(1)，61〜81，1989．

第5章
陶材焼成

　第Ⅲ編12章で陶材については述べたので，ここでは陶材焼成時に必要な基礎的事項について述べることにする．

1. 築　盛

　陶材粉末を蒸溜水や特殊な溶液で混合してスラリー状態にしたものを，白金あるいはパラジウムマトリックス上あるいは金属コーピング上に歯冠形状に盛り上げる．この際，過剰な水分を除去し密度を大きくして強度を増大させると共に焼成収縮を最小にして，透明感をもたせるよう盛り上げることを築盛という．
　この築盛には次の3種の方法が用いられている[1]．
(1) バイブレーターや超音波などにより振動を与えてスラリー中の粉末をマトリックス上に密に充填させ，表面上に表われた水分をティッシュペーパーで吸い取るバイブレーター法．
(2) 小さなスパチュラでぬれた陶材を盛り上げ，表面を滑らかにして過剰の水分を表面に浸み出させ，これをティッシュペーパーで吸い取るスパチュラ法．
(3) 盛り上げた陶材表面に乾いた陶材粉末を表面に添加して，水を吸い取る粉末添加法がある．

　これらの築盛法はいずれも粉末を密に充填させる方法であるが，これには水の表面張力が重要な働きをしている．

2. 焼　成　法

　築盛した陶材修復物を図4-5-1に示した陶材炉中で焼成するが，焼成の目的は粉末粒子を互いに融解接着させることである．このため，まず築盛した陶材を予熱（約500〜650℃）した炉のマッフル前に置き，陶材中の水分を蒸発させる．急激に加熱すると水分が沸騰し亀裂や気泡ができるので，約5分間予熱した後焼成にとりかかる．

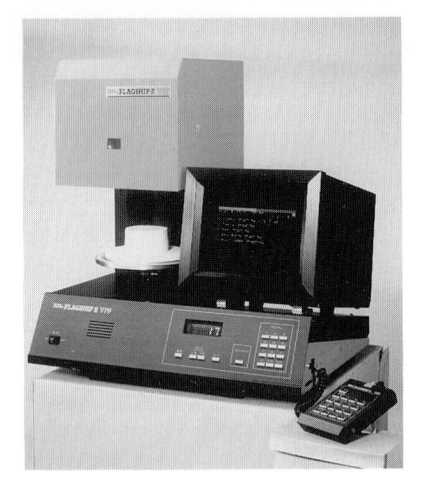

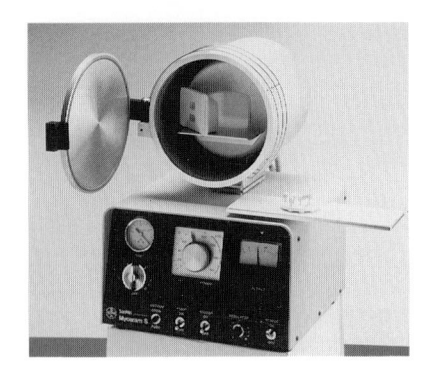

図 4-5-1 焼 成 炉

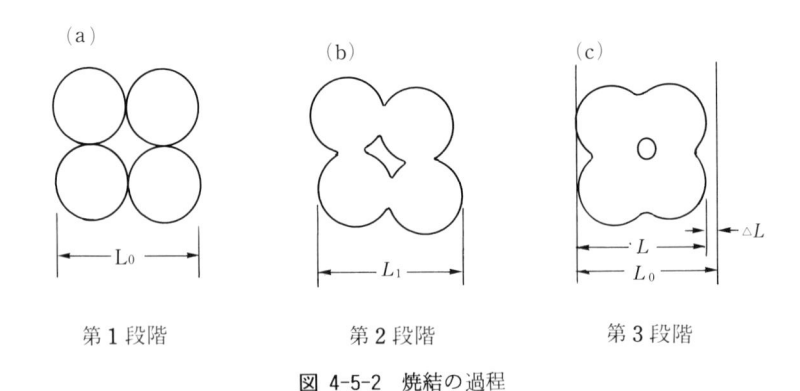

図 4-5-2 焼結の過程

1) 焼成過程

　温度上昇と共に陶材粉末粒子が融け始め，次いで粒子間が融合する．さらに温度が上昇すると融解したガラスが間隙に流れて焼結が起こる．この焼結温度は陶材の種類によって異なるが，次の3段階の経過を経て起こる．図 4-5-2 に焼結過程を示した[2),3),4),5)]．

(1) 第1段階： ガラス粒子が軟化して，流れはじめる時で，間隙が多く多孔質状態で焼結収縮はほとんど起こっていない．これをビスケット焼成といわれている．

(2) 第2段階： ガラス粒子が融けてお互い粒子が凝集しはじめる時期である．この段階で著しく収縮が起こり，気泡が減少するが焼成物はまだ多孔質である．

(3) 第3段階： ガラス粒子が完全に融解接触し，空隙が減少し，収縮が完了するが，まだこの段階では艶はでていない．

2) 最終焼成

陶材焼成物の表面が滑沢でないと，審美性が悪く異物感をもつ．このため，前述の第3段階後に再び650°Cから陶材の融点まで急速に加熱し，陶材の融点で約5分間焼成するとガラス質が表面に融けて流れ出て陶材表面が被覆され滑沢になる．この焼成を艶出しという．

3) 熱的影響

陶材は熱伝導率が小さいので，冷却・再加熱時に外側部と内側部の間に膨張差が生じて応力が発生するので冷却や再加熱時に注意する必要がある．例えば，ジャケット冠を焼成炉から取り出して，大気中で冷却すると，陶材表面は内部より速く冷却する．このため陶材中に残留圧縮応力が発生する．陶材外部に発生する残留圧縮応力は亀裂の伝播を防止するし，強さを増大するのでこのような冷却は望ましい．しかしながら冷却速度が速すぎると表面にひび割れが発生し陶材は弱くなる．

一方，艶出し焼成時にジャケット冠を高温の炉に急に入れると，炉内の幅射熱を急激に受けて表面が内部より早く膨張するので内部との間に引張応力が発生し，表面に亀裂が入る．これは陶材が引張応力に対して弱いためである．したがって，陶材は冷却時より再加熱，艶出し焼成の時には特に注意が必要である．

3. 焼成雰囲気

陶材中に気泡が存在すると陶材の強さは減少し透明感も減少する．この気泡は融解中に残留した空気で，陶材表面より陶材内部にできやすい．これは陶材表面では空気が逃げやすいためである．大気焼成した場合に，低溶融陶材はガラス相の粘度が高いため，高溶融陶材より気泡が多く発生する[6]．この気泡を減少させるためには焼成を減圧下で行う真空焼成法が最良である．

真空焼成は図 4-5-3 に示したように気泡の数が減少し，大きさも小さい．大気焼成では，気泡の数が多くまた気泡の径も大きいものになるが，加圧下で行うと気泡の数は減少しないが，圧縮

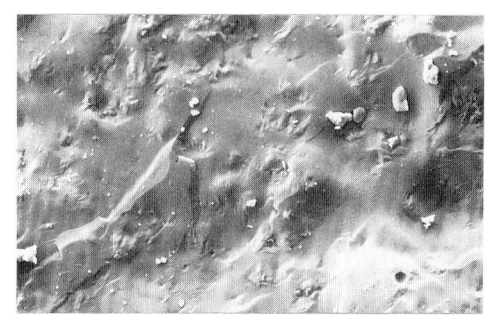

a. 真空焼成 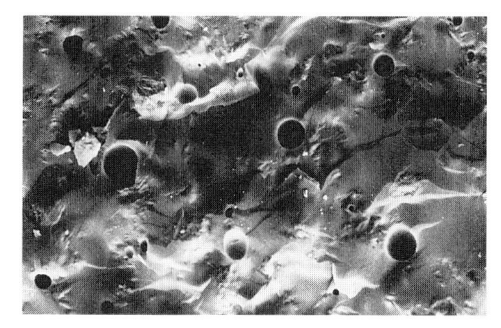　　　　　　　　　　　b. 大気焼成

図 4-5-3　陶材の焼成状態による気泡の発生状況(破面)

されて気泡の径は小さくなる．しかしながら，加圧焼成では再加熱や艶出しなどの場合に圧縮されていた小さな気泡が，元の大きさの気泡にもどるという欠点がある．真空焼成は陶材中の着色剤による着色傾向を減弱させるので着色は最終的に大気焼成で行うのがよい．

4．焼成収縮

焼成後の陶材の収縮は乾燥による水分の蒸発によるものと，焼結によって空隙が減少し密度が上昇することによって起こるものとがある．一般に陶材の焼成収縮は焼成温度によっても異なるが20〜35%といわれており，人工歯はこの収縮量を見込んだ大きさに成型して焼成する．陶材ジャケット冠や陶材溶着金属冠の場合は，焼成収縮した量の陶材を再び築盛して収縮を補って精度の高いものを作製する．

5．着　色

陶材冠を天然歯と類似させるために，石灰化不全部やエナメルの着色部分等を陶材に付与するために，陶材の焼成温度より低い金属酸化物を添加したガラスよりなる着色剤を陶材表面に塗布して焼成し着色する．これによって緻密な光沢のある表面が得られる．この着色剤に圧縮応力を発生させて，陶材表面に亀裂が生じないように着色材の熱膨張率を下地の陶材の熱膨張率より若干小さくしてある．しかしながら，着色剤の熱膨張率が下地の陶材より著しく小さいと，逆に引張応力が発生して着色剤が剝離し亀裂が入る結果となる．焼成は陶材中に気泡を生じさせないように大気焼成で行う．

6．機械的性質に及ぼす焼成条件

陶材の機械的性質のうち，強さがもっとも重要である．陶材は圧縮強さに対して強いが，引張強さに対して弱い．これは陶材の構造上の問題や延性がないためである．陶材の強さは組成，焼成温度，焼成方法，表面の状態および内部気泡が影響する．

歯科用陶材の焼成温度と破壊係数を表 4-5-1 に示した．

焼成温度が高いと密度が上昇するので強くなる．しかしながら，あまり加熱しすぎるとコアーまで融解して，弱いマトリックス部分が増加すると共に，透明感が増大しガラス的な外観状を示す．焼成温度をあまり高くしないで時間をかけて焼成すると，融液がコアー部分に十分に流れて互いに密着し，その結果陶材は強くなる．陶材の破壊係数を表 4-5-2 に示した．

この表から陶材の強さは陶材表面状態により影響を受ける．すなわち，艶出し焼成しないものや，艶出し焼成した後，表面を削り取れば陶材の曲げ強さが半減することを示している．これは臨床的に重要なことで，例えば，咬合調整時に陶材表面を削り取る場合がある．このような場合には弱くなるので，もう一度艶出し焼成を必ず行うことが必要である．

表 4-5-1 陶材の焼成温度と破壊係数[7]

温度 (℃)	焼成収縮(容積) (%)	破壊係数 (MPa)
1040	16.0	12.7
1100	—	32.8
1150	27.7	53.2
1170	35.4	65.7
1200	34.5	57.8

表 4-5-2 陶材の破壊係数[8]

	焼成雰囲気	表面状態	破壊係数 (MPa)
陶 材	大気中	研 削	75.5
		艶出し焼成	141.1
	真空中	研 削	79.4
		艶出し焼成	121.5

7. 陶材溶着金属冠

　陶材は審美性に優れているが金属に比較して弱い．一方，金属は強いが審美性に劣る．この両者の材料の長所を生かした，すなわち金属冠の強さと陶材の審美性を備えた修復物を作るために，金属冠の上に陶材を強固に結合させる方法を用いて作られた修復物を陶材溶着金属冠といい[9),10)]，図 4-5-4 にその構造図を示した．ここでは陶材溶着金属冠の構成と製作法について述べ，陶材溶着用合金について第Ⅲ編9章，陶材については第Ⅱ編12章に記述しているのでここではふれない．

1) 陶材と金属の結合機構

　陶材と金属の結合機構については数多くの研究がなされているが，まだ不明な点も多い．最近

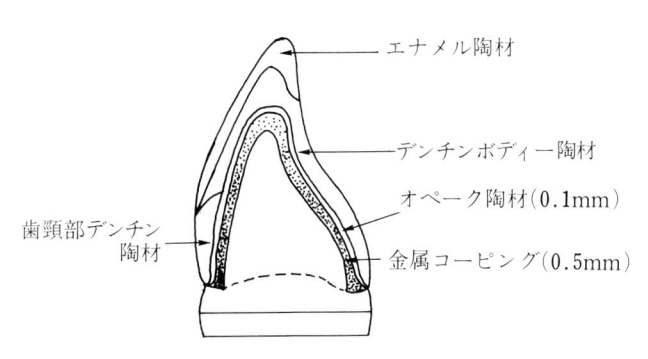

図 4-5-4 陶材溶着金属冠の構造

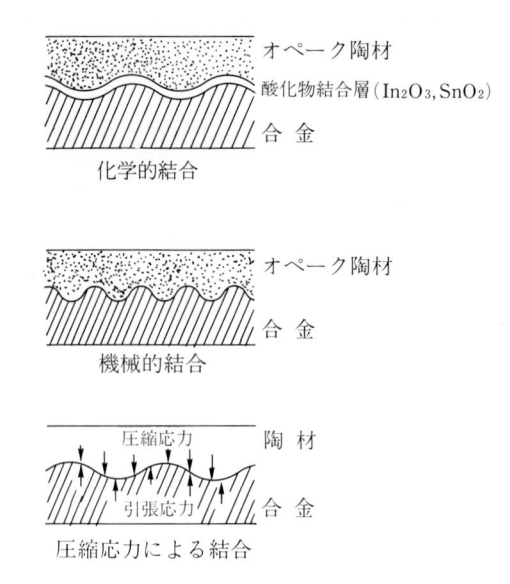

図 4-5-5　金属と陶材との結合様式

の研究では，金属酸化物の結合層を介して陶材と金属原子との化学結合が主要素であり[11),12),13),14)]，その他金属や金属酸化物の粗い表面への陶材の嵌入による機械的結合，さらに陶材に発生する圧縮応力による結合の三つの要素がそれぞれ寄与していることが判明している．図 4-5-5 に金属と陶材との結合様式を示した．

（1）化学的結合

金属と陶材の界面のエックス線マイクロアナライザーによる研究で，貴金属系合金中のインジウムやスズ，また非貴金属系合金中の鉄，クロムあるいは一部の製品に添加されているベリリウムが合金表面に移動して酸化層を作成し，陶材と結合していることが分っている[15),16),17),18),19),20)]．

この結合を向上させるためには，陶材が焼成中に合金表面上をよく流れる性質が必要である．この流れる性質をぬれ性といいその性質を調べるためには，液体と固体の接触角を測定すればよい．このぬれ性については第Ⅱ編1章ですでに述べたので参照されたい．市販陶材の接触角を表 4-5-3 に示した．

表 4-5-3　陶材の合金に対する接触角[21)]

陶　　材	接触角（度）			温度（℃）
	市販合金	白　金	パラジウム	
Ceramco opaque	Ceramco No. 1　　40	54	52	1040
Ceramco opaque vacuum	Ceramco No. 1　　53	64	60	1040
Thermalite opaque	P-16　　　　　　　59	97	95	1040
Micro-Bond V-65	Micro Bond (white)　102	192	108	1150
Micro-Bond U-65	Micro Bond (gold)　52	48	46	1040

陶材の接触角が小さいほど合金をぬらしやすく，表 4-5-3 中では Micro-Bond V-65 陶材がぬれ

にくいこととなる．このことからぬれ性に与える因子としては陶材と合金の組成が重要といえる[21),22)]．したがって，現在では陶材に合った鋳造用合金が市販されている．

また，陶材と金属の線膨張率の差異が大きな問題となる．熱膨張率が 5×10^{-6}/℃だけの違いでも，954℃から室温まで冷却した時に合金と陶材の界面に 27.4 MPa の応力が発生するといわれており，陶材のせん断強さは 71.5 MPa 以下であることから，熱応力によって自然に破壊する[8)]．したがって，合金と陶材の界面に引張応力を発生させないために，両者の熱膨張率を一致させる必要がある．その方法として一般的に焼付用陶材の熱膨張を大きくすることが考えられ，ソーダやカリなどのアルカリ成分が陶材に大量に加えられている．しかしながら，このアルカリ成分によって陶材が失透しやすくなるので繰り返しの焼成は避けなければならない．

（2） 機械的結合

合金の表面に凹凸があるので，ぬれがよければ陶材が合金の微細な凹凸まで流れ込んで機械的保持力を増大する．したがって，合金表面にサンドブラストすることが推奨されている．これは，合金が陶材によってぬれやすくなること，圧縮応力のもとでは機械的嵌合力による結果が増加すること，或いは化学結合に寄与する表面積が増加するためである．しかしながら，サンドブラストをかけすぎると陶材―合金界面に応力が集中する結果となったり，合金表面の凹凸が大きくなりすぎて陶材焼成中に空気が逃げられず，気泡として界面に残り，結合がかえって弱くなる場合があるので注意が必要である[23)]．

（3） 圧縮応力による結合

一般的に合金のほうが陶材より熱膨張係数が若干大きいので，陶材焼成後の冷却時に陶材側に圧縮応力が発生し，合金側に引張応力が発生する状態になり，この現象が陶材側と合金の結合力に役立つ．

2） 結合強さの測定

陶材と合金との溶着結合強さの測定方法は種々提案されているが，確立された方法は現在のところない．一般的にはせん断試験が用いられているが，現在では破断した面を観察し，その破壊の型式により評価するフラクトグラフィ法が応用されるようになった．

図 4-5-6 は O'Brien によって提案された結合破壊様式の分類[24)]であり，陶材や合金内部で凝集破壊するのがもっとも良好な結合といえる．

3） 酸化スズ被膜形成による結合

合金箔の上にスズを薄く電気メッキしてこのスズを酸化させて，酸化スズを形成させ，この上に陶材を築盛して結合させるもので[25)]，陶材層が厚く審美性がよい．この結合は酸化スズが陶材とぬれやすいため陶材中のガラス相へ容易に拡散して起こる化学結合である．

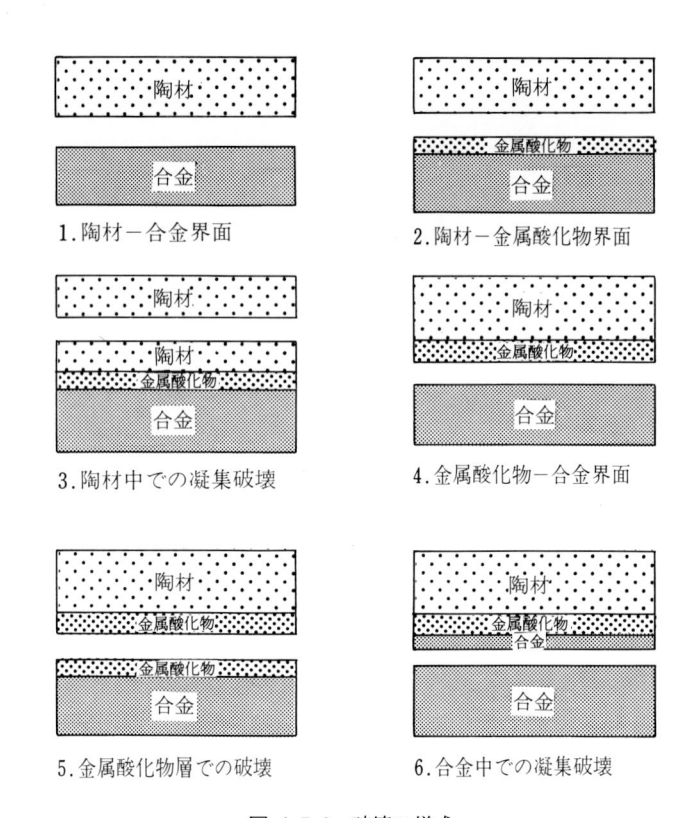

図 4-5-6　破壊の様式

1. 陶材－合金界面
2. 陶材－金属酸化物界面
3. 陶材中での凝集破壊
4. 金属酸化物－合金界面
5. 金属酸化物層での破壊
6. 合金中での凝集破壊

[参考文献]

1) Vines, R. F., and Semmelman, J. O.: Densification of dental porcelaint. J. Dent. Res., 36, 950, 1957.
2) Meyer, J. M., O'Brien, W. J., and Yu, R.: The sintering of dental porcelain. J. Dent. Res., 52, 580, 1976.
3) 桑山則彦, 今　政幸：陶材焼結に関する研究（第3報）高融ガラスと低融フリットの複合焼結性状について. 歯材器, 1(1)：59〜64, 1982.
4) 今　政幸, 桑山則彦：陶材焼結に関する研究（第4報）複合焼結体の強さと透光性について. 歯材器, 1(2)：118〜123, 1982.
5) 今　政幸, 桑山則彦：陶材焼結に関する研究（第5報）複合焼結に及ぼす粒度の影響. 歯材器, 6(1)：16〜22, 1987.
6) Hodson, J. T.: Some physical porperties of three dental porcelains. J. Prosthet Dent., 9, 235, 1959.
7) Mclean, J. W., and Hughes, T. H.: The rainforcement of Dental porcelain with Ceramic Oxides. Br. Dent. J., 119, 251-267, 1965.
8) Phillips, R. W.: Skinner's Science of Dental Materials. 7 ed：542, Saunders Co. (Philadelphia), 1973.
9) Mumford, G.: The porcelain fused to metal restorations. Dent. Clin. North. Am., March, 1965.

10) Ryge, G.: Current American research on porcelain-fused-to-metal restorations. Int. Dent. J., 15, 385, 1965.

11) Shell, J. S., and Nielsen, J. P.: A study of the bond between gold alloys and porcelain. J. Dent. Res., 41, 1424-1437, 1962.

12) O'Brien, W. J., and Ryge, G.: Relation between molecular-force calculations and observed strengths of enamel-metal interfaces. J. Am. Ceramic Soc., 47, 5-8, 1964.

13) Lewis. A. F., and Natarajan, R. T.,: Adhesion Science and Technology. Plenum Press (New York), 1975.

14) 三浦維四ほか：陶材と金属の総合理論. DE, 30：36, 1974.

15) 中山正彦ほか：陶材焼付用 88 Au 貴金属合金の諸性質に対する Fe, In, Sn 添加の影響（第1報）熱膨張係数, 歯材器, 3(1)：13〜25, 1984.

16) 岩間英仁：貴金属と陶材の焼付強さ(第2報)鉄, インジウム, スズの影響. 歯理工誌, 17(37), 22, 1976.

17) 渡辺孝一ほか：焼付用非貴金属合金と陶材との界面における焼成時の反応について（Ⅰ）—Be を含む市販合金—. 歯材器, 7(4)：660〜674, 1988.

18) 渡辺孝一ほか：焼付用非貴金属合金と陶材との界面における焼成時の反応について（Ⅱ）—比較的 Cr と Si の多い市販合金—. 歯材器, 8(5)：667〜677, 1989.

19) 渡辺孝一ほか：焼付用非貴金属合金と陶材との界面における焼成時の反応について（Ⅲ）—焼成時 Cr 酸化物を多く生成する市販合金—. 歯材器, 9(3)：453〜462, 1990.

20) 小司裕和：賤金属合金と陶材との焼付強さ（第2報）80 Ni-20 Cr 合金の焼付強さに及ぼす Mn, Mo, Si, Sn, Ta, Ti 添加の影響. 歯理工誌, 18(43), 217, 1977.

21) O'Brien, W. J., and Ryge, G.: Contact angles of drops of enamels on metals. J. Prosth. Dent., 15, 1094, 1965.

22) 小司利昭, 中村健吾：陶材焼付用合金と陶材のぬれに関する研究. 歯材器, 4(4), 315〜333, 1985.

23) Kelly, M., Asgar, K., and O'Brien, W. J.: Tensile strength determiantion of the interface between porcelain fused to gold. J. Biomed. Mater. Res., 3, 403-408, 1969.

24) O'Brien, W. J.: Dental Materials Review, Univ. of Michigan Press (Ann Arbor), 123-35. 1977.

25) McLean, J. W.: A higher strength of porcelain for crown and bridge work. Br. Dent. J., 119, 268, 1965.

第6章
レジン成形

義歯床用レジンは，材質，重合方式，成形法および重合起媒により以下に分類される．

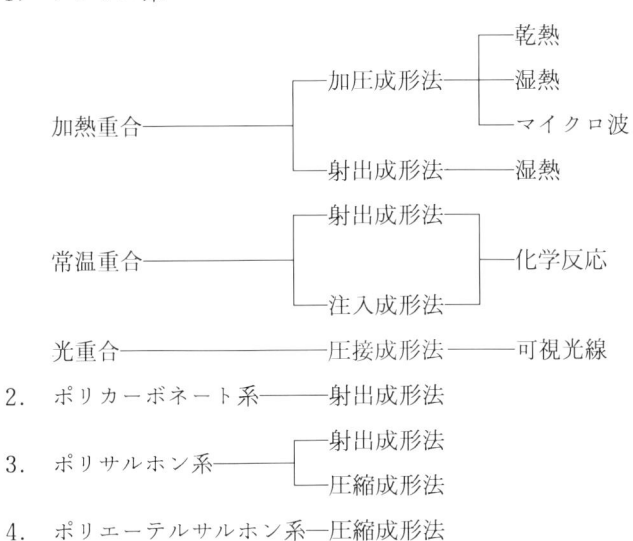

1. アクリル系

```
                    ┌─加圧成形法─┬─乾熱
          加熱重合──┤           ├─湿熱
                    │           └─マイクロ波
                    └─射出成形法───湿熱

          常温重合──┬─射出成形法─┐
                    │            ├─化学反応
                    └─注入成形法─┘

          光重合──────圧接成形法───可視光線
```

2. ポリカーボネート系────射出成形法
3. ポリサルホン系──┬─射出成形法
                    └─圧縮成形法
4. ポリエーテルサルホン系──圧縮成形法

1. アクリル系

1) 加熱重合

(1) 加圧成形法

加熱重合レジンを用いて加圧成形法で義歯(全部床)を作製する工程の一部を 図 4-6-1 ①〜㉔ に示した．詳細な工程については補綴学関係の書籍を参照されたい．ここに示されている工程は，完成したろう義歯を咬合器から取り外し①②，埋没流ろう③〜⑪，レジン分離剤の塗布⑫〜⑬，餅状物の塡入⑭〜⑲，加熱(湿熱法)⑳，取り出し㉑〜㉒，研磨㉓，完成㉔までである．これらの工程中，歯科理工学と関連する事項について述べる．

a．レジン分離剤の塗布

ワックスを加熱軟化し取り出し，さらに熱湯で完全に洗い流すようにしてワックスを除去した

322　Ⅳ　歯科技工技術

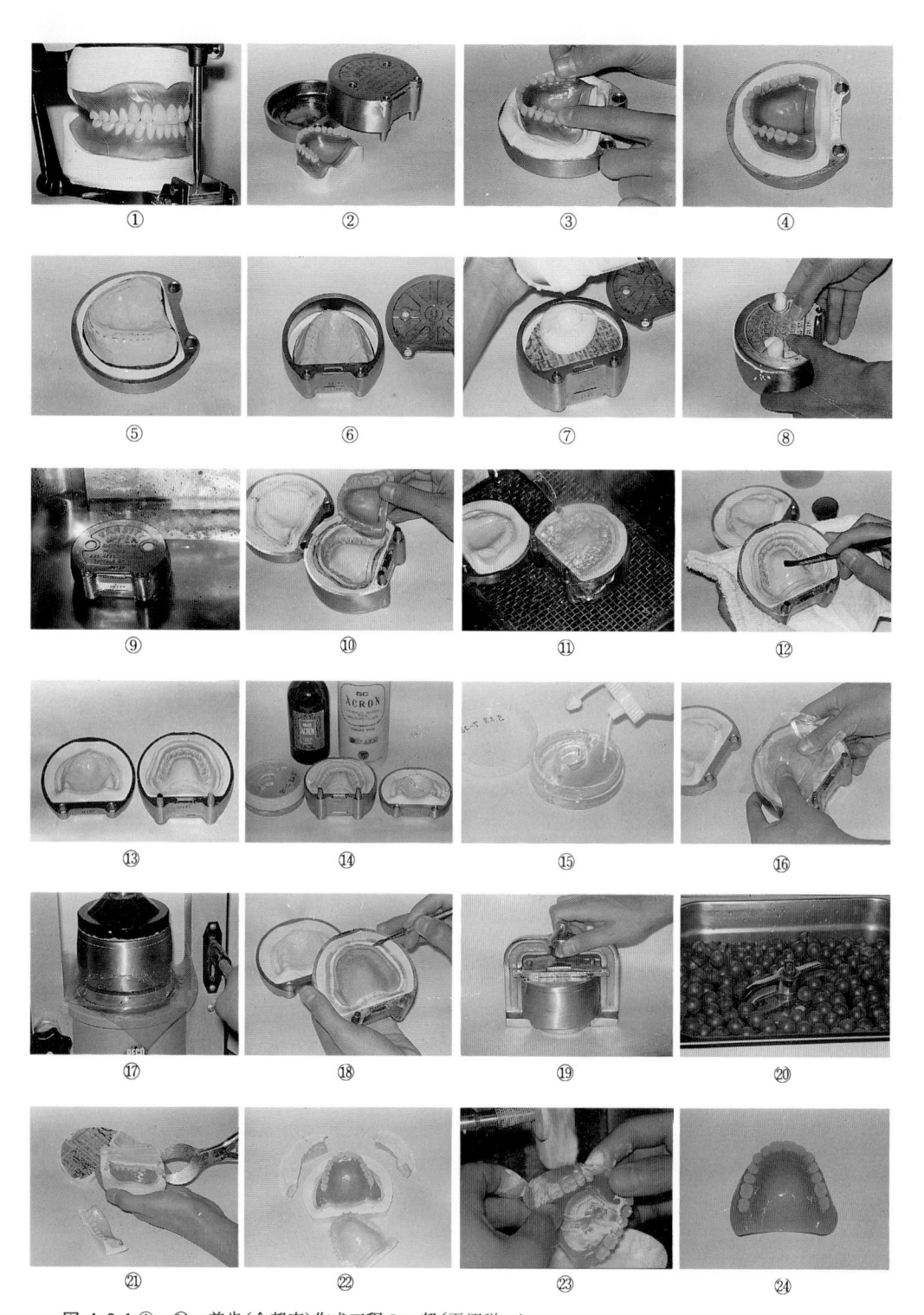

図 4-6-1 ①〜㉔　義歯(全部床)作成工程の一部(平沼謙二)

石こう型面に，レジン分離剤を塗布する（図 4-6-1⑫）．このレジン分離剤はアルギン酸ナトリウム，カリウムなどのアルギン酸塩の水溶液（アルギン酸塩3％）である[1]．分離剤を塗布するとアルギン酸塩が石こうのカルシウムと反応して，不溶性のアルギン酸カルシウムの被膜が石こう型の表面に生成される．この被膜はレジン義歯床面と石こう型面の分離の他に，モノマーの石こう型材への浸透，石こう型材からの水分がレジン中へ浸透することを防止する効果もある．

b．餅状物の作製

モノマーとポリマーを混和し，餅状物を作る際の量比（液/粉比）は見かけの体積比で約1：3，重量比で約1：2である．市販品の多くは重量比で1：2〜2.3の範囲にある[2]．計量したモノマーを混和器に入れ，ポリマーを少量ずつ一様に散布するようにして混和する（図 4-6-1⑮）．ポリマーを入れ終ったならば，蓋をして静置する．静置中にモノマーとポリマーの混和物は，湿った砂状から糸ひき状態となり，次いで餅状，さらにゴム状を呈するようになる．この現象はポリマーがモノマーに溶解，膨潤することによるものであり重合反応ではない．餅状に達する時間は以下のそれぞれの場合に早くなる．

・ポリマー粒子が小さい
・ポリマーの分子量が大きい
・室温が高い
・モノマー量に対してポリマー量が多い

また，温度による影響をみてみると，温度が5℃上昇すると餅状化時間は約1/2に短縮され，製品によってバラツキはあるが，20℃で23〜44分，30℃では3〜7分の範囲である[2]．

c．餅状物の塡入

餅状物を直接手で触れないようにポリエチレンシートで包み，フラスコ上半部の石こう型内に手圧で均等に塡入する（図 4-6-1⑯）．次にポリエチレンシートを介在させ，フラスコ下半部をのせプレス器で加圧する（図 4-6-1 ⑰）．この操作を試圧といい，加圧はゆっくりと行う．試圧を行った後にフラスコを開けると，余剰の餅状物は型の周囲に溢れ出しバリを作っているので，床の外形に沿って注意深くこれを除去する．バリが作られていないときには，餅状物が不足しているので追加しさらに試圧を行う．逆にバリが作られている場合はそれを取り除き適正な状態にする．ポリエチレンシートを除き，加圧しながら上下のフラスコを完全に閉じ，加圧した状態で重合する（図4-6-1⑲）．重合は加熱操作で始まるが，もしバリが残っている状態で重合すると，完成した義歯床は厚くなり，咬合高径が高くなるので試圧は十分に行う必要がある．

d．重合操作

餅状物を重合させるための加熱方法には湿熱法（水浴中）と乾熱法（熱プレス）があるが，一般には湿熱法で行われることが多い（図4-6-1⑳）．加熱温度と加熱時間は，使用するレジンの種類によって異なるが，内部気泡の発生防止と残留モノマー量の減少を考慮し行わねばならない．モノマー（MMA）が重合してポリマー（PMMA）に変化するときの反応熱は12〜13 kcal/mol である．そのためフラスコ内の餅状物が重合した場合に，その反応熱が逃げないで蓄積すると仮定した場

合，レジンの温度は200℃以上になるといわれている[3]．しかし実際には130〜140℃にとどまっている．これは重合反応熱の一部が石こう型を通してフラスコ外へ発散するためである．加熱条件とレジンの内部温度の関係を図 4-6-2①，図 4-6-2② に示した．100℃で急加熱を行った場合（図 4-6-2①），レジンの内部温度は25分後に136℃に達し，モノマーの沸点（100.8℃）を越えている．これはレジンの内部に気泡を生ずる危険性が高いことを示している．一方，冷水から徐々に温度を上げ70℃で加熱した場合の最高温度は95分後で87℃である（図 4-6-1②）．モノマーの沸騰を考えに入れると，重合のための加熱は過酸化ベンゾイル（BPO）が熱分解する温度，すなわち70℃付近で加熱するのが望ましい．次に加熱条件と義歯床中の残留モノマー量についてみると，部位によって異なるが70℃ 2時間で3.38〜3.53％，8時間では2.62〜3.05％である[4]．一方，70℃で1時間半加熱後，さらに100℃で1時間加熱した場合には0.58〜0.72％まで減少する[5]．これらのことから加熱重合レジンを重合させるための加熱（キュアリングサイクル）は70℃で加熱した後に，さらに100℃で加熱するのが妥当であろう．キュアリングサイクルとして74℃で8時間以上，あるいは同温度で1.5時間保持後，100℃で1時間[6]，70℃で1時間保持後，100℃で30分[7]などの方法がある．JISでは70℃で1.5時間保持後，100℃で30分となっている．また，熱源としてマイクロ波も使用されている．この方法はPMMA自体が誘電体である性質を利用し，高周波電流により生じた交流電場に置いた時，誘電損失により緩やかに内部から均一に加熱されることを利用している．マイクロ波加熱重合法の特徴は，1）重合反応が速やかに行われるために加熱時間がきわめて短く3分間であること，2）餅状時間が長く，流動性が高いために操作性が良好であること，3）機械的性質は一般の加熱重合型と変わらず，寸法精度に優れ注入型レジンと同等であることなどが挙げられる[8,9]．欠点としては従来の金属製フラスコはマイクロ波を反射するために使用できず，繊維強化プラスチック製の専用フラスコが必要である[10]．

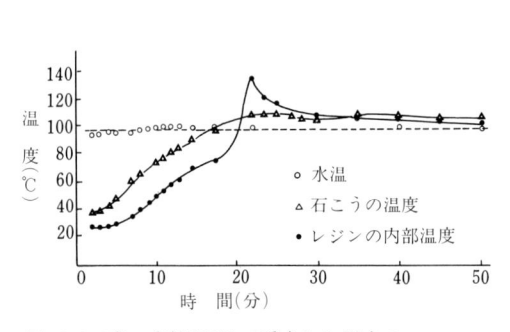

図 4-6-2① 直接100℃で重合した場合の温度変化[4] 一部改変

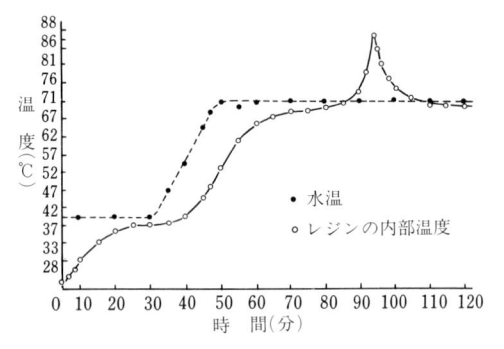

図 4-6-2② 徐々に加熱し70℃で重合した場合の温度変化[4] 一部改変

e．冷却および取り出し

加熱操作が終了したならば，フラスコを温水中から取り出し，加圧した状態のままで室温まで冷却する．フラスコが熱いうちに石こう型から取り出すと義歯の変形を助長する結果となる．また，フラスコを急冷すると義歯床にひずみ（内部応力）が残留し，石こう型から取り出した場合や

口腔内使用中にひずみが緩和し変形する．しかしながら，室温まで徐冷しても石こう型から取り出した時に，熱収縮によって生じた残留応力の緩和が起こるため，義歯の変形は避けられない．石こう型から取り出す際には義歯を破壊しないように慎重に行わねばならない（図 4-6-1 ㉑㉒）．

f．研 磨

完成した義歯の表面は，一般にそのままの状態では，口腔内に装着できるような滑沢な面が得られないことが多い．さらにバリや気泡がみられる場合もある．このために，原型形状を精密に再現し削り過ぎないように研磨する．義歯を研磨する際には，なるべく熱を発生させないような方法で行うことが必要である（図 4-6-1 ㉓）．

（2） 射出成形法

本法の特徴は特殊なフラスコを用いることにより，熱の伝導を規制し，レジンの重合反応に方向性を与えている．図 4-6-3 に示すように，フラスコの一部を沸騰水中に浸漬する．重合は下方の前歯部から上方の注入口に向かって逐次進行する．餅状レジンの填入，重合，冷却に至る工程は常に 6 気圧の加圧下で行われるため，重合反応時に生ずる重合収縮は注入口からの餅状レジンにより補償される．さらに，レジンの熱収縮を補償するため専用の模型用石こうが用いられる．モノマーとポリマーの比は 1：1.5 であり，加圧成形法と比較してモノマー量が多い．重合操作は沸騰水中に 35 分間係留して行われる．この方法で作製した義歯床は適合性に優れているとされている[11]．

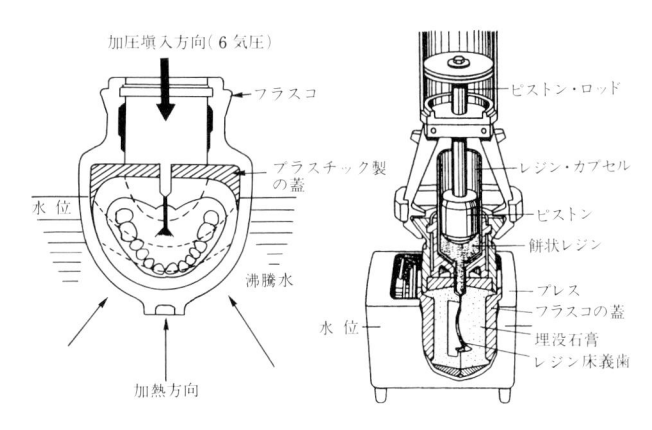

図 4-6-3　射出成形用重合機器の構成および加熱方法

2） 常温重合レジン

（1） 射出成形法

モノマーとポリマーを 1：2 の重量比で 30～60 秒間練和し，付属の容器に入れ射出成形機（図 4-6-4）に装着後，4～9 MPa の油圧で注入する．注入 10 分後にフラスコを取り出し，さらに 10 分間室温で放置後，フラスコから義歯を取り出す．この方法は重合収縮の補償が十分であるこ

と，常温で重合反応が進行するため，加熱操作による熱収縮の影響がほとんどないこと，さらに重合操作時間が短いなどの利点がある．

この方法に用いられる常温重合レジンの重合機構は一般的なBPOと第3級アミンの重合開始系と異なり，図4-6-5に示すようにトリメチルバルビツル酸（TMBA）–〔Cu^{2+}, Cl^-〕を用いている．したがってモノマー中にTMBAが0.6%程度添加されている[12]．この重合開始系はバルビツール酸のレドックス・システムによって重合硬化するために，BPO-アミン系と較べ，触媒系の分解生成物が少ないといわれている．また，石膏型に塗布した活性剤（$CaCl_2$）のCl^-の作用により表面からの重合も助長されるために，粘膜面への適合性が向上すると考えられている[13]．

表4-6-1に射出成形法で得られたレジン硬化体の歯科理工学的性質を示したが，機械的性質は加熱重合と比較して

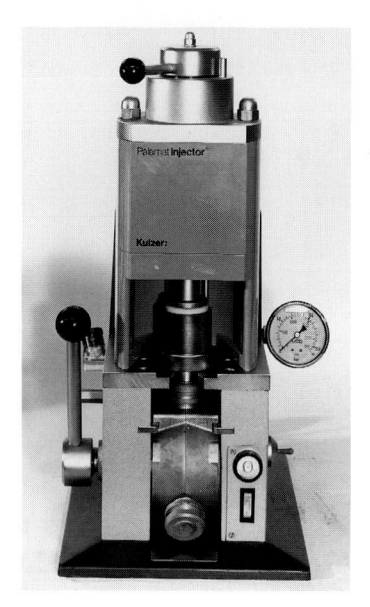

図 4-6-4 射出成形機

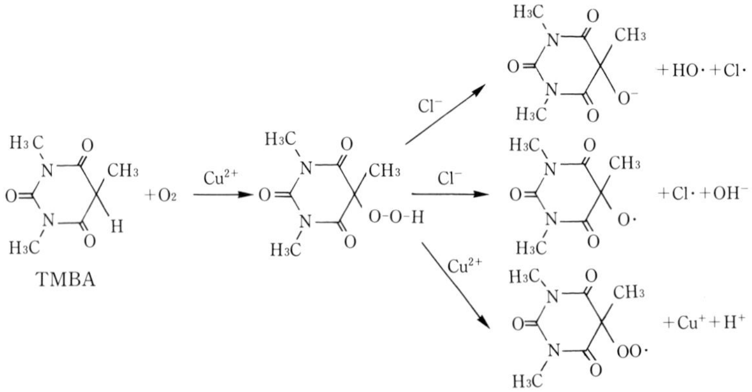

図 4-6-5 TMBA–〔Cu^{2+}, Cl^-〕重合開始系

表 4-6-1 射出成形法によるレジン硬化体の性質[13]

		射出成形（イントプレス）	加熱重合（アクロン）
圧縮強さ (MPa)	dry	83±2	117±2
	wet	76±1	91±4
曲げ強さ (MPa)	dry	90±1	105±6
	wet	84±1	90±3
硬さ (HV)	dry	17.0±0.6	18.3±0.8
	wet	7.4±0.7	16.6±0.6
吸水量 (mg/cm²)		0.44	0.54
溶解量 (mg/cm²)		0.06	0.02
残留モノマー (wt%)		1.0	0.7

* 平均値±標準偏差

やや劣っている．また溶解量，残留モノマーも多い．この方法の特徴は適合性に優れていることであり，模型粘膜面に対する適合性は後に述べる流込みレジンとほぼ同程度であり，加熱重合レジンと比較するとかなり良好である[14), 15)]．

(2) 注入成形法（流込み成形法）

1968年，W.L.Shepard[16)]が型材として寒天を使用し，この中へ流動性のあるモノマーとポリマーの混和物を流し込み，圧搾空気により約 $6×10^4Pa$ の加圧下で重合させる方法を発表した．この方法は従来の加圧成形法と異なり，流動性の高いモノマーとポリマーの混和物を型材の中へ流し込み，義歯床を製作する．したがって，注入成形法に用いられるレジンを一般に流込みレジンと呼んでいる．型材としては当初，寒天が用いられていたが，その後，硬さを調節した石こう，硬質のシリコーンラバーなども用いられるようになった．また，石こうおよびシリコーンラバーによりコアを作製し，従来の埋没操作を行うことなく，義歯床が製作できるコア法も利用されている[17), 18)]．流込みレジンの場合，その基本的な組成は常温重合レジンと同じであるが，ポリマーの平均分子量は6万～41万，平均粒径が $15～34\mu m$ であり，加熱重合レジンと比較して分子量は小さく，粒径が細かい[11)]．これはモノマーによる膨潤と溶解を容易にし，流し込む際に適切な流動性を有する混和物が得られるように配慮されているものと考えられる．重合開始系は，BPO-アミンがほとんどであるが，TMBA-$[Cu^{2+}, Cl^-]$の重合開始系を用いているものもある．義歯床を製作する際に，加圧成形法の場合，義歯床にはバリが生じやすく，このために咬合高径が高くなる恐れがあるが，流込み法ではこの危険性は低く，さらに型材として寒天，シリコーンラバーを用いた場合には義歯の取り出しが比較的容易で，かつ清潔な作業を行うことができる．また，寸法精度に関して粘膜面からの浮上がり量が小さいこともあげられる．流込み法で得られたレジン硬化体の性質を表4-6-2に示す．

強さや硬さは加熱重合レジンと比較して20～30％小さく，吸水量および溶解量は多い．また，常温重合であるために残留モノマー量も多い．寸法精度が良いことは先にも述べたが，咬合高径が低くなる傾向がある．さらにレジン人工歯との接着性が悪く，加熱重合レジンが180Nなのに対して，流込みレジンでは55Nとかなりの差異が認められる[20)]．人工歯と義歯床の接着は陶歯の場合，機械的嵌合力によるものであるが，レジン歯と義歯床との接着は床用レジン側のモノマー

表4-6-2 流込みレジン（50℃・温水中，$2×10^5Pa$・空気圧）の性質[19)]

	引張強さ (MPa)	圧縮強さ (MPa)	曲げ強さ (MPa)	抗折たわみ量 (mm)	ヌープ硬さ (HK)	吸水量 (mg/cm²)	溶解量 (mg/cm²)
松風キャストレジン	36	73	49	2.0～2.1	13.7	0.85	0.07
Pour-N-Cure	36	62	49	2.0～2.3	13.8	0.73	0.07
Pronto II	42	75	53	1.6～1.8	14.7	0.84	0.07
Resilite	37	51	45	2.1～2.3	12.0	0.76	0.08
加熱重合レジン アクロン	52	89	61	1.6	17.5	0.48	0.02

がレジン歯内部へ拡散，浸透し，そこで重合して形成される高分子相互の絡み合いによるものであるとされており，流込み法では重合の開始が早いためにレジン歯内部へのモノマーの拡散，浸透が十分ではなく，レジン歯と義歯床の高分子相互の絡み合いが不十分なために，加熱重合レジンと比較して人工歯が脱落しやすいと考えられる．流込みレジンの一般的な取扱い方は以下のようである．モノマーとポリマーの比を1：0.6〜0.7液で混和する（図4-6-6）．次に型材へ混和物を流し込む（図4-6-7）．重合操作は図4-6-8に示すような加圧重圧器を用い，1.5〜4.0 kg/cm^2，45〜50℃の加圧，加熱条件で15〜30分間係留する．加圧の目的は義歯床中の気泡の減少，および重合収縮を補うための混和物の補塡を意図するためであると考えられる．一方，加熱操作はBPOを熱分解するためではないかと考えられるが，BPOの分解は60℃ぐらいから始まり，約70℃が実用的な下限温度であると言われている[21]．したがって40〜50℃の加熱はBPO-アミンの反応促進と重合度を向上させるためであると考えられる．

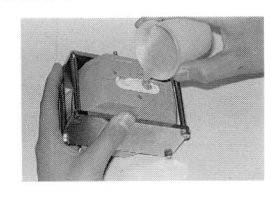

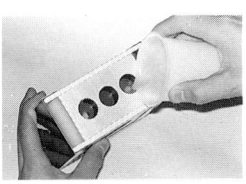

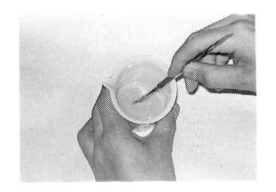

図 4-6-6 モノマーとポリマーの混和

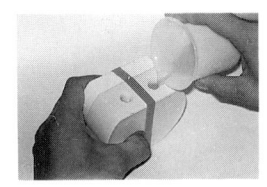

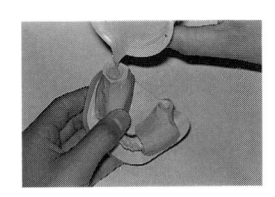

石こう型材（フラスコなし）　　シリコーンコア法
図 4-6-7 流込みレジンの型材への注入

3） 光重合

（1） 圧接成形法

圧接成形法に用いられるレジンの重合開始剤系は，いままで述べてきたBPO-アミン，TMBA-〔Cu^{2+}, Cl^-〕と異なり，可視光線を照射すると光エネルギーが重合開始剤（光増感剤）を活性化させる．このことについては，第4章のコン

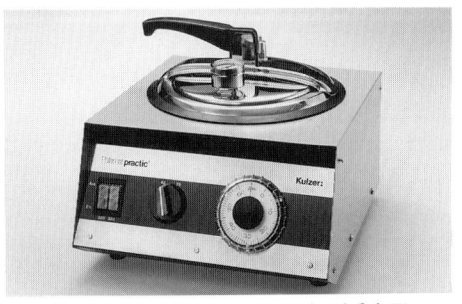

図 4-6-8 流込みレジン用加圧重合器

ポジットレジンで詳しく述べることにする．レジン素材はジメタクリレート誘導体およびメタクリル酸エステル重合体を主成分とし，その他にフィラー（SiO_2），光増感剤から成るペーストタイプで市販されている[22]．ペーストの形状はシート状，ロープ状の2種類がある（図4-6-9）．シート状は基礎床，ロープ状は歯槽堤部などに用いる．加圧成形法ならびに射出成形法はワックス操作から埋没，流ろう，塡入，義歯の取り出しまでの操作が必要であるが，圧接成形法はこれらの操作を必要としないことが特徴である．したがって，義歯作製の工程が簡略化され，技工操作時

間が大幅に短縮される．部分床義歯を作製する際の取り扱いは以下のようである．作業用模型のアンダーカット部分をリリーフし，専用の分離剤を塗布する．次にシート状ペーストを適切な大きさに切断し，空気を封じ込まないように薄く伸ばすような気持ちで圧接する（図4-6-10①）．金属床やバー，クラスプは圧接し終った後，図4-6-10②のように模型上に戻し正しい位置におく，そしてまずこれを専用の重合器で重合させる．以後，人工歯を排列し歯肉形成用レジンペーストを圧接形成し再び重合させる（図4-6-10③）．一般にレジンは空気と触れている部分は完全に重合しない．このため最終重合時に義歯床の全表面にエアバリアーコーテング剤（空気遮断剤，通称 ABC 剤）を塗布し，約10分間光照射を行い重合を完全にする．可視光線重合型床用レジンの歯科理工学的性質を表4-6-3に示す．

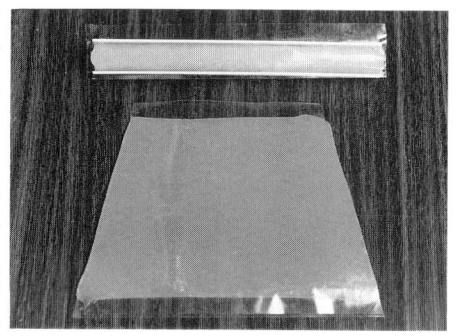

図 4-6-9 可視光線重合型レジン（TRIAD）．
上：ロープ状，下：シート状

この表からみると，光重合型は従来の加熱重合アクリルレジンと比較して硬く，吸水量も小さいがもろい材質である．これはフィラーを含有していることと，ジメタクリレートを基材として

表 4-6-3 可視光線重合型床用レンジの性質[23]

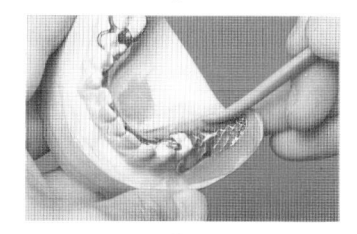

	光重合型 （TRIAD）	加熱重合型 （アクロン）
曲げたわみ（mm）		
3.5 kg　dry	0.87±0.18*	1.29±0.17
wet	0.88±1.57	1.34±2.34
5.0 kg　dry	1.53±0.32	2.26±0.33
wet	1.57±0.36	2.34±0.16
曲げ強さ（MPa）		
dry	77±143	89±13
wet	78±11	92±6
弾性率（MPa）		
dry	3000±284	2676±461
wet	2725±382	2667±235
引張強さ（MPa）		
dry	48±5	64±7
wet	49±8	67±9
硬さ（HR）		
dry	55.1±2.7	45.8±2.0
wet	49.0±4.2	40.4±1.2
吸水量（mg/cm^2）	0.674±0.081	0.855±0.048
溶解量（mg/cm^2）	0.022±0.007	0.016±0.005

* 平均値±標準偏差

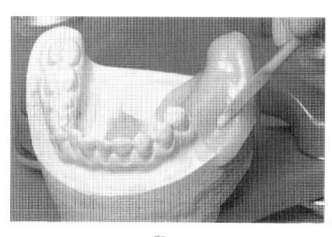

図 4-6-10 可視光線重合型レジン（TRIAD）を用いて圧接成形法で局部床義歯を製作する工程の一部[15]

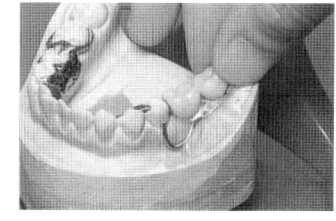

使用しているために，重合体が高度に架橋されるためであると考えられる．また重合収縮は体収縮で約3.8％であり，従来の加熱重合アクリルレジンの約7％と比較して小さいが，義歯床と粘膜面の適合性は加熱重合レジンよりも浮上がり量が大きい傾向にあるとの報告がある[24]．

2. ポリカーボネート系

（1） 射出成形法

ガラス繊維強化ポリカーボネート樹脂によるレジン床義歯の作製は1977年，東伸洋行がレイニングシステムと呼ばれる歯科独自の射出成形システムを開発し実用化された[25]．このシステムは義歯の他にクラウン・ブリッジ，人工歯などの作製にも使用されており，その特徴は精密成形が可能であること，生産性が良いこと，成形品の信頼性が高いことなどが言われている[26]．レイニングシステムによる床義歯の作製は，専用フラスコと耐圧石こう（レイニング耐圧石膏，硬化時膨張：0.45％）を用いてろう義歯を埋没，流ろう後，図4-6-11に示す射出成形機の型締装置にフラスコを固定し，加熱軟化させた小円柱状のガラス繊維強化ポリカーボネート樹脂を射出して行われる．射出条件としては一般に射出温度320～330℃，射出圧力 20 MPa で行われる．この方法により義歯床を作製する場合，樹脂は加熱により膨張し石膏型の中に射出された後には収縮し元の体積に戻るために，樹脂の補給が必要となる．そのために射出成形機の機構は射出→一次圧（充填過程→充填完了過程）→二次圧（圧縮過程）→冷却の過程が自動的に制御されている．小型射出成形機（ミニレ）を使用した場合の射出成形は，樹脂溶解時間2～3分→射出時間0.5秒→二次圧時間20秒の1サイクル約3分である[27]．義歯床の研磨はメーカーから研磨法，研磨剤，使用器具などについて説明書があり，その方法で行うことが望ましい．人工歯は義歯床と類似する組成のものを使用するために維持形態の付与，および接着材の塗布は不要である．また，義歯床の修理，裏装にはアクリル系の使用が可能である．

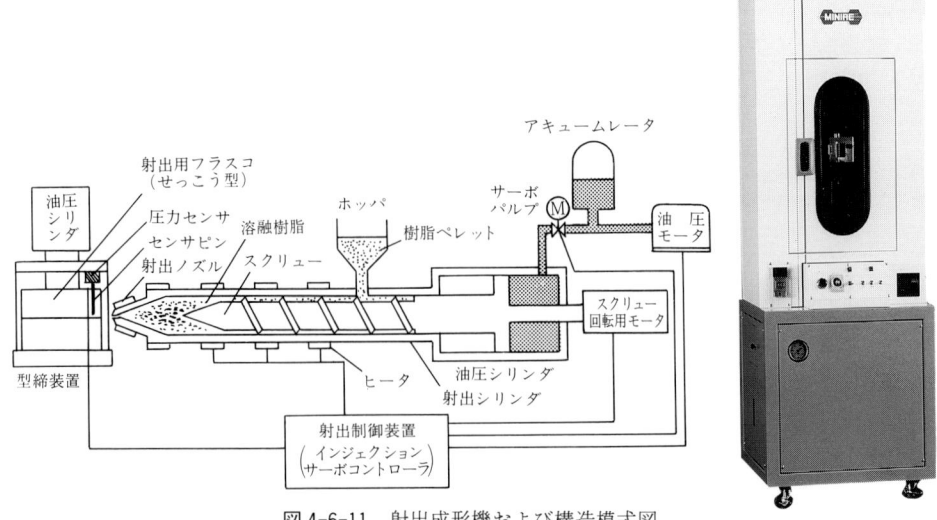

図 4-6-11　射出成形機および構造模式図

3. ポリサルホン系

(1) 圧縮成形法

ポリサルホン樹脂（強化型）によるレジン床義歯の作製方法には，加熱により軟化した樹脂を射出して作製する射出成形法と，加熱により軟化した樹脂を圧縮して成形する圧縮成形法があるが，現在では圧縮成形法が主流である．そのため圧縮成形法によるレジン床義歯の作製法について述べることにする．圧縮成形法による義歯の作製法は1988年に開発され[28]，1989年，宇部興産により発表されたUBデンチャーシステムと呼ばれるプリフォーム圧縮成形である．この方法は無機繊維配合により強化されたポリサルホン樹脂を軟化し，射出により予備成形したプリフォーム（図4-6-12）を，石膏模型上に置き，遠赤外線加熱により軟化させて圧縮成形を行い，レジン床義歯を作製する方法である．図4-6-13に成形模式図を示したが，床義歯作製の手順を簡単に説

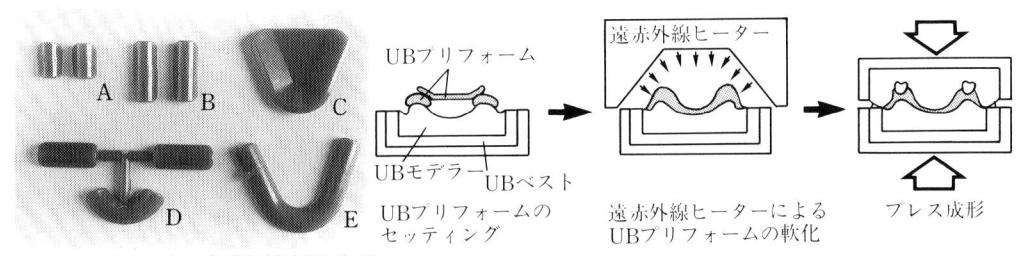

図4-6-12 A：歯槽部補充用（P1）
B：歯槽部補充用（P2），
C：口蓋部用（PP）
D：歯槽部用（FL）
E：歯槽部用（UF）

図4-6-13 成形模式図．UBシステムの成形方法を簡単に説明すれば図のようになる．

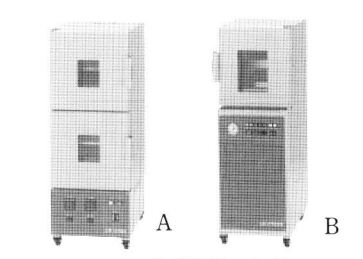

明すると，専用のフラスコと耐圧石こう（UBベスト，硬化時膨張：0.3％，加熱時膨張：0.1％）を用いてろう義歯を埋没，流ろう後，フラスコ下部を乾燥器（図4-6-14）に入れ，130℃の温度で乾燥させる．乾燥したフラスコ下部を加熱室に移し，285℃の温度で10分間予備軟化したUBプリフォームを石膏模型上に置き，プレス機（図4-6-14）にセット後，遠赤外線により380℃の温度で再加熱し，あらかじめプレス機にセットされていたフラスコ上部でプレス加工する．成形操作は半自動制御されており，軟化—加圧—完了まで約8分で操作は完了する[29]．圧縮成形後フラスコプレスで加圧固定し，約30分間放冷後，義歯床を取り出す．義歯床の研磨はポリカーボネート義歯床と同様にメーカーから研磨方法について説明書があり，その方法で行うことが望ましい．人工歯は硬質レジン歯，アクリルレジン歯，および陶歯の使用が可能であるが，前処置として人工歯の基底面から歯頸部まで前処理剤，および接着剤（UBアドヒーシブ）の塗布が必要である．義歯床の修理，裏装はアクリル系を使用すると義歯床の脆化，割れ，および人工歯の脱落が生じる危険性が高いために，専用のレジン（UBリペアー）を使用する．

図4-6-14 A：模型乾燥と加熱に用いられるUBオーブン，B：加圧成形器のUBプレス．

4. ポリエーテルサルホン系

(1) 圧縮成形法

ポリエーテルサルホンは1972年にイギリスのICI社で開発され，床用レジンとしては住友化学が1986年スミプロイデンチャーシステムとして発表した．この方法は図4-6-15に示すようなU字形板状のプリフォームシートを石膏型に積層し，加熱軟化，プレス加工する方法である．図4-6-17に圧縮成形の概要を示したが，床義歯作製の手順を簡単に説明すると，専用フラスコと耐圧石こう（スミプロイプラスター，硬化時膨張：0.3％，加熱時膨張：0.6％）を用いてろう義歯を埋没，流ろう後，図4-6-16に示す圧縮成形装置を使用し，付属のオーブンでフラスコ上部はレジン歯の場合130℃（陶歯では200℃），フラスコ下部はいずれも220℃で約2時間乾燥させる．乾燥したフラスコ下部を成形機にセットし，U字形板状のプリフォームシートを石膏模型上に必要な枚数だけ置き，遠赤外線により380℃の温度で軟化させ，床形態の概略を整え，あらかじめプレス機にセットされていたフラスコ上部により圧縮成形を行う．圧縮成形後，60秒間加圧が行われる．加圧成形後フラスコを成形機から外し，フラスコプレスで加圧固定し，約10分間水中で冷却後，義歯床を取り出す．義歯床の研磨はアクリル系と近似するが使用する研磨剤が一部異なるために，メーカー指示の方法で行うことが望ましい．人工歯は硬質レジン歯，アクリルレジン歯，および陶歯の使用が可能であるが，硬質レジン歯，およびアクリルレジン歯を使用する場合には付属の洗浄液で前処理を行う．但し，陶歯の場合は人工歯の前処理は不要である．前処理後，レジン歯基底部に専用接着剤（スミプロイコート）の塗布が必要である．また，人工歯に機械的維持形態の付与が望ましい．義歯

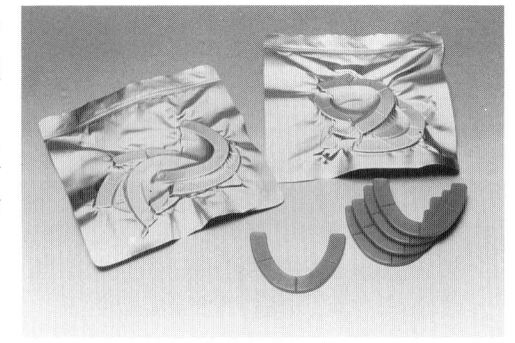

図4-6-15

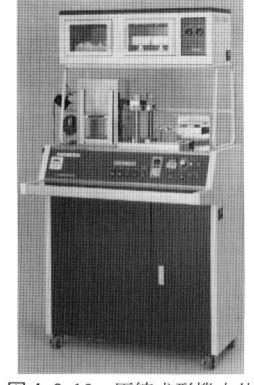

図4-6-16　圧縮成形機本体と乾燥オーブン

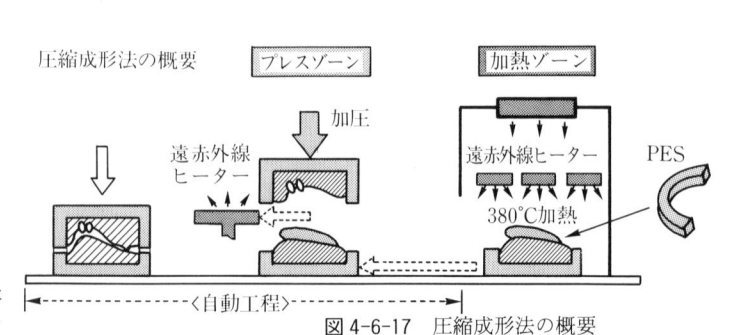

図4-6-17　圧縮成形法の概要

床の修理，裏装にはアクリル系が一般に使用されるが，アクリルモノマーによるクラックが生じるために，専用の表面処理液（プリコート1液，2液）を広範囲に塗布した後に処理する[30].

5. ポリカーボネート，ポリサルホン，およびポリエーテルサルホンの性質

表4-6-4に義歯床用ポリカーボネート（PC），ポリサルホン（PSF），およびポリエーテルサルホン（PES）の性質を示した．引張り強さ，曲げ強さ，圧縮強さ，および曲げ弾性率はアクリルレジン（PMMA）と比較して著明な差異はみられない．伸び，および衝撃強さはPMMAよりも大きく，ねばり強い性質を有する．また，ポリサルホン，ポリエーテルサルホンの吸水量，および溶解量はアクリルレジンよりも少ない[32),33]．ブラシ摩耗試験において，ポリカーボネート，およびポリサルホンの摩耗量はアクリルレジンよりも少なく[34)]，ポリエーテルサルホンも同様の傾向にある[33)]．義歯床の適合性について，ポリサルホンは圧縮，射出成形法とも模型との空隙量がアクリルレジンよりも大きく，人工歯の移動量は圧縮成形法が射出成形法よりも小さい[35)]．さらに，ポリエーテルサルホン義歯床の前後，左右の変化を調べると，前後方向ではアクリルレジンと同様な収縮を示すが，左右方向では射出成形法のポリサルホンと同様に前歯部よりも臼歯部の収縮が大きいことが報告されている[36)].

表4-6-4 各種床用レジンの性質[31)]

性　質	PMMA	PC	PSF	PES
引張強さ（MPa）	61〜62 (59)	(74)	76 (78)	84
伸び（％）	3〜4		50〜100	40〜80
曲げ強さ（MPa）	88 (98〜108)	(113)	120 (123)	121
曲げ弾性率（MPa）	3,078 (3,039)	(3,431)	3,382 (3,725)	2,873
圧縮強さ（MPa）	76〜132		98	108
衝撃強さ（N·cm/cm （アイゾットノッチ付）	16〜24 [14] [16]	[120]	60 [80] [60]	87
熱膨張係数（×10⁻⁶℃）	80〜90		55	55
熱変形温度（℃）	60〜95 [90〜100] [90〜100]		174 [175]	203 [205]
抗折たわみ 　3.5 kgf（mm） 　JIS 1.0〜2.5	1.8 [1.7] [1.8]		1.3 [1.4]	1.5 [1.1]
5.0 kgf（mm） 　JIS 2.0〜5.0	3.5 [3.5] [3.4]		2.4 [2.4]	2.9 [2.8]
かたさ（HR）	(90)	(78)	(80)	
吸水率（％） JIS：32μg/mm³	(0.60)	(0.24)	(0.25)	

（　）東伸洋行，〔　〕住友化学，［　］三金工業　各社のカタログより

［参考文献］

1) 吉田隆一：小歯科理工学．学建書院（東京），283，1985.
2) 平澤　忠ほか：歯科用メタクリルレジンに関する研究（第2報），床用メタクリルレジンの物理的性質について．歯理工誌，12(23)，101〜110，1971.
3) 平澤　忠：歯科理工学2．医歯薬出版（東京），248〜251，1982.
4) Faraj S, A. et al.: The effect of processing temperatures on the exotherm, porosity and properties of acrylic denture base. Br. Dent. J., 147, 209〜212, 1979.
5) Smith D. C.: The acrylic denture base residual monomer, Br. Dent. J., 105, 86〜91, 1958.
6) Craig R. G.: Restorative dental materials, (7th ed) The C. V. Mosby Co. (St Louis), 479, 1985.

7) 谷山孝次：メタクリル・レヂンの化学．歯界展望，9～11，321～335，1952．
8) 内田欣臣ほか：マイクロ波重合型義歯床用レジンの寸法精度．補綴誌，33(1)，114～118，1989．
9) 鈴木一臣：マイクロ波重合型義歯床用レジンの理工学的性質．歯科技工，15(3)，347～353，1987．
10) 木村　博ほか：特殊フラスコを用いたマイクロウェーブ重合法について．歯科技工，12(8)，965～974，1984．
11) 平沼謙二：義歯床用レジンの理工学的試験とくに，人工歯の変化よりみた寸法精度の検討．日歯医師会誌，36(7)，57～64，1983．
12) 平林　茂ほか：歯科用メタクリルレジンに関する研究（第9報），加熱重合レジン，ヒートショックレジン，流し込みレジンおよび常温重合レジンの組成について．歯材器，3(3)，338～349，1984．
13) 宮崎光治ほか：義歯床用レジンに関する研究（第1報），射出成形型レジンの理工学的性質．福岡歯大誌，9(2)，208～213，1982．
14) 羽生哲也：床用レジンの重合変形について（第1報），上顎総義歯粘膜面部の三次元的検討．補綴誌，29(2)，76～84，1985．
15) 稲永昭彦ほか：義歯床用レジンに関する研究（第2報），INTOPRESSの床粘膜面部における適合性について．福岡歯大誌，9(2)，215～225，1982．
16) Shepard W. L.: Denture bases proccessed from a fluid resin. J. Prosthet. Dent. 19, 561～572, 1968.
17) 松尾智昭：石膏コアー法による流し込み重合レジン床義歯の製作．歯科技工（別刷），義歯床用レジンと歯科技工，204～214，1982．
18) 増原英一ほか：コアーシステムによる金属床，レジン床義歯の作り方（パラプレスを用いて）．DE，38，1～9，1976．
19) 平澤　忠ほか：歯科用メタクリルレジンに関する研究（第3報），流し込みレジンの組成と物理的性質について．歯理工誌，15(31)，31～38，1974．
20) 奥野善彦ほか：注入型レジンとレジン歯との接着に関する研究．補綴誌，17(4)，445～453，1974．
21) 平澤　忠ほか：義歯床用常温重合レジン，歯科技工（別冊），義歯床用レジンと歯科技工，38～47，1982．
22) 村岡　博ほか：光重合レジンによる有床義歯の製作（トライアドシステムの実際）．歯科技工，13(5)，カラーグラフ，1985．
23) 後藤ひろみほか：可視光線重合型床用レジンの基礎的研究（第1報），機械的性質について．補綴誌，30(2)，387～391，1986．
24) 小司利昭ほか：床用可視光線重合レジンの物性に関する臨床的研究．歯学，73(6)，1546～1551，1986．
25) 小杉緑郎：レイニング工法とその臨床応用．日本歯科評論，462，141～152，1981．
26) 木村　博：補綴材料に用いられるエンジニアリング・プラスチックの現状と各種成形システムの特徴について（Ⅱ）．QDT，15，1267～1279，1990．
27) 佐野正枝ほか：スルフォン床義歯射出成形システム，DE 100号記念別冊，116～119，1992．
28) 木村　博ほか：プリフォーム圧縮成形法による義歯の製作　その1　樹脂の加熱条件・歯材器，7(6)，930～934，1988．
29) 柳生嘉博ほか：強化ポリスルフォンレジン床の物性的・臨床的検討～UBデンチャーシステムの場合～．歯科技工，18(10)，1145～1155，1990．
30) 後藤達男：スミプロイデンチャーシステムによる有床義歯床の製作～換床テクニックと維持装置の上取りテクニックを中心に～．歯科技工，16(9)，961～970，1988．
31) 長澤　亨ほか：スルフォン床義歯を問う～その問題点と将来性～．DE No. 95，1～16，1990．
32) 徐崇仁ほか：ポリスルフォン床用レジンに関する研究（第3報）機械的強度特に圧縮ならびに引張り強さについて，広大歯誌，14，149～155，1982．
33) 吉田耕一郎ほか：ポリエーテルサルホン樹脂の理工学的性質，広大歯誌，19，290～294，1987．
34) 徐崇仁ほか：ポリスルフォン床用レジンに関する研究（第1報）耐摩耗性，広大歯誌，14，36～41，1982．
35) 斎藤隆裕：ポリサルホン床義歯のプレフォーム圧縮成形法に関する基礎的研究．阪大私学雑誌，30(1)，10～27，1985．
36) 井上淳ほか：ポリエーテルサルホン樹脂を用いた上顎総義歯の水平的変化．補綴誌，35(1)，7～12，1991．

第7章
切削と研磨

　広義には切屑を生じる加工操作はすべて切削と呼ばれるが，ここでは，切削，研削を狭義に区別することにする．すなわち切削とは，刃物によって削り取る加工操作を意味し，例えば，カーバイドバーあるいはスチールバー等によって歯質や修復物を削り取る場合である（図 4-7-1）．切削加工は切屑を多量に生じながら加工を行い，加工効率はよいが，表面は荒れた面となる．一方，研削とは砥粒を有する工具によって加工物を削り取る場合を意味する．図 4-7-2 は研削に用いられるダイヤモンドポイントの拡大写真であり，砥粒として微細なダイヤモンド粒子が認められる．研削は加工効率は高くないが，仕上面は比較的滑らかである．

　これに対して研磨は，加工物の表面の付着物および凹凸を除去して滑沢にし，艶を出すことを目的とする．

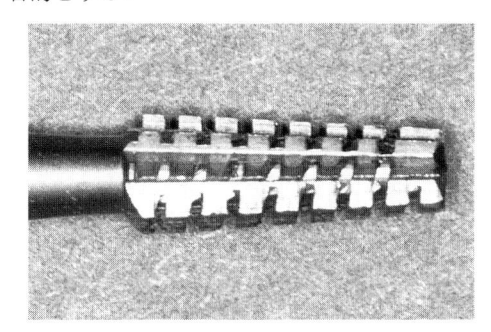

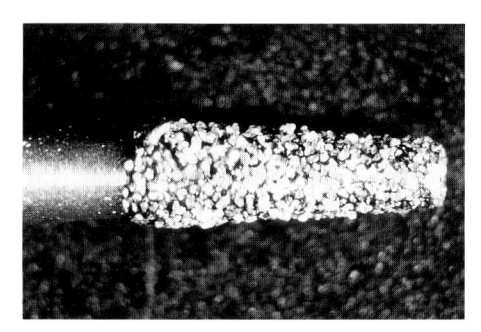

図 4-7-1　スチールバー　　　　図 4-7-2　ダイヤモンドポイント

1. 切削と研削

1） 刃と被削物の関係

　図 4-7-3 は切削における刃と被削物の関係を示している．このうち切削に特に影響を与えるのはすくい角（レーキ角）で，この角度の差異で，切削面の状態，切削能率が変化してくる．(a)においてはすくい角が正の場合の，流れ型の切削を示し，(b)はすくい角が小さくなった場合のせん断型の切削を示している．すくい角が大きい場合は工作物の切屑は容易に排出され，(a)のような流れ型をとる．一方すくい角が小さい場合，あるいは切込みが大きくなった場合は(b)のように

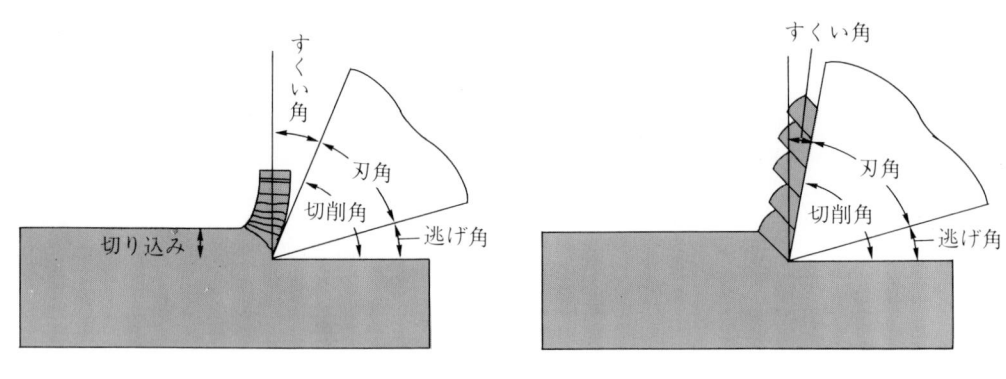

(a) すくい角が大きい場合　　　　　　(b) すくい角が小さい場合

図 4-7-3　刃と被削体の関係

せん断型，さらにはむしり型，亀裂型となり表面は荒れてくる．

　研削の場合にはすくい角は負であり，図 4-7-4 に示したように切屑はせん断型を示すが，砥粒が十分に小さい場合には切込みが小さく，表面荒れは少ない．

　逃げ角（レリーフ角）は刃の背面が被切削物と接触するのを避けるために必要であり，これが小さいと発熱の原因となる．刃角は工具の材質によって決定される．すくい角，切削角を足したものは 90°である．

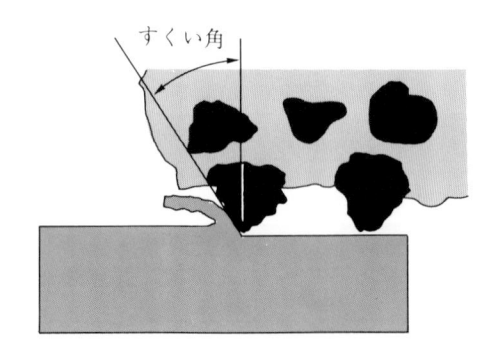

図 4-7-4　すくい角が負の場合

　回転工具の材質，切削速度，送り，切込みは切削能率，仕上面の良否，工具の寿命によって大きく影響するため，被削物の種類によって適正な条件を見つけなければならない[1]．

2）切削速度

切削速度は線速度で表わされる．

$$v = \pi \times d \times N/1000$$

v：切削速度（線速度：m/min）

d：工具の直径（mm）

N：工具の回転数（rpm）

例えば，直径1mmのダイヤモンドポイントをエアータービンにより500,000rpmで回転させた場合には切削速度は1,570m/minと計算される．通常歯科領域における切削速度は1,000～2,000m/min程度であるので[2]，上記の組み合わせで能率良く歯牙を切削することが可能である．

3) 送 り

歯科治療あるいは技工操作において通常，切削，研削はフリーハンドで行われるため，送りは手で回転工具を動かすときの速さを意味する．送りは切込みと関係し，切込みが大きい場合には送りを遅くしなければならない．

4) 切 込 み

図4-7-3において d は切込みであるが，切込みが大きくなった場合には，大きな切削力（動力の大きさ）を必要とする．エアータービンを用いた場合には，切込みを多くすると回転数が落ち，結果的に切削能率が落ちてしまう．したがって，この場合には切込みを小さくし，かつフェザータッチで工具を使用することが必要である[3]．

2. 研　磨

研磨は厳密には，切削，研削と異なるものではないが，修復補綴物の最終加工操作を意味しており，いわゆる艶だしと呼ばれる．研磨は，舌感の向上のみならず，歯垢，食物残渣の停滞の防止，あるいは，修復補綴物自身の耐腐食性を増大，審美性の向上をさせることになる．研磨により非金属材料の表面は凹凸が取り除かれるが，金属製作物の場合はさらに表面に40Å程度の非晶質層（ベルビー層）が形成され，この層の存在により，研磨面は耐腐食性を増している．研磨は機械研磨と電解研磨の二つに大きく分けられる．

1) 機械研磨

細かい研磨材をブラシやバフに付けたり，シリコーンゴムを結合材として研磨材を練り込んだポイントを用いて，研磨を行う．研磨材には，以下のような種類がある．

(1) ダイヤモンド

鉱物中もっとも硬く，新モース硬さ15である．硬い製作物の研磨あるいは，不純物の混入を嫌う陶材の研磨などに用いられる．

(2) カーボランダム

化学組成式は Si–C，新モース硬さ13で，ダイヤモンドに次いで硬く，ポイント類に用いられる．

(3) アルミナ

化学組成式は，Al_2O_3 で新モース硬さは12〜13である．アランダム，コランダムの2種がある．アランダムは Al_2O_3 を電気炉中で熔融したもので，コランダムより硬い．コランダムは磁鉄鉱と混合されエメリとして研磨紙に用いられる．

(4) 酸化鉄

Fe_2O_3 でルージュと呼ばれ，粘土油脂で固められたものが仕上研磨に使用される．赤い色である．

(5) 酸化クロム

Cr_2O_3 で酸化鉄同様仕上研磨に用いられる．緑色である．

(6) 軽石

けい酸混合物で，比較的軟らかく，レジン義歯床の研磨などに使用され，様々な粒度のものが用いられる．

2) 電解研磨，化学研磨

電気研磨はメッキと逆の操作になり，製作物を＋に接続して金属表面をイオン化させ，対極に析出させる．金属，合金の種類によって適当な電解液を選ぶ必要があり，例えば金合金には，$KCN·S+NH_4Cl+(NH_4)_2S_2O_3$，コバルトクロム合金には，$HCl+CH_3OH+H_2O_2$ などが用いられる[4]．

化学研磨は電流を流すことなく，王水，硫酸，硝酸ナトリウムなど強酸，強アルカリで金属表面を溶解させ滑沢にし，艶出しを行う．

3. 切削，研削，研磨装置および工具

1) エンジン

主として低速回転用切削装置を総称してエンジンと呼んでいる．ごく初期には足踏式エンジンが歯科治療に応用されていたが，現在では電気エンジンとして10,000rpm〜30,000rpm，またマイクロモーターを利用したものでは40,000rpm もの回転数を得ることもできるようになった．形態としては，モーター本体からベルトドライブを経由してハンドピース部に回転を伝達する形式（図 4-7-5）とハンドピース内にモーターを有するマイクロモーターとに分けられる．前者は主として技工用に用いられ，後者は治療用に用いられる．ハンドピース部分はストレートとコントラ型の2種類がある（図 4-7-6）．これらエンジンはタービンと比較して回転数は低いが，トルクが

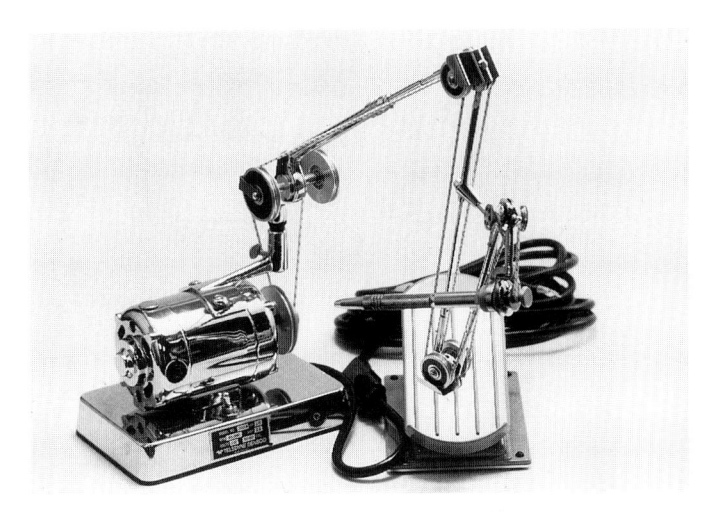

図 4-7-5 ベルトドライブ型

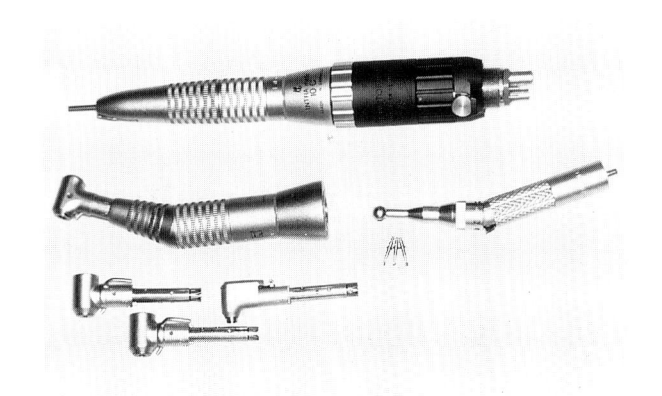

図 4-7-6 ハンドピース（コントラとストレート型式）

大きいことが特徴である．

これらのエンジンにポイント，バーが取り付けられ，切削，研削，研磨が行われる．

2） タービン

表 4-7-1 に示したように，回転切削工具の回転数は，低速，高速，超高速に分けられるが[3]，エアータービンは 300,000～500,000 rpm の回転速度を有し，直径 1 mm～2 mm 程度の小型のバー，ポイントを用いて，フェザータッチにより歯質の削去を行う（図 4-7-7）．

3） サンドブラスト

砥粒を高圧の空気あるいはガスによって製作物に吹き付け，鋳型材の残渣，金属酸化被膜などを除去する（図 4-7-8）．砥粒としてはアルミナ，ケイ砂，カーボランダム，エメリ等が用いられ，その粒度は大小多種である．

340　Ⅳ　歯科技工技術

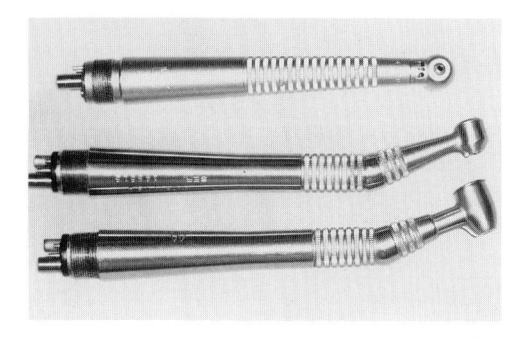

図 4-7-7　ハイスピードハンドピースのヘッド

表 4-7-1　回転切削工具の回転数

低速回転域	0 　― 　20,000rpm
高速回転域	20,000―120,000rpm
超高速回転域	120,000―300,000rpm 以上

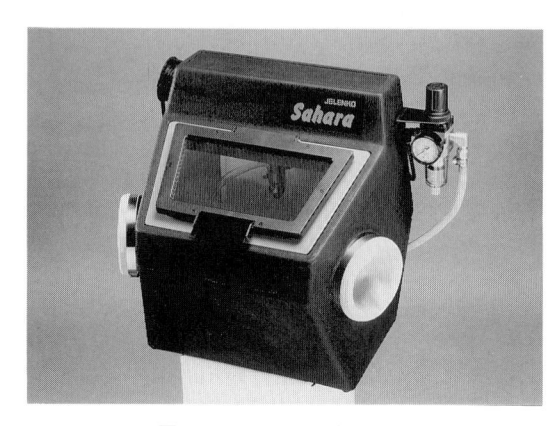

図 4-7-8　サンドブラスト

4）バー

　頭部に刃を有する回転切削工具をバーと呼び，材質により，スチールバー，カーバイドバーに分けられる．スチールバーはヌープ硬さ(Hk)で約860であり，摩耗が早く，耐熱性に劣り，切削熱などでも容易に鈍ってしまう．主として電気エンジン，マイクロモーターに用いられ，比較的低回転で使用される．
　カーバイドバーはW・C-Co（タングステンカーバイドとコバルトの焼結体）でできており，

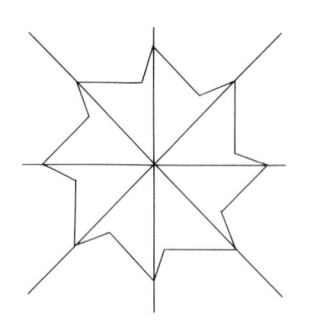

図 4-7-9　バー断面の模式図

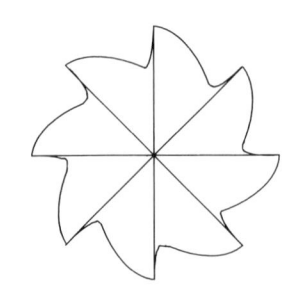

図 4-7-10　ラジアルクリアランスを持ったバーの断面図

ヌープ硬さでは1,500～2,000とスチールバーの2倍以上の値を示している．歯科用バーは6枚刃あるいは8枚刃のものが多く，断面形状は図4-7-9のような形になっている．すくい角は負のものがほとんどである．これはすくい角を正にすると刃角が小さくなり，とくにスチールバーでは容易に破損，摩耗が生じてしまうからである．カーバイトバーの場合には強度があるので，すくい角が0のものもあるが，この場合でもラジアルクリアランスをつけ補強を行っている（図 4-7-10）．

5） ポイント

ダイヤモンド，あるいはカーボランダム等の砥粒を頭部に付けた回転研削工具である．カーボランダムポイントは主として，電気エンジン，マイクロモーター用として用いられることが多く，技工操作，あるいは窩洞，支台の修正などに用いられる．ダイヤモンドポイントは低速回転用にも使用されるが，主として，エアータービン用として，歯牙窩洞，支台形成に用いられる．

バー，ポイントの形状には図 4-7-11に示したような種類がある．ポイントはある程度表面が摩耗してくると次々と砥粒が自生し，切れ味が落ちないが，図4-7-12のb, c, dに示したような状態は著しく研削能力を低下させる[5]．

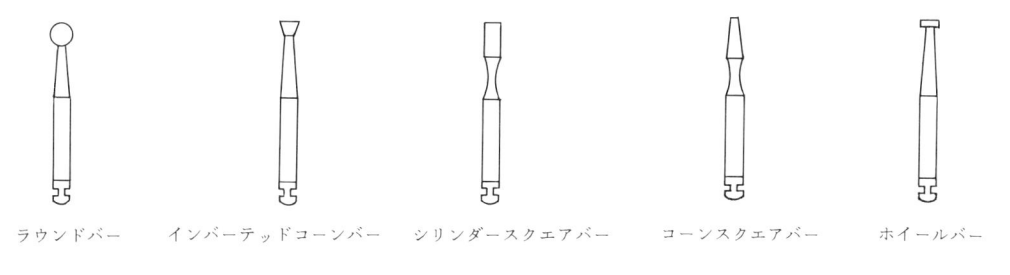

ラウンドバー　　インバーテッドコーンバー　　シリンダースクエアバー　　コーンスクエアバー　　ホイールバー

図 4-7-11　バー・ポイントの代表的な形状

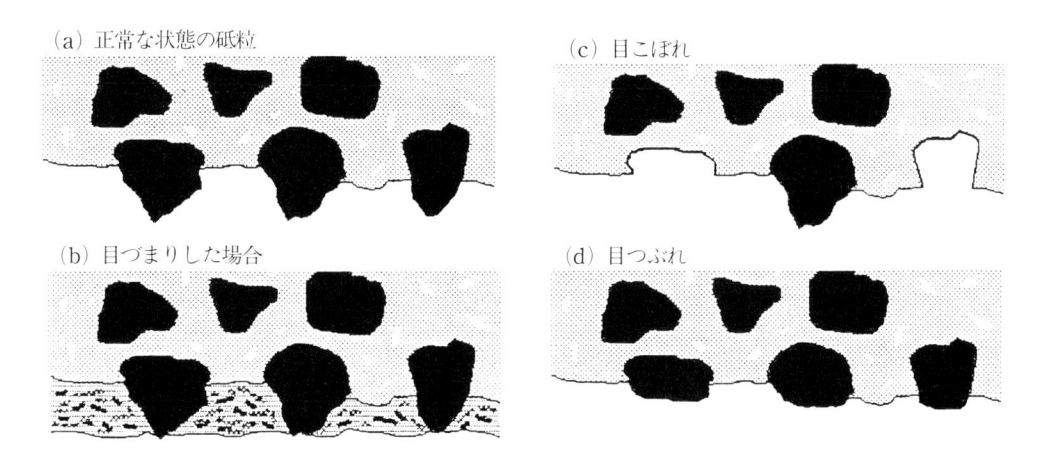

(a) 正常な状態の砥粒
(b) 目づまりした場合
(c) 目こぼれ
(d) 目つぶれ

図 4-7-12　ポイントの表面状態

4. 最近の切削技術

1) 振動切削

被切削物に振動を与えた状態下で切削加工を行うと通常の切削時よりも切削効率が向上することが知られている．すなわち，切削抵抗が減少し，それに伴う切削熱の発生を抑えることができ，表面の変質層や残留応力の発生を抑えられることになる．したがって，加工精度や表面性状を向上させることができる[6]．この現象を応用し，歯牙あるいは，技工製作物に振動棒を接触させ振動を加えた状態下で，短時間に形成あるいは加工を行い，また同時に平滑な加工面が得られるエイクレスとよばれるシステムが市販されている（図4-7-13）[7]．このシステムを用いることにより，治療時間を短縮し，人体に望ましくない麻酔や苦痛をできる限り軽減することができる．

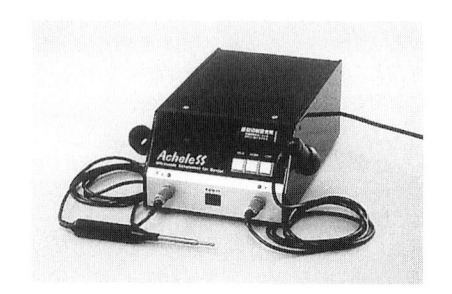

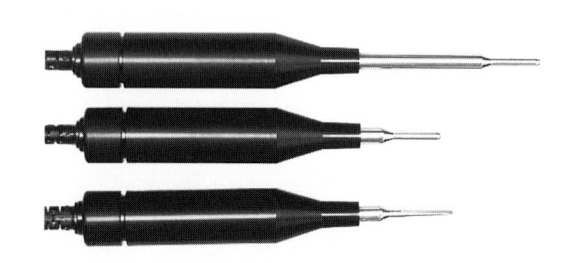

図 4-7-13　エイクレスとその先端部

2) CAD/CAM

CADとはComputer Aided Designingの略称であり，CAMはComputer Aided Machinaringの略称である．製作物のデザインをコンピュータ上で3次元的に行い，できあがった立体の座標データを加工機械に送り，製作物を作製することを意味する．

歯科では，まず歯牙の窩洞，あるいは支台形態の3次元計測を行い，これをコンピュータに座標データとして転送しなければならない．通常はレーザーを用いて非接触式の計測が行われるが，現在のところ，マージン部分を精度良く入力する手法は確立されていない．しかしながら，易切削性セラミックを用いてインレーを製作するCAD/CAMも販売されており，近い将来はクラウン形態のCAD/CAMも可能となると考えられる．

[参考文献]

1) 賀勢　晋：実用切削技術教本，日刊工業新聞社（東京），3，1981.
2) P. W. Phillips：三浦維四ほか共訳：スキンナー歯科材料学（下），医歯薬出版，579，1985.
3) 菅谷昭正ほか：歯科用切削装置（DE 泉書）．医歯薬出版，3，1979.
4) 神澤康夫監修：歯科用金属材料組織写真集．永末書店（京都），付表3，1978.
5) 曾田俊夫ほか：切削工学（精密工学講座11）コロナ社（東京），20，1976.
6) 隈部淳一郎：振動切削．実教出版（東京），1，1979.
7) 隈部まさる：エイクレスの臨床効果—歯科医としての究極の目標を可能にする—，第一歯科出版，7，1998.

第8章
歯科用器械応用技術

前章までに述べてきたように歯科領域では無機・有機・金属材料すべてにわたる広範囲な素材を用いており，これにともない，これらの材料を有効に利用するための機械・器具も多種多様である．特に最近は複雑な物理現象，化学現象を応用した新しい歯科用器械が市販されている．本章ではこれらの基本的な応用技術を中心に述べる．

1. 電磁波

長波長の電波だけでなく，赤外線，可視光線，紫外線，エックス線，ガンマー線などの電磁場の振動による波動のすべてを含めて電磁波という（図 4-8-1）．電磁波は光電効果やコンプトン効果に見られるように粒子性をもち，量子論によれば，その振動数に比例したエネルギーをもつ光量子（フォトン）からなると考えられている．したがって，各波長の電磁波を物体に照射することにより，それに対応した種々の相互作用が生じている．歯科用器械の中でもこのような電磁波を応用したものが最近多く用いられるようになった（表 4-8-1）．以下これらの電磁波を応用した歯科用器械の基本事項を中心に述べることにする．

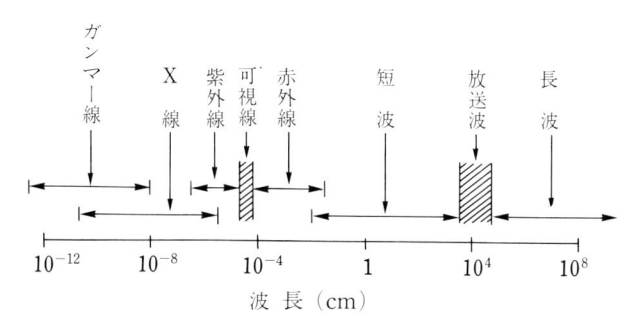

図 4-8-1 電磁波と波長領域

2. 可視光線

可視光線は電磁波のうち人間の眼に光として感じる波長範囲のものである．その波長範囲は個

表 4-8-1 電磁波を応用した歯科用器械

電磁波	相互作用する対象	歯科用器械
X線	内核電子	デンタル用X線装置 パノラマX線装置 セファロX線装置
紫外線	外核電子	レジン重合用照射器（水銀灯）
可視光線	分子軌道電子	レジン重合用照射器（キセノン） 治療用レーザー（He-Ne）
赤外線	分子	加熱炉 レジン重合用レーザー（Nd：YAG）
マイクロ波 （高周波）	磁場中の不対電子	レジン重合装置 誘導加熱炉 電気メス

人差があり，下限は 380〜400 nm，上限は 760〜800 nm 程度である．第Ⅲ編4章で述べたように，成形歯冠修復用レジンの主流は化学重合型レジンから可視光線を照射することによって重合が開始する可視光線重合型レジンに移行しつつある[19), 21)〜23)]．このレジンの重合を開始させるための可視光線照射器は現在十数種類が市販されている．その光源にはキセノンランプ，ハロゲンランプ，または蛍光ランプが使用されている．これらの光源より発生する光線を波長が 400〜550 nm 付近になるようフィルターで不要な波長の光線をカットしている．照射器としては光源の光線をグラスファイバーで導くコンダクタータイプ（ハンドピースタイプ）（図3-4-9）と光源にクォーツ製のロッドが直結したガンタイプ（図3-4-8）の2種がある[1)]．

これらの光源として用いられているキセノンランプは，キセノンガスの励起によって生じる放電発光を利用した放電ランプであり，自然昼光に近い光色が得られるので，印刷用の光源や各種の標準光源として使われている．図4-8-2にキセノンランプの分光分布を示す．また，強い点光源となるので映写機や拡大鏡の光源として用いられている．さらに高速の点滅を要するストロボ

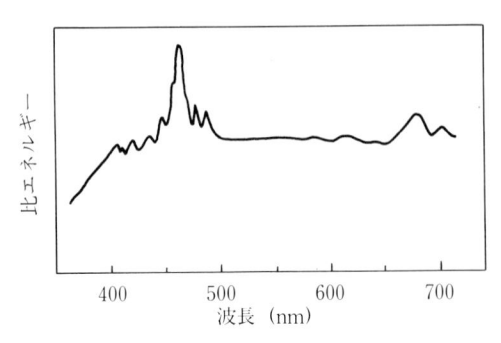

図 4-8-2 キセノンアークランプの分光分布

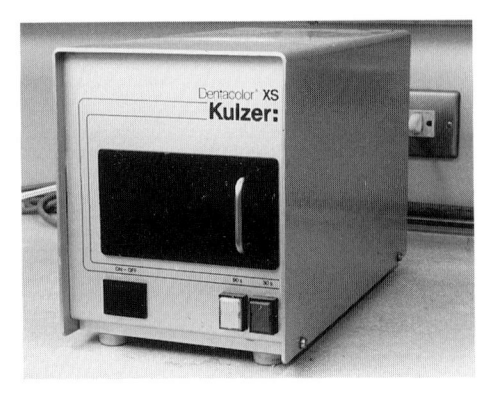

図 4-8-3 歯冠修復用硬質レジン重合用キセノンランプ照射器

の光源や航空機の誘導などの光信号用光源，レーザ励起光源などにも用いられている．図4-8-3に歯冠修復用硬質レジン重合用のキセノンランプ照射器を示す．また，図4-8-4にその照射器に用いられるキセノンランプを示す[22]．キセノンランプはプラズマアーク光源という呼称で高出力の成形歯冠修復用コンポジットレジン重合用照射器光源としても用いられている．

ハロゲンランプは白熱電球の封入ガスとして窒素，アルゴン，クリプトンなどの不活性ガスとともに微量のハロゲン物質（ヨウ素，臭素，塩素の単体またはこれらの炭化水素化合物，水素化合物）を封入した電球のことである．ハロゲン物質としてはヨウ素が多く利用されており，ヨウ素電球ともいわれている．図4-8-5にハロゲンランプの構造を示す．フィラメントから蒸発したタングステンは，ハロゲン原子または分子と結合してハロゲン化タングステンとなる．この生成したハロゲン化タングステンは管壁に付着せず，拡散あるいは対流作用により高温のフィラメント付近で再びタングステンとハロゲンに解離し，タングステンはフィラメントに再生されることになる．この循環作用をハロゲンサイクルと呼び，タングステンフィラメントの蒸発が抑制され管壁がタングステンによって黒化するのを防止できる．このことにより強い光量でしかも寿命の長い発光が得られる．図4-8-6にハロゲンランプの分光分布を示す．フィラメントを入れる球形容器としては長い石英管が用いられており，一般照明用のほか投光用，写真用に広く採用されている．図4-8-7に歯科用可視光線照射器に最もよく用いられている反射型ハロゲンランプを示す[22]．

蛍光ランプは熱陰極低圧水銀ランプの一種で，図4-8-8に示すように管の両端には2個の接触ピンを有する口金を備え，電極はタングステンフィラメントに，電子放射を盛んにするためBa, Sr, Caなどの酸化物が被覆されており，管内には0.002〜0.006 mmHgの水銀と始動を容易にするためのアルゴンが数mmHgとが封入されている．管の内壁には一種または数種の蛍光物質が薄く均等に塗ってある．電極に電圧を負荷すると，電子が盛んに飛び出し，水銀放電を行って254 nmの遠紫外線が管内で発生し，これが蛍光物質に当たって，可視光に変換され，蛍光の連続スペクトルが出る．蛍光物質にはいろいろな種類があるが，例えば，ハロ燐酸カルシウムは白色のきわめて明るい蛍光を発する．蛍光物質の調合を変えることによっていろいろな光源色が得られる．図4-8-9に昼光色（D）とブラックライト型紫外線蛍光ランプの分光分布を示す．図4-8-10にラボライトLV-Ⅰに用いられているU字型可視光線蛍光ランプとパーマキュア用のブラックライト型紫外線蛍光ランプを示す[22]．

照射器の光源光線と試料上での照度の関係は単純ではなく，光源が同種のタングステン―ハロゲンランプであっても，光伝導管やフィルターの性状により照度に差が生じてくる[2]．また，これらの光は照射した瞬間を100とすると，30秒照射後は約10%程度光量が下ってしまうものもある．したがって，20〜30秒間隔で光照射を続けると，光量はしだいに減衰していくことを考慮していなければいけない．すなわち，術者のレジン材料に対する光の照射位置，方向，時間により，重合程度が異なってくる．

346　Ⅳ　歯科技工技術

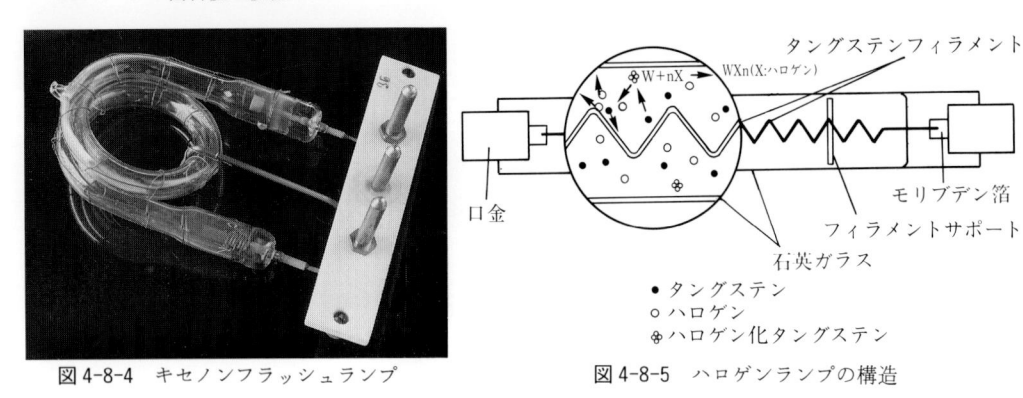

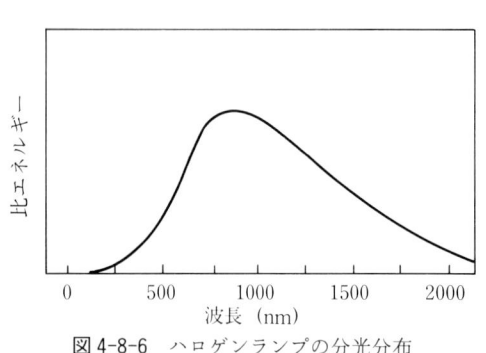

図 4-8-4　キセノンフラッシュランプ

図 4-8-5　ハロゲンランプの構造
- タングステンフィラメント
- モリブデン箔
- フィラメントサポート
- 石英ガラス
- 口金
- ● タングステン
- ○ ハロゲン
- ✽ ハロゲン化タングステン

図 4-8-6　ハロゲンランプの分光分布

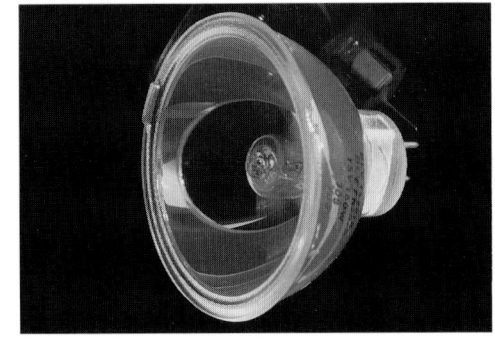

図 4-8-7　ハロゲンランプ

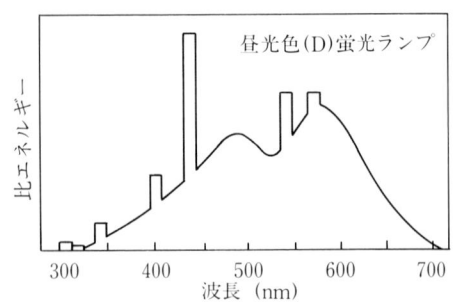

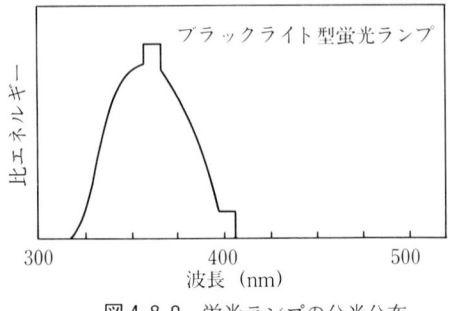

図 4-8-8　蛍光ランプの構造と発光原理
- 可視光線
- 蛍光物質
- 水銀原子
- 紫外線
- 電子
- ガラス管
- 口金
- 口金ピン
- ステム
- リード線
- フィラメント

図 4-8-9　蛍光ランプの分光分布
- 昼光色(D)蛍光ランプ
- ブラックライト型蛍光ランプ

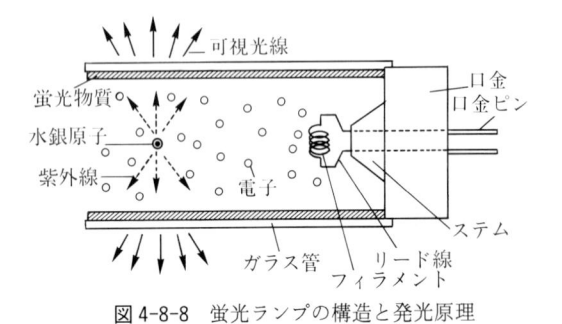

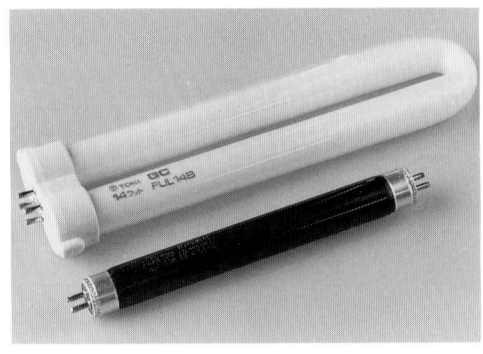

図 4-8-10　蛍光ランプ

3. 紫外線

紫外線は可視光線よりも短波長であり，X線の長波長端（約 10 nm）に至る範囲の可視光線よりエネルギーの大きい電磁波の総称である．光化学作用も強く，殺菌作用，皮膚の黒化などは，この作用によるものである．このように紫外線は物質との相互作用が強く，いろいろな形でそのエネルギーを失いやすい．すなわちレジン重合の光照射に用いた場合，レジン内部にはそのエネルギーが減衰しているため，重合不充分になりやすい．ゆえに歯科では，レジン表面活沢剤などの膜状物質の重合に用いられている．この歯科用紫外線照射器の光源としては水銀ランプが用いられている．水銀ランプは，水銀蒸気中での放電による発光を利用したランプである．図 4-8-11 に示すように，水銀蒸気の圧力が 0.01 mm Hg 程度の低圧水銀ランプは 254 nm の波長の光が強く，紫外線は多く発生するが可視光線は少ない．一方，1〜数気圧程度の高圧水銀ランプは紫外線は弱く，近紫外の 365〜366 nm，緑色の 546 nm，黄色の 577〜579 nm が強い．したがって，ベンゾインメチルエーテルやカンファーキノンの活性化のためには高圧水銀ランプの方が有効である．図 4-8-12 に高圧水銀ランプの構造を示す[22]．発光管と外管とからなり，発光管には水銀が封入されており電極の間で放電発光させる．一般に放電ランプは負の電圧－電流特性を有し，ランプ電流が増加するにつれて端子電圧が低下するから，電流を適当な値に保つため安定器が必要である．

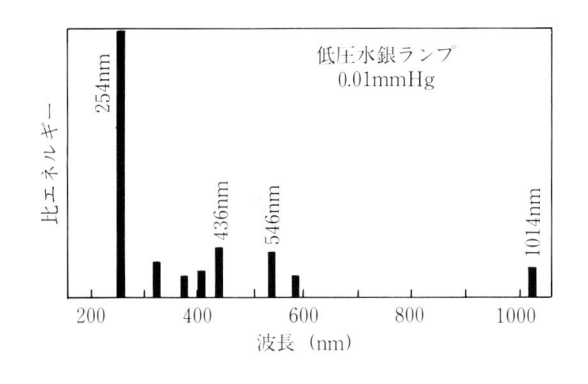

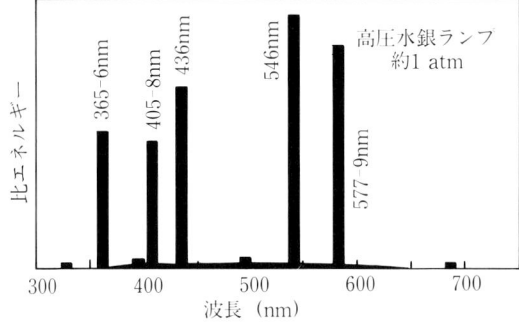

図 4-8-11 水銀ランプの分光分布

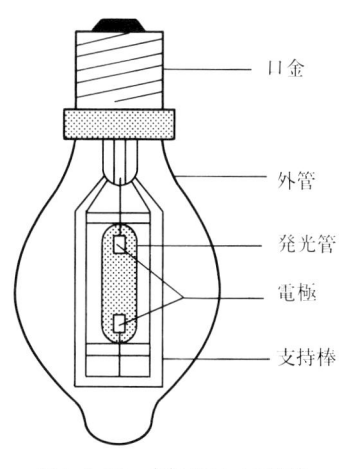

図 4-8-12 水銀ランプの構造

4. レーザー

レーザー（Laser）の語源は「光の誘導放出による増幅」"Light Amplification by Stimulated Emission of Radiation" であり，1960年に，T. H Maiman（米）がルビーを用い，最初のレーザーを実験した．レーザー光の特徴は太陽光や電灯光と異なり，周波数と振幅の一定した電磁波ということである．また，一方向にそろって発射される指向性がきわめて高く，高出力の光を得ることができる．さらにパルス光を得ることもできる．

レーザーの基本原理は電子の状態遷移を応用したものである．すなわち原子に外から光や加速電子を当てると，そのエネルギーによって電子は一定の電磁波を放射できる励起状態となる．この励起原子に再び電磁波エネルギーを与えるとその原子は光を放出し，発光による球面波は励起状態におかれた原子につぎつぎに作用して光を誘導し，反射鏡を往復することによって誘導放射を繰り返し，増幅されてレーザー光となる（図4-8-13）．

これらのレーザーの発振波長はミリ波領域の1.81mmから真空紫外域の109.8nmにまで及んでいる．固体レーザーは遷移金属，希土類を不純物として含む結晶やガラスである．例えば，ルビー（Cr^{3+}, 694 nm），Ndガラス（Nd^{3+}, $1.06\mu m$）は大きなピーク出力をもち，Nd:YAG（$1.065\mu m$）では連続発振もできる．気体レーザーは広い波長域にわたって数千本の発振線を持っている．短波長では原子，イオンが主なレーザー媒質で Ar^+（528.7〜333.6nm），He-Neレーザー（Ne, 632.8 nmなど）が代表的である．赤外域では分子レーザーが重要で，なかでも CO_2 レーザー（$10.6\mu m$）は効率が高く大出力である．また，Ga-As, Pb-Sn-Teなどの半導体レーザーは320 nmから$32\mu m$までをカバーする小型の材料として注目されている．他に，液体レーザー，可変波長レーザーなどがある[4),6)]．レーザーは光通信，距離・速度の測定，ホログラフィー，材料加工など，その特徴を活した応用範囲は広い．

歯科医療分野ではソフトレーザーとよばれるHe-Neや半導体レーザーなどの低出力レーザーが創傷治癒や血行促進効果を期待した応用にまず導入された．その後，ハードレーザーとよばれる炭酸ガスレーザーやNd:YAGレーザーなどの高出力レーザーの臨床応用が拡大された[3),20),24)]．また，歯科技工分野においては，半導体レーザーによる歯形状の3次元計測，炭酸ガスレーザーによる補綴物の溶接に適用されている．以下にソフトレーザーの歯科臨床応用例を示すが，その作用機序は不明な点も多く，諸説が報告されている．

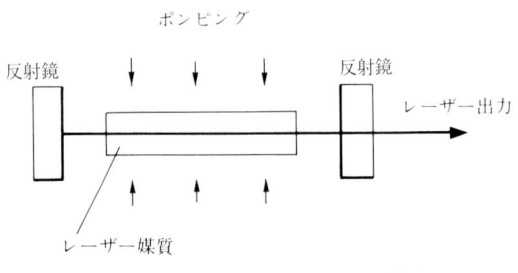

図4-8-13 基本的なレーザーの構成

(1) 消炎処置：口内炎，抜髄根充後の歯根膜炎，手術後の炎症
(2) 治癒促進：抜歯窩，手術創
(3) 知覚過敏処置：歯周治療

(4) その他：三叉神経痛，顎関節症，顔面神経麻酔

また，ハードレーザーの歯科臨床応用例としては

(1) エナメル質の耐酸性の付与：齲蝕予防
(2) 軟組織切除：歯肉切除，腫瘍切除
(3) 歯周ポケット内照射：病的歯肉の掻爬，蒸散
(4) メラニン沈着歯肉の除去
(5) 知覚過敏処置
(6) 歯肉縁下歯石除去
(7) 根管内照射
(8) 窩洞形成
(9) 矯正用ブラケットの除去

などが報告されており，レーザー光の特徴である熱効果，圧効果，光化学効果，電磁界効果を利用した例であり，歯科臨床特有の応用範囲が拡大し，現在各種の歯科専用レーザー（図4-8-14）が市販されている．

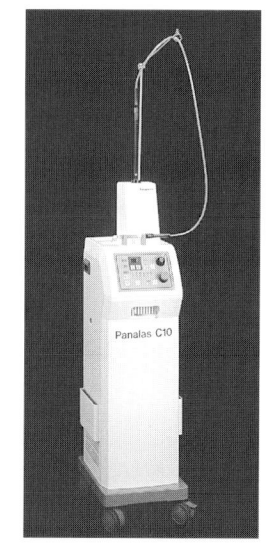

図4-8-14 歯科用炭酸ガスレーザー

5. 高 周 波

高周波の電磁界を物体に加えると内部に発熱が起こる．この現象を利用したのが高周波加熱であり，被熱体が導体であるか絶縁体であるかによって次の二つの方式に大別される．

①誘導加熱：金属のような電気的良導体を加熱する場合に，これをコイルの中心におき，コイルに高周波電流（数百kHz～数MHz）を流して，高周波の磁界を印加し，その結果発生する過電流損失およびヒステリシス損によって発熱させる方式である．

②誘電加熱：電気的絶縁物を加熱する場合には，これを二つの電極間に置き，電極に高周波電圧（1～数GHz）を印加すると誘電体損が発生して加熱される．電子レンジはこの原理を応用したものであり，2.45GHzのマイクロ波を用いている（図4-8-15）．

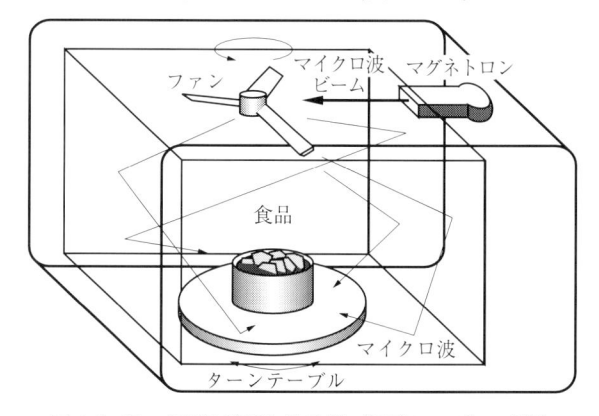

図4-8-15 高周波誘電加熱装置（電子レンジ）の構造

1) 高周波誘導加熱

高周波誘導加熱炉は1916年，E. F. Northrup（米）により発明されたもので，金属の融解，焼なまし，焼入れ，表面硬化などに広く応用されている．歯科界では主に，高融点合金の鋳造時の融解熱源として応用されており，吸引圧迫鋳造機（図4-8-16）や遠心鋳造機に付加したものが市販されている．誘導加熱によって金属に発生するエネルギーは金属の半径に比例し，高さに反比例し，周波数の2乗に比例することが知られている．したがって金属の形状は薄い板状で周波数は高いほうが速く融解できる．また，融液は電磁力で自動的に攪拌される．

高周波誘導加熱の利点は次のようなことがあげられる．①金属に直接，熱を発生させる方法であるため加熱温度に理論上の制限はない，②短時間に加熱できる．③加熱条件の制御を電気的に行うことが容易である．④金属に不純物のはいることがない，⑤融液は自動的に攪拌されるので，比較的均質なものが得られる，⑥真空あるいは適当な不活性雰囲気で操作できる．

一方，欠点としては，①高周波印加時の被熱体の測温が難しい，②短時間で昇温するため過熱しやすい，③一定温度に保持するのが困難である，④高周波発生装置が必要であるため，ガストーチや通常の抵抗炉に比べ費用が高いことなどがあげられる．

2) 高周波誘電加熱

高周波誘電加熱は，絶縁体の表面と内部を同時に一様に加熱できるため，ゴムの加硫，食品の熱処理，アンプル注射材の滅菌や接着技工などに広く用いられている．歯科では，床用レジンのドウ化と重合に応用されている[7]．

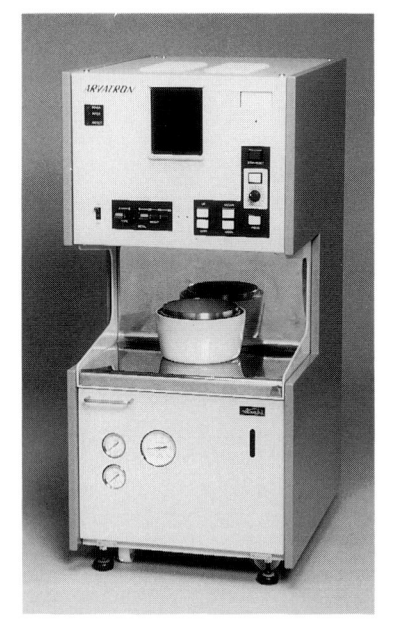

図 4-8-16 高周波誘導加熱方式の吸引圧迫鋳造機

3) 電気メス

電気メスは高周波電流および放電を応用したものであり，1926年H. W. Cushing（米）が脳外科手術に用いたのが臨床に応用した最初といわれている．電気メスはきわめて少ない出血で手術を行うことができるので，歯科領域においても歯肉切除，のう胞の残留組織の破壊，止血などに応用されている[8]．しかし，比較的大出力の高周波を使用するので，正しい使用法を習得することが重要であり，使用法を誤ると各種の障害を発生させる．

電気メスの原理は，20～30kHz 以上の高周波電流を生体組織内に流した際に生ずる熱作用を応用したものであるが，この高周波は生体の神経および筋肉に対して刺激作用がなく切開作用と凝

固作用を有している．

切開作用は高周波電流により組織中の水分が急激に水蒸気化する際の爆発力で行われる．凝固作用は高周波電流によるジュール熱により行われる．この凝固はさらに熱により徐々にタンパク質が凝固・乾燥していく熱凝固，およびやや強い高周波電力で火花放電を伴って組織の熱凝固が生ずる火花凝固の二つに分けることができる（図4-8-17）．また，切開と凝固の作用が交じり合った混合作用は止血しながら切開することができ，実際の外科手術の多くはこの作用を応用している．

電気メスの基本回路は図4-8-18に示すごとく，高周波発信回路からの出力が能動電極から電気メスホルダーに流れ，それは生体組織中を通り，対極板から回収される．これらの高周波はその発振方法，電源回路により波長が異なり使用目的も異なる．発振方法としては，①スパークギャップ式，②真空管式，③オールトランジスタ式，④スパークギャップ式と真空管式の併用の4種があり，図4-8-19は代表的な波形を示すが，スパークギャップ式に近いほど凝固にまさり，平滑された直流に近い両波整流ほど切開面はきれいであるが，止血はしにくくなる．

電気メスの熱作用原理を活用した高周波治療器が抜髄や根管治療に応用されている．

図4-8-17　電気メス使用時の模式

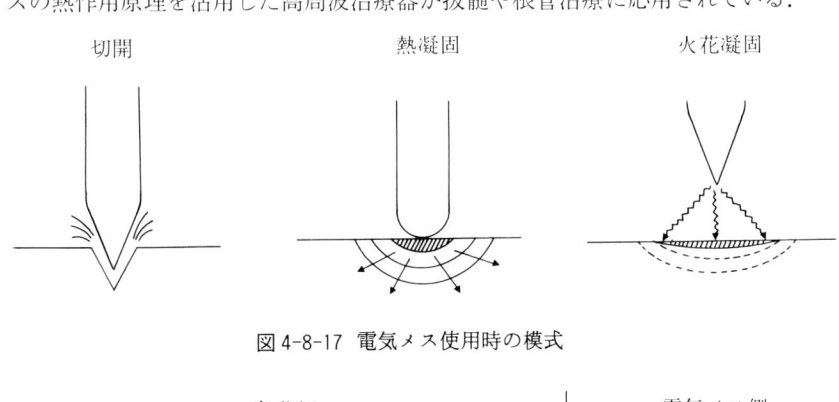

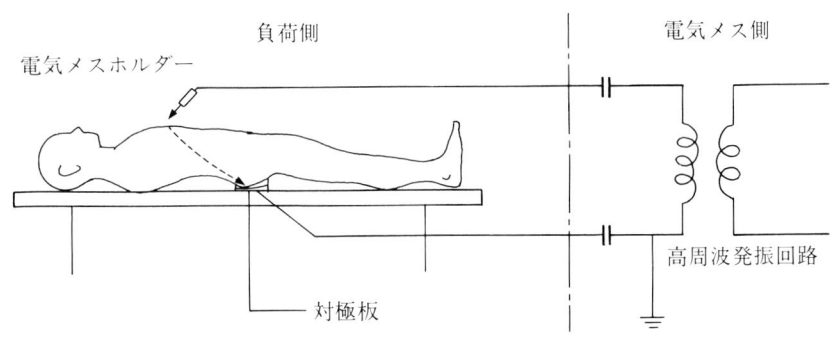

図4-8-18　電気メスの基本構成

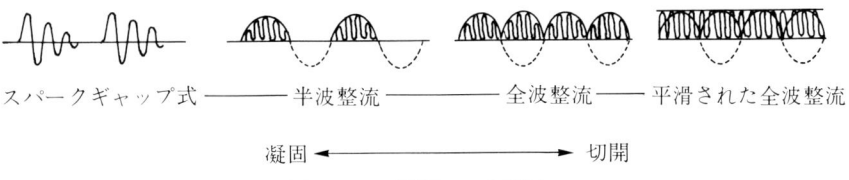

図4-8-19　電気メスの波形

6. 超音波

　超音波とは，人の可聴周波数以上の範囲，すなわち，約 20 kHz 以上の音波をいうが，実際には，大きなエネルギーや振幅が得やすい 19 kHz あたりの周波数を利用した加工機や，8 kHz の振動を利用した集塵機などが実用化されている．すなわち，超音波とは人間の耳で聴くことを目的としない音波のことであるとされている．

　実用的な超音波発生装置は1921年頃 P. Langevin(仏)によってはじめて作られたとされている．その後，種々の改良・開発がなされ，特に第2次大戦後，超音波に関する研究は飛躍的に進歩し，超音波ブームといわれるほどに注目されてきた[9]．超音波を利用した歯科用器械としては，器具や鋳造体などを洗う洗浄器，根管洗浄・拡大器[10]，歯石除去に利用する超音波スケーラー，陶材築盛用の超音波コンデンサー，超音波ホーンを利用した陶歯穿孔器が利用されている[11]．

　超音波を発生させる装置は発振器と振動子とからなる．発振器には自励発振タイプと他励発振タイプがある．その発振周波数は振動子の共振器に合うように調整されている．この発振器からの出力をトランジスタやサイリスタを用いて増幅し，このエネルギーを振動子のコイルに導いて振動子の共振点を利用して強い振動をつくっている．振動子には，チタン酸バリウム，フェライト，ニッケル，アルフェロ，水晶などが用いられている．図 4-8-20は，洗浄器などに用いられる代表的な積層角形金属磁歪振動子を示したものである．

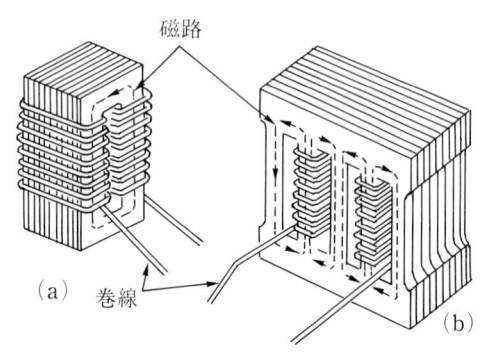

図 4-8-20　積層角形金属磁歪振動子

7. 真　空

　真空の程度を表わす単位には，水銀柱の高さをもとにした mmHg がある．通常の大気圧は760 mmHg である．真空とは圧力が数 mmHg の空間状態をいう．従来より工業用でよく用いられる単位としては Torr があり，1 Torr＝1 mmHg に相当する．その他，気圧（atm），kg/cm^2，ミリバール（mb），マイクロバール（μb, dyn/cm^2），最近では SI 単位の多方面での導入に伴いパスカル（Pa, 1 Pa＝7.5×10^{-3} Torr）などが真空度の単位としてよく用いられている．

歯科での真空の利用は，陶材の真空焼成，模型材および鋳型材の真空練和・埋没，合金の真空融解，吸引鋳造，ワックスの圧接などに応用されている[11]．したがって，歯科では低真空（1×10^5〜32 Pa 10^{-7} Pa）から中真空（32〜0.13 Pa）の範囲で用いられているにすぎないが，分野によっては10^{-7} Pa の超高真空を達成する技術も確立されている．

低真空を得るための簡易な装置としては，アスピレーターがある（図 4-8-21）．しかし，アスピレーターではせいぜい 5.3×10^4 Pa 程度の真空度に到達できるにすぎない．油回転ポンプ（図 4-8-22）を用いることにより，1〜0.1 Pa の中真空にまで到達することができる．0.1 Pa 以下の高真空を得るためには油拡散ポンプ，水銀拡散ポンプ，濃縮拡散ポンプなどが用いられる．

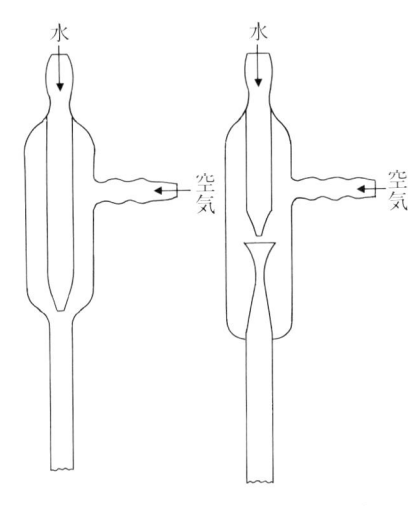

図 4-8-21 アスピレーターの構造

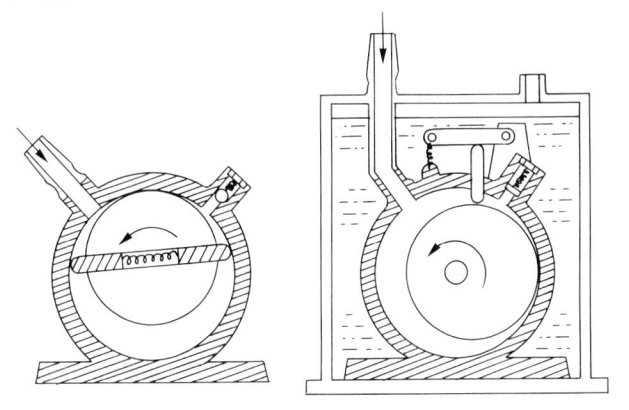

図 4-8-22 油回転ポンプの構造例[11]

8. 温　度

一般に温度を検出するためには，温度によって変化する物理的性質を利用すればよい（表 4-8-2）．これらの検出方法は大きくまとめると，被測温対象と温度計とを直接に接触させる"接触法"と測温対称物から放射される放射エネルギーを利用して間接的に検出する"非接触法"に分けることができる．非接触法は測温対象に影響を及ぼさないという利点をもつが精度の点では接触法よりも劣っている．また，各温度計によって測定温度範囲も異なるため注意を要する．これらのうち，最終的に電気信号により測定する．いわゆるエレクトロニクス温度計としては，熱電対による方法，抵抗温度測定法，放射による方法の三つがあげられる[12]．最近はコンピュータが

歯科領域でも実用されはじめエレクトロニクスによる温度計測を用いたプロセスコントロールが重要視されている[13]．

リング加熱用電気炉，陶材焼成炉は，通常熱電対あるいは抵抗温度計により測温され，温度制御されている（図 4-5-1）．

熱電対は，2種の導体を直列に接続して閉回路をつくり，その接合点を異なる温度におくと生じる熱起電力を利用するものである．この現象はゼーベック効果と呼ばれ，この起電力を測定し温度計として使うことができる．歯科用器械には，表4-8-3に示すような白金一白金ロジウム熱電対およびクロメル，アルメル熱電対がよく用いられている．

白金一白金ロジウムは短時間の使用では約1700℃まで，常用では1400℃以下で使用できる．ロジウムは13％のもの（R熱電対）と10％のもの（S熱電対）が使われており，図4-8-23に示すように13％のものの方が起電力が大である．0℃以下では感度は小さいが高温での測定精度が高いため，主に陶材焼成炉などの高度な電気炉の測温に用いられる．クロメル，アルメル熱電対（K熱電対）は起電力が大きく，直線性も良く，−200℃〜1200℃の測温に適しているため，リング加熱用電気炉の測温に用いられている．この熱電対は酸化被膜をつけて使用されることが多く，外見上の差は認めがたいが，一脚のアルメル線のほうが黒味を帯びていること，クロメルが非磁性でアルメルが磁性であることから区別できる．

表 4-8-2 温度の検出方法

利用性質	原　理	温　度　計
性　質	熱膨張の利用	定圧気体温度計 液体温度計 固定温度計 バイメタル温度計
電　圧	熱電対の起電力	熱電温度計
抵抗値	物体の抵抗率の変化	抵抗温度計 サーミスター温度計
圧　力	温度による圧力変化	定容気体温度計 ブルドン管温度計 蒸気圧温度計
放射エネルギー 放射光	熱起電力や抵抗変化 光電管や光電池の電流変化	放射温度計 光高管温度計 光電管高温計

表 4-8-3 熱電対の構成（JIS C 1602）

種類	構　　成	
	＋　脚	−　脚
R	白金87％，ロジウム13％の合金	白金
S	白金90％，ロジウム10％の合金	白金
K	ニッケル・クロムを主とした合金	ニッケル，アルミニウム，マンガンを主とした合金

図4-8-23 熱電対の起電力

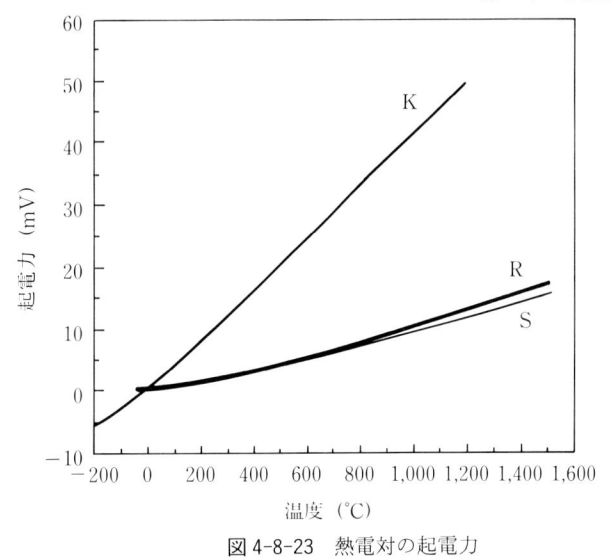

9. 色

　最近の歯科治療は審美的なものに対する歯科医師および患者の側からの要求が強くなり，機能的だけでなく美的な修復物を追及するという時代になってきた．この際，視覚の三要素といわれる目，光源，物すなわち歯についての色彩学的な知識をもつことが必要である．このためには，色を主観的，文学的表現ではなく客観的な表示が必要となってくる．現在の歯科臨床ではシェードガイドという色見本との比較により色を表現している場合が多い．一般的な色の表示のしかたには以下に示すように何種類かあるが，大別して人の視感による方法と測色計による方法があり，これにより色を記号または数値で表わす．

1） 視感による色の表示

（1） 色名による表示

　最も簡単な方法で，慣用的な呼び名，例えば，あずき色，クリーム色などで表わす方法と，系統的に名づけていく方法がある．後者は13色の基本色（赤，橙，黄，黄緑，緑，青緑，青，青紫，紫，赤紫，白，灰，黒）に適当な修飾語を加えて，いろいろな色を表わす方法であり，例えば「暗い赤」，「明るい赤」という表現をする[14]．

（2） 三属性による表示

　色名よりも，もう少し細かい表示方法として，色相，明度，彩度の三つの属性で色を表わす方法がある．この方法はA.M. Munsellの考案（1905年）によるものであり，わが国では，JIS-Z-8721に「三属性による色の表示方法」として規格化されている．図4-8-24はマンセルの色

立体を表わすが，中心の縦軸は明度，中心軸から放射状に出ている軸の方向に彩度，軸それぞれの変化が色相を表わしている．

　この表示方法は色相記号明度／彩度の順に表わす．例えば赤の表記は 5R4/14 となる．また歯の色は 10YR7/3，少し赤味があるならば 7YR7/3，黄味ならば，3Y7/3，と表現していく[14]．このマンセル記号による表示には次の二つの方法がある．①標準色票の中から試料の色と一致する色素を視感で選び，その色票の色相，明度，彩度の記号で表わす．②試料の色を後述する測色計で測定し，表と図から色相，明度，彩度の記号を決定する．

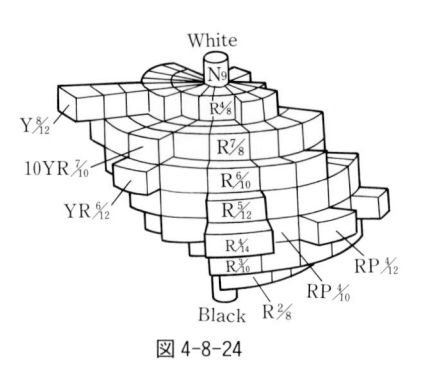

図 4-8-24

2） 測色計による色の表示

　視感による測色では個人差や照明条件など種々の要因により影響されるため，客観的に正確に測色するために，測色計が用いられている．可視光線は人間の眼に感じる波長で色彩として見え

表 4-8-4　波長と色の関係

波　　長	色　　相
400〜450 nm	青紫
450〜500 nm	青
500〜570 nm	緑
570〜590 nm	黄
590〜610 nm	橙
610〜700 nm	赤

るものであり，表 4-8-10 に示すような波長と色の関係を有している．

　人間の眼は明るさに対する知覚とともに色彩に対する知覚があり，1931 年に CIE（国際照明委員会）でスペクトル三刺激値 X_λ，Y_λ，Z_λ という関数で眼の特性を定めた．この特性が色を数値化する方法の基本になっており，図 4-8-25 は波長と刺激値を示す．

　X_λ は赤の波長域，Y_λ は緑の波長域，Z_λ は青の波長域に最大の感度を有している．すなわち，色を数値で表示する方法は，各視細胞が受けた刺激量を数値化することにより行われる．この刺激量は，物体を照明する光源の分光分布 P_λ，試料の分光反射率 ρ_λ および人間の眼の特性であるスペクトル刺激値 $\overline{X}_\lambda$，$\overline{Y}_\lambda$，$\overline{Z}_\lambda$ の三つの要素の積によって数値化される．

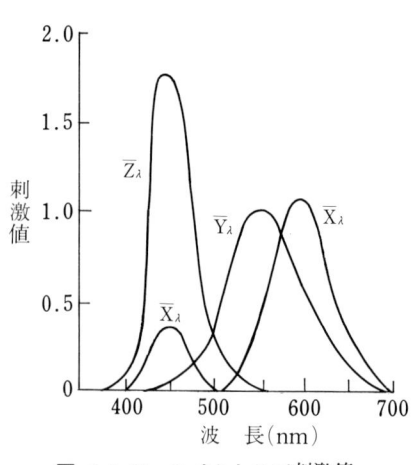

図 4-8-25　スペクトル三刺激値

$$X = K \cdot \int_{380}^{780} P_\lambda \cdot \overline{X}_\lambda \cdot \rho_\lambda \cdot d_\lambda$$

$$Y = K \cdot \int_{380}^{780} P_\lambda \cdot \overline{Y}_\lambda \cdot \rho_\lambda \cdot d_\lambda$$

$$Z = K \cdot \int_{380}^{780} P_\lambda \cdot \overline{Z}_\lambda \cdot \rho_\lambda \cdot d_\lambda$$

この3刺激値X, Y, Zは色の表示の基本であり, 上記の式は分光光度計によって測定された分光反射率をもとにして三刺激値X, Y, Zを求めることを示すもので, 現在では直接デジタル表示される測色計が広く用いられている.

測色計は光源とレンズ系, 色フィルター, 光電池(または光電管)を含む光学系と測定値を指示する計測部とで構成されている. すなわち, 測色計が測定する過程は人間が試料をみて色を知覚する過程と全く同一の方法ということができる[15].

3) 色 差

色は前述したように三次元の空間に立体的に位置しているが, 色差とは, この色空間の中で標準の色と試料の色の座標点の間の幾何学的な距離の大小で表わされる. この色差は歯科修復物の変色や, 隣接歯と修復物との色の違いの程度を表わすことなどに用いられている[16].

色差を計算するために, JIS-Z-8730「色差の表示方法」には, 次の四つの方法がある.

(a) L* a* b* 表色系による色差式
(b) L* u* v* 表色系による色差式
(c) アダムスニッカーソンの色差式
(d) ハンターの色差式

最近の色差計ではこれらを選択して, デジタル表示することができるようになっている (図4-8-26). また, 天然歯を測色し修復物として色を再現するのに最適な陶材配合比を表示する応用装置もある.

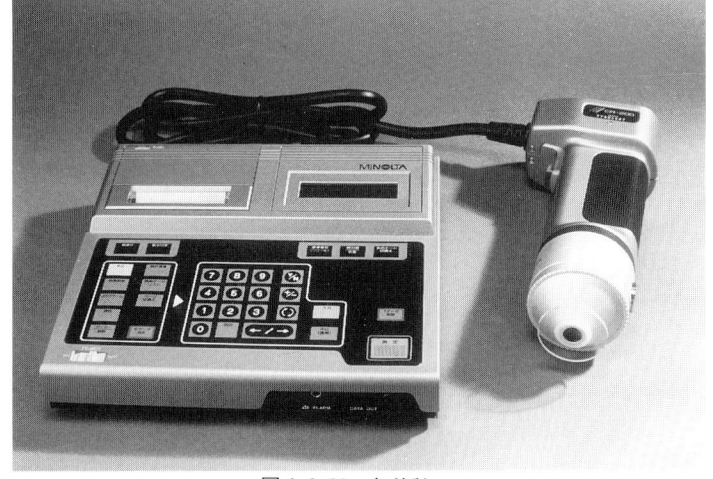

図4-8-26 色差計

10. 磁　気

　磁石は鉄を吸い寄せ，または他の磁石に力を及ぼすが，このような現象の根源となるものを磁気と呼んでいる．比較的長い磁石では鉄を吸い寄せる力は，その両端に集中しており，この部分を磁極という．磁石を自由に回転するようにつるすと，南北をさして止まる．

　北を向く方をN極または正極，南を向く方をS極または負極と呼んでいる．同極は反斥し合い，異種の極は引き合うという性質を示す．この二つの磁極間に働く力は，電荷の間に働く力と同じ法則，すなわちクーロンの法則に従う．

　磁気の根源は原子の中の電子の軌道運動と電子の自転（スピン）に基づく磁気モーメントであるが，固体中ではほとんどの場合，後者が磁性の原因となっている．磁性に寄与するのは，3dまたは 4f 電子のスピンで，Mn^{2+}, Fe^{3+}, Fe^{2+}, Co^{2+}, Ni^{2+}, Cu^{2+} などのイオン，金属合金では Fe, Co, Ni などが 3d のスピン，また，希土類元素が 4f のスピンにより磁性を示す．

1）磁　石

　鉄粉を引きつける程度に磁気を帯びた物体を磁石というが，ひろい意味では磁気モーメントを有するものをさす．磁石には永久磁石と電磁石があるが，後者は普通鉄とコイルを使い，コイルに電気を流しているときだけ磁石になる．外からの磁気力がなくなっても磁石としての性質を残しているものが永久磁石である．

　図 4-8-27 に磁石と電流コイルにおける磁力線の方向を示すが，これらの磁力線によってできる磁場の強さを保磁力と呼び，エールステッドという単位が使われる．

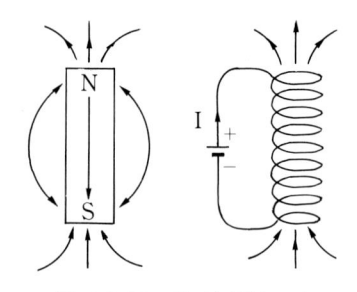

図 4-8-27　磁石と電流コイルにおける磁力線

　自身も磁力を有し，磁石を近づけたときに著しい性質を示す物質を強磁性体という．表 4-8-5 に強磁性の永久磁石材料の組成と磁気特性を示す．キューリー点（温度）を超えると磁性が失われる．残留磁束密度と保磁力の双方ともに大きいことが優れた永久磁石の条件となる．

　歯科領域でも，電気エンジンなどのモータ部，デンタルチェアーなど自動制御装置のリレー，電磁バルブ，さらに電源安定回路の安全器などに磁石を用いられていることはもちろんのことであるが，歯科特有の使用法ではない．

　歯科領域では，磁性合金は口腔内修復物として用いられていなかったが，最近，鋳造可能な磁性合金とネオジウム・鉄・ボロン磁石を用いたオーバーデンチャーの維持装置[17),25),26)]，歯根を挺出させる[18)]などの応用が検討されている．

表4-8-5 磁石の磁気特性

種類	組成	残留磁束密度 (G)	保磁力 (Oe)	キュリー点 (℃)
フェライト磁石	$CoO \cdot Fe_2O_3$ 50, Fe_3O_4 50	2,200～4,000	1,900～3,300	460
アルニコ磁石	Co 24, Ni 14, Al 8, Cu 3, Fe 残部	12,700	650	850
サマリウム・コバルト磁石	Co 80, Fe 5, Sm_2O_3 残部	10,000	8,000	750
ネオジウム・鉄・ボロン磁石	Nd 33, Fe 66, B 1	11,000	10,500	310

2） 核磁気共鳴

質量数または原子番号が奇数であるすべての原子核は陽子と中性子に由来するスピン（自転）の性質をもっている．この核スピンは外部磁場によってスピンの向きの異なるエネルギー準位に分裂する．核がスピン状態間を遷移するとき，そのエネルギー差に相当する波長の電磁波を共鳴的に吸収するが，この現象を核磁気共鳴（NMR）という．磁場勾配によって生じる共鳴周波数のずれを利用して，特定の場所にある核種の存在量に応じた信号強度によって映像をつくりだすのが，核磁気共鳴画像すなわち MRI である．MRI とは Magnetic Resonance Imaging の略である．これは，従来のX線-CT とは異なり，水素あるいは細胞中の水の状態が核スピンに反映されるので，病態の変化が検出できる点が大きな特徴であり，各種の画像診断に応用されている．

［参考文献］

1) 増原英一他：光重合型レジンの基礎と臨床．デンタルダイヤモンド 12, 16～30 1984.
2) 増原英一他：光重合型レジンの進歩と歯科臨床への応用．QE 2(10),38～50,1983.
3) 太田貞保：レーザー光線の歯科応用．DE. 28, 18～21, 1974.
4) 土屋荘次：レーザー入門，化学と工業．29(4),39～43, 1976.
5) 山本肇他：歯科医学へのレーザー応用の現状と展望．DE. 77. 2～3, 1986.
6) 日本化学会編：レーザーと化学反応．化学総説 26, 1980.
7) 木村博他：マイクロ波の歯科への応用（その1）．歯材器 2(2), 253～257, 1983.
8) 荒井敏夫：電気メス．DE. 26, 34～39, 1973.
9) 藤森聡雄：やさしい超音波の応用．産報（東京），1964.
10) 浅井康宏他：超音波の根管洗浄．DE. No. 80, 1～3, 1987.
11) 吉田隆一：小歯科理工学．学建書院（東京），1985.

12) 中村健吾：真空の作り方と利用．DE. 19, 30〜33, 1971.
13) エレクトロニクス教育研究会編：エレクトロニクス計測法の基礎と応用．日刊工業新聞社（東京），1978.
14) 川上元郎他：口腔領域の色彩．デンタルダイヤモンド，82/4：18〜32, 1982.
15) 茶木　清：色の測定について．DE. No. 50, 34〜39, 1979.
16) 橋口緯徳：歯科医学における色彩の科学．松本歯学 8, 171〜196, 1982.
17) 石幡伸雄他：磁性合金の補綴領域における応用．補綴誌 28(3), 123〜129, 1984.
18) 石幡伸雄他：サマリウム・コバルト合金磁石を利用した歯根挺出法．補綴誌 30(1), 179〜188, 1986.
19) 長谷川二郎他：CR インレー材，デンティスト，189, 65-72, 1991.
20) 長谷川二郎編：ソフトレーザー 632 の臨床，デンタルフォーラム（東京），1989.
21) 伴清治他：技工用光照射器 その1, 市販技工用光照射器の特徴，DE, 96, 34-38, 1991.
22) 伴清治他：技工用光照射器 その2, 光源，DE, 96, 34-38, 1991.
23) 伴清治他：コンプリートデンチャーの臨床（補綴臨床別冊），249-255, 1991.
24) 岡崎卓司：CO_2 レーザー（歯科用ハードレーザー），デンタルダイヤモンド，92/3, 120-123, 1992.
25) 水谷　紘：磁石の基礎知識と歯科臨床領域における応用，日本歯科評論，595, 143,-154, 1992.
26) 田中貴信：磁性アタッチメント，医歯薬出版（東京），1992.

V 付表

付表1 元素の物理的性質

元素名	記号	原子番号	原子量	比重 (20℃) g/cc	融点 (℃)	沸点 (℃)	比熱 (20℃) cal/g℃	熱膨張係数 ×10⁻⁶ (20˚〜40℃)	結晶構造
亜 鉛	Zn	30	65.38	7.133(25˚)	419.5050	906	0.0915	39.7*12	ちゅう密六方
アクチニウム	Ac	89	227	—	1050±50	—	—	—	—
アスタチン	At	85	211	—	302推定	—	—	—	—
アメリシウム	Am	95	243	11.7	—	—	—	—	—
アルゴン	Ar	18	39.948	1.784×10⁻³	−189.4±2	−185.8	0.125	—	面心立方
アルミニウム	Al	13	26.98	2.699	660	2450	0.215(0˚)	23.6*10	面心立方
アンチモン	Sb	51	121.76	6.62	630.5±0.1	1380	0.049	8.5〜10.8*10	りょう面体
硫 黄	S	16	32.066	2.07	119.0±0.5	444.6	0.175	64	面心正斜方*
イッテルビウム	Yb	70	173.04	6.96	824	1530	0.035	25	面心立方
イットリウム	Y	39	88.92	4.47	1509	3030	0.071	—	ちゅう密六方*
イリジウム	Ir	77	192.2	22.5	2454±3	5300	0.0307	6.8	面心立方
インジウム	In	49	114.82	7.31	156.2	2000	0.057	33	面心立方
ウ ラ ン	U	92	238.07	19.07	1132.3±0.8	3818	0.0279(27˚)	6.8〜14.1	正斜方*
エルビウム	Er	68	167.27	9.15	1497	2630	0.040	9	ちゅう密立方
塩 素	Cl	17	35.457	3.214×10⁻³	−100.99	−34.7	0.116	—	正方
オスミウム	Os	76	190.2	22.57	2700±200	5500	0.031	4.6(50˚)	ちゅう密六方
カドミウム	Cd	48	112.41	8.65	320.9	765	0.055	29.8	ちゅう密六方
カドリニウム	Gd	64	157.26	7.86	1312	2730	0.071	4(40˚)	ちゅう密六方
カ リ ウ ム	K	19	39.100	0.86	63.7	760	0.177	83	体心立方
ガ リ ウ ム	Ga	31	69.72	5.907	29.78	2237	0.079	18*6	正方
カリフォルニウム	Cf	98	251	—	—	—	—	—	—
カルシウム	Ca	20	40.08	1.55	838	1440	0.149*7	22.3*6	面心立方
キセノン	Xe	54	131.30	5.896×10⁻³	−111.9	−108.0	—	—	体心立方
キュリウム	Cm	96	247	—	—	—	—	—	—
金	Au	79	197.0	19.32	1063.0±0.0	2970	0.0312(18˚)	14.2	面心立方
銀	Ag	47	107.880	10.49	960.80	2210	0.056(0˚)	19.68*7	面心立方
クリプトン	Kr	36	83.8	3.743×10⁻³	−157.3	−152	—	—	体心立方
ク ロ ム	Cr	24	52.01	7.19	1875	2665	0.11	6.2	体心立方
け い 素	Si	14	28.09	2.33(25˚)	1410	2680	0.162(0˚)	2.8〜7.3	ダイヤモンド立方
ゲルマニウム	Ge	32	72.60	5.323(25˚)	937.4±1.5	2830	0.073	5.75	ダイヤモンド立方
コ バ ル ト	Co	27	58.92	8.85	1495±1	2900	0.099	13.8	ちゅう密六方
サマリウム	Sm	62	150.35	7.49	1072	1630	0.042計算	—	正斜方*
酸 素	O	8	16.00	1.429×10⁻³	−218.83	−183.0	0.218	—	立方*
ジスプロシウム	Dy	66	162.94	8.55	1407	2330	0.041	9.0	ちゅう密六方
臭 素	Br	35	79.916	3.12	−7.2±0.2	58	0.070	—	正斜方
ジルコニウム	Zr	40	91.22	6.489	1852	3580	0.067±0.001	5.85	ちゅう密六方
水 銀	Hg	80	200.61	13.546	−38.36	357	0.033	—	りょう面体
水 素	H	1	1.0080	0.0899×10⁻³	−259.19	−252.7	3.45	—	六方
スカンジウム	Sc	21	44.96	2.99	1539	2730	0.134	—	ちゅう密六方
す ず	Sn	50	118.70	7.2984	231.912	2270	0.054	23 *7	正方*
ストロンチウム	Sr	38	87.63	2.60	768	1380	0.176	—	面心立方
セ シ ウ ム	Cs	55	132.91	1.903(0˚)	28.7	690	0.04817	97*5	体心立方
セ リ ウ ム	Ce	58	140.13	6.77	804	3470	0.045	8	面心立方*
セ レ ン	Se	34	78.96	4.79	217	685±1	0.084(28˚)	37	六方
ビスマス	Bi	83	209.00	9.80	271.3	1560	0.0294	13.3	りょう面体
タ リ ウ ム	Tl	81	204.39	11.85	303	1457	0.031	28	ちゅう密六方
タングステン	W	74	183.86	19.3	3410	5930	0.033	4.6	体心立方*
炭素（石墨）	C	6	12.011	2.25	3727昇華	4830	0.165	0.6〜4.3*10	六方*
タ ン タ ル	Ta	73	180.95	16.6	2996±50	5425±100	0.034(25˚)	6.5	体心立方
チ タ ン	Ti	22	47.90	4.507	1668±10	3260	0.124	8.41	ちゅう密六方

元素名	記号	原子番号	原子量	比重(20℃) g/cc	融点(℃)	沸点(℃)	比熱(20℃) cal/g℃	熱膨張係数 ×10⁻⁶ (20°〜40°)	結晶構造
窒素	N	7	14.008	1.250×10^{-3}	−209.97	−195.8	0.247	—	六方*
ツリウム	Tm	69	168.94	9.31	1 545	1 720計算	0.038	—	ちゅう密六方
テクネチウム	Tc	43	98	—	2 130推定	—	—	—	—
鉄	Fe	26	55.85	7.87	1 536.5±1	3 000±150	0.11	11.76(25°)	体心立方
テルビウム	Tb	65	158.93	8.25	1 356	2 530	0.044	7	ちゅう密六方
テルル	Te	52	127.61	6.24	449.5±0.3	839.8±3.8	0.047	16.75	六方*
銅	Cu	29	63.54	8.96	1 083.0±0.1	2 595	0.095	16.5	面心立方
トリウム	Th	90	232.05	11.66	1 750	3 850±350	0.034	12.5*16	面心立方
ナトリウム	Na	11	22.991	0.9712	97.82	892	0.295	71	体心立方
鉛	Pb	82	207.21	11.36	327.4258	1 725	0.0309(0°)	29.3*9	面心立方
ニオブ	Nb	41	92.91	8.57	2 468±10	4 927	0.065(0°)	7.31	体心立方
ニッケル	Ni	28	58.71	8.902(25°)	1 453	2 730	0.105	13.3*7	面心立方
ネオジウム	Nd	60	144.27	7.00	1 019	3 180	0.045	6	六方*
ネオン	Ne	10	20.183	0.8999×10^{-3}	−248.6±0.3	−246.8	—	—	体心立方
ネプツニウム	Np	93	237	—	637±2	—	—	—	—
バークリウム	Bk	97	247	—	—	—	—	—	—
白金	Pt	78	195.09	21.45	1 769	4 530	0.0314(0°)	8.9	面心立方
バナジウム	V	23	50.95	6.1	1 900±25	3 430	0.119*7	8.3*15	体心立方
ハフニウム	Hf	72	178.58	13.09	2 222±30	5 400	0.0351	5.9*11	ちゅう密六方
パラジウム	Pd	46	106.7	12.02	1 552	3 980	0.0584(0°)	11.76	面心立方
バリウム	Ba	56	137.36	3.5	714	1 640	0.068	—	体心立方*
ひ素	As	33	74.91	5.72	817*4	613昇華	0.082	47	りょう面体*
ふっ素	F	9	19.00	1.696×10^{-3}	−219.6	−188.2	0.18	—	—
プラセオジウム	Pr	59	140.92	6.77	919	3 020	0.045	4	立方*
フランシウム	Fr	87	223	—	27推定	—	—	—	—
プルトニウム	Pu	94	242	19.00〜19.72	640	3 235	0.033(25°)	55*14	単斜*
プロトアクチニウム	Pa	91	231	15.4	1 230推定	—	—	—	—
プロメチウム	Pm	61	147	—	1 027推定	—	—	—	—
ヘリウム	He	2	4.003	0.1785×10^{-3}	−269.7	−268.9	1.25	—	ちゅう密六方(?)
ベリリウム	Be	4	9.013	1.848	1 277	2 770	0.45	11.6*10	ちゅう密六方*
ほう素	B	5	10.82	2.34	2 030近似	—	0.309	8.3*10	正斜方(?)
ホルミウム	Ho	67	164.94	6.79	1 461	2 330	0.039	—	ちゅう密六方
ポロニウム	Po	84	210	—	254±10	—	—	—	単斜
マグネシウム	Mg	12	24.32	1.74	650±2	1 170±10	0.245	27.1(a軸)	ちゅう密六方
マンガン	Mn	25	54.94	7.43	1 245	2 150	0.115	22	複雑立方*
モリブデン	Mo	42	95.95	10.22	2 610	5 560	0.066	4.9*10	ちゅう密六方*
ユーロビウム	Eu	63	152.0	5.245	826	1 490	0.039	26	体心立方
よう素	I	53	126.91	4.94	113.7	183	0.052	93	正斜方
ラジウム	Ra	88	226	5.0	700	—	—	—	—
ラドン	Rn	86	222	9.960×10^{-3}	−71推定	−61.8	—	—	—
ランタン	La	57	138.92	6.19	920	3 470	0.048	5	面心立方*
リチウム	Li	3	6.940	0.534	180.54	1 330	0.79	56	体心立方
りん	P	15	30.975	1.83	44.25	280	0.177	125	立方*
ルテチウム	Lu	71	174.99	9.85	1 652	1 930	0.037	—	ちゅう密六方
ルテニウム	Ru	44	101.1	12.2	2 2500±100	4 900	0.057(0°)	9.1	ちゅう密六方
ルビジウム	Rb	37	85.48	1.53	38.9	688	0.080	90	体心立方
レニウム	Re	75	186.22	21.04	3 180±20	5 900	0.030	6.7*12	ちゅう密六方
ロジウム	Rh	45	102.91	12.44	1 966±3	4 500	0.059(0°)	8.3	面心立方*

* 一般の結晶構造で他の同素形体もある
*1 W/℃(27°)
*2 BTU/sq. ft/ft/h/°F (−240°)
*3 W/℃(50°)
*4 28気圧
*5 0°〜26°
*6 0°〜30°
*7 0°〜100°
*8 0°〜400°
*9 17°〜100°
*10 20°〜100°
*11 20°〜200°
*12 20°〜250°
*13 20°〜500°
*14 21°〜104°
*15 23°〜400°
*16 25°〜100°

注）本表と本文中の数値との間に違いがみられる場合がある．たとえば合金状態図中の融点の場合を例にとれば，これは合金状態図作成の年月と本表作成の年月がことなることによる．

付表2 SI 単位

物理量	SI単位の名称	単位記号
基本単位		
長さ	メートル(metre)	m
質量	キログラム(kilogam)	kg
時間	秒(second)	s
電流	アンペア(ampere)	A
物質量	モル(mole)	mol
光度	カンデラ(candera)	cd

物理量	SI単位の名称	単位記号
補助単位		
平面角	ラジアン(radian)	rad
立体角	ステラジアン(steradian)	sr

付表3 SI 組立単位(1)

量	単位の名称	単位記号	他のSI単位による表し方	SI基本単位による表し方
周波数	ヘルツ(hertz)	Hz		s^{-1}
力	ニュートン(newton)	N	J/m	$m \cdot kg \cdot s^{-2}$
圧力,応力	パスカル(pascal)	Pa	N/m^2	$m^{-1} \cdot kg \cdot s^{-2}$
エネルギー 仕事,熱量	ジュール(joule)	J	$N \cdot m$	$m^2 \cdot kg \cdot s^{-2}$
仕事率,電力	ワット(watt)	W	J/s	$m^2 \cdot kg \cdot s^{-3}$
電気量,電荷	クーロン(coulomb)	C	$A \cdot s$	$s \cdot A$
電圧,電位	ボルト(volt)	V	J/C	$m^2 \cdot kg \cdot s^{-3} \cdot A^{-1}$
静電容量	ファラド(farad)	F	C/V	$m^{-2} \cdot kg^{-1} \cdot s^4 \cdot A^2$
電気抵抗	オーム(ohm)	Ω	V/A	$m^2 \cdot kg \cdot s^{-3} \cdot A^{-2}$
コンダクタンス	ジーメンス(siemens)	S	A/V	$m^{-2} \cdot kg^{-1} \cdot s^3 \cdot A^2$
磁束	ウェーバー(weber)	Wb	$V \cdot s$	$m^2 \cdot kg \cdot s^{-2} \cdot A^{-1}$
磁束密度	テスラ(tesla)	T	Wb/m^2	$kg \cdot s^{-2} \cdot A^{-1}$
インダクタンス	ヘンリー(henry)	H	Wb/A	$m^2 \cdot kg \cdot s^{-2} \cdot A^{-2}$
光束	ルーメン(lumen)[1]	lm	$cd \cdot sr$	
照度	ルクス(lux)[2]	lx	lm/m^2	
放射能	ベクレル(becquerel)[3]	Bq		s^{-1}
吸収線量	グレイ(gray)[4]	Gy	J/kg	$m^2 \cdot s^{-2}$
線量当量	シーベルト(sievert)	Sv	J/kg	$m^2 \cdot s^{-2}$

1) 1 lm＝等方性の光度1 cdの点光源から1 srの立体角内に放射される光束.
2) 1 lx＝1 m²の面を,1 lmの光束で一様に照したときの照度.
3) 1 Bq＝1 sの間に1個の原子崩壊を起す放射能.
4) 1 Gy＝放射線のイオン化作用によって,1 kgの物質に1 Jのエネルギーを与える吸収線量

付表4　SI 組立単位(2)

量	単位の名称	単位記号	SI基本単位による表し方
面積	平方メートル	m²	
体積	立方メートル	m³	
密度	キログラム毎立方メートル	kg/m³	
速度, 速さ	メートル毎秒	m/s	
加速度	メートル毎秒毎秒	m/s²	
角速度	ラジアン毎秒	rad/s	
力のモーメント	ニュートンメートル	N·m	m²·kg·s⁻²
表面張力	ニュートン毎メートル	N/m	kg·s⁻²
粘度	パスカル秒	Pa·s	m⁻¹·kg·s⁻¹
動粘度	平方メートル毎秒	m²/s	
熱流密度 } 放射照度 }	ワット毎平方メートル	W/m²	kg·s⁻³
熱容量 } エントロピー }	ジュール毎ケルビン	J/K	m²·kg·s⁻²·K⁻¹
比熱 } 質量エントロピー }	ジュール毎キログラム毎ケルビン	J·kg⁻¹·K⁻¹	m²·s⁻²·K⁻¹
熱伝導率[1]	ワット毎メートル毎ケルビン	W·m⁻¹·K⁻¹	m·kg·s⁻³·K⁻¹
電界の強さ	ボルト毎メートル	V/m	m·kg·s⁻³·A⁻¹
電束密度 } 電気変位 }	クーロン毎平方メートル	C/m²	m⁻²·s·A
誘電率	ファラド毎メートル	F/m	m⁻³·kg⁻¹·s⁴·A²
電流密度	アンペア毎平方メートル	A/m²	
磁界の強さ	アンペア毎メートル	A/m	
透磁率	ヘンリー毎メートル	H/m	m·kg·s⁻²·A⁻²
起磁力, 磁位差	アンペア	A	
モル濃度	モル毎立方メートル	mol/m³	
輝度[2]	カンデラ毎平方メートル	cd/m²	
波数	毎メートル	m⁻¹	

1) 物体中の等温面を通って，垂直方向に流れる熱流密度と，その方向の温度勾配の比．
2) 物体を一定方向から見たとき，その方向に垂直な単位面積当りの光度．

付表5　単位の10の整数乗倍の接頭語

名称	記号	大きさ	名称	記号	大きさ
エクサ (exa)	E	10^{18}	デシ (deci)	d	10^{-1}
ペタ (peta)	P	10^{15}	センチ (centi)	c	10^{-2}
テラ (tera)	T	10^{12}	ミリ (milli)	m	10^{-3}
ギガ (giga)	G	10^{9}	マイクロ (micro)	μ	10^{-6}
メガ (mega)	M	10^{6}	ナノ (nano)	n	10^{-9}
キロ (kilo)	k	10^{3}	ピコ (pico)	p	10^{-12}
ヘクト (hecto)	h	10^{2}	フェムト (femto)	f	10^{-15}
デカ (deca)	da	10	アト (atto)	a	10^{-18}

注　合成した接頭語は用いない。質量の単位の10の整数倍の名称は，"グラム"に接頭語をつけて構成する．

付表6　諸単位換算表

(1) 長さ
- 1 in = 25.4 mm
- 1 ft = 12 in = 305 mm
- 1 yd = 3 ft = 915 mm

(2) 面積
- 1 in² = 645.2 mm²
- 1 ft² = 0.09290 m²
- 1 yd² = 0.8361 m²

(3) 体積
- 1 in³ = 16387 mm³
- 1 ft³ = 0.02832 m³
- 1 yd³ = 0.76455 m³

(4) 力
- 1 N = 10^{-5} dyn = 0.102 kgf

(5) 重さ
- 1 lb = 0.4536 kg
- 1 oz = 0.0284 kg

(6) 圧力
- 1 Pa = 0.1020 kgf/m² = 1.020×10^{-5} kgf/cm²
- 1 psi (lb/in²) = 0.07031 kgf/cm²
- 1 bar = 1.0197 kgf/cm² = 10^{5} Pa

(7) エネルギー，仕事
- 1 J = 10^{7} erg = 0.1020 kgf·m
- 1 erg = 1 dyn·cm = 10^{-7} J
- 1 eV = 1.6021892×10^{-19} J

(8) 熱量
- 1 cal = 4.1855 J

(9) 粘度
- 1 poise = 1 dyn·s/cm² = 0.1 Pa·s

付表7　温度の換算表

F＝1.8×C＋32
C＝(F−32)÷1.8

F	C
0	−17.8
32	0
100	37.8
200	93.3
300	148.9
400	204.4
500	260
600	315.6
700	371.1
800	426.7
900	482.2
1000	537.8
1200	648.9
1400	760
1600	871.1
1800	982.2
2000	1093.3

付表8　ギリシャ文字

大文字	小文字	読み方
A	α	アルファ
B	β	ベータ
Γ	γ	ガンマ
Δ	δ	デルタ
E	ε	イプシロン
Z	ζ	ゼータ
H	η	イータ
Θ	ϑ, θ	シータ
I	ι	イオタ
K	κ	カッパ
Λ	λ	ラムダ
M	μ	ミュー
N	ν	ニュー
Ξ	ξ	クサイ
O	o	オミクロン
Π	π	パイ
P	ρ	ロー
Σ	σ	シグマ
T	τ	タウ
Υ	υ	ウプシロン
Φ	φ, ϕ	ファイ
X	χ	カイ
Ψ	ϕ	プサイ
Ω	ω	オメガ

索　引

《あ》

アイゾット試験機　22
亜鉛華　41
亜鉛華ユージノール印象材　77
アーク加熱　274
アクリルレジン　100, 262
アスピレーター　353
圧縮応力　19, 316
　　――による結合　317
圧縮荷重　19
圧縮成形法　331, 332, 328
圧縮強さ　22, 73
アドオンポーセレン　237
アニオン　30
　　――重合　49
アノード　31
アボガドロ数　7
アマルガム　173
　　――用合金　173
アメリカ歯科医師会規格　36
アルカリ　44
　　――金属イオン　63
アルキルシリケート　91
アルジネート印象材　77, 82, 87
　　――の硬化反応　88
α 型石こう　66, 67
アルミナ　40, 260, 338
アルミナス陶材　233, 241
アルミナスポーセレン　234
アルミノシリケートガラス　40
アレルギー性　64
アンダーカット部　82

《い》

硫黄　90
イオン　10
　　――化傾向　32
　　――結合　11, 138
　　――結晶　11, 12, 39
　　――半径比　39
偽害作用　123
鋳型　215
　　――の加熱　224
　　――の再加熱　225
鋳型材　215, 269
　　――の圧縮強さ　219, 220
　　――の吸水膨張　220
　　――の種類　215
　　――の所要性質　215
　　――の取り扱い法　225
イギリス規格　36
鋳込成形　45
異種金属の接触　33
鋳接　287
イタコン酸　138
1次元高分子　49
EBA セメント　135
イリジウム　58
色　16, 355
陰イオン　9, 11
陰型　77
印象材　77
　　――の取り扱い法　82
陰性元素　11
インビビション　84
インプラント　257
インレー用コンポジットレジン　115
インレーワックス　165

《う》

う蝕予防　348
ウルツ鉱型構造　39, 41

《え》

エアータービン　337
エアーベント　223, 270
永久磁石　358
永久ひずみ　21
ASPA セメント　140
液相点　57
液体レーザー　348
エチルシリケート系鋳型材　216
エチレンイミン基　93
エッチング剤　156
ADA 規格　132
エナメル　237
N, N-ジヒドロキシエチル-p-トルイジン　103
N, N-ジメチル-p-トルイジン　103
エバセメント　129
エラストマー　49
　　――印象材　89
塩化カルシウム　156
塩化第2鉄　156
エンジニアリングプラスチック　100
エンジン　338
延性　15, 19, 23

《お》

黄変　237, 238
応力　19
　　――緩和　25
　　――ひずみ線図　21
　　――腐食　31
押し湯　285
オーステナイト　301
オーストラリア歯科材料規格

36
オペーク　237
　　──色陶材　235
オリゴマー　46
折りたたみ分子　52
オールセラミッククラウン
　　　　　　　233,241
オルソ-エトキシ安息香酸
　　　　　　　135
オレイン　90
オレフィン　49
温度　353

《か》

加圧焼成　314
加圧成形法　321
加圧脱水　67
加圧注入法用陶材　242
概形印象　77
開始剤　50
開始反応　50
界面活性剤　67
改良型硬質石こう　67
カオリン　234
化学結合　316
化学重合型　121,122
化学石こう　65
化学的結合　316
化学的性質　28
　　──の周期性　9
化学的耐久性　45
化学反応　28
　　──の速さ　29
可逆性水成コロイド　83
　　──印象材　82
架橋結合　91
架橋剤　92
核外電子　9
核磁気共鳴　359
加工硬化　307
窩溝塡塞材　114
加工用金合金　198
加工用銀合金　202
加工用合金　192
加工用コバルト・クロム合金　208

加工用ニッケル・クロム合金
　　　　　　　210
かさ体積　67
過酸化鉛　90
過酸化ベンゾイル　50,121
可視光線　343,356
　　──重合型　122
　　──重合型レジン　344
　　──照射器　123,344
画像診断　359
可塑剤　53,90
カソード　30
硬さ　19,22
カチオン重合　49
仮着材　79
活性化エネルギー　29
活性化状態　29
活性中心　63
ガッタパーチャポイント　252
カップリング剤　117,121
カップリング処理　121
価電子　10,13
加熱温度　224
加熱時間　224
加熱時期　224
加熱時膨張　217,221
加熱重合アクリルレジン　101
加熱処理　157
加熱速度　224
加熱膨張　271
カーバイドバー　340
仮封材　129
カプリル酸スズ　91
可変波長レーザー　348
カーボランダム　337
カーボン　261
可溶性硫酸カルシウム無水塩
　　　　　　　65
ガラス　235
　　──転移点　53
カリ長石　234
軽石　338
カルナウバワックス　161
カルボキシレートセメント
　　　　　　　129,137

──の硬化時間　138
──の硬化反応　141
──の生物学的性質　139
──の溶解性　139
還元剤　122,217
乾食　31
間接引張強さ試験　23
乾燥圧縮強さ　220
乾燥強さ　74
寒天印象材　77,82,84
カンファーキノン　122,347
γ-メタクリロキシプロピルトリ
　メトキシシラン　121
顔料　234

《き》

機械的嵌合抗力　155
機械的嵌合力　133,317
機械的結合　316
機械的性質　19
機械的強さ　133
貴金属系合金　191
貴金属元素　55
義歯床用レジン　99,321
義歯裏装材　113
キセノンランプ　344
規則格子　57,59
起電力　16,18
キャスタブルセラミックス
　　　　　　　45,233,242
キャスティングライナー　222
キャタリストペースト　90
キャンデリラワックス　162
吸引圧迫鋳造機　350
吸収率　16
球状合金　175
球状シリカ　119
吸水　125
　　──膨張　221
凝固区間　57
凝固作用　350
凝固時収縮　283,285
凝固速度　58
凝固組織　60

凝固点　57
強磁性体　358
共重合　51
　——体　51, 138
共晶　59
　——温度　59
　——合金　33
　——状態図　59
　——点　59
共折型　61
共有結合　11, 12
　——結晶　12, 13
　——性　39
極性　53
局部電池　32, 63
局部電流　32
ギルモア針　70
亀裂　282
　——の伝播　313
キレート結合　136, 138
金合金　194
銀合金　200
均質化焼なまし　33
金属間化合物　57, 61
金属結合　11, 13
金属結晶　13, 14
金属元素　11, 55
金属光沢　61
金属材料　54
金属酸化物　234, 314
金属相　33
金属箔溶着陶材冠　233, 240
金属箔溶着法用陶材　241
金属プライマー　157
金属有機エステル　91
金属溶着冠用陶材　235, 237

《く》

空隙率　220
クエン酸　156
　——ナトリウム　67, 71
屈折率　43
クラシックセラミックス　37
グラスアイオノマーセメント
　　129, 140

グラスポリアルケノエートセメント
　　129, 140
　——の機械的性質　141
　——の硬化反応　141
　——の生物学的特性　142
　——の溶解性　142
グラフト共重合体　52
グラフト重合　121, 149
グリコールエーテル　94
グリシジルメタクリレート　117
クリストバライト　39, 217
　——鋳型材　215
クリープ　25, 181
グルタールアルデヒド　153
グレージングパウダー　237
クレンザー　156
クロメル，アルメル熱電対　354
クーロンの法則　358
クーロン力　11

《け》

蛍光物質　345
蛍光ランプ　345
形状記憶合金　258
軽白金族　55
ケイリン酸セメント　142
結合材　215
結合強さの測定　317
結晶　11
結晶核　58
結晶核数　58
結晶格子　15
結晶粒　30
結晶領域　52
ゲル　83
　——化時間　85
　——化反応　85
原型　266
研削　335
原子　7
　——価　10
　——核　9
　——団　10
　——の結合　11
　——の構造　9

　——番号　7, 9
　——量　7
元素　7
　——の周期律　7
　——の物理的性質　7
研磨　337
　——材　337

《こ》

コアー　314
硬化液　87
硬化過程　69
光学的性質　145
硬化時膨張　217, 220
硬化促進剤　71
硬化遅延剤　71
硬化熱処理　304
硬化膨張　66, 72
　——の調節　72
合金　55
口腔液　33
口腔内金属の腐食　33
咬合採得用材料　79
交互共重合体　52
格子欠陥　62
硬質石こう　66, 67
硬質レジン歯　111
高周波　349
　——加熱　349
　——誘電加熱　350
　——誘導加熱　350
孔食　30
合成高分子　47
合成石こう　66
合着材　129, 149
降伏強さ　21
高分子　46, 47
　——材料の溶解性　53
高溶融陶材　313
光量子　343
国際歯科連盟規格　36
国際標準規格　36
黒変　238
固相点　57
固体レーザー　348

固定液　87	作用限　34	───　49
コハク酸ナトリウム　67	酸化亜鉛　41, 131, 137	磁気　358
コバルト・クロム合金	酸化亜鉛ユージノール印象材	色差　357
206, 259	77, 79	色彩　355
ゴム質印象材　89	──の硬化時間　80	色差計　35
──の性質　94	──の硬化時間の調節　80	色相　355
──の取り扱い法　96	──の硬化反応　80	磁気特性　358
ゴム質系印象材　89	酸化亜鉛ユージノールセメント	磁気モーメント　358
ゴム質物質　82	129, 135	ジケトン　122
固溶限のある固溶体　59	──の機械的性質　136	時効硬化性合金　304
固溶体合金　56	──の硬化時間　136	歯質接着性モノマー　150
コラーゲン　121	──の硬化反応　136	磁石　358
コランダム　40	──の生物学的性質　137	歯髄為害作用　123
コロイダルシリカ　94, 119	酸化クロム　338	歯髄炎　126, 348
──系鋳型材　216	酸化スズ被膜形成による結合	歯髄刺激　126
──溶液　226	317	JIS 規格　132
コロイドゲル　82	酸化チタン　90	湿食　31, 62
コロイド状態　82	酸化鉄　338	失透　317
コロイドの化学　82	酸化皮膜　157	質量数　9, 10
コロイドの種類　83	3次元構造　91	シートワックス　171
コロイド粒子　82	3次元高分子　49	歯内療法　348
根管充塡材　129, 251	30％塩化カルシウム水溶液　67	シネリシス　84
混合物質　7	酸処理　155, 157	ジブチルチンジウラレート　91
コンシステンシー　81, 90, 145	酸性　44	ジブチルフタレート　90
混水比　69, 71	──度　135, 146	ジメタクリレート　117, 122
コンデンス　236	三属性による色の表示法　35	ジメチルパラトルイジン　121
コンポジットレジン　117	酸素反応　63	ジメチルポリシロキサン
コンポマー　126	サンドブラスト　339	91, 92
	残留圧縮応力　313	射出成型　241
《さ》	残留応力　268	射出成形法　325, 330
最外殻電子　10	残留ひずみ　21	斜方晶系無水塩　65
再加熱　224	残留モノマー　104, 126	シャルピー試験機　22
再結晶　308	《し》	重合開始剤　101, 117, 121
最終焼成　313		重合禁止剤　51
再生石こう　66	CO₂ レーザー　348	重合収縮　96, 105, 124
最大応力　22	紫外線　347	重合深度　123
最大引張強さ　22	──重合型　122	重合促進剤　103, 121
彩度　355	──照射器　347	重合度　52, 104
サイトカイン　263	歯科材料の生物学的要件　27	重合抑制剤　102, 117
細部再現性　81, 86	歯科用石こう　65	重合率　123
最密充塡構造　14	歯科用セメント　129	シュウ酸鉄　156
作業用模型　87	歯科用ワックス　164	重縮合　48, 49
削片状合金　174	歯冠最大豊隆部　82	重縮合型シリコーンゴム　90
サファイヤ　40	歯冠修復用硬質レジン　117	──印象材　91
サブミクロン型　119	歯冠修復用コンポジットレジン	──印象材の硬化反応　92

索　引

自由電子　13, 14, 61
自由度　58
重白金族　55
重付加　48
重付加型シリコーン　90
重付加型シリコーンゴム印象材　92
　　――の硬化反応　92
従来型フィラー　119
重量変化の測定　35
樹脂含浸層　126, 156
純物質　7
常温重合　117
常温重合アクリルレジン　101
小窩および裂溝封鎖材　35
衝撃強さ　22
焼結収縮　312
硝酸　156
照射時間　123
焼成　311
　　――温度　234, 314
　　――過程　312
　　――収縮　314
　　――法　311
　　――炉　312
状態図　56, 58
初期硬化時間　70
食塩　71
触媒　90
初晶　60
シランオリゴマー　92
シランカップリング剤　159
シリカ　39, 90
　　――の変態　216
シリカゲル　40
シリケートセメント
　　　　　　129, 140, 143
　　――の硬化時間　145
　　――の硬化反応　144
　　――の溶解性　145
シリコーター処理　157
シリコーン　263
　　――ゴム印象材　77
ジルコニア　119
親液性コロイド　83

真空　352
　　――焼成　236, 233, 313
　　――度　352
人工歯　111, 233
　　――用陶材　236
針状結晶　68
浸漬試験　34
親水性　53
　　――基　125
靱性　24, 61
振動切削　342
侵入型固溶体　57
針入度試験法　70

《す》

巣　283
水銀　173
　　――(Hg)の溶出　64
　　――拡散ポンプ　353
　　――ランプ　347
水成コロイド印象材　82
水素結合　11, 15, 157
水溶性モノマー　126
水和膨張　73
スズ電析　158
ステアリン酸　90
スティッキーワックス　171
ステイン　237
ステンレス鋼　205
ステンレススチール　258
ストリップス　122
スパチュラ法　311
スプルー　268
スペクトル三刺激値　356
スミア層　153, 155
寸法安定性　81, 95

《せ》

正極　31
成形歯冠修復用レジン　117
成形修復充塡材　129
生体為害性　63
生体親和性　257
生体と歯科材料の反応　27

生体膜　63
生長反応　50
静的クリープ　25
静電気的引力　11, 12
生物学的性質　27
精密印象　77
正リン酸　131
石英　39, 217, 234
　　――鋳型材　215
　　――ガラス　216
積層充塡　124
積層法　124
切開作用　350
石こう　41, 65
　　――の吸水膨張　73
　　――の硬化時間　66, 70
　　――の硬化時間の調節　71
　　――の硬化反応　68
　　――の性質　70
　　――の製造　65
　　――の微細構造　69
　　――の引張強さ　74
　　――の溶解性　75
石こう印象材　77
石こう系鋳型材　215, 216
　　――の硬化時間　219
　　――の硬化反応　218
石こう系クリストバライト鋳型材　221
石こう系石英鋳型材　221
石こう原石　65
石こう製品の組成　67
切削　45, 335
切削速度　336
接触角　35, 316
接着　126
接着材　149
接着性　126
　　――モノマー　126
接着強さ　157
ゼーベック効果　354
セミプレシャス　238
セメントの接着性　139, 142
ゼラチン　71
セラミックス　37

セラミックライナー　270
セラミング　242
セルフエッチングプライマー　126
セルフエッチングデンチンプライ
　　マー　156
セレシン　162
洗浄器　352
線状欠陥　62
せん断応力　19,23
せん断荷重　19
せん断強さ　22
せん断ひずみ　21,23
全部陶材冠　241
線膨張係数　18
全面腐食　30
全率固溶体　58

《そ》

相　57
象牙質接着性プライマー　153
象牙質接着力　126
操作時間　72
操作法　86
相律　58
疎液性コロイド　83
測温　275
測色計　356
促進剤　117
速度定数　29
疎水性　53
塑性　21
　　──加工法　307
　　──変形　43,61
　　──変形範囲　21
ソーダガラス　40
ソーダ長石　234
素粒子　9
ゾル化温度　85
ソルバイト　301

《た》

ダイオキシン　53
耐火模型　242
　　──法用陶材　242
大気焼成　314

第3級アミン　50,103,121
耐酸限　34
代謝障害　63
体心立方格子　14,15
耐熱材　215
耐熱性　224
耐摩耗性　125
ダイヤモンド　337
ダイラタンシー　26
ダイラタント流動　27
耐力　21
多官能性モノマー　49,117
多孔質状態　312
唾石の形成　35
多相合金　33
脱灰　126
　　──軟化　156
脱水温度　67
脱水縮合　91
縦弾性係数　23
タービン　339
ダマール　162
単一相合金　33
単官能基　49
弾性　21,25,95
　　──印象材　77
　　──回復率　26,86,96
　　──係数　23
　　──限界　21
　　──変形　43
　　──変形範囲　21
炭素鋼　299
タンマンの作用限　34
単量体　47

《ち》

遅延弾性　25
チオリン酸系化合物　158
置換型固溶体　57
築盛　311
チクソトロピー　26
チタニア　262
チタン　258
　　──合金　211

着色　282,314
中性子　9
鋳造　265
　　──圧　224,276
　　──圧力　219
　　──機　277
　　──欠陥　223,279
　　──収縮　283
　　──精度　266,283
　　──法用陶材　242
　　──用金合金　196
　　──用銀合金　201
　　──用合金　193,272,273
　　──用コバルト・クロム合金
　　　　　　　　　　206
　　──用ニッケル・クロム合金
　　　　　　　　　　209
　　──リング　280
注入成形法　327
超音波　352
　　──コンデンサー　352
　　──スケーラー　352
超硬質石こう　67
長周期律　7
長石　234
鎮痛作用　348

《つ》

ツインフォイルテクニック
　　　　　　　　　240
通気性　223,269
艶出し　313
強さ　19,22

《て》

停止反応　50
低分子　46
　　──化合物　126
低溶融陶材　313
デュロマー　49
転位　62
電解研磨　338
電解腐食　33,62,157

索　引　**373**

電気陰性度　39
電気化学的腐食　31
電気化学列　32
電気抵抗加熱　274
電気伝導性　13,14,15
電気伝導度　16,18
電気メス　350
電子雲　61
電子殻　10
電磁石　358
電子対　12
電磁波　343
点状欠陥　62
展性　15,23
電池の形成　31
天然高分子　47
天然石こう原石　65
電波　343

《と》

ドイツ規格　36
ドウ化　351
陶材　233
　——インレー　233
　——ジャケット冠　233,314
　——と金属の結合機構　315
　——溶着冠用金合金　200
　——溶着冠用合金　194,238
　——溶着冠用コバルト・クロム合金　209
　——溶着冠用ニッケル・クロム合金　211
　——溶着金属冠　233,314,315
　——用プライマー　159
陶歯　233,236
陶磁器　234
銅族　55
同素変態　57
動的クリープ　25
投錨効果　157
毒性　63
突起　281
トランスルーセント　237
トリ-n-ブチルボラン　121,149

トリクレシルホスフェート　53
トリジマイト　39,217
トルスタイト　301
トレーコンパウンド　77

《な》

内部気泡　314
内分泌攪乱物質　53,126
流込み成形法　327
軟化圧接法　268
軟化熱処理　304

《に》

にかわ　71
2次印象　77
2次元高分子　49
二水塩の結晶核数　71
二水塩の成長速度　71
ニッケル・クロム合金　209
ニッケル・クロム・鉄合金　205
日本工業規格　36
ニューセラミックス　37

《ぬ》

ヌープ固さ　22
ぬれ　288
　——圧縮強さ　220
　——性　35,316
　——強さ　74

《ね》

Nd:YAG レーザー　348
ネオジウム・鉄・ボロン磁石　358
熱可塑性樹脂　49
熱間加工　309
熱硬化性樹脂　49
熱刺激　125
熱収縮　105
熱処理　299
熱電対　354
熱伝導係数　17
熱伝導性　14
熱伝導度　16

熱伝導率　43
熱膨張係数　16,18,42
熱膨張率　314
熱量　17
粘性　25
粘弾性　25,54

《の》

濃縮拡散ポンプ　353

《は》

バー　340
背圧多孔　223,283
配位結合　11
配位数　39
π結合　49
バイタリウム　259
ハイドロカル　67
ハイドロキシアパタイト　41,242,261
ハイドロキノン　103
ハイブリッドタイプ　119
バイブレーター法　311
破壊係数　314
破断強さ　22
白金塩触媒　92
白金—白金ロジウム熱電対　354
バーニッシュ　247
パーライト　301
パラジウム合金　202
パラジウム箔　241
パラフィンワックス　161
バリ　281
バリウムガラス　119
ハロゲンランプ　345
半金属　55
半合成高分子　47
反射光量比　35
反射率　16
半水塩の溶解度　71
半水石こう　65
ハンターの色差式　357
半導体レーザー　348
ハンドピース　338
反応速度式　29

反応調節剤　90
反応の速さと温度　29
反応の速さとその他の因子　30
反応の速さと濃度　29
反発力　12

《ひ》

ビカー針　70
光重合型　122,123,140
光増感剤　122
非貴金属系合金　205,272
非金属　55
　──元素　11
非結晶質　16
被削強さ　74
非晶質領域　52
ヒステリシス　27
ビスフェノールA　54,117
ひずみ　20
　──一時間曲線　25
ビーズワックス　161
ビタペックス　254
非弾性印象材　77
引っ掻き強さ　74
ビッカース固さ　22
必須金属イオン　63
引張応力　19,313
引張荷重　19
引張強さ　22,74
ヒドロキノンモノメチルエーテル
　　51,121
非ニュートン流動　27
ビニルシラン　121
比熱　16,19
被膜厚さ　133,136,139
標準稠度　132
表面自由エネルギー　35
表面状態　34
表面処理　155
表面張力　35,277,311
表面の状態　314
表面の性質　35
比例限界　21
疲労　24
　──破壊　24

《ふ》

ファンデルワールス力　15
フィラー　117,125
フェライト　301
フォイルテクニック　233
不可逆性水成コロイド　83
付加重合　47,49,121
不活性体　9
付加反応　92
負極　31
不均化反応　50
複合材料　117
副産石こう　66
輻射熱　313
覆髄材　245
複膜型　216
　──用寒天印象材　87
腐食　30,62
　──試験　34
　──試験溶液　34
　──生成物　30
　──の型式　31
　──の定義　30
　──の分類　30
　──の抑制　34
フタレート　94
不対電子　12
普通石こう　66
フッ酸　158
物質　7
物理的性質　16
　──の周期性　7
不働態　34
　──皮膜　157
不溶性硫酸カルシウム無水塩
　　65
プラーク　35
フラクトグラフィ法　317
プラストマー　49
フラックス　234,293
フリット　234
ブリネル固さ　22
フルオロアパタイト　42
プレス成形　45

フロー　81,164
ブロック共重合体　52
粉液比　133,136
分光反射率　356
分散質　82
分散媒　82
分子間力による結合　11,15
分子量　52
分子レーザー　348
粉末添加法　311
粉末粒子の径　133

《へ》

平均重合度　52
平均分子量　52
平衡状態図　58
米国連邦規格　36
ベース材　245
ペースト　123
ベースプレートワックス　170
ベースペースト　90
β型石こう　66
β-スポジウメン　242
He-Neレーザー　348
ベルビー層　337
変色　125
　──試験　35
偏析　33,59,283
ベンゾインメチルエーテル
　　122,347
変態点　57
変態膨張　221

《ほ》

ポアソン数　24
ポアソン比　24
ボーアモデル　9
ポイント　341
Bowenモノマー　117
崩壊性　134,137,139,142,145
ほうけい酸ガラス　40
芳香族スルフォン酸エステル
　　94
ホウ砂　71
膨潤　125

索 引

包晶　60
　　――温度　61
　　――型状態図　60
　　――合金　33
　　――点　61
包析型　61
膨張　220
　　――曲線　221
　　――の調整　222
放電発光　347
補強材　90
保護めがね　123
保磁力　358
ポーセレン　233
ホットスポット　281
ボディ　237
　　――陶材　235
ポリアクリル酸　138
　　――水溶液　137
ポリエーテル　94
ポリエーテルゴム印象材　77, 90, 93
　　――の硬化反応　94
ポリエーテルサルホン　107
ポリ塩化ビニル　53
ポリカーボネート　106
ポリサルファイドゴム　90
　　――印象材　77, 90
　　――印象材の硬化時間　94
　　――印象材の硬化反応　90
ポリサルファイドゴムポリマー　90
ポリサルホン　107
ポリビニルシロキサン　92
ポリマー　47
ポリメタクリル酸メチル　101
ボルタ電池　31
ボンディング材　126, 154

《ま》

マイカ　242
マイクロクラック　240
埋没　271
マクロブラウン運動　53
マシナブルセラミックス　45
マスキング材　243

マトリックス　241, 314
　　――ガラス　235
マルテンサイト　301
マレイン酸　156
マンセルの色立体　355

《み》

ミクロフィラー型　119
ミクロブラウン運動　53
未重合モノマー　126
密度　16
未反応モノマー　125

《む》

無機顔料　43
無機材料　22, 37
無機質　91

《め》

明度　355
メタクリル酸メチル　100
メタルフォイルコーピング　240
メルカプト基　90
面状欠陥　62
面心立方格子　14

《も》

模型　266
　　――の精度　75
　　――併用型毎鋳型材　215, 216
モデリングコンパウンド　77
　　――の軟化方法　79
モノマー　47, 117

《や》

焼なまし　308
ヤング率　23

《ゆ》

融解　7, 273
　　――熱　16
有核構造　136
有機材料　22, 46

有機質コラーゲン　155
有機着色材　237
融点　16, 57
誘電加熱　349
誘導加熱　349
誘導期　68
油回転ポンプ　353
油拡散ポンプ　353
湯だまり　285
ユーティリティワックス　171
湯まわり不良　223
湯もどり　277, 282

《よ》

陽イオン　9, 11
溶解度説　68
陽極酸化　157
陽子　9
溶質金属　57
溶射　45
溶出　126
　　――イオンの定量　35
　　――物質　126
陽性　9
　　――元素　11
溶接　287
溶存酸素　30
溶着　45
溶湯　223
溶媒金属　57
溶融鋳込み　45
溶融石英　119
抑制剤　51
横弾性係数　23

《ら》

ライナー　247
ライニング材　245
ラジカル重合　49
ラミネートベニア　233
　　――陶材　242
ランダム共重合体　52

《り》

離液　84
裏装材（裏層材）　129, 245
粒界部　31
粒界腐食　30
硫酸亜鉛　90
硫酸カリウム　71
　　──二水塩　65
　　──半水塩　65
硫酸ナトリウム　71
粒度分布　218, 223, 226
リューサイト　235
履歴現象　83
理論的な水量　69
リン酸　155
リン酸亜鉛セメント　129, 131
　　──の硬化時間　132
　　──の硬化反応　131
　　──の溶解性　134
リン酸エステル系モノマー　150
リン酸塩系鋳型材　216, 226
　　──の圧縮強さ　227
　　──の硬化反応　227
リン酸カルシウム　261
リン酸3カルシウム　261

《る》

るつぼ　275
ルビー　40

《れ》

冷却速度　313
冷熱サイクル　157
レオロジー的性質　25
レーザー　348
レジリエンス　24
レジン　99
　　──系接着材　153
　　──タグ　155, 156
　　──分離剤　321
レディキャスティングワックス　171
連鎖移動　51
　　──剤　51
　　──反応　51
連鎖反応　49
練和時間　71, 75
練和条件　133
練和速度　71
練和法　89

《ろ》

ろう　291
　　──付け　287
　　──付け用埋没材　294
漏洩防止　126
ロストワックス法　215
ロックウェル硬度計　22
ロッシェル塩　71
六方最密格子　14
六方晶系無水塩　65

《わ》

ワックス　161
　　──アップ　268
　　──パターン　266

《略記号》

ADAS　36
ADS　36
Bis-GMA　117
Bis-MPEPP　119
BMP　263
BPO　50
BSI　36
CAD/CAM　45, 241, 242, 342
die stone　67
DIN　36
EDTA　153
FSS　36
GLUMA　153
HAP　261
HEMA　126, 153
HNPM　150
ISO　36
ISO-TC　36
JIS　36
MENTA-126　150
Phenyl-P　150
TCP　261
TEDMA　119
UDMA　119
4-AETA　149
4-META　150, 157

〈著者略歴〉

長谷川二郎（ハセガワジロウ）
- 1931年　愛知県小牧市に生まれる
- 1957年　東京歯科大学卒業
- 1957年　東京歯科大学研究生（歯科理工学）
- 1958年　東京歯科大学助手（歯科理工学）
- 1960年　東京歯科大学講師（歯科理工学）
- 1963年　歯学博士取得（東京歯科大学）
- 1964年　愛知学院大学歯学部助教授（歯科理工学）
- 1979年　愛知学院大学歯学部教授（歯科理工学）
- 2001年　逝去

高橋好文（タカハシヨシフミ）
- 1947年　北海道旭川市に生まれる
- 1972年　愛知学院大学歯学部卒業
- 1972年　愛知学院大学歯学部助手（歯科理工学）
- 1979年　歯学博士取得（愛知学院大学）
- 1979年　愛知学院大学歯学部講師（歯科理工学）
- 1992年　愛知学院大学歯学部助教授（歯科理工学）
- 2007年　愛知学院大学歯学部准教授（歯科理工学）

伴　清治（バン　セイジ）
- 1951年　大阪府柏原市に生まれる
- 1974年　名古屋工業大学窯業工学科卒業
- 1976年　名古屋工業大学大学院工学研究科修士課程修了
- 1982年　愛知学院大学歯学部助手（歯科理工学）
- 1987年　歯学博士取得（愛知学院大学）
- 1988年　愛知学院大学歯学部講師（歯科理工学）
- 1988〜89年　フロリダ大学歯学部留学
- 1995年　博士（工学）取得（名古屋工業大学）
- 2001年　鹿児島大学歯学部教授（歯科理工学）
- 2003年　鹿児島大学大学院医歯学総合研究科教授（歯科生体材料学分野）
- 2011年　愛知学院大学歯学部教授（歯科理工学，非常勤）

福井壽男（フクイヒサオ）
- 1944年　北海道旭川市に生まれる
- 1970年　愛知学院大学歯学部卒業
- 1970年　愛知学院大学歯学部助手（歯科理工学）
- 1975年　愛知学院大学歯学部講師（歯科理工学）
- 1976年　歯学博士取得（愛知学院大学）
- 1978〜79年　カリフォルニア大学サンフランシスコ校歯学部留学
- 1980年　愛知学院大学歯学部助教授（歯科理工学）
- 2000年　豊橋技術科学大学客員教授（併任）
- 2002年　愛知学院大学歯学部特殊基礎研究教授

河合達志（カワイタツシ）
- 1953年　埼玉県秩父市に生まれる
- 1979年　愛知学院大学歯学部卒業
- 1983年　愛知学院大学大学院歯学研究科修了
- 1983年　歯学博士取得（愛知学院大学）
- 1983年　愛知学院大学歯学部助手（歯科理工学）
- 1984年　愛知学院大学講師（歯科理工学）
- 1985〜87年　カリフォルニア大学ロスアンゼルス校医学部留学
- 2002年　愛知学院大学歯学部教授（歯科理工学）

鶴田昌三（ツルタショウゾウ）
- 1957年　愛知県名古屋市に生まれる
- 1979年　信州大学理学部生物学科卒業
- 1985年　愛知学院大学歯学部卒業
- 1985年　愛知学院大学歯学部助手（歯科理工学）
- 1993年　博士（歯学）取得（愛知学院大学）
- 1993年　愛知学院大学歯学部講師（歯科理工学）
- 1993〜94年　ベルリン自由大学歯学部留学
- 2005年　愛知学院大学歯学部助教授（歯科理工学）
- 2007年　愛知学院大学歯学部准教授（歯科理工学）

明解歯科理工学

1989年 5月30日	第1版第1刷発行
1990年 9月30日	第1版第2刷発行
1993年 3月31日	第2版第1刷発行
1996年 3月31日	第2版第2刷発行
1999年 2月20日	第2版第3刷発行（一部改訂）
2002年 3月30日	第2版第4刷発行
2005年 3月20日	第2版第5刷発行
2009年 3月20日	第2版第6刷発行
2013年 1月20日	第2版第7刷発行

監修者　長谷川二郎
発行者　木村勝子
印刷・製本　美研プリンティング株式会社

発 行 所

株式会社　学建書院

〒113-0033　東京都文京区本郷 2-13-13（本郷七番館1F）
TEL（03）3816-3888　FAX（03）3814-6679
http://www.gakkenshoin.co.jp

© JIRO HASEGAWA et al., 1989　　ISBN 978-4-7624-1573-9

本書の無断複写は，著作権法上での例外を除き，禁じられています．